U0214683

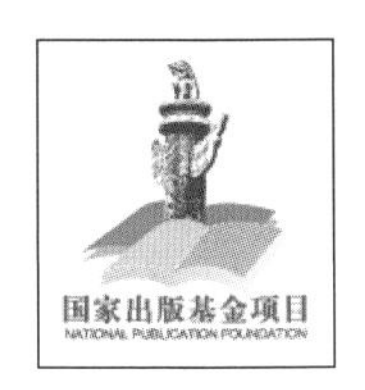

新闻出版改革发展项目

国家出版基金项目

中医古籍抢救工程示范项目

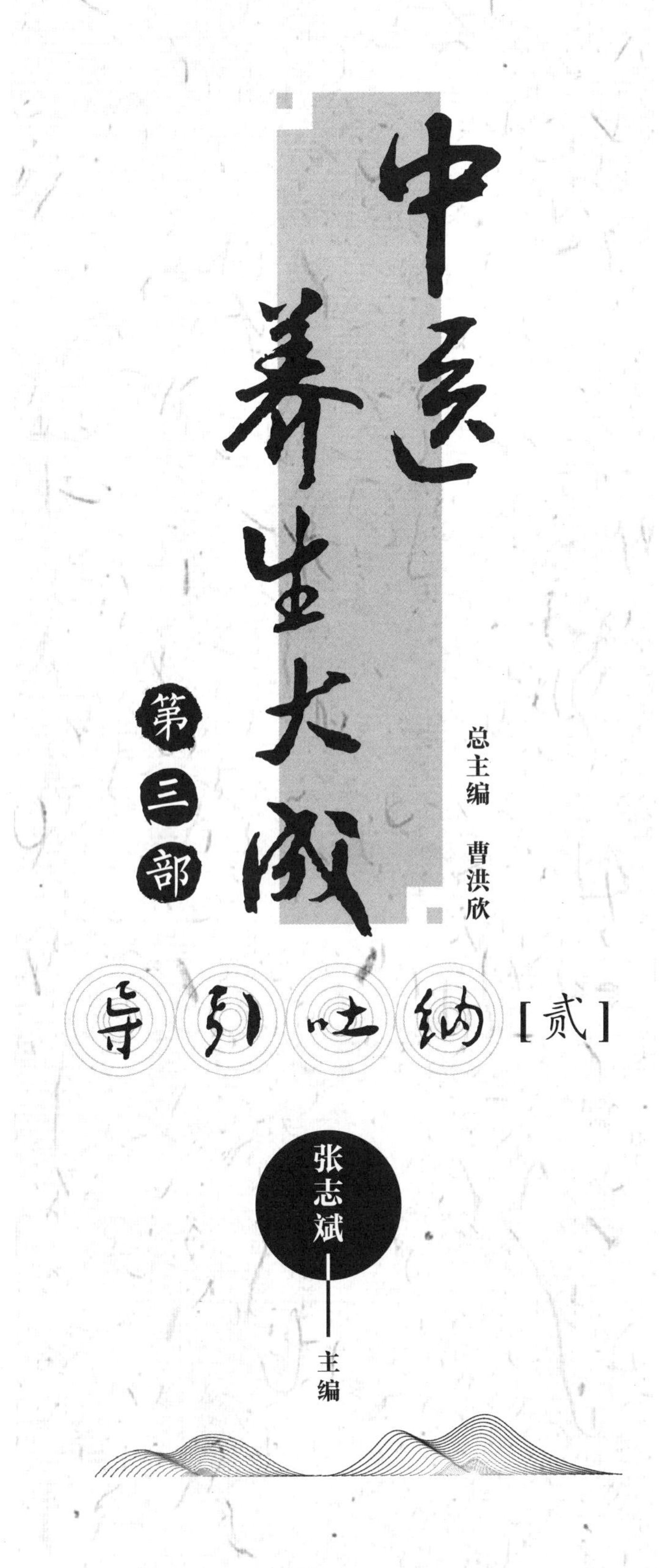

海峡出版发行集团 | 福建科学技术出版社
THE STRAITS PUBLISHING & DISTRIBUTING GROUP | FUJIAN SCIENCE & TECHNOLOGY PUBLISHING HOUSE

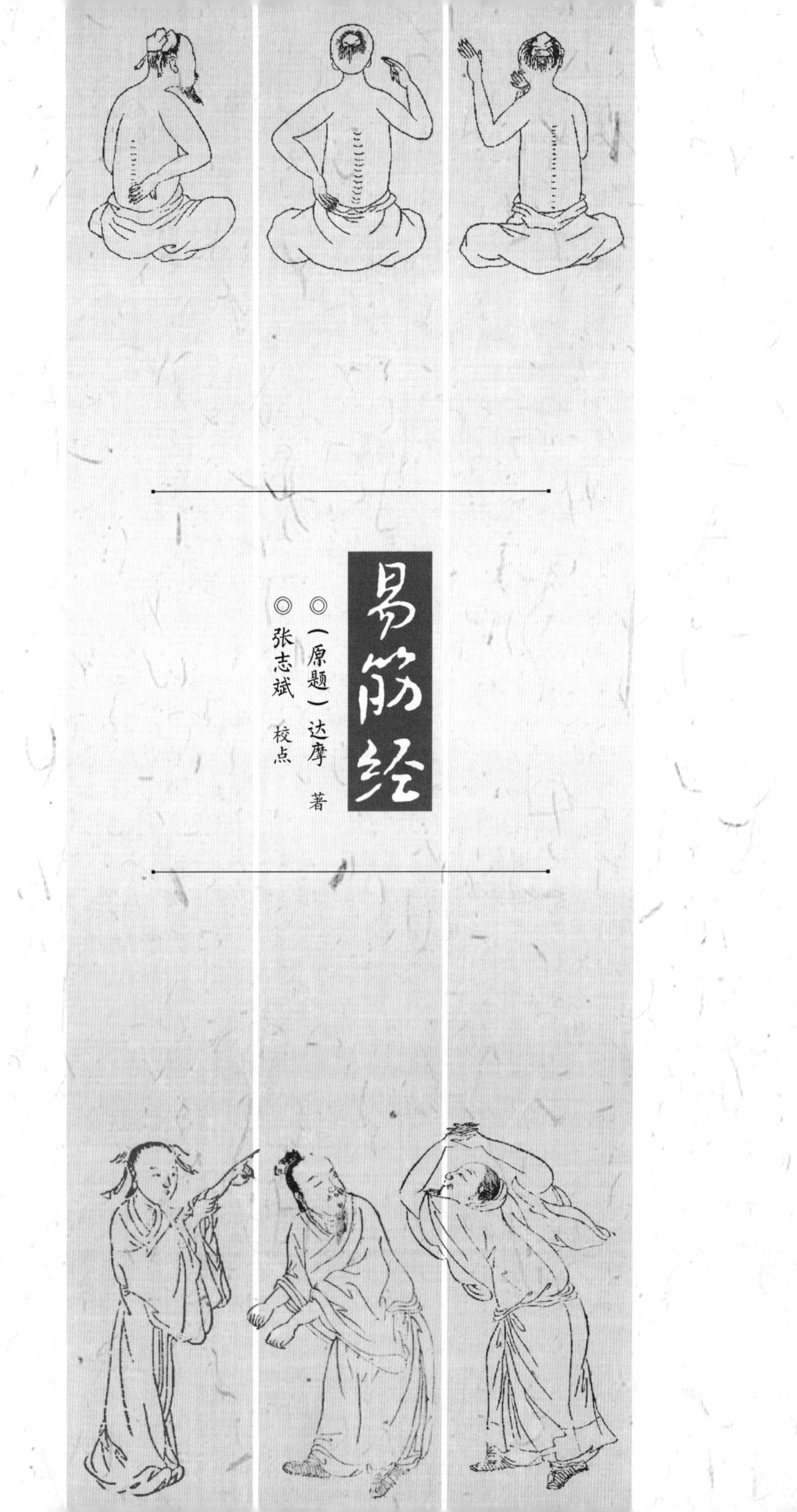

易筋经

◎（原题）达摩　著
◎张志斌　校点

内容提要

《易筋经》是一部介绍强壮身体和增加体力之炼功方法的导引著作。原题为西竺达摩祖师著。所谓“易筋”之意，并无神秘，是指人体筋骨在修炼后能够“以强易弱”。其书指出，人之强壮之功，分为内壮与外壮两类。从根本来说，“内壮言道，外壮言勇”。从外形上来看，“内壮者，其筋调畅，其皮细腻，而力极重。若外壮者，其皮粗老，其筋盘结，状如蚯蚓，浮于皮外”。因此，易筋经功法，尤其强调次序，必须先内后外，先壮后勇，大致可分三段。其一，炼内壮基本。分为初月至四月、五月至八月、九月至十二月三个阶段，各以不同的掌揉法、木石杵杵捣及打法、石袋捣揉打法来进行修炼，必须依次从轻到重，由浅入深，不可颠倒混乱。具体来说，自初月至第四月之前一百余日，主要炼前腹部；自第五月至第八月第二个百余日，延伸到胸、颈、肩，使任脉充盈；自第九月至十二月第三个百余日，延伸到肩部夹脊至尾间，以充督脉，前后交接。其二，炼内壮神勇。即于炼功三百余日之后，开始自肩至指尖进行修炼，以增臂力，以求达到“并指可贯牛腹，侧其掌可断牛头，劈其拳可碎虎脑”的效果。其三，在内壮的基础上，增炼外勇神力。概以提、举、推、拉、揪、按、抓、坠八法，以求得全身强壮。易筋经修炼还强调持之以恒，不可一日间断。

《易筋经》现存的版本较多，内容也各有不同。本次校点以日本内阁文库藏清康熙早年抄本为底本，以道光二十三年癸卯（1843 年）友竹山房藏板本为主校本。

易筋经序一[1]

后魏孝明帝太和年间，达摩大师自梁适魏，面壁于少林寺。谓其徒曰：盍各言所知？将以占乃诣众。众因各陈进修。师曰：某得吾皮，某得吾骨，某得吾肉，某得吾髓。云云。后人漫解之，以为喻入道之浅深尔。盖不知其所指，非漫语也。迨九年，功毕而化，葬熊耳山，却乃只履归去。后壁坏于风雨，少林僧修葺。得一铁函[2]，众莫能开。慧可悟曰：此必胶漆之固也，宜以火。函启，得所存或作藏经二帙：一曰《洗髓》，一曰《易筋》。《洗髓》者，谓人之生，感爱欲，一落有形，悉皆滓秽。欲修佛谛，动阵真如，五脏六腑，四支百骸，必先一一洗涤令净，纯见清虚，方可清修入佛智地。不由此经，进修无基。读至此，然知向所谓修得髓者，非譬喻也。《易筋》者，谓髓骨之外，皮肉之内，莫非筋也。联络周身，通行气血，相属后天，皆属提携。借假修真，匪斯勷赞？立见颓靡。读至此，然后知向所谓得皮肉骨者，亦非漫语也。《洗髓经》归之慧可，后世罕见。惟《易筋经》，留镇少林。第见文字，皆天竺文，少林诸僧，不能遍[3]译，间亦译得其概。遂各逞己意，演而习之，落于技艺，遂失于佛真正法门。至今少林僧众，仅以角技擅长，是得此经之一班也。众中有一僧，具超绝识，念惟达摩大师，既留圣经，岂惟小技？今不能译，当有译者。乃怀经遍访。一日，抵蜀，登峨嵋，得晤西竺圣僧般剌密谛。言及此经。圣僧曰：佛祖心传，基先于此。乃一一详译其议，且止于山，提携进修。百日而凝固，再百日而充周，更百日而大成，得所谓金刚坚固也。洵为入佛智地，有基助矣。其僧修成，不知所终。徐洪客通之海外，得其秘密，授于髯虬客。客传授于予。尝试为之，辄有奇验，始信佛语其实不虚。惜乎未得《洗髓》之秘，不能遍观佛境。又惜立志不坚，不能如僧脱落世务，乃仅借六花小技以勋伐，终中怀抱歉也。然而此妙义，世所未闻，谨序其由，俾知颠末。企望学者，务期作佛，切勿效区区，但作人间事业也。

唐贞观二年季春三月三原李靖序

---

〔1〕一：原无。为区别各序，于整理时加。后序二、序三同此，不另注。
〔2〕函：原作“凾”，同“函”。下同。
〔3〕遍：原作“篇”，据道光癸卯友竹山房藏板本改。

易筋经序二

予武人也，目不识丁字，好弄长枪大剑，盘马弯弓以为乐。值中原沦丧，徽钦二宗北狩，泥马渡河，江南多事。予因应少保之募，署为裨将，屡上战功，遂为大将。忆昔年奉少保令出征，后旋师还京。归途忽见一游僧，状貌奇古，类阿罗汉相。手持一函，入军营，嘱予致函少保。叩其故。曰：将军知少保有神力乎？予曰：不知也，但见少保能挽百石神弓。僧曰：少保神力天授之欤？曰：然。僧曰：非也。予授之耳。少保少尝从学于予，神力功成。予嘱相随入道，不之信，去作人间勋业事。名虽成，功难竟。天[1]也，运也，命也，奈若何？亟致此函，或能返省获免。予闻言，不胜悚异。叩姓氏，不答。叩所之，曰：因访达摩师。予慑其神威，不敢挽留，竟飘然去。少保得函，读未竟，泣数行下。曰：吾师神僧也，今不吾待，其休矣。因从襟袋中出一册付予，嘱曰：好掌此册，择人而授，勿使进道法门，斩然中绝，负神僧也。不数月，果为奸相所构。予心伤于少保冤愤莫伸，视勋业若尘土，因无复人世之想矣。念少保之嘱，不忍负。又恨人无慧眼，不知斯成仙作佛之志，堪传此册者。择人既难，妄传无益，今将此册，藏于嵩山石壁中，听有道缘者自得之，以衍进道之法门。庶免妄传之咎，亦可以酬少保于天矣。

宋绍兴十二年鄂镇大元帅少保岳麾下弘毅将军汤阴牛皋鹤九甫序

[1] 天：原作“有”，据清光绪丙申（1896年）本《卫生易筋经》改。

易筋经序三

顺治辛丑年，天下一统，四海晏然，道途无梗，予得游吟海岱之间。一日至长白，偕酒人挈杯携壶，步于山畔[1]，藉草而饮，盖便，远眺霜林老叶，红映溪光也。适一西羌人自西而东，经此暂憩。予见其致，修雅可亲，止而饮之，因问所之。曰：之胶崂，访师之师也。又问：何长？曰：神勇。在座俱茫然。既而曰：吾并指可贯牛腹，侧掌可断牛头，劈拳可碎虎脑。不信请试予腹。乃以木石铁锤，令壮者击之，若罔闻知也。又以绳系其睾丸，缀以牛车之轮，压以巨石，曳轮而走，莫[2]驰也。又系其双足跟，令三四壮者曳之，屹立不移也。众愕，曰：有是哉，天赋欤？抑人力欤？曰：人也，非天也。叩其用。曰：却病一，永不生病二，终身壮健三，饥寒不迫四，多男灵秀五，房战百胜六，泥水探珠七，御侮不惴八，功成不退九。此皆小用也。期之作佛，乃其志耳。问所得。曰：吾师僧，僧师神僧，递有传授。因出一书，众共阅一遍，乃知神勇之由。筋之可易，而力生于积气也。酒已，羌人欲去，挽之不得。曰：设有志愿盼此书，方拟访神僧，期游佛地，不暇留此也。予再四思维，以为读圣贤书五十余年，学圣贤不能至，落得一迂儒。凡事斤斤论理之有无，不知理以外，别有天地在焉，非迂儒辈所能探索者。此书首为药师序，药师岂妄语哉？因念中原，自古称勇力者，乌获、孟贲、夏育、北宫黝、伍子胥、朱亥、项羽。东海勇士，皆以力闻于世，凡此皆天赋，亦出人为。古来之经籍，或经秦火而亡耳。至期之作佛，此西竺古先生之超越处，非中原人所可邈视者。噫！吾安得起卫公武穆于九泉，与之共访神僧于世外也哉？

海岱游人记[3]

〔1〕畔：此后原衍“伴”字，据文义删。

〔2〕莫：道光癸卯友竹山房藏板本作“若”，于义更长。

〔3〕记：此后原衍“张宗道明洪武初年人约三百五六十岁此时在武昌府住系道家”二十六字，与上文无干，甚显突兀，其上有眉批“一本无张宗道以下二十字”，据此删去。

目　录[1]

易筋经

〔1〕目录：原无，整理时按内文辑出。

易筋经

总　论

般剌密谛译曰：世尊大意，谓学佛乘者，初基有二：一曰清虚，二曰勇往。清虚无障，勇往无懈。不先辨此，进道无基。清虚谓何？洗髓是也；勇往谓何？易筋是也。易者，变也；筋者，劲也。原夫人身髓骨以外，皮肉以内，四肢百骸，无处非筋，无用非筋，无功非筋。联络周身，通行气血，助翼精神，提携动用。筋弛则痪，筋挛则瘈，筋靡则痿，筋弱则懈，筋弱则亡。再观筋壮者强，筋舒者长，筋劲者刚，筋和者康。以上皆由内赋于天，外感于病，或盛或衰，匪由功修，自成诸壮。今以人功变弱为强，亦挛为长，变柔为刚，亦衰为康，易之力也，身之利也，圣之基也。我命在我，此其一端。然而功有次第，法有内外，气有运用，行有起止。以至药物器制，节候岁年，及夫饮食起居，征验始终。务宜先辨诚心，次立肯心，奋勇往，坚精进心，如法行持，进进不懈，无不立跻圣地。

膜　论

髓骨之外，皮肉之内，以至五脏六腑，四肢百骸，无处非筋，亦无处非膜。膜较于筋稍软，膜较于肉稍劲。筋则分缕，半附骨肉；膜则周遍，附着于肉。于筋有分，其状若此。炼筋则易，炼膜则难。盖修炼之功，以气为主。天地生物，气之所至，百物生长。修炼气至，筋膜齐坚。然而，筋体虚灵，气至则起；膜体沉浊，气不能倍充，不能起发。炼至筋之后，必宜倍加功力，务俟周身膜皆腾起，与筋齐坚，外着于皮，并坚其内，始为气充，始为了当。不则，筋坚无助，譬犹植物，无培无土，非云全功。

内壮论

内与外对，壮与衰对。壮与衰较，壮可歆也；内与外较，外可[1]略也。盖内壮言道，外壮言勇。道值圣基，勇仅俗务，隔霄壤矣。凡炼内壮，其则有三。一曰：守中。此道炼法，专于积气。下手之要，妙于用揉，揉法详后。凡揉之时，解襟仰卧，手掌着处，其一掌下，胸腹之间，即名曰中。惟此中乃存气之地，应须守之。含眼光，凝耳韵，匀鼻息，缄舌气，四肢不动，一意冥心。存想中处，先存后亡，渐渐至于如如不动，是名曰守，是云合式。盖揉在于是，守在于是，则一身中，精气神俱住于是，久久积之，自成无量无边功德。设杂念纷纭，驰想世务，神气随之，而不凝聚，虚所揉矣，无有是处？一曰：万勿他及。人身之中，精神气血，不能自主，悉从于意。意行则行，意止则止。守中之时，一意掌下，是为合式。设或驰念一掌之外，或驰意于各肢体，其所积精神气，随即走散，至于肢体，即成外壮，而非内壮矣。揉而不积，虚所揉矣，无有是处。一曰：待其充周。凡揉与守，所以积气，气既积矣，精神血脉悉附之。守之不驰，揉之且久，气惟中蕴而不旁溢。真积日久，自然[2]充满周身。孟子所谓“至大至刚，塞乎天地之间，浩然之气”是也。设未及充周，驰意外走，散于四肢，则外勇亦不全，内壮亦不坚矣，两无是处，慎之，慎之。

揉　法

谚云：筋骨磨励，而后能壮。此揉法，磨励之意也。其则有三。一曰：春月起功。盖此炼法，约有三段，每段百日。初行功时，必须解襟。次段功夫，必须现身。宜取二月中旬，下功为始。向后渐暖，乃为通便。一曰：揉有定式。人之一身，左气右血。凡揉之法，宜自左边推向于右，盖是推气于血分，令其通融。又取胃居于右，揉令胃宽，能多纳气。又取揉者，右掌有力，便用不劳。一曰：揉宜轻浅。凡揉之法，虽人功，宜法天义。天地生物，渐次不骤，气至则生，候至成物。揉者但取推荡，徐徐往来，勿重勿深，久久自得，是为合式。设令太重，必伤于皮肤，恐生班痱。深则伤于肌肉筋膜，恐生肿热，两无是处。慎之，慎之。

〔1〕可：道光癸卯友竹山房藏板本作“勿”。
〔2〕然：原作“无”，据文义改。

日精月华

太阳之精，太阴之华，二气交融，化生万类。古人知之而善咽之，久皆仙去。其法秘密，世人莫知，况无坚志，且无恒心，是谓虚负居诸也。行内炼者，自初功始，至于成功，以对终身，勿论闲忙，依此采咽精华之功，无有间断。其盖取阴阳精华，益我神智，愚昧潜消，清灵日长，万病不生，良有大益。采咽之法：日取于朔，谓与月初交，其气新也；月取于望，谓金水盈满，其气旺也。设朔望日值有阴雨，则初二、初三、十六、十七。过此六日，虚而不可取也。取日出于朔，宜初出时，登高默对，调匀鼻息，细吸光华，令满一口，闭息凝神，细细咽下，以意送之于中宫，是为一咽。如此七咽，静守片时，然后起行，任仍从酬应。望取月华，亦准前则法，于戌亥时，采吞七口。此乃天地自然之利，惟有恒者为享用之。亦惟有信心，乃能取之。

服药法

炼壮之功，外资于揉，内资于药。行功之始，先服一丸，约药入胃时，将化之候，即行功夫。揉与药力，两相凑迎，乃为得法。过与不及，皆无益也。行功三日，服药一丸，照此为常。

内壮丸药方

野蒺藜炒去刺　白茯苓去皮　白芍药火煨　熟地黄　甘草蜜炙　朱砂水飞过，以上六味各十分　人参去芦　白术土炒　当归全酒浸　大川芎以上四味各二分

炼蜜为丸，约重一钱。每服一丸，或汤〔1〕、酒皆可遵送。

一方

野蒺藜炒去刺

炼蜜为丸，每服一二钱。

〔1〕汤：此后原衍“荡”字，据道光癸卯友竹山房藏板本删。

一方

白茯苓

炼蜜为丸，或作块，久浸蜜中服，万佳。

一方

飞朱砂

每服三分，蜜水下。

荡洗药方

行功之时，宜频荡洗。盖取咸能软坚，功力易入，凉能[1]散血，不致聚热。或一日一洗，二日一洗，以此为常，功成乃已。法用地骨皮、食盐，煎水，乘热荡洗。则气血融和，肌肤疏畅。

初月行功诀

初揉之时，童子数人，更换揉之。一取力小揉推不重；一取少年血气壮盛。未揉之先，服药一丸，约将化，即行揉法，与药力一齐运行，乃得其妙。揉时，解襟仰卧，心下脐上，适当其中。按以一掌，自右向左[2]，推而揉之，徐徐往来，令匀。掌勿离皮，亦勿游动，是为合式。当揉之时，冥心内观，守中存想，勿忘勿助，意不他驰，则精气神皆附注一掌之下，是为真正火候。若守纯熟，揉推匀净，正揉之际，竟能熟睡，更为得法，胜于醒守也。如此行持，约一时之不定，则以大香二炷为则。寅、午、戌共行三次，日以为常。如少年火盛，只宜早晚，恐其太骤，或致他虞。行功既毕，静睡片时，清醒而起，不妨应酬。

二月行功诀

用功一月，气已凝聚。胃觉宽大，其腹两旁，筋皆腾起，各宽寸余，用气努之，

〔1〕能：原作“水”，据道光癸卯友竹山房藏板本改。

〔2〕自右向左：前“揉法”中云“自左边推向于右”，恐有一处为误。

硬如木石，是其验也。两筋之间，自心至脐，软而有陷，此则是膜，较深于筋，掌揉不到，不能腾也。至于此时，于前所揉一掌之旁，各开一掌，仍如前法，徐徐揉之。其中软处，用木杵深深捣之，久则膜起，浮至于皮，与筋齐坚，全无软陷，始为全功。此揉此捣，亦准二炷香，日行三次，以为常则。

三月行功诀

功满两月，其间陷处，乃用木槌轻轻打之。两旁所揉各宽一掌处，却用杵如法捣之，又于其旁两筋各开一掌，如法揉之。准以二香，日行三次。

四月行功诀

功满三月，其中三掌皆用槌打。其外三掌，先捣后打，日行三次。功逾百日，则气满筋坚，膜亦腾起，是为有验。

行功轻重

初行功时，以轻为主。必宜童子，其力平也。一月以后，其气渐坚，须有力者，渐渐加重，乃为合宜。功[1]勿太重，或致动火；功勿游移，或致伤皮。慎之，慎之。

用功浅深

初功用揉，取其浅也。渐次加力，是因气坚而增重，仍是浅也。次功用捣，取其深也。再次用打，打外属浅，打内属深。内外皆坚，方为有得。

---

〔1〕功：道光癸卯友竹山房藏板本作“切”，于义更长。后一“功”字同。

两筋分内外功夫

功逾百日，气已盈满，充塞周遍，譬之涧水，拍岸浮堤，稍加决导，则奔放他之，无处不到，不复在涧矣。当此之时，切勿用意引入四肢。所揉之外，勿轻用槌杵捣打，略有引导，则入四肢，即成外勇，不复归来行于骨内，不成内壮矣。入内之法，乃用石袋自心口至两筋稍及骨肉之间，密密捣之，兼用揉法、打法，如是久久，则其所积充满之气循循入骨有路，则不外溢，始成内壮也。内外两歧[1]，如此分界，极宜审辨。中间稍夹杂，若轻用弓、弩[2]、拳、敲、打等势，纵多加功，亦趋于外，永不入内。慎之，慎之。

石袋式

木杵、木槌，用在肉外，骨缝之间，悉宜石袋。石取圆净，全无棱角，大如葡萄，小如榴子，生于水中者，乃堪入选。山中者燥能动火，土中者郁气不宣畅，棱角尖硬恐伤筋骨，皆不取也。袋用细布缝作圆筒，如木杵形，圆其头，长约八寸，其次六寸，其次三五寸。石用半斤，其大一斤，其最二十两。分置袋中，以指挑之，挨次扑打。久久行之，骨缝之膜，皆坚壮也。

五、六、七、八月功夫诀

功逾百日，心下两旁胁筋之梢，已用石袋打而且揉，此处皮骨之间，内外两壮。于此时际，不向外引，则其积气向骨中行矣。气循打处，逐路而行。宜自心口打至于颈，又自筋梢打至于肩，周而复[3]始，不可倒行。日行三次，共六香，勿得间断。如此百日，则气满前怀，任脉充盈矣。

---

〔1〕歧：原作“岐”，据文义改。
〔2〕弩：原作“努”，据文义改。
〔3〕复：原作“后”，据文义改。

九、十、十一、十二月行功诀

功至二百日，前怀气满，任脉充盈，则宜运入脊后，以充督脉。从前之气，已上肩头，从肩至颈，照前打法，兼用揉法，上循玉枕，中至夹脊，下至尾闾，处处打遍，周而复始，不可倒行。脊旁软处，以掌揉之，或用槌打。日准六香，共行三次，或上或下，或左或右，揉打周遍。如此百日，则气入脊后，督脉充盈矣。凡打一次，用手遍搓，令其均润，乃为得法。

阴阳配合论

天地一大阴阳也，阴阳相交，而后能生万物。人身一小阴阳也，阴阳相交，而后能无百病。此功亦是阴阳并用之妙。内则气血交融，自然无病，无病则壮，其理分明。然而行功，亦阴阳交互之义，是以外助，盗天地万物之玄机也。凡行此功，始言却病。凡人身中，其阳衰者，多犯虚弱痿惫等症，宜用童女或少妇依法揉之。盖以女子外阴而内阳，借取其阳以助其衰。若阳盛阴衰者，宜用童子少男揉之。盖以男子外阳而内阴，借其阴以制其盛。至于无病人行此功者，则从其便。用童男童女相间行功，令其阴阳和畅，更属妙事。

行功禁忌

凡行功三百余日，勿多近内。盖此功以积气为主，而精气神随之。初功百日，全宜禁之。百日功毕，然后可近内一次，以疏通其留滞，多或二次，且不可三也。向后皆同此意，是在加慎保守，待其功成气坚乃善。

内壮神勇

壮有内外，前虽言其分量，尚未究竟，此再明之。自行胁肋打揉之功，气入骨分，至夫任督，其脉气充遍，前后交接矣。尚未见力，何以言勇？盖以气未到手也。

法用石袋照前打之，先从右肩，依次打下，至于中指之背。又从肩前，打至大指、食指之背。又从肩右[1]，打至无名指、小指之背。又从里打至掌内五指之梢。打左亦然。打毕，用手处处搓揉，令其匀和。日限六香，分行三次。时常荡洗，以疏气血。功满百日，其气始透，至此则从骨中生出神勇。久久加功，其臂、腕、指、掌迥异寻常。以意努之，硬如铁石。并指可贯牛腹，侧其掌可断牛头，劈其拳可碎虎脑。皆其小用之末技也。

炼手余功

炼手之际，用功之后，常以药水，频频荡洗。初温次热，自掌及腕，皆令周遍。荡毕勿拭，即乘热[2]摆撒其掌，以俟自干。摆撒之际，以意努气，至于指尖，是生力法。又用黑、绿二豆拌置斗中，以手插豆，不计数遍。一取洗荡和其气血，一取二豆能解火气，一取磨励坚其皮肤。久久行之，则从前所积之气，行至于手而力充矣。其皮肤筋膜与骨相着，而不欲动。不用之时，与常人无异。用时注意一努，则坚如铁石，以之击挞，物莫能当。盖此力自骨生出，与世俗所谓之外壮迥不相同。内外之别，看筋可辨。内壮者，其筋调畅，其皮细腻，而力极重。若外壮者，其皮粗老，其筋盘结，状如蚯蚓，浮于皮外。此内外之辨也。

外壮神力八段锦

内功既熟，骨力坚凝，然后方可引达于外。盖以其根在内，由中达外，有本之学也。炼外之功，概以八法：曰提、曰举、曰推、曰拉、曰揪、曰按、曰抓、曰坠。依此八法，努力行之，各行一遍，周而复始，不计遍数。亦准六香，日行三次，久久功成，则力充于周身矣。用时照法取力，骇人听闻。其八法若逐字单行，以次相及，更为精专，任从其便。

---

〔1〕右：据文义，似当为“后”。
〔2〕热：原脱，据道光癸卯友竹山房藏板本补。

神勇余功

内外两全，方称神勇，其功毕矣。此后常宜演练，勿轻放逸。一择园林茂树之中，是得木土旺相之气，与众殊也。有暇之时，即至树所，任意行功，或槌或抱，或拉或推，或踢或拔，任意为之。盖取得其精气，不懈成功也。一择山野挺立大石，秀润完好，殊于众者，特就其旁，亦行推按种种字法，时常演之。盖木石得天地之精英，我欲取之，良为有用，非漫然也。

两浙沈玉田校定

附录：易筋经问答

问：行功须寅、午、戌，若午刻有事不得行功，有碍否？

答曰：必要三时行功，乃为合式。如年少火盛者，只宜寅、戌。若三时，恐其太骤，致有讹虞。四十、五十、六十者，三时必不可少，“初月行功诀”内有之。

问：灸治无妨否？

答曰：行功之时，气聚于内，神守于中，诸病可却，灸之何用？亦且不宜。

问：胸腹两手皆有磨励之炼法，而颜面两足无炼法者何？

答曰：气血精神藏于中矣，用功于守中，揉打等事，自能充满四肢头面。其足，则末后“余功”内有“踢”者是也。

问：行功之时，以大香二炷为则，若有心倦，用香一炷可乎？

答曰：香必二炷为准。一炷不可。且揉时，亦须真心存想于一掌之下，不可令倦，此心不可他想外务。二香已毕，不妨应酬，切不可用力提拿重物。

问：先存后忘何？

答曰：先存者，初揉之时，一心注存，思于一掌之间，不可他向。后忘者，一心既存注于一掌间，并无他事，以及一掌，都无其心，如如不动，而耳无所闻，身无其身是也。

问：三掌？

答曰：中间、左、右为三掌。

问：三掌以外何处？

答曰：中间心口上，以及两胁、肩臂、后背、夹脊，皆名三掌以外。

问：挨次？

答曰：挨次，即照次第，从上打下，周而复始，不可错乱倒逆。

问：咽日精月华？

答曰：咽日精，必须初一、初二、初三，过此不可取。咽月华，必以十五、十六、十七，过此亦不可取。诀内已详言之。若能辨诚心不懈，取而咽之，不但能生智慧，亦可却病也。

问：未揉之先，服药一丸，寅、午、戌三次服三丸否？

答曰：寅时未揉之先，服一丸，隔二日三日后，仍于寅时，照前再服一丸，以此为常。此药，服至用功三掌以后，不服可也。以后用荡洗方。

问：行功前后禁酒否？

答曰：行功之间，宜戒酒，饮则一杯可也。以酒能耗气故耳。

问：如寅午时多空心，如戌时多用酒食？

答曰：行此功，每日止可食二餐，至行功之时，不可令饱，亦不可令饥。

问：自初月至四月行功诀有序次，而中间有“行功轻重”等之四条，而后有五、六、七、八、九、十、十一、十二月行功诀，似无序次，如何？

答曰：以前五月行功，在膜软处，故有轻重次序，以后五、六、七月，前功已满，只是引导气血捣打，故无次序。

问：内壮神勇曰“行胁助打揉之功，气入骨分”云云，“助”字非“筋”字否？

答曰：前功已满，前后气血充足，未见有力，故用打揉，引入筋骨之内，故曰“助”。

问：射弓自初月行功至成功禁之否？

答曰：初功起，至后功，不宜习射弯弓。盖欲存神养气。若用力，则神气外驰矣。须至行八段锦余功，方可用力。

问：行功之间有病如何？

答曰：初次行功，必须身体康健无病，然后行。既行二三月，则神气内守，可能却病，而病从何而来？倘或偶患风寒，用闭气法，则风寒尽去矣。闭气法：蹶趺而坐，端身垂目，牙齿咬定，两手握拳，注想腹[1]内，闭气一口，勿令气出。俟气充满腹内，及于两手，直透顶门，遍身发战，略有微汗，其气缓缓舒出。气既放出，而心须注想腹内，勿令神散。其气亦不可骤放为要。若无汗，再闭气一息，则风寒尽去矣。此亦偶尔，不可常行。恐伤真气耳。

问：以大香二炷为则，大香者，谓线香二否？

答曰：下是线香二本。起首用香，以后用自鸣钟亦可。

问：初功一月，气凝聚，胃觉宽大，其腹内两旁，筋皆腾起，各宽寸余，云云。若无其验，又加一月如初月行揉法否？

答曰：初功揉法要合式，此心不可杂念纷驰，只宜存想一掌之下，勿忘勿助，则精气神皆注于一掌之下，自能宽大腾起之效。倘无其验，是不可式，未得法，皆此心不静，神驰于外，气不凝聚故也。须冥心内观守中，此心不他驰，如初再揉，要如其式，方得有验。

问：“盖木与石实得天地之精气”，此间有脱字否？

答曰：此间无脱字，但多“矣木”二字。盖木石得天地之精气而生，我取为用，亦得彼之精华也。

问：“自筋梢打至于肩”，云云，“筋梢”谓何处？

答曰：筋梢即两胁排骨处也。

问：六花小技？

〔1〕腹：原作“复”，据文义改。

答曰："六花"乃阵名，系李卫公所排之阵。其形似六出之花，故曰六花阵。"小技"乃卫公自谦之词。

问：中旬下功为始？

答曰：月之初一至初十为初旬，十一至二十为中旬，二十一至三十为末旬。行功之始，以二月中旬用功。盖取其天气不冷也。

问：丢去？

答曰：丢去者，诸杂念俱舍去之意。

问：《易筋经》三序已有姓名，敢问"总论"以后之法式何人所撰？又问：中原今也有如此修炼之人否？

答曰：此经总论法式，即达摩祖师所撰，藏于少林寺壁中，慧可得之，皆天竺文字。后有圣僧般刺密谛[1]识天竺文字，译解其义，得传于世。故徐洪客得其秘密，传于虬髯，虬髯传于李卫公，以及岳少保。至于今，则中原代亦有人，然各得其义，隐而藏之，不欲人知也。

此经达摩祖师所遗，乃长生不老，成仙作佛之法也。大义之要，在保全精神气血四字。凡人精竭神散，血枯气绝，则死。今此修炼，即是存神养气，运血固精。精神壮健，血气融和，自然无病，而寿自长矣。故揉之时，要紧心不可他驰俗事，杂念俱要丢去，一意掌下，守此神气，不散于外，而存此中也。用揉、用打、用捣之法，乃推气运血，以充满四肢也。凡人身体，皮肤筋骨，有表里深浅，故用功亦有前后轻重。初功用掌，揉于皮肤之上。然筋在皮里膜外，揉至一月，筋先腾起。而膜又在筋下，不能腾起，掌揉不着，则用木杵，于筋左右上下陷处，宽则打之，窄则捣之，照揉之法用功。至于膜亦腾起，与筋齐坚，筋膜既已并起，而骨肉于筋膜尚未贴切，是骨肉又在膜之内，属深也。则用石袋，以重制深，照如木杵宽窄处，用捣用打，如前用功。久之，筋膜与骨肉皮肤相依相贴，周身上下前后，揉捣打遍，则气血充满四肢，精神存注于中，已成内壮矣。但未发见于外，是未有力也，故用八段锦，以引导其气血精神于股肱指腕间也。是其力为神力，勇为神勇，其功全矣。

〔1〕谛：原脱，据文义补。

校后记

《易筋经》是一部养生导引专著，介绍强壮身体和增加体力之锻炼功法。

一、《易筋经》书名考释

《中国中医古籍总目》（此后简称《总目》）记载了多种称为《易筋经》或书名中带有“易筋经”字样的书，其内容可能完全不同。也就是说，此“易筋经”可能非彼《易筋经》，所以，首先必须进行书名考释。据笔者考证，书名与“易筋经”有关者的古籍大致包括三类：①《易筋经》，包括最早的《易筋经》及其两个增补本——《易筋洗髓二经》（《易筋经》与《洗髓经》的合刻）与《卫生易筋经》（《易筋经》加上来章氏所辑附录）。②《卫生要术》，此书常被改为与《易筋经》相关的书名出版，如《易筋经义服气图说》《易筋经图说》。③《易筋经外经图说》，实际上为来源于《调气炼丹图》的形体锻炼功法。

其中第一种可作为《易筋经》整理的文献依据，后两种则是导引类的其他古籍，本文不加讨论。

二、现存版本的分析选择

排除了同类其他古籍，《易筋经》的现存版本仍然很多。不同版本的序、跋及内容都有很大的差别，而几乎所有的序、跋都会提及此书的流传。因此，确认可信的底本便成为此书文献学考查的前提。

《总目》第 11092 条记载“《易筋经》二卷”，此书现存最早的版本是“清道光九年己丑（1829 年）刻本”，其次是“清道光二十三年癸卯（1843 年）山左齐河祝阿马一贞校刻本”，此外尚有光绪元年（1875 年）之后的版本。同时，《总目》也记载了一些其他馆藏的抄本，但未记载这些抄本的相关信息。

经调研，在日本内阁文库藏有一个《易筋经》抄本，尤其值得注意。此抄本之末有“昌平坂学问所”印章。据《日本藏书印鉴》记载，昌平坂学问所为日本幕府直接管辖的官办教育机构，由林述斋创办于宽政九年（1797 年），其藏书以林家的旧藏为主。明治五年（1872 年），日本文部省在昌平坂学问所旧址上建立日本最早的公共图书馆，明治七年（1874 年）该馆迁往浅草，改称“浅草文库”。明治十四年（1881 年）浅草文库关闭，图书经日本内务省转往内阁文库。所以该书除“昌平坂学问所”外，还有“浅草文库”及“日本政府图书”两方藏书印。据此，该抄本入藏日本的年代大约在 1797 年或以前，即应该是康乾时期的抄本。

此外，此抄本的字体与日本江户时期多见的日本抄本明显不同。日本抄本大多会署上抄者之名及年代，但该抄本在《易筋经》正文之后，署为“两浙沈玉田校定”，因此该抄本（或其原本）当来自中国。此本第三序，记录了作序者“海岱游人”于“顺治辛丑”游历“长白”的经历。顺治辛丑为顺治十八年（1661年），第二年即康熙登基。结合此抄本第十八页“玄”字不避康熙帝名讳判定，这当为康熙前期的抄本。原抄本有眉批，主要内容为校对所得，如一本无某字云，据其字体当是日本人手笔。由此可知，当时传入日本的《易筋经》不止一个传本，而此抄本是一个使用不同传本进行过校对的抄本。

所以，这个抄本是调研中所发现的较早传本，且其中反映的信息相对可靠，内容也最为古朴简洁，故选择此本作为底本。为了叙述方便，将此本称为“沈本”。

三、关于作者与成书的考查

1. 关于作者

《易筋经》原题为“西竺达摩祖师著”。这是明显的伪作，已有很多学者就此进行多种考证，言之凿凿，在此仅就三序略作分析，其余不再赘言。

沈本有三个序，每个序中都记录一个关于此书传承的情节相似而互不相继的传奇故事。该书第一个“序”署为“唐贞观二年季春三月三原李靖序”。云此书为菩提达摩住在少林寺时所作，书成后藏于石壁之中，后因石壁被风雨毁坏，少林寺僧在修葺石壁时得到此书。书皆西竺文，寺僧未能读通，只能各得大概，则“各逞己意，演而习之，落于技艺，遂失于佛真正法门”。后来有一位僧人，坚持寻访西竺高僧般剌密谛，将全文译成汉文。但此僧未曾回到少林寺，“不知所终”。后来，徐洪客于海外得此书，传于虬髯客，再传于李靖。此序殆不足信。既然少林高僧“不知所终”，如何得知“徐洪客于海外”所得即此书哉？后来为李靖所得，且其认为此书妙义“世所未闻，谨序其由，俾知颠末”，既为翻刻推广，又如何其后任何书目中均无记载？

第二个“序”署为“宋绍兴十二年鄂镇大元帅少保岳麾下弘毅将军汤阴牛皋鹤九甫序”。云牛皋在一次出征返京途中，忽遇一“状貌奇古，类阿罗汉相”的游僧，其自称是岳飞的武功师傅，让牛皋转交一函书给岳飞，言毕飘然而去。后岳飞被害，牛皋将此书藏于嵩山。序中只字未提李靖将军之事，也看不出其书与达摩祖师有何干系。不仅如此，序中所称“泥马渡河”乃后世小说中的传奇故事情节，不可能出自宋人之口。

第三个“序”，署为“海岱游人记”。此序开篇即给出了确切的时间，“顺治辛丑年，天下一统，四海晏然，道途无梗，予得游吟海岱之间”。“顺治辛丑”为顺治十八年（1661年），即顺治之最后一年，清皇朝的统治至此已趋稳定，即将迎来“康乾盛世”，故呈现“天下一统，四海晏然，道途无梗”的局面。所以，此君才得以“游吟海岱之间”，而自命为“海岱游人”。所谓“海岱”，海，指渤海；

岱，指泰山。海岱即今山东省渤海至泰山之间的地带。

此序应该是三个序中最为可信者。首先“海岱游人”乃无名之士，不足以成为作伪者托名。其二，此序中提到的年份，与藏沈本的年份很相近。其三，虽然海岱游人又编了一个难以取信的神僧传书故事，但锤击腹肚、绳卵曳轮、数壮者不能撼等功夫，在习武之佼佼者中应该是可见的。序中两处提到“中原”，以之与长白、西竺相对，很可能是“海岱游人”自关外见到习武高人，访得已在关外流传的此书，并为之作序而广为流传。将三序对照来看，更可看出前二序作伪之端倪。序三中谈到此功法的妙用有九，其中“多男灵秀五，房战百胜六”，这如何可能是菩提达摩所传之佛门法律？

其次，三序中此书的流传完全不相延续：唐代李靖得此书，之后泥牛入海；宋代牛皋重新从西竺神僧手中得此书，竟有李靖序，然后又被藏于嵩山；清初海岱游人却并非从嵩山得此书，而是再次得之于西竺僧人之手，而其中又竟有牛皋序。

综上所述，此书三序，唯“海岱游人”之序无过多神秘色彩。其所得之书原存二序，托古伪作，纰漏百出，该书真正的作者已难考证。

2. 关于成书

诚如上述，书前二序，其伪固不待言。该书海岱游人序提到的最晚年号为顺治辛丑（1661 年），可知其最早成书不会早于 1661 年。又该书后所附之《易筋经问答》中提到“自鸣钟”，这也是该抄本年代上限为明末清初的证据。自鸣钟自西洋传教士利玛窦带入中国，清代已比较多见。至于其下限，从该书不避讳“玄”字来看，此抄本当为康熙前半期所抄。顺治辛丑到康熙中才三十多年，因此，抄本的年代与成书年非常接近。其成书之下限当在康熙中期，约 1692 年。

以下为三种清代《易筋经》版本的“玄”字避讳比较。

共行三次或上或下或左或右揉打遍。如此百日則氣入脊後而督脈充盈矣凡打一遍用手遍揉令其匀潤乃為得法

陰陽配合論

天地一陰陽也陰陽相交而後能生萬物人身一陰陽也陰陽相交而後能無百病此功亦是陰陽並用之妙內則氣血交融自然無病無病則壯其理分明然而行功亦陰陽交互之義是以外助盜天地萬物之玄机也凡行此功始言卻病凡人身中其陽衰者多患

沈本书影

（“玄”字不避讳）

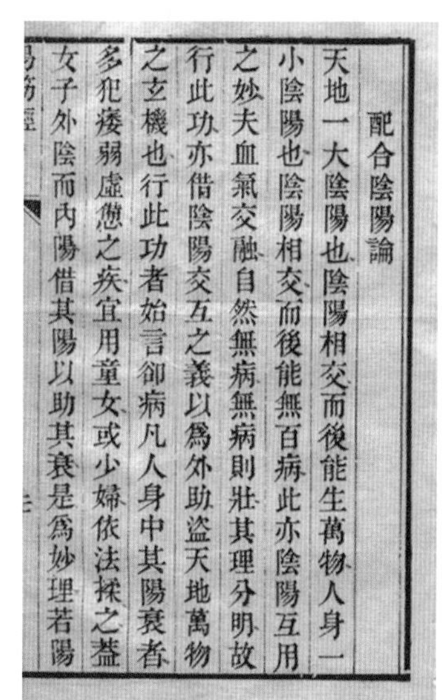

配合陰陽論

天地一大陰陽也陰陽相交而後能生萬物人身一小陰陽也陰陽相交而後能無百病此亦陰陽互用之妙夫血氣交融自然無病無病則壯其理分明故行此功亦借陰陽交互之義以爲外助盜天地萬物之玄機也行此功者始言御病凡人身中其陽衰者多犯痿弱虚憊之疾宜用童女或少婦依法採之盖女子外陰而內陽借其陽以助其衰是爲妙理若陽

道光癸卯友竹山房本书影

（“玄”字缺最后一笔）

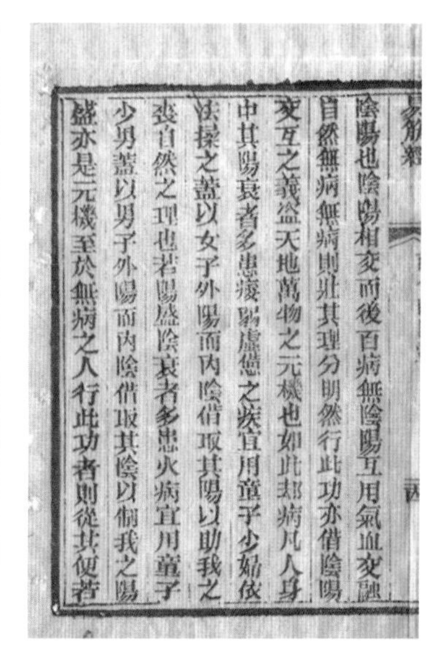

陰陽也陰陽相交而後百病無陰陽互用氣血交融自然無病無病則壯其理分明然行此功亦借陰陽交互之義盜天地萬物之元機也如此却病凡人身中其陽衰者多患痿弱虚憊之疾宜用童子少婦依法採之蓋以女子外陽而內陰借取其陽以助我之衰自然之理也若陽盛陰衰者多患火病宜用童子少男蓋以男子外陽而內陰借取其陰以制我之陽盛亦是元機至於無病之人行此功者則從其便者

光绪丙申文成堂本书影

（“玄机”作“元机”）

四、《易筋经》的主要内容与特点

1. 主要内容

此本全书无图，只有文字功法说明。包括两项内容，其一为《易筋经》正文，其二为“附录”——《易筋经问答》。《易筋经》的主体内容均体现于前者，后者只是对前者进一步解释。

（1）正文

主要内容非常简洁朴实，完全不像后世所传的那么神秘。此书《总论》中说：“筋壮者强，筋舒者长，筋劲者刚，筋和者康。……今以人功变弱为强，亦挛为长，变柔为刚，亦衰为康，易之力也。”故所谓“易筋”者，是指人体筋骨在修炼前后能够“以强易弱”而已。其书指出，强壮之功，分为内壮与外壮两类。从根本来说，“内壮言道，外壮言勇”。从外形上来看，“内壮者，其筋调畅，其皮细腻，而力极重。若外壮者，其皮粗老，其筋盘结，状如蚯蚓，浮于皮外。”

易筋经功法，强调先内后外，先壮后勇，依次大致可分三段。

其一，炼内壮基本。分为初月至四月、五月至八月、九月至十二月三个阶段，各以不同的掌揉法、木石杵杵捣及打法、石袋捣揉打法来进行修炼，必须依次从轻到重，由浅入深，不可颠倒混乱。具体来说，自初月至第四月之前一百余日，主要炼前腹部；自第五月至第八月第二个百余日，延伸到胸、颈、肩，使任脉充盈；自第九月至十二月第三个百余日，延伸到肩部夹脊至尾闾，以充督脉，前后交接。

其二，炼内壮神勇。即于炼功三百余日之后，开始自肩至指尖进行修炼，以增臂力，以求达到“并指可贯牛腹，侧其掌可断牛头，劈其拳可碎虎脑”的效果。

其三，在内壮的基础上，增炼外勇神力。概以提、举、推、拉、揪、按、抓、坠八法，以求得全身强壮。此八法言之极简，只提到功法名，而无功法说明。易筋经功法还强调持之以恒，不可一日间断。以上三段都完成后，仍须每日煅炼，且于古树及巨石边上修炼，可以呼吸天地土木之精华，最为上乘。

（2）附录

附录就是《易筋经问答》，与正文相呼应，以一问一答的方式，解释书中与练功相关的细节琐事及文句字词含义，甚有利于阅读理解《易筋经》文句，指导练习“易筋”功法。

例如，关于每天炼功的次数，“问：行功须寅、午、戌，若午刻有事不得行功，有碍否？答曰：必要三时行功，乃为合式。如年少火盛者，只宜寅、戌。若三时，恐其太骤，致有讹虞。四十、五十、六十者，三时必不可少，‘初月行功诀’内有之。”提出三十岁之前的年轻人可以一天炼两次，而四十至六十岁的中老年人必须每天炼三次。关于每次炼功持续的时间，“问：行功之时，以大香二炷为则，若有心倦，用香一炷可乎？答曰：香必二炷为准。一炷不可。且揉时，亦须真心存想于一掌之下，不可令倦，此心不可他想外务。二香已毕，不妨应酬，切不可用力提拿重物。”

提出必须以燃烧二炷香的时间为准，不可缩短时间。

关于文句字词的解释，例如，在《四月行功法》中提到：“功满三月，其中三掌皆用槌打。其外三掌，先捣后打，日行三次。”附录中就有对“三掌”这个词及相应的词组“三掌之外”提出的问答。“问：三掌？答曰：中间、左、右为三掌。问：三掌以外何处？答曰：中间心口上，以及两胁、肩臂、后背、夹脊，皆名三掌以外。”两个问答都极其简洁，综合在一起，就对这二者所指的部位有一个清楚的理解。“三掌”指腹部正中（即心口至脐下高骨之间）一手掌宽度的位置，加上两侧旁开各一掌宽度，即成三掌。而除三掌位置以外的躯干其他部位，如胸部、两胁、后背、夹脊均为三掌以外。

“附录”直接针对原文进行提问与解答，显示最为原始的教学状态。但遗憾的是，此后任何一个传本，都见不到这一部分内容。

2. 功法特点

易筋经功法与此前其他养生功法相比，除需要存想所炼之处、排除世务杂念、采咽日精月华、配合服药辅助之外，还具有以下鲜明特点：①炼功必须依照书中所给出的“先内后外，先壮后勇”次序，按腹→胸→肩→背→臂→全身，循序渐进，不可颠倒错用。②炼功必须借用他人手掌、木杵、石杵、石袋等，进行揉、杵、捣、打，且必须配合炼功次序分别选用，不可错乱。③开始炼功之三百余日内，必须中断原先所炼之包括弓、弩、拳、敲、打在内的一切其他功法。④炼功必须持之以恒，“行内炼者，自初功始，至于成功，以对终身，勿论闲忙，无有间断”，每天寅、午、戌（早、中、晚）行功三次，每次行功以燃尽两炷大香的时间为准。

五、本次校点的相关说明

《易筋经》现存的版本较多，内容也各有不同，相差较大。经过多种清代版本的相互对比，结合文献学考证结论，现以日本内阁文库回归的沈玉田抄本（约清康熙早期）为底本，以清道光二十三年癸卯（1843 年）友竹山房藏板本为主校本进行校点整理。

张志斌

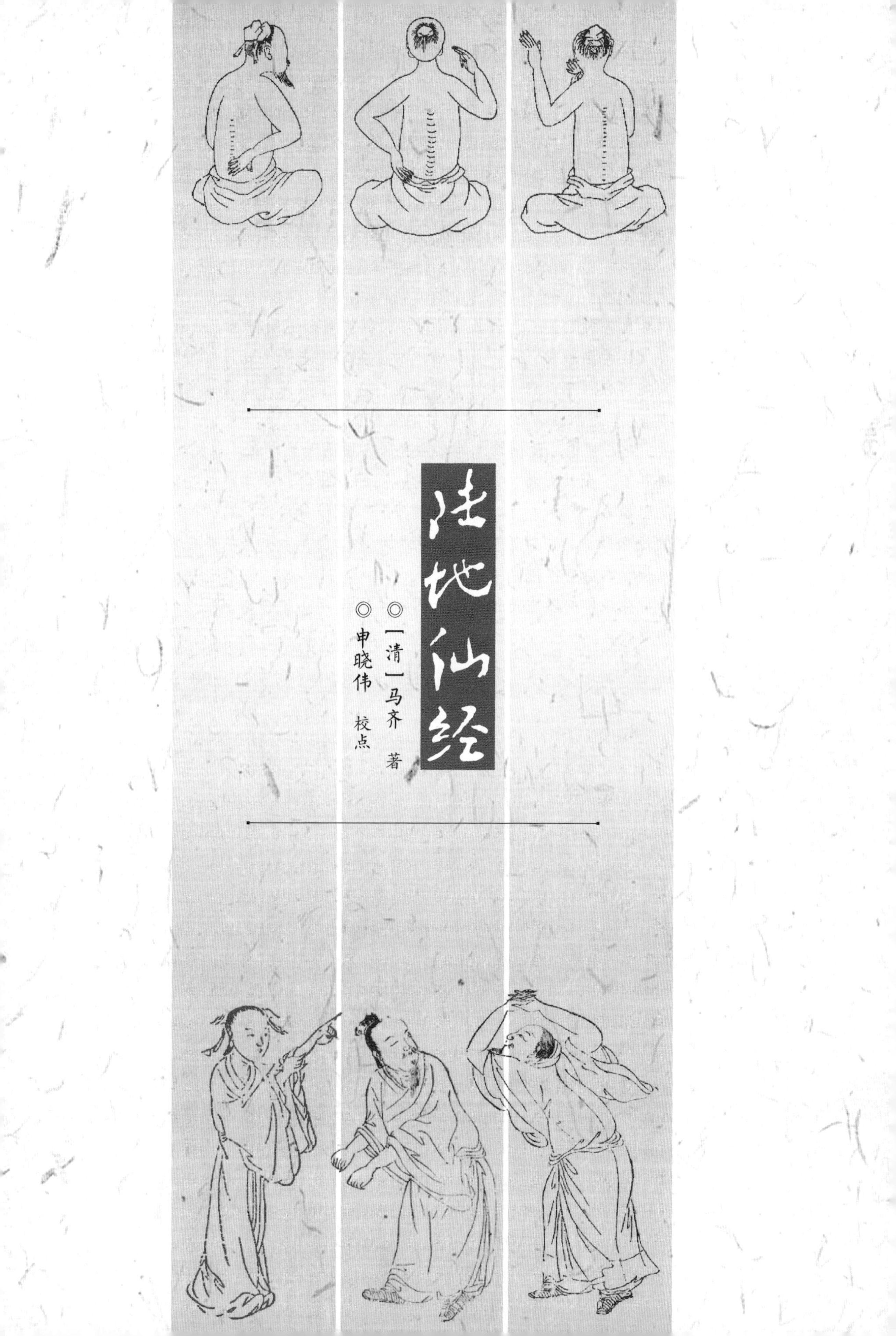

陆地仙经

◎［清］马齐 著

◎申晓伟 校点

内容提要

《陆地仙经》不分卷，成书于雍正年间，为清人马齐所著，是一部简明扼要的养生导引专著。此书之序开篇即将其宗旨阐述明白，“仙未必得，但以多寿少疾为至验焉”。因此，书中所含之二十个短小精悍的带标题条文，每条均约在百字以内，大致都切实可行。前十八条为生活起居及养生导引的方法，标题切合内容，表达出目的与要点，包括淡食节食、宁神安睡、节制性欲、起居谨慎、爱惜精气等生活起居方面的养生措施，也包括涂搓、运睛、掩耳、叩齿、兜礼、鼓呵、猿臂、熊经、托踏、摩涌泉等吐纳运动方面的导引措施，还包括了“多行阴骘事”“少作身后冤”这样的心理道德方面的修养措施。虽然带有因果报应的色彩，但作者更多的是强调健康的心理对长寿的重要作用。

本书现存最早的版本是清代雍正四年（1726 年）的抄本，现以此为底本进行整理校点。

序

原本户部尚书马序

仙未必得，但以多寿少疾为至验焉。先祖至余四世矣，男女寿百岁以上者十五人，九十者四人，八十者六人，七十者九人，自成人后夭折者稀，亦未有多疾而奇疾者也。余祖任庆阳县，因感山岚气，路遇仙师鼓掌笑咏曰：“得便宜，得便宜处落便宜，若非感着山岚气，安得徐徐告疾归”。祖邀于馆舍，仙师拈药一丸，凉水送下，腹鸣如雷，泻恶物斗许，疾顿除。仙师曰：“此疾脏腑不安由不实，故毒易中，若坚实，疾焉得而入耶？”祖乞其方，书此言授之。问其姓名，仙师曰：“予名张百字，不拘老幼男女皆可行，能却百疾，肢体强健，益寿延年，当为地仙矣。”言讫不见，至今不轻传。虽予家男妇口授，姻戚亦未必全。兹因吴、陈两老师，暨冯年伯诸公屡索此书，因启仙师手笔以付诸公，名为《陆地仙经》。愿遵行者广而传之，则仙师仁人之意著矣。

目　录[1]

陆地仙经

〔1〕目录：原无，整理时据正文补出。

陆地仙经

淡食能多补

五味之嗜，在负重辛苦之人不可缺，修养家当渐减之，则谷气壮而真气长，并无疾之为害。

涂搓自助颜

先以唾津傅面，次搓手掌极热，向脸上搓之数遍，或睡时、或醒时、或清晨行之，俱可。

运睛除眼翳

紧闭目，左右转睛各七次，忽然大睁急视，自觉眼内热气出，有见金华恍惚者佳。转睛时口鼻闭气，睁时尽力呵出浊气，吸入清气各七次可也。东坡云：酒醒后清晨行之，可消宿疾。

掩耳去头旋

每清晨或临卧时，两手搓耳热，两掌掩住两耳，左右回头、扭头各七次，又尽力低头如鸟啄食之状，七次，呵出浊气七口，永无头旋之患。

叩齿牙无病

睡醒时叩齿牙三十六通，永无虫牙之患。周莲峰云：劝君闲时莫挑牙。朱竹溪云：劝君切莫偏冷热。赵复阳云：人于大小便时急咬牙关紧闭，唇吻严密，无齿痛患。

兜礼治伤寒

偶觉身上寒热不均，头痛口苦，类伤寒之状，即舒两腿，两手兜住外肾囊，闭气低头拜礼，至气促，张口呵之，如此七次。方盘膝而坐，鼻纳清气可也，或行猿臂熊经之法亦可。余家俱行此法，遂少此病。城中语云“医人若望马家食，十人饿得九人死”之句。又云“马家男妇颜，好似正开莲”，此也。

鼓呵消积聚

晨起两手抱肩闭气鼓腹，澄心下视脐轮，待气促缓呵之，九次毕。又紧抱肩左右扭之各七次，名曰搅辘轳。腹中自然快利，能消积聚，亦治心疼、腹疼、泄泻。

膝风摩涌泉

膝疼有三种：曰风痛，曰冷痛，曰精血虚而气不通。注于下部，名胫痛。临睡时，摩搓左右足心各七次，遍令热，抱膝而眠，足趾常常自挠之，使血气能通，而痛自止矣。人年四五十多感此疾。郑年兄常患膝气，吴老师教以川椒煮汤，临睡时将两足泡于椒汤中，过一二时辰，又令人于足下趾头稍按捏之，至大腿硬处，不拘遍数，亦甚妙，未及一月，膝气尽除。

猿臂和血脉

左手伸直，以右手探左手心，头却右顾，右手亦然。此法当于食后行一二次，能消食。孕妇行之，临产最易。

熊经免痰涎

治痰火。临睡时，两手拘定，两足直舒，其腰头却回顾后视，如此七次，自无痰涎之患。此法宜夜夜行之。

爱惜精与气

精气人之根本，虽不当绝，不可妄施。年友郑公曰：余三十五岁无子，荆妻劝娶妾，余自后常独宿，月会妾一二次，未尝每宵同宿。今六子三女，并无胎痫疹毒之患。今年八十九矣，尚能夜书细字，饮食步趋如幼，皆爱惜精气所致。有同乡某姓者，正室已四子，犹娶名妓三、闺女五，皆治容。没后岁不忍言，予非人短也，幸尊生君子鉴焉。

子午固关元

关元乃人之气海也，修养家名为丹田，脐下一寸三分，元气之所蓄。人每心思意动，无不耗元气也。子午二时，洗心静坐，鼻调匀，反观内顾于关元之所，则一时有元气复长之机矣。年友郑公云：子时乃阳长之候，属肾；午时乃血生之候，属心。年五十以外者，宜守此穴，则大便密而小便少，且能耐老。

托踏应无病

两手上托如举千斤之重，两脚踏地如竖石柱之直，尽力上托，闭气不出，待气促徐徐呵之。每清晨或食后不拘时，常常行之，百病可除。

三眠魂自安

病龙眠，拳其膝也；寒猿眠，抱其膝也；龟膝眠，手足曲而心息定也。大凡临眠时，万念俱绝，闭口瞑目，匀息侧身而卧。盖人自寅至申，应事接物精神已倦，唯一睡乃心神歇息之顷，如有事可却之度外，心息相依。若有挂心事，可着衣端坐，秉烛应之，切不可枕上悬思，大耗元神。

饮食必节制

道经云：世人四百四种病，惟有宿食为根本。

起居要慎焉

邵子四不出，为大风、大雨、大寒、大暑。周子云：切忌寅时怒，损肺又伤肝。夏月宜早起，冬天宜迟眠，春绵渐渐减，秋夹徐徐添。

多行阴骘事

阴骘不在修寺设醮诵经念佛也，在吾人自心不欺，当恻隐之处，勉力行之，如魏嫁妾而有结草之报，宋郊活蚁而有及第之祥；冯商善德而获三元之嗣；窦燕山仁贤而得五子之荣。但行阴骘之德，不可有望报之心。

少作身后冤

作恶事，即身后冤也。周莲峰曰：惟仕宦世豪之家多作此冤，后来子孙能昌大否。

遵行勿间断

自“淡食”至“行事”一十七条，遵而行之，不可间断。

可为陆地仙

纵不能飞升，亦能延寿，真陆地仙也。

校后记

《陆地仙经》不分卷，成书于雍正年间，是一部简明扼要的养生导引专著。

一、作者与成书

作者为清人马齐。此书原序署有“原本户部尚书马序”八字。清代曾任户部尚书之马齐者，即富察马齐，满洲镶黄旗人，生于清顺治壬辰九年（1652年），卒于清乾隆四年（1739年）。为一等敏果公米思翰之次子，由荫生受工部员外郎，一生虽也曾有升罢起伏，然仕途尚达，历官左都御史，议政大臣，兵部、户部尚书，武英殿、保和殿大学士加太保兼太子太保，为相历康、雍、乾三朝。于雍正十三年（1735年），引疾乞罢致仕。据其序言称：“先祖至余四世矣，男女寿百岁以上者十五人，九十者四人，八十者六人，七十者九人，自成人后夭折者稀，亦未有多疾而奇疾者也”，确非寻常百姓所能达到。

二、主要内容与特点

马齐序中，虽然未能不落俗套，也编撰了一个仙人授书于其祖的故事，但其宗旨却不在成仙，而在于“仙未必得，但以多寿少疾为至验焉”。因此，他的这一套导引养生方法，“不拘老幼男女皆可行，能却百疾、肢体强健、益寿延年，当为地仙矣”。书中所含之二十个短小精悍的带标题条文，每条均在百字以内，大致都切实可行。前十八条为生活起居及养生导引的方法，标题切合内容，表达出目的与要点，包括淡食节食、宁神安睡、节制性欲、起居谨慎、爱惜精气等生活起居方面的养生措施，也包括涂搓、运睛、掩耳、叩齿、兜礼、鼓呵、猿臂、熊经、托踏、摩涌泉等吐纳运动方面的导引措施，还包括了“多行阴骘事”“少作身后冤”这样的心理道德方面的修养措施。虽然带有因果报应的色彩，但作者更多的是强调健康的心理对长寿的重要作用。最后两条，要求修学者坚持不懈，持之以恒，只有这样才能达到强身益寿的目的。

从此书的条文来看，与前代导引养生著作具有一脉相承的渊源关系。其前七条，“淡食能多补”“涂搓自助颜”“运睛除眼翳”“掩耳去头旋”“叩齿牙无病”“兜礼治伤寒”“鼓呵消积聚”，应该是直接来自于明代《逍遥子导引诀》之“淡食能多补”“搓涂自美颜”“运睛除眼翳”“掩耳去头旋”“叩齿牙无疾”“兜礼治伤寒”“鼓呵消积聚”。其他各条之精髓亦不离中医养生之精神。

三、本次校点的相关说明

本书现存最早的版本是清代雍正四年（1726年）的抄本，现以此为底本进行整理校点。

张志斌　申晓伟

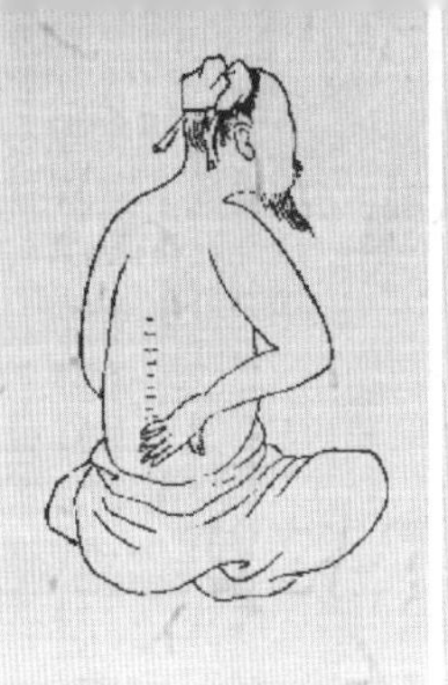
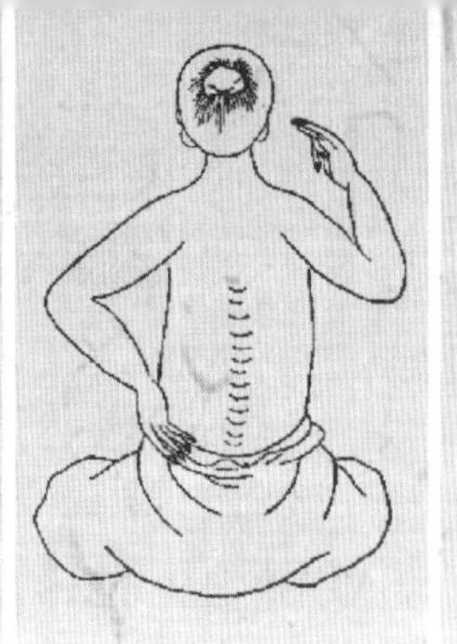
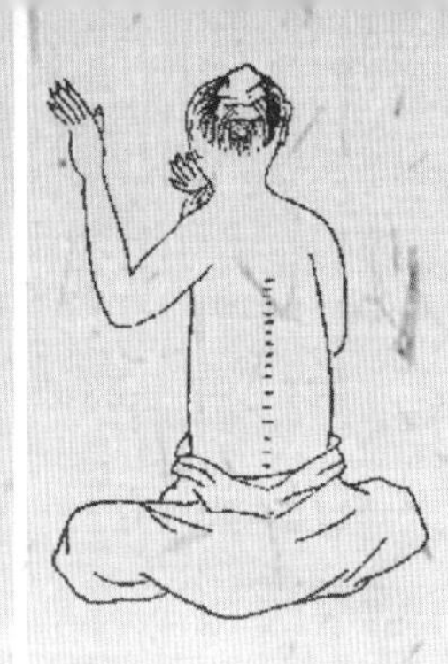

调气炼外丹图

◎［清］坦夫自新　传
◎［清］王映山　编绘
◎张志斌　校点

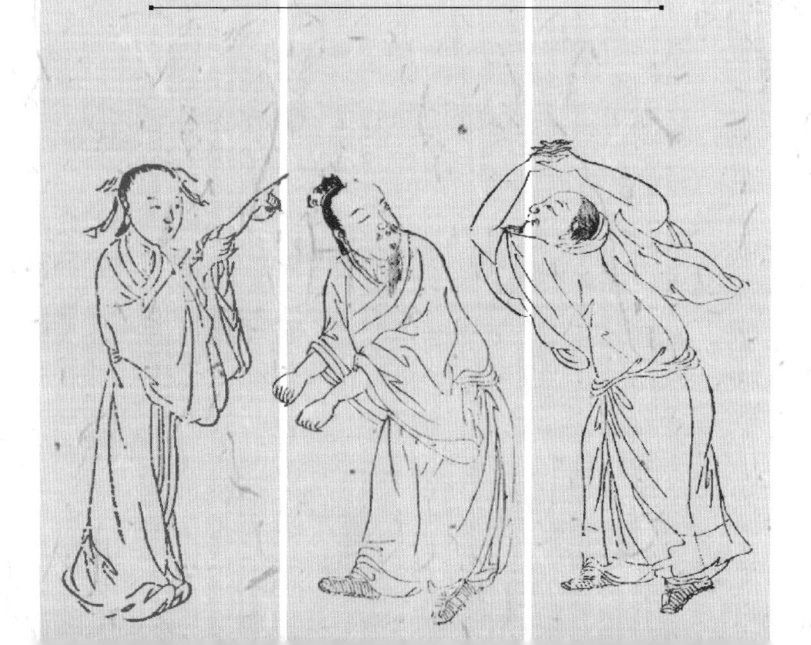

内容提要

《调气炼外丹图》不分卷，由清代坦夫自新传，王映山编绘，是一套绘图极其精美的养生导引挂图，绘于清道光辛丑（1841 年）。全书包括三套调气炼形的锻炼功法，共二十二式。第一套包括十二幅图，为十二式动作；第二套与第三套，各五幅图，各为五式动作。每图都附有表明动作要领的文字。这套功法的锻炼目的十分明确，“既不似拔断筋或致努伤，又不苦采炼法误入旁门，惟以服气益神，习劳健饭，聊为长力延年之一助云尔”。

此图唯存清道光辛丑（1841 年）王映山绘本，本次整理以此为底本。

调气炼外丹图序[1]

凡行此功者，须于洁静处，面向东立，舌舐上腭，调其气息，任其出入，首微仰，目微上视，不可用力。一有用力，则气不贯至手拳矣。每行一式，默数七七四十九字，毕，即接行下式，不可间断，断则气散矣。每行一式，惟思手拳用力。行第一套十二式，须数日方可行第二套五式。又五七日，方可添行第三套五式。速者半月全行，迟者二十日方能尽用。欲行此功，须戒房帐五十日，方上顶上之力。百日之内，昼夜须行七次，每日可食五顿。百日后，弱者力可五百斤，壮者力可千斤。若老弱不能习劳者，惟行头套，日食五顿，亦可强健益气。无怀逸人曰：内丹功成，则登仙悟道；外丹功成，则健力延年。既不似拔断筋或致努伤，又不苦采炼法误入旁门，惟以服气益神，习劳健饭，聊为长力延年之一助云尔。

坦夫自新氏录，时在道光重光赤奋若[2]窉月[3]望日[4]

后学王俊谨书

〔1〕序：原无此字，整理时据内容加。

〔2〕道光重光赤奋若：即道光辛丑，1841年。

〔3〕窉月：即农历三月。

〔4〕望日：即十五日。

目　录[1]

〔1〕目录：原无，整理时据内容补。

第一套

第一式

面向东立，首微仰，目微上视，两足与肩齐，脚站平，不可前后参差，两臂垂下，肘微曲，两掌下，十指尖朝前，默数七七四十九字，每数一字，十指想往上跷，两掌想往下按，数四十九字，即四十九跷按也。

第二式

前式数字毕，即将八指叠为拳，掌背向前，两大指朝身，每数一字，拳加一紧，大指跷一跷，数四十九字，即四十九紧与跷也。

第三式

前式数字毕，将大指叠在中指中节上为拳，趁势往下一拧，肘之微曲者，至此伸矣。虎口朝前。每数一字[1]，拳加一紧。

第一套第一式

面向東立首微仰目微上視兩足與肩齊脚站平不可前後參差兩臂垂下肘微曲兩掌下十指朝前默數七七四十九字每數一字十指想往上蹻兩掌想往下捺數四十九字即四十九蹻捺也

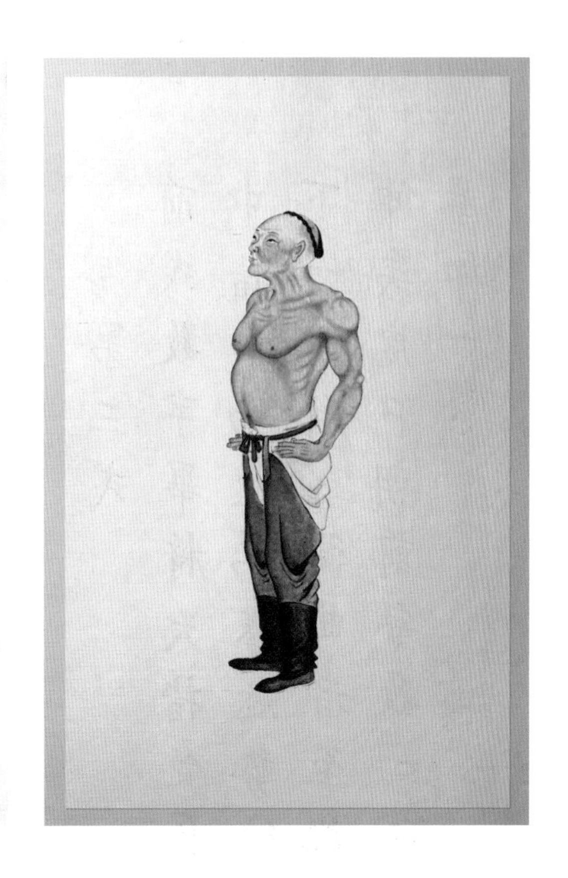

〔1〕每数一字：《卫辉参府炼外丹图》此前有“数四十九字”五字。下同。

第二式

前式數字畢即將八指疊為拳掌背向前兩大指朝身每數一字拳加一緊兩大指蹻一蹻數四十九字即四十九緊與蹻也

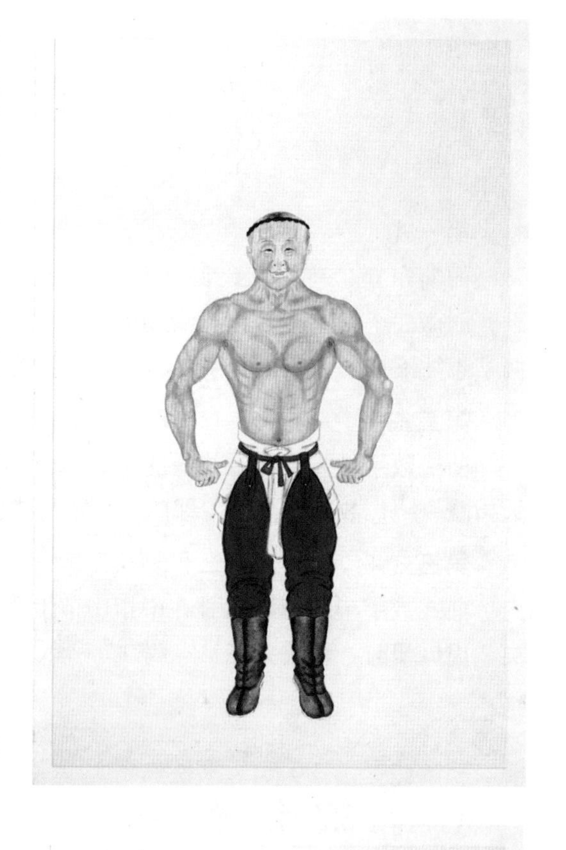

第三式

前式數字畢將大指疊在中指中節上為拳趂勢往下一搵肘之微曲者至此伸矣虎口朝前每數一字拳加一緊

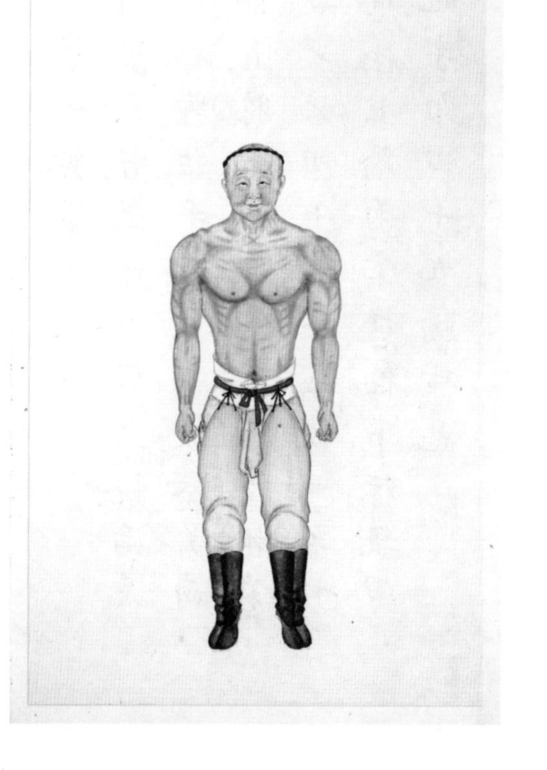

第四式

前式数字毕，将两臂平抬起，伸向前，拳掌相离尺许，拳与肩平，肘微曲，数四十九字，拳加四十九紧。霽堂居士

第五式

前式数字毕，将两臂直竖起，两拳掌相对，虎口朝后，头向后仰，两拳不可贴着，亦不可离远。数四十九字，每字拳加一紧。

第六式

前式数字毕，两拳下对两耳，离耳寸许，肘与肩平，虎口朝肩，拳朝前。每数一字，肘尖往后用力，拳加一紧。襄平吉香蒨

第四式

前式數字畢將兩臂平擡起伸向前拳掌相離尺許拳與肩平肘微曲數四十九字拳加四十九緊

霽堂居士

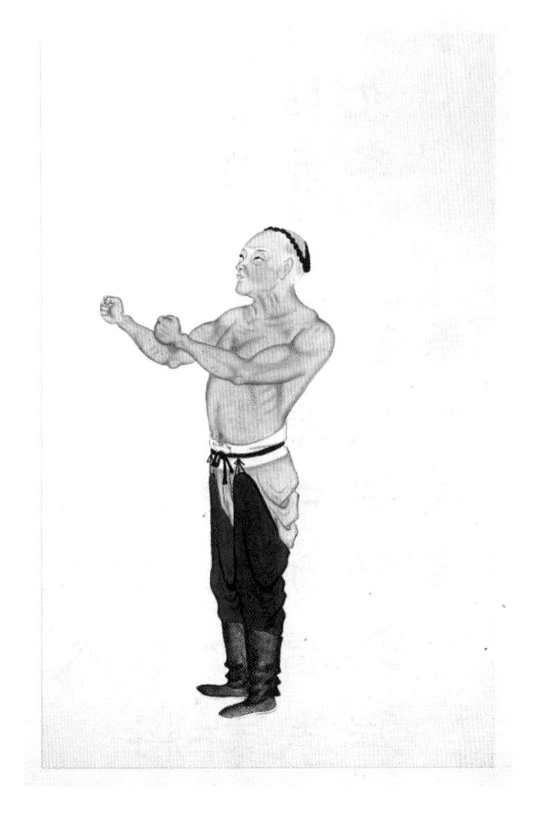

第五式

前式數字畢将兩臂直竪起兩拳掌相對虎口朝後頭向後仰兩拳不可貼着亦不可遠離数四十九字每字拳加一緊

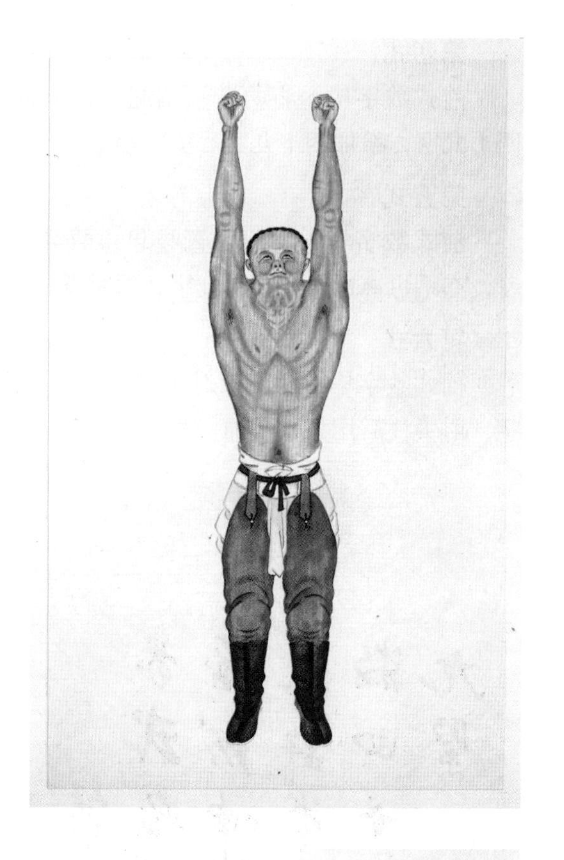

第六式

前式數字畢將拳下對兩耳離耳寸許肘與肩平虎口朝肩拳朝前安數式字肘尖從後用力拳加式緊

襄平吉香稿

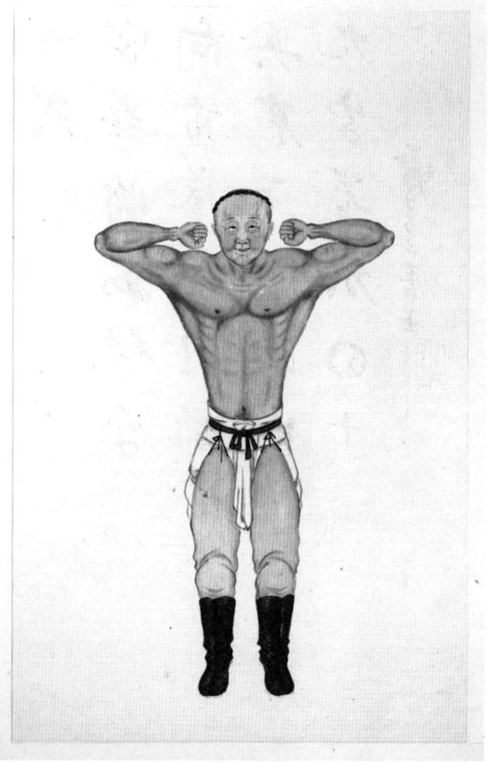

第七式

前式数字毕，身微前合，以脚跟离地为度[1]，趁势将两臂伸直，与肩平，虎口朝上。每数一字[2]，拳加一紧。杨鼒

第八式

前式数字毕，将两臂平转向前，与第四式同，但此两拳相近，每数一字，拳加一紧。

第九式

前式数字毕，将两拳掌收回，向胸前乳之上些一抬，即翻拳掌向前，上起对鼻尖，相离一二分许，头往后仰。每数一字，拳加一紧。道光辛丑卯月书

第七式

前式数字畢身微前合以脚跟離地為度趁勢即將兩臂伸直與肩平虎口朝上每数一字拳加一緊

楊鼒

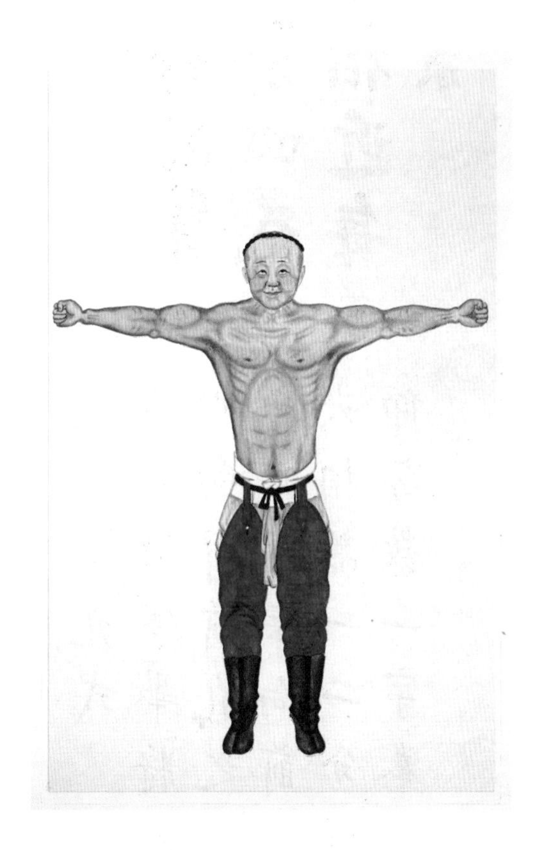

〔1〕身微前合，以脚跟离地为度：《卫辉参府炼外丹图》作“全身往后一仰，以脚尖离地为度”。

〔2〕每数一字：《中外卫生要旨》此前有“数四十九字，想两拳往上后胸微向前合”十六字。

第八式

前式數字畢將兩臂平轉向前與第四式同但此兩拳相近每一字拳加一緊

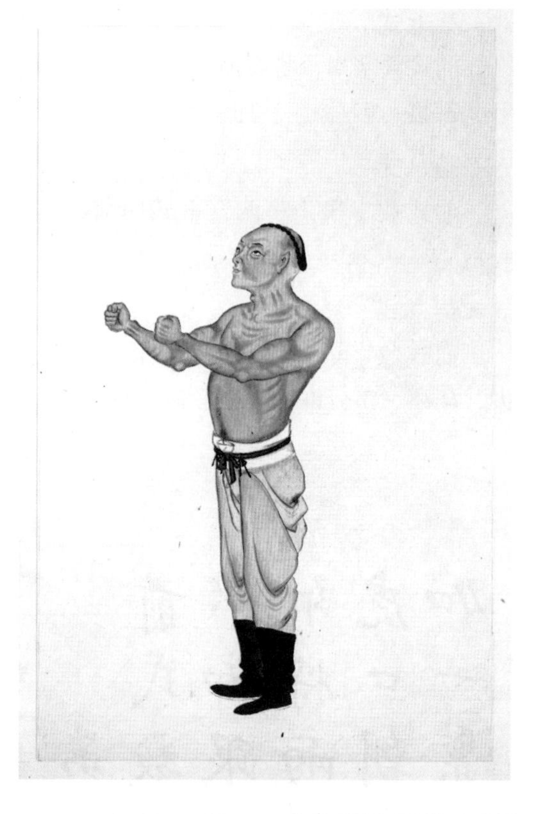

第九式

前式數字畢將兩拳掌收回向胷前乳之上些一撞即翻拳掌向前上起對鼻尖相離一二分許頭往後仰每數一字拳加一緊

道光辛丑卯月書

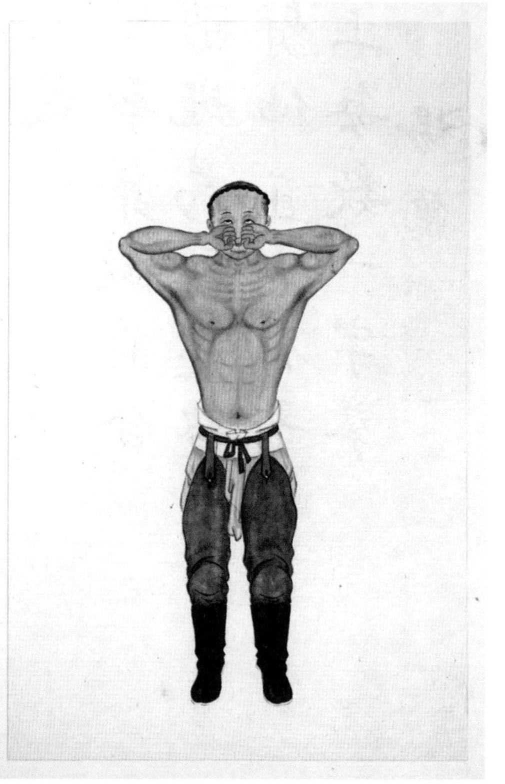

第十式

上式毕，将拳分捽开，肘与肩平，肘尖想往后用力，两小臂直竖起，拳掌向前，虎口遥对两耳。每数一字，拳加一紧。

第十一尾一式

前式数字毕，将两拳翻转向下至肚脐，将两食指之大节与脐相离一二分，默数四十九字。每字拳加一紧。数毕，吞气一口，随津以意送至丹田。如此吞气三口。道光辛丑二月价园

第十二尾二式

吞气三口毕，不用数字，将两拳松开，手垂下，直与身齐，手心向前往上端，与肩平，脚跟微起，以助上端之力。如此三次，俱如平端重物之用力也。再将两手拳起过顶，同用力捽下，如此三次。先左足，后右足，各三蹬。向东静坐片时以养气。如接行第二套，吞气后接行，不用此式。炼石居士

第十式
上式畢将拳分摔開肘
與肩平肘尖想往後用
力兩小臂直竪起拳掌
向前虎口遥對兩耳每
數一字拳加一緊

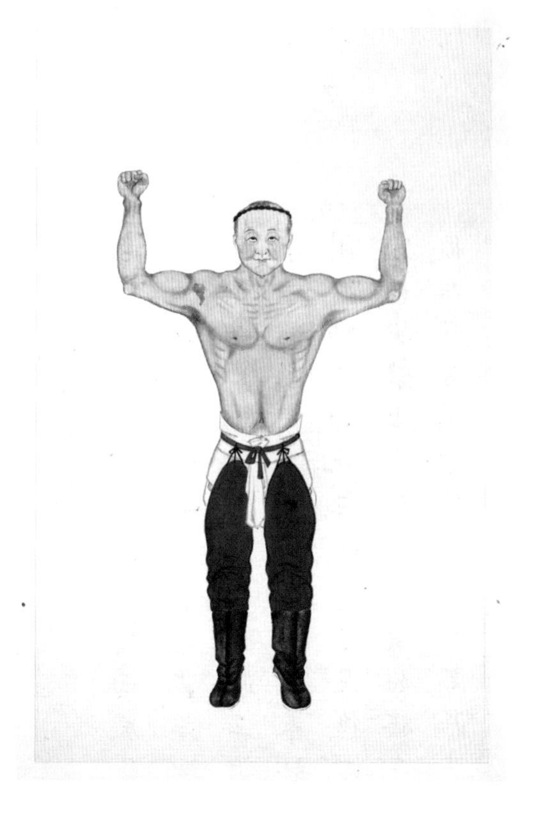

第十一尾一式

前式數字畢將兩拳翻轉向下至肚臍將兩食指之大節與臍相離一二分點數四十九字每字拳加一緊數畢吞氣一口隨津以意送至丹田如此吞氣三口

道光辛丑二月 介園

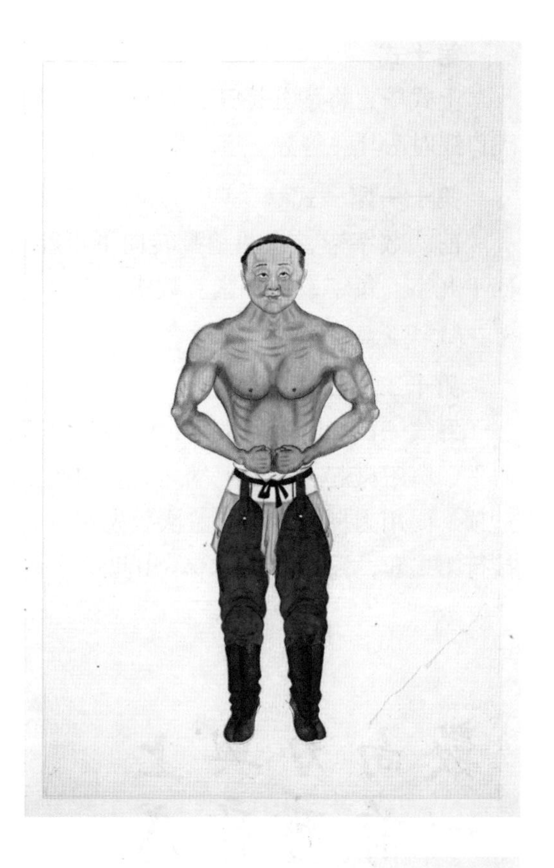

第十二尾二式

吞三口氣畢不用數字將兩拳鬆開手垂下直與身齊手心向前往上端與肩平腳跟微起以助上端之力如此三次俱如平端重物之用力也再將兩手拳起過頂同用力捧下如此三次先左足後右足各三蹬向東靜坐片時以養氣如接二套吞氣後接行不用此式也

煉石居士

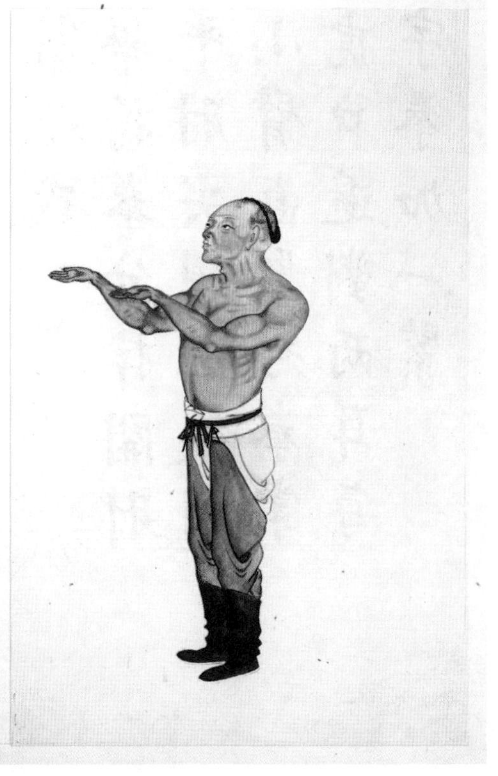

第二套

第一式

接头套，吞气三口毕，将拳伸开，手心翻向上，端至乳上寸许，十指尖相离二三寸许。默数四十九字，每数一字，想手心翻平，想气贯十指尖。天未得闲人书

第二式

前式数字毕，将两手分开，胸微向前合些。手掌、手指每数一字，想往后往上端。半痴冯霫堂

第三式

前式数字毕，两臂平转向前。每数一字，常想气往十指尖上贯，手掌朝上微端。

第二套第一式
接頭套吞氣三口畢將拳伸開手心翻向上端至乳上寸許十指尖相離二三寸許默數四十九字每一字想手心翻平想氣貫十指尖
天未許閑人書

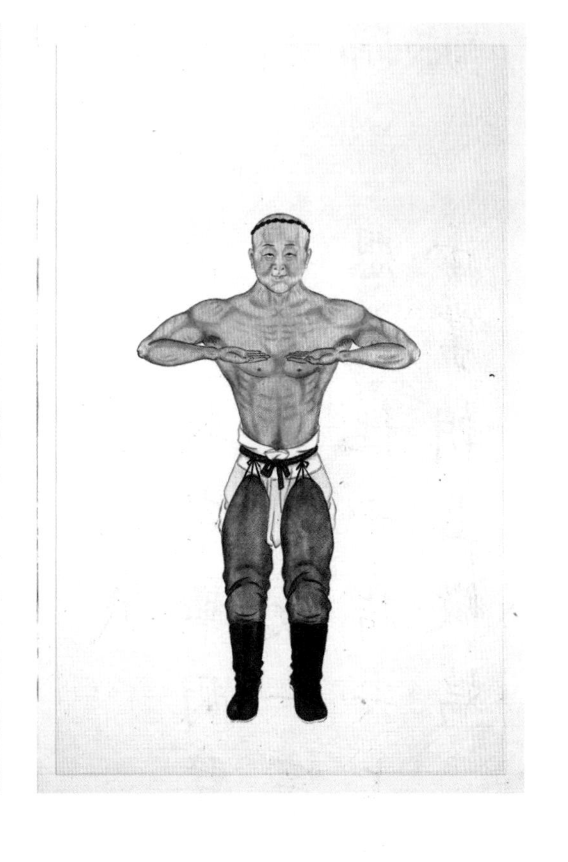

第二式

前式數字畢將兩手分開胸微向前合些手掌手指每数一字想往後往上端

半癡馮雪堂

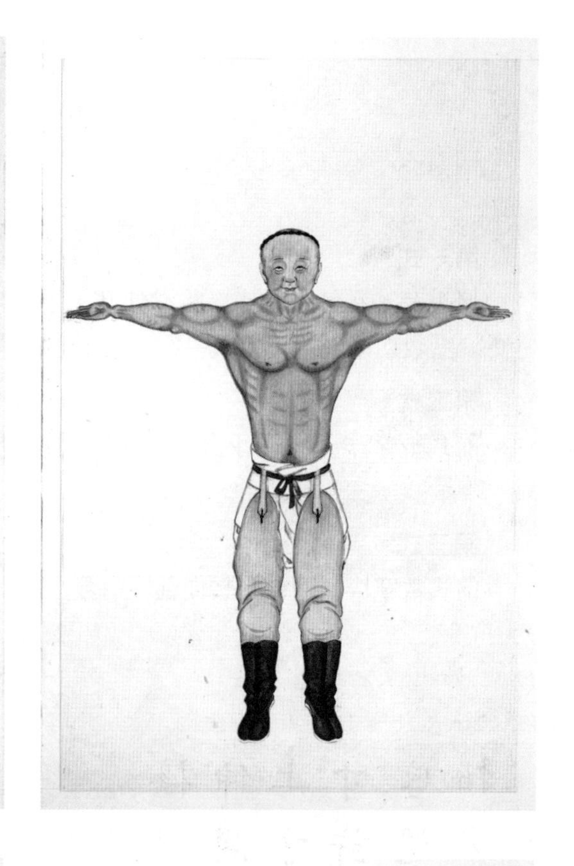

第三式

前式数字畢兩臂平轉向前每数一字常想氣往十指尖上貫手掌朝上微端

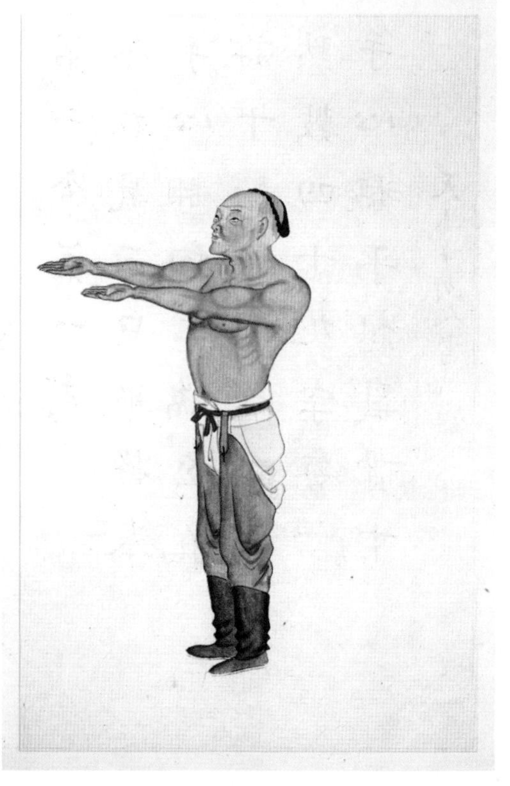

第四式

接前式，数四十九字毕，将两手为拳撤回，拳掌朝上，拳背朝下，两肘尖过身后。每数一字，拳加一紧。以臂不可贴身，亦不可离远。炼石居士

第五式

前式毕，将两拳伸开，指朝上，掌向前作推物状[1]，以伸臂将直为度。每数一字，掌往前推，指尖往后用力。数四十九字毕，如前尾式数字吞气等法行之。

第四式
前式数字畢兩手為拳撒回拳掌朝上拳背朝下兩肘尖過身後每數一字拳加一緊以臂不可貼身亦不可遠離
煉石居士

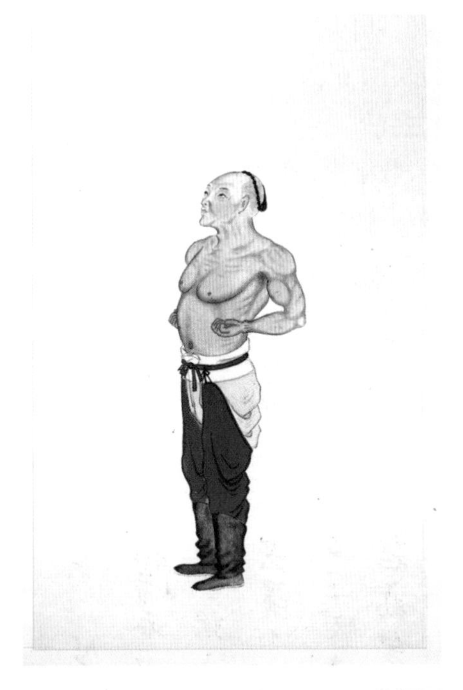

第五式
前式畢将兩拳伸開指朝上手掌向前作推物壯以伸臂将直為度每數一字掌往前推指尖往後用力數四十九字畢如前尾式數字吞氣等法行之

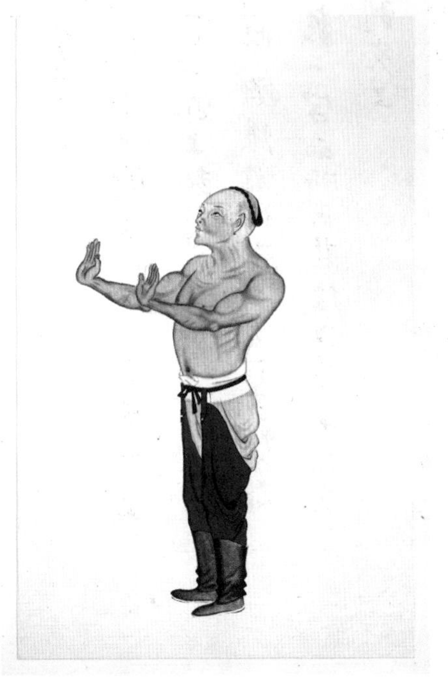

---

〔1〕状：原作“壮”，据《卫辉参府炼外丹图》改。

第三套

第一式

接前吞气后，将拳伸开，手心朝下，手背朝上，两手起至胸前乳上，起[1]势两膝往下一蹲，脚尖略分开些，脚跟离地二三分，两手指离二三寸。每数一字，两脚尖想往后用力，十指尖想气贯到尖上。时在仲春中澣　霻堂居士

第二式

前式数字毕，将身一起，趁势右手在内，左手在外，右手掌向左推，左手掌向右推。每数一字，右手掌向左用力，指尖往右用力，左手掌向右用力，指尖往左用力。张润诚

第三式

前式数字毕，将两手分摔开，两臂与肩平，手心朝下，胸往前合。每数一字，两手往上往后用力。霻堂冯羽清

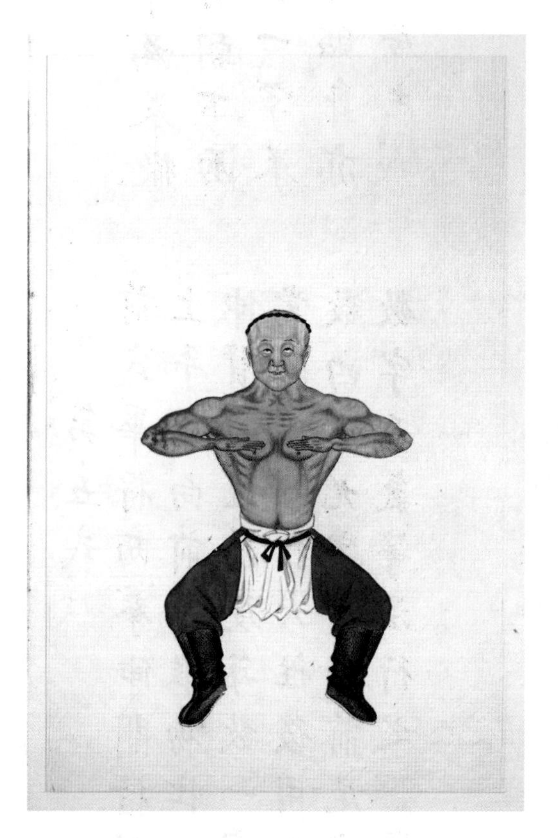

〔1〕起：《中外卫生要旨》作“趁”。

第二式

前式数字畢将身一起趂勢右手在内左手在外右手掌向左推左手掌向右推每数一字右手掌向左用力指尖往右用力左手掌向右用力指尖往左用力

張潤誠

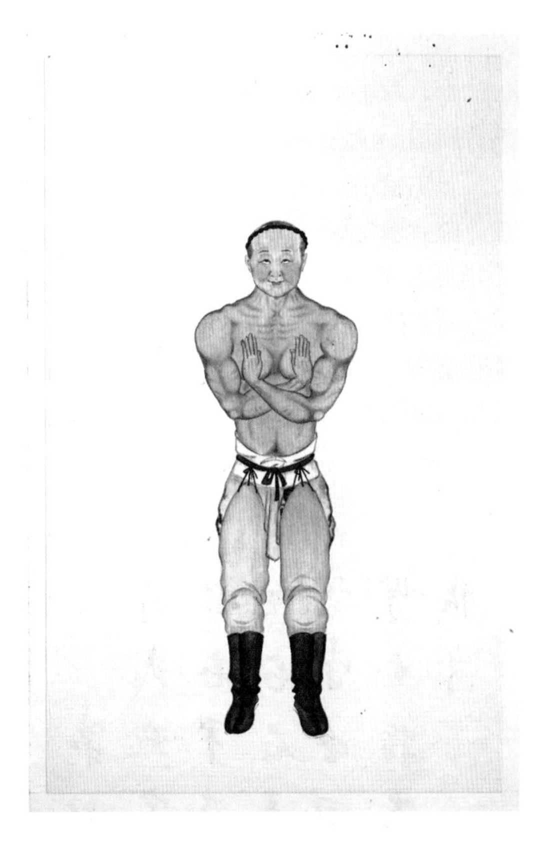

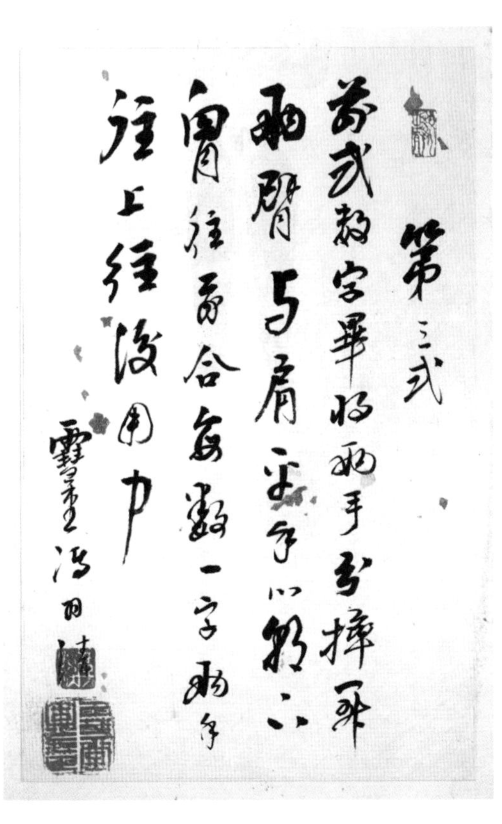

第三式

前式数字畢将两手引撑一平两臂与肩平手心朝下胸往前合每数一字两手往上往後用力

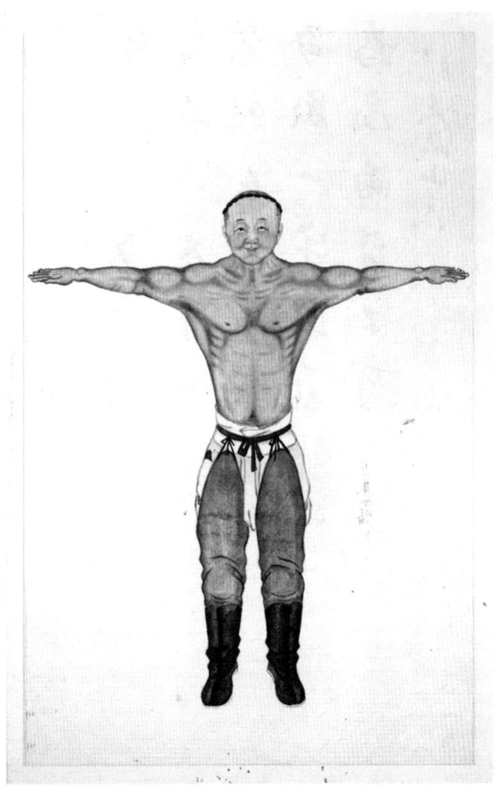

第四式

前式数字毕，左手及臂在上，右手及臂在下，左手背朝下，右手背朝左，两手及臂皆曲回。每数一字，思气贯十指尖为度，两臂不可贴身。燧火樵山氏

第五式

前式数字毕，两臂垂下，手心翻转向后，肘曲，十指尖亦曲，每数一字，想气贯十指尖为度，俱照前式，数四十九字。毕，每照前尾式，吞气、平端、捽手、蹬足。毕，向东静坐片时，不可说话用力。要上顶[1]，于五十日后，行到第三套一蹲之式，眼往上瞪[2]，牙咬紧，将头前左右各三扭，以气意欲贯顶上，自上顶力。至六[3]十日后，以气意欲贯下部，则下部上力也。

第四式

前式數字畢左手及臂在上右手及臂在下左手背朝下右手背朝左兩手及臂皆曲回每數一字思氣貫十指尖為度兩臂不可貼身

燧火樵山氏

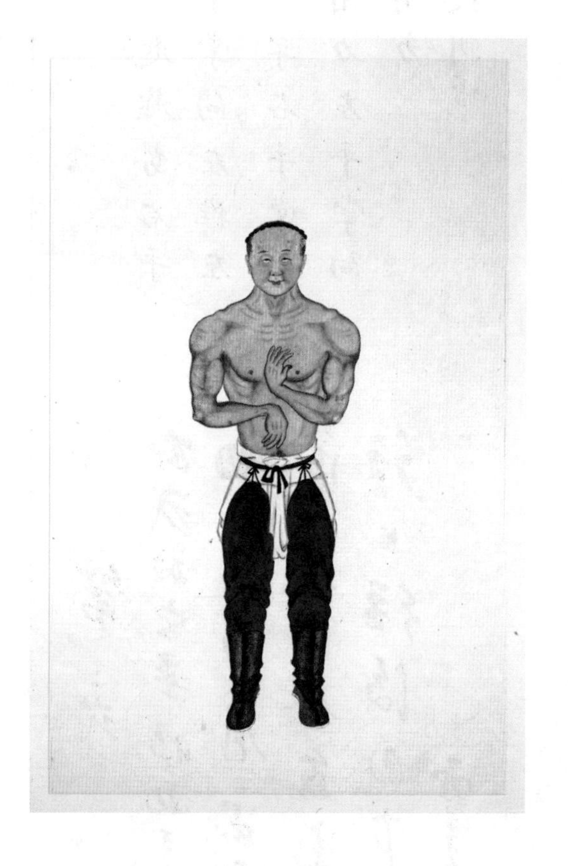

〔1〕顶：《卫辉参府炼外丹图》作“头”。

〔2〕瞪：原作“蹬”，据文义改。

〔3〕六：《卫辉参府炼外丹图》作“八”。

第五式

前式數字畢兩臂垂下手心翻轉向後肘曲十指尖亦曲每數一字想氣貫十指為度俱照式數四十九字畢每照前尾式吞氣平端捧手登足畢向東靜坐片時不可說話用力要上頂須扵五十日後行至第三套一蹲之式眼往上瞪牙咬緊将頭左右各三扭以氣意欲貫頂上自上頂力至六十日後将氣意欲貫下部則下部上力也

雲舫王俊

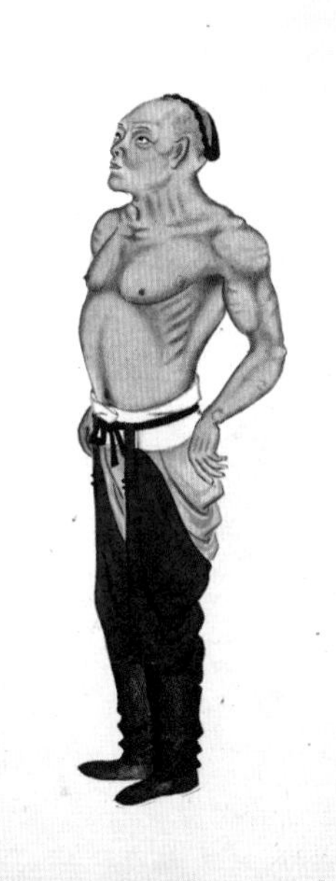

张畾烜跋[1]

王兄映山先生，志嗜宁静，守身惟务，恐有不逮，又倩妙手，将炼气之功绘图数十页以身助。予披阅终始，得羡望义，养气保身，神凝醒立，所向靡前。堪以共世，至笔墨之精华，更斯帙之拿事也。

道光辛丑岁春朝 渤海张畾烜跋

〔1〕张畾烜跋：原无此四字，为区别各跋，于整理时加。

冯羽清跋[1]

欲延寿世，须凭调摄。如云疗治于既疾之后，不若保护于未病之先。

王君映山，世台访古精义，绘此外功之图，不乐铉铨妙法，效孟氏守身为大，实乃翁尧思克诚，真所谓明哲保身，达人知命耳。

时在道光辛丑季春　后学医士冯羽清谨题

〔1〕冯羽清跋：原无此四字，为区别各跋，于整理时加。

王映山跋[1]

余幼失怙恃，早废诗书。年十六，从事库藏。每瞥趋利者，若鸷鸟之发。余窍为之啮齿指。越三载，蒙宪将，许授事，敦辞不克，矢志冰兢，以法绳物，垂涎者，畏而忌之。又二年，始卸其责。寤寐虽安，棲迟少托，戚友惜之。谓年甫逾冠，坐赤山空，乃鸠资报纳，转运南漕。又一年，复起季鹰鲈蓴之思，束装归里。两袂清风，一船明月，于兹瞬息，十余春秋矣。日惟杜门谢客，粝食布衣，翻觉神清梦奕，譬之广帆泛海，百浪千涛，狂风骤雨，槁师震惊，榜人恐怖，负重者无不惶然，而我独轻舟自适，布帆无恙。回首望洋，亦容有稍自安者。当此华宇风清，福林泽被，守邱墓而课儿孙，出入优游，岁时称献，乐何如也？闻之古人上寿，手不持筇，口不服药，殆能甘淡薄，节嗜欲，怡养性天，阴阳弗囿之故耳。因取坦夫外丹图，法而行之，颇有奇验，固不敢存期颐奢望，但得晚年耳目聪强，不杖而行足矣。尚书五福，必先曰寿，其不然乎？爰书数语，用戒来世云。

辛丑二月望日自志于炼石山房 映山王寿名跋

[1] 王映山跋：原无此四字，为区别各跋，于整理时加。

少年修養老彌堅百倍
精神不服丹白髮豐顏
筋力足較佗多慾孰神
僊偶題大絕

煉石居士

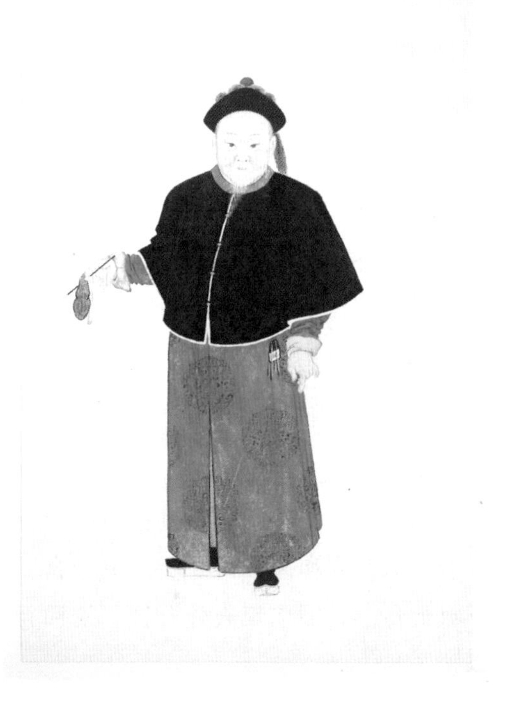

偶题一绝

少年修炼老弥坚，百倍精神不服丹。
白发丰颜筋力足，较佗多欲孰神仙。

炼石居士

校后记

《调气炼外丹图》不分卷，由清代坦夫自新传，王映山编绘，是一套绘图极其精美的养生导引图，绘于清道光辛丑（1841 年）。此图前有序，后有跋，因此，也可以理解为一部完整的导引专著。

一、作者与成书

坦夫自新生平、故里无从考证。王寿，字映山，号炼石居士，生活于清嘉庆、道光年间。故里未可详考。据其书后跋云，身世颇为凄苦。年幼即父母双亡，年十六即自行外出谋生。做过很多职业，如库藏、法吏、漕政等。后隐归，杜门谢客，粝食布衣，守邱墓而课儿孙，甘淡薄，节嗜欲，怡养性天。为求“晚年耳目聪强，不杖而行”，因取坦夫外丹图，法而行之，颇有奇验。固加以编绘，并公之于世，以广流传。

二、主要内容与特点

全书包括三套调气炼形的锻炼功法，共二十二式。第一套包括十二幅图，为十二式动作；第二套与第三套，各五幅图，各为五式动作。每图都附有表明动作要领的文字。这套功法的锻炼目的十分明确，“既不似拔断筋或致努伤，又不苦采炼法误入旁门，惟以服气益神，习劳健饭，聊为长力延年之一助云尔”。

据坦夫自新序云，凡行此功者，须于洁静处，面向东立，舌舐上腭。所谓调气者，即“调其气息，任其出入，首微仰，目微上视”，要领在于“不可用力”，一有用力，则气不贯至手拳。每行一式，默数四十九数，然后再接行下一式，不可间断。炼功需循序渐进。初行者，只行第一套十二式；锻炼数日之后，再加行第二套五式；又五七日，方可添行第三套五式。

炼石居士王映山有着非常明确的养生观念，他在图后著诗云：“少年修炼老弥坚，百倍精神不服丹。白发丰颜筋力足，较佗多欲孰神仙。”即不服丹药，不事采战，以运动强体，以达到百倍精神、丰颜力足的目的。

三、本次校点的相关说明

此图唯存道光辛丑（1841 年）王映山绘本，作为珍贵文物，珍藏于中国中医科学院医史博物馆。本次整理以此为底本，以广其流传。

张志斌

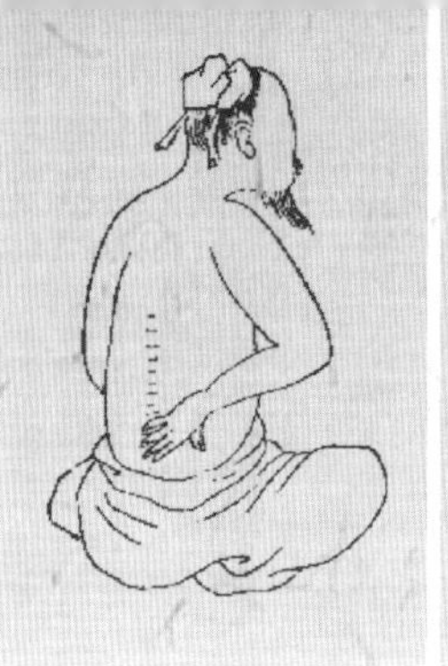
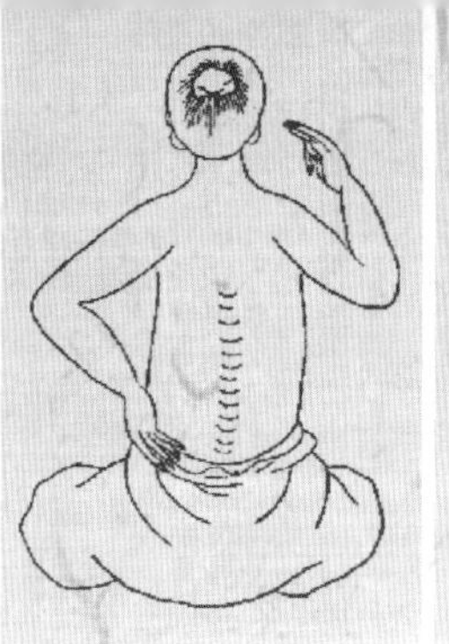
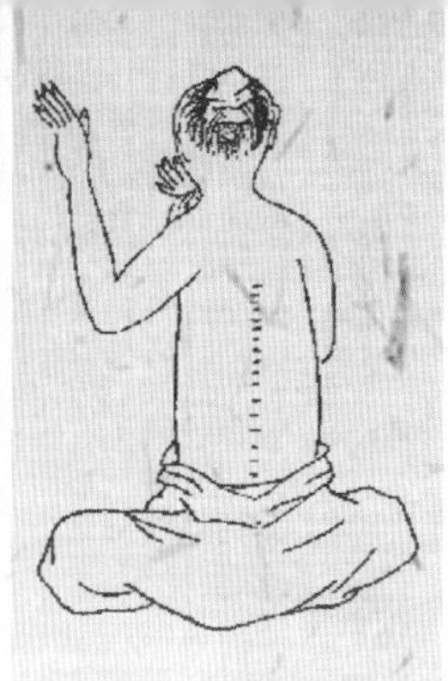

易筋洗髓二经

◎（原题）达摩 著
◎张志斌 校点

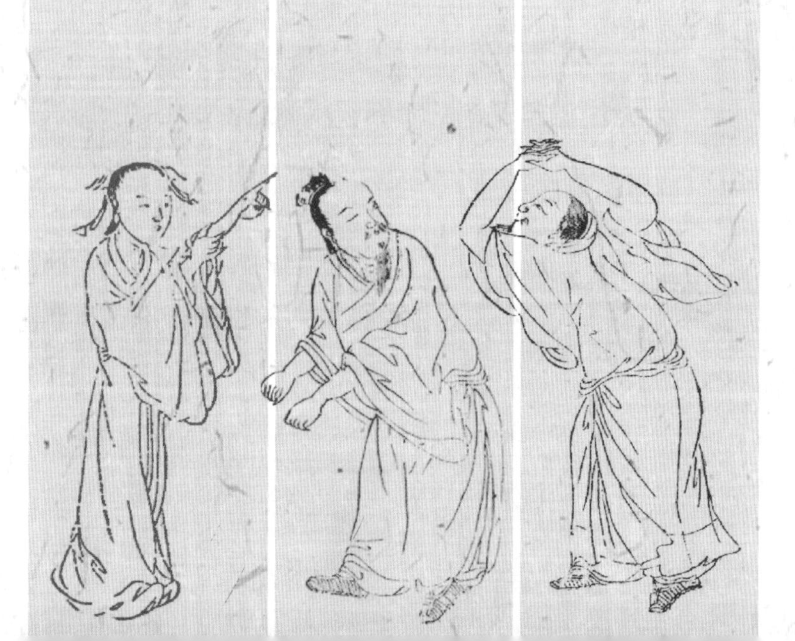

内容提要

《易筋洗髓二经》是《易筋经》与《洗髓经》的合刻本，原题为西竺达摩祖师著。《易筋经》是一部介绍强壮身体、增强体力之炼功方法的导引著作。所谓“易筋”之意，并无神秘，是指人体筋骨在修炼后能够“以强易弱”。其书指出，人之强壮之功，分为内壮与外壮两类。从根本来说，“内壮言道，外壮言勇”。从外形上来看，“内壮者，其筋调畅，其皮细腻，而力极重。若外壮者，其皮粗老，其筋盘结，状如蚯蚓，浮于皮外”。因此，易筋经功法，尤其强调次序，必须先内后外、先壮后勇，大至可分三段。其一，炼内壮基本，分为初月至四月、五月至八月、九月至十二月三个阶段，各以不同的掌揉法、木石杵杵捣及打法、石袋捣揉打法来进行修炼，必须依次从轻到重、由浅入深，不可颠倒混乱。其二，炼内壮神勇，即于炼功三百余日之后，开始自肩至指尖进行修炼，以增臂力，以求达到“并指可贯牛腹，侧其掌可断牛头，劈其拳可碎虎脑”的效果。其三，在内壮基础上，增炼外勇神力，概以提、举、推、拉、揪、按、抓、坠入法，以求得全身强壮。修炼易筋经还强调持之以衡，不可一日间断。《洗髓经》是一部重视养心调神、宁心静气的养生理论性著作。篇幅小于《易筋经》，除了“序”与“跋”之外，包括总义、无始钟气篇、四大假合篇、凡圣同归篇、物我一致篇、行住坐卧篇、洗髓还原篇等七篇五言韵文，说明天地万物与人之间的道理、养心调神的方法，以及日常生活中的养生措施等。

本次校点以清道光二十三年癸卯（1843年）友竹山房藏板刻本为底本，以山东海源阁藏清代抄本为主校本，以清道光三年（1823年）傅金铨序（黄竹斋）抄本为旁校本。

易筋洗髓经序

《易筋》《洗髓》二经，皆达摩祖师传道之书，与老氏《道德经》、释氏《金刚经》同一义理。《洗髓经》世不多见，且意旨深邃，非得此中三昧者，不能解。惟《易筋》一经，规模尚可寻觅。然摩祖传此经文，非为人事外功，原示人以成仙作佛之梯航。奈世人未能洞见本原，往往舍本逐末，遂到流为技击。余身列儒林，性耽内典，暇则取释道两门书，时时玩索。见三教总归一本，又遇名人指授于正道，旁门亦能区别泾渭，第知其大略，而妙蕴微言尚未深悉。虽然诞登道岸余固未能，而善与人同窃尝自矢。考《易筋》一经，系教外别传，世人每奉为枕中秘本，未肯公诸同好。吁！遗经既渺，世无传人，释门之道，不几几歇绝耶？迩年来，购得《易筋经》抄本数种，其中篇异其句，句异其字，亥豕鲁鱼，在所不免。爰汇集诸本，参互考订，纂成一册，非敢云善，只求讹谬之略少耳。至《洗髓经》甫于今年得见，细心寻绎，洵为最上一乘真谛。篇中间有一二语难诠者，岂字句亦有错误耶？抑经义渊深，未易窥测耶。惜无他本校对，又未敢擅自改易，谨录原文，置案头以供探讨。若夫按经修道，窃愧根行浅薄，向慕徒殷，然以天下之大，讵无夙具慧根、心坚力果者？设未得见是经，欲从末由，易生退阻，又恐久而失传。是以汇集二经，付诸剞劂，以公斯世。傥有藏书家出其善本，就未经更正处一一校订，以折衷于到是，实深欣幸。维望有志进修者，奉是经为宝筏，寻流溯源，借可成仙作佛，则达摩祖师之道得以大彰，亦不负余刻是书之意云。尔是为序。

道光二十三年癸卯仲冬望日祝阿马一贞书

易筋经序一[1]

后魏孝明帝太和年间，达摩大师自梁适魏，面壁于少林寺。一日谓其徒众曰：盍各言尔所知？将以占尔等之功行造诣。众因各述其进修。师曰：某得吾皮，某得吾肉，某得吾骨，某得吾毛肤，惟慧可能得吾髓，云云。后人漫解之，以为喻入道之浅深云尔。盖不知实有所指，非漫语也。迨九年功毕脱化，葬熊耳山脚，乃携只履西归。后面壁处碑砌坏于风雨，少林僧修之。得一石函，虽无封锁而千百计不能开。僧慧可悟曰：此必胶漆之固也，熔蜡满注遂解。众观之，乃藏秘经二帙：一曰《洗髓经》，一曰《易筋经》。惜其字皆天竺国文，而少林诸僧未能遍译也。间有西僧能译之者，亦十之一二。复无至人，口授其秘，即所传少译之文。将以为皮毛乎？以为唾余乎？孰罄会其微哉？寺僧或执己见，就其少译演而习之，皆视作旁门，遂流于技艺，而为三昧之游戏。其了道之法门，亦岌岌乎将亡已夫。此时，少林僧众仅以角技炫长一作擅场，是得斯经之一斑耳。然此经命曰《洗髓》、曰《易筋》，非无说也。盖其传有本焉，犹昔者一客问东方生曰：先生有养生诀乎？答曰：无他术，吾能三千年一洗髓，三千年一伐毛。吾已三洗髓，三伐毛矣。客以为东方生滑稽之语也。孰知果有是事哉。吾意大师必得东方生之诀矣。即其语众僧曰：某得吾皮，某得吾肉，某得吾骨，某得吾毛肤，惟慧可得吾髓之说，盖实有所指。始知东方生非滑稽语也，而达摩非譬喻，亦非漫语也。彼时师许慧可得吾髓，不意数十年后，而可竟得其《洗髓》经文，本寺亦传之衣钵而去。可登正果，以了其道。其《洗髓》之秘，是以后世无传焉。惟《易筋》一经，虽留镇山门，以光师德，终为俗僧之武备。其西来心印法门，俱目之渺渺，若空言也。后一游僧悟道于少林，见寺僧不勇于为善而勇于用力，各以斗很[2]为功课一作果。遂叩其故。寺僧有表其由者，有出其经者。此僧超具绝识，乃悟曰：达摩大师壁其经文，欲人了道，岂止此末技而为游戏哉？此经虽不能尽识其奥，自当有译之者。乃怀经远访，遍历山川。一日抵蜀，登峨嵋，得晤西竺圣僧般刺密[3]谛。言及此经，并陈来意。圣僧曰：此佛祖妙用之先基也。然此经文义渊深，皆通凡达圣之事，非一时可以指陈详意。乃止僧住于山，教以进修法则。至百日而身凝固，再百日而身充周，又百日而身如金石。欲驯此僧入佛道而登圣域。僧志果坚，

〔1〕一：原无，为区别各序，于整理时加。后序二、序三同，不另注。

〔2〕很：通“狠”。

〔3〕密：原作“蜜”，据《易筋经·序一》改。

愿不落尘世，乃随圣僧化行海域，不知所之。徐洪客游，遇之海外，得其秘典谛文，授之虬髯客。虬髯客复授与予。予尝试之，辄有奇验，始信佛语真实不虚。惜乎未得《洗髓》之秘，不能游观佛境。又惜立志不坚，不能如僧有不落尘世之念，乃仅成六花小技，以佐征伐之功。虽一时受知遇于圣天子而取公侯禄，然此心终为愧歉也。谨序其由，俾知颠末，企望后之学者，务期了道，切勿效区区作人间勋业事。庶不负达摩大师壁经之意，亦不负予传经之心也。若曰勇足以名世，则古之以力闻者多矣，奚足录哉？是为序。

唐贞观二年春三月朔三原李靖药师甫序

易筋经序二

予武人也，少未学文，好弄长枪大剑，盘马弯弓以为乐。值中原多故，徽钦北狩，泥马渡河，江南多事。予应少保岳元帅之募，署为裨将，屡立战功，遂为大将。忆昔年奉少保将令出征，后旋师还鄂。途间忽见一游僧，状貌奇古，类阿罗汉相。手持一函入军营，嘱予致函于少保。叩其故，僧曰：将军知少保有神力乎？予曰：不知也，但见吾少保能挽百钧弓耳。僧曰：少保神力天赋之欤？曰：然。僧曰：非也。予授之耳。少保幼从学于予，神力功成。予嘱其相随入道，不从，而去作人间勋业事。名虽成，患将至。呜呼！天也，命也，运也，奈若何？而今将及矣。致此函或能返省，获免其厄，亦未可知也。予闻言，不胜悚异。叩姓氏，不答。叩所之，曰：西访达摩师。予慑其神威，不敢挽留，竟飘然而去。少保得函，读未竟，泣数行下。曰：吾师神僧也，不吾待，吾其休矣。因从襟袋中出一册付予，嘱曰：好掌此册，择人而授，勿使进道法门斩焉而绝有负神僧也。不数月，少保果为奸相所构。予心伤少保冤愤莫伸，视功勋若粪土，因无复人间想矣。念少保之嘱，不忍负恨。武人无巨眼，不知斯世谁具证道根行，堪传此册者。因藏于嵩山石壁中，俟有道缘者自得之，以衍进道法门。庶免妄传之咎，可以酬对少保于天上矣。

宋绍兴十二年鄂镇大元帅少保麾下弘毅将军汤阴牛皋鹤九甫序

易筋经序三

予少之时，为诗书误矣。及暮年，好与方外人交，暇则游吟海岱之间。一日至太白山，偕友人挈盒提壶，步于淦滨，藉草坐饮，远眺霜林老叶，红映溪光。正在诗兴勃然之际，忽一西羌人自西而东，经此暂憩。予见其修雅可亲，乃止而饮，问所之。曰：胶崂访师之师也。又问：何长？曰：神勇。在座皆茫然，请问其故。其人曰：吾并指可贯牛腹，侧掌可断牛头，努拳可碎虎脑。不信，请试予腹。乃以木石铁锤，令壮仆击之，若罔知也。又以伟绳系之睾丸，缀以牛车之轮，压以巨石，曳轮而走若驰也。又系其双足跟，令三四壮者曳之，屹立不移。众愕然曰：有是哉，天赋之欤？抑人力欤？曰：人也，非天也。叩其用。曰：却病一，永不生病二，终身壮健三，饥寒不迫四，多男灵秀五，房战百胜六，泥水探珠七，御侮不惴八，功成不退九，此皆小用者也。基之成佛了道，乃其至耳。问所得。曰：吾师僧，僧师神，僧递有传授。因出一书，众阅之，乃知神勇之由。筋之可易，而积力生于积气也。酒已，羌人欲去，挽之不得。谓予曰：观尔言志异于众，愿以此书赠。吾访神师，期游佛地，不暇留此也。予再四思，惟以读圣贤书五十余年，学圣贤不能至，落得一迂腐老儒。凡事斤斤论理之有无，不知理之外，别有天地焉，非迂儒辈所能探索者。此书为李药师序，药师岂妄语哉？盖思上古称勇有力者，殷王帝[1]辛，荡舟奡、乌获、孟贲、夏育、北宫黝、伍胥、项籍。朱亥东海壮士，皆以力闻于世，惟孔子有神勇不以力闻。凡此岂皆天赋，亦出于人为，应亦载之经籍。或经秦火而失之耳。至云基之作佛，此则西竺古先生之超越处，非中原人所可邈视者。噫！吾安得起卫公武穆于九泉，与之共访神僧于世外也哉？此书惜吾老矣不能用，且珍藏笥中，俟有佛骨者呈之，乃为一助云尔。

元中统元年庚申秋九月海岱游人序

〔1〕帝：原作“受”，殷王名“帝辛”，据文义改。

目　录

易筋经

洗髓经

易筋经

西竺圣僧般刺密谛　译义
南洲白衣海岱游人　订正
山左齐河马一贞竹君　校刊

易筋经总论

译曰：佛祖大意谓登正果者，其初基有二：一曰清虚，一曰脱换。能清虚则无障，能脱换则无碍，无障无碍，始可入定出定。知乎此，则进道有其基矣。所云清虚者，洗髓是也；脱换者，易筋是也。其洗髓之说，谓人之生惑于情欲，一落有形之身而脏腑肢骸悉为滓秽所污，必先洗涤净尽，无一毫瘕[1]疵之障，方可步超凡入圣之门。不由此径，则进道无基。所言洗髓者，欲清其内；易筋者，欲坚其外。果能内清虚而外坚固，登圣域在反掌间耳。何患无成？其云易筋者，谓人身之筋骨悉由胎禀，而受胎之时，有筋弛者、有筋挛者、有筋靡者、有筋弱者、有筋缩者、有筋壮者、有筋舒者、有筋劲者、有筋和者，种种不一。如筋弛则瘓，筋挛则瘦，筋靡则痿，筋弱则懈，筋缩则短，筋壮则强，筋舒则长，筋劲则刚，筋和则康。若其人内不清虚而有障，外不坚固而有碍，岂许入道哉？故入道莫先于易筋以坚其体，壮内以助其外，否则佛道难期。摩祖所言易筋者，易之为言大矣哉。易者，乃阴阳之道，即中国变化之易也。易之变化，虽存乎阴阳，而阴阳之变化，实又存乎其人耳。法在弄壶中之日月，搏掌上之阴阳。故二气成之在人，无不可易，为虚为实者易之，为寒为热者易之，为刚为柔者易之，为静为动者易之。高下者，易其升降；先后者，易其缓急；顺逆者，易其往来。危者易之安；乱者易之治；祸者易之福；亡者易之存。气数可以易之而挽回，天地可以易之而反复，何莫非易之功也。至若人身之筋骨，岂不可以易乎哉？然筋，人身之经纬也。骨节之外，肌肉之内，四肢百骸，无处非筋，联络周身，通行血脉，而为精神之外辅。如人肩之能负，手之能摄，足之能履，通身之活泼灵动者，皆筋之挺然者也，岂可容其弛挛靡弱哉？而瘓、瘦、痿、懈者，又宁许其入道

〔1〕瘕：当为“瑕”之误。

乎？佛祖以挽回斡旋之法，俾筋挛者易之以舒，筋弱者易之以强，筋弛者易之以和，筋缩者易之以长，筋靡者易之以壮。即绵泥之身，可成铁石，何莫非易之力也？然身之利也，圣之基也，此其一端耳。故摩祖曰：阴阳为人握也，而阴阳不得自为阴阳，人各成其人，而人勿为阴阳所罗，以血肉之躯而易为金石之体，内无障，外无碍，方可入得定去，出得定来。然此着功夫，实非细故也。功有渐次，法有内外，气有运用，行有起止。至若药物器制、令候起居，始终各有徵验。入斯门者，务宜先辨信心，次立肯心，勇往精进，如法行持而不懈，自无不立跻圣域矣。

般剌密谛曰：此篇就达摩大师本意，言易筋之大概，译而成文，毫不敢加之臆见而创造一语。后篇行功法则，具就原经译义，傥遇西竺高明圣僧，再请琢磨也。

膜　论

夫人之一身，内而五脏六腑，外而四肢百骸，内而精气与神，外而筋骨与肉，乃共成一身也。如脏腑之外，筋骨主之；筋骨之外，肌肉主之；肌肉之内，血脉主之。周身上下活泼动摇者，此又主之于气也。是故修炼之功，全以培养气血为主。即如天之生物，亦不过随阳气一作阴阳之所至而百物生焉，况于人之身乎？又况于修炼乎？夫精气神，虽无形之物，而筋骨肉，乃有形之身也。此法必先炼有形者为无形之佐培，无形者为有形之根。是一而二，二而一者也。若专培无形而弃有形则不可，专炼有形而弃无形则更不可。所以有形之身，必得无形之气相倚而不相违，乃成不坏之身。设相违而不相倚，则有形者亦化而为无形矣。是故炼筋必先炼膜，炼膜必须炼气。然而，炼筋易，炼膜难，而炼气尤难也。先从极难极乱处立定根脚，向不动不摇处认其真法。务培其元气，守其中气，保其正气，护其肾气，养其肝气，调其肺气，理其脾气，升其清气，降其浊气，避其邪恶不正之气。且勿伤于气，勿逆于气，勿忧思悲怒损于气。使气清而平，平而和，和而畅达，能行于筋，串于膜，以至通身灵动，无处不行，无处不到。气至则膜起，气行则膜张，能起能张，则膜与筋齐坚齐固矣。若炼筋不炼膜，则筋无所主；炼膜不炼筋，而膜无所依。炼筋炼膜而不炼气，则筋膜泥而不起；炼气而不炼筋膜，则气痿而不能宣达流畅于筋络。气不能流畅，则筋不能坚固。此所谓参互其用，错综其道也。俟炼至筋起之后，必宜倍加功力，务使周身膜皆腾起，与筋齐坚，外着于皮，并坚其内，始为了当。否则筋坚无助，譬如植物无土培，岂曰全功也哉？

般剌密谛曰：此篇言易筋以炼膜为先，炼膜以炼气为主。然此膜人多不识，不可为脂膜之膜，乃筋膜之膜也。脂膜腔内物也，筋膜骨外物也。筋则联络肢骸，膜则包贴骮骨。筋与膜较，膜软于筋；肉与膜较，膜劲于肉。膜居肉之内，骨之外，骨肉之衬也。其状若此、行此功者，必俟气串于膜间，护其骨，壮其筋，合为一体，乃为全功。

内壮论

内与外对，衰与壮对。壮与衰较，壮可久也；内与外较，外勿略也。盖内壮言道，外壮言勇。道植圣基，勇仅俗务。坚而能勇，是真勇也；勇而能坚，是真坚也。坚勇兼备，乃成百劫不化之身，方是金刚之体矣。凡炼内壮，其则有三。一曰：守其中道。守中者，专于积气也。积气者，专于眼、耳、鼻、舌、身、意也。其下手之妙要在于揉，揉之法详后。凡揉之时，解襟仰卧，以手掌着其胸腹之间，即谓之中。此乃存气之地，应须守之。守之之法，在含其眼光，凝其耳韵，匀其鼻息，缄其舌气，逸其身劳，锁其意驰，四肢不乱，一念冥心。先存想其中道，后绝其诸妄念，渐至如如不动，是名曰守。盖揉在于是，守即在于是，则一身之精气与神，俱注于是，久久积之，自成其庚方一片矣。设如杂念纷纭，驰想世务，神气随之而不凝，乃虚其揉矣，何益之有？二曰：万勿他及。人身之中，精神气血不能自主，悉行于意。意行则行，意止则止。守中之时，意注掌下，是为合式。若或驰意于各肢，则所凝之精神气随即走散于各肢，即成外壮，而非内壮矣。揉而不积，是虚其揉矣，又何益哉？三曰：待其充周。凡揉与守，所以积气，气既积矣，精神血脉悉皆附之，守而不驰。揉之且久，则气中蕴而不旁溢。气积而力自积，气充满而力自周遍。此气，即孟子所谓“至大至刚，塞乎天地之间”者，是吾“浩然之气”也。设未及充周，驰意外走，散于四肢，不惟内壮亦不坚，而外勇亦不全，则两无益矣。

般剌密谛曰：人生之初，本来原善，苦为情欲杂念分去，则本来面目一切抹倒。又为眼、耳、鼻、舌、身、意分损灵犀，蔽其慧性而不能悟道。所以达摩大师面壁少林九载，是不纵耳目之欲也。耳目不为欲纵，猿马自被其锁缚矣。故达摩得斯真法，始能只履西归而登正果也。此篇乃摩祖心印真基，法在“守中”一句，用在“含其眼光”七句。若能如法行之，则虽愚必明，虽柔必强，其极乐世界，可立而登矣。

采日精月华法

太阳之精，太阴之华，二气交融，化生万物。古人知善而咽者，久皆仙去。其法秘密，世人莫知也。即有知者，既无坚志，且无恒心，是谓虚负居诸，故成者少也。行内炼者，自初功起，至于功成，以及终身，勿论闲忙，而采咽之功不可间断。其所以采咽者，盖取阴阳精华，能益神智，愚滞渐消，清灵日长，万病不生，良有大益也。采咽之法：日取于朔，谓与月初交，其气新也；月取于望，谓金水盈满，其气旺也。设朔望遇有阴雨，或值不暇，则取初二、初三、十六、十七。过此六日，则日昃月亏，虚而无用也。朔取日精，宜寅卯时，登高默对，调匀鼻息，细吸精华，令满一口，闭息凝神，细细咽下，以意送至中宫，是为一咽。如此七咽，静守片时，然后起行，任从酬应。望取月华，亦如前法，于戌亥时，采咽七次。此乃天地自然之利，惟有恒者能享用之。亦惟有信心者，能取行之。此为法中之一部大功，勿忽之也。

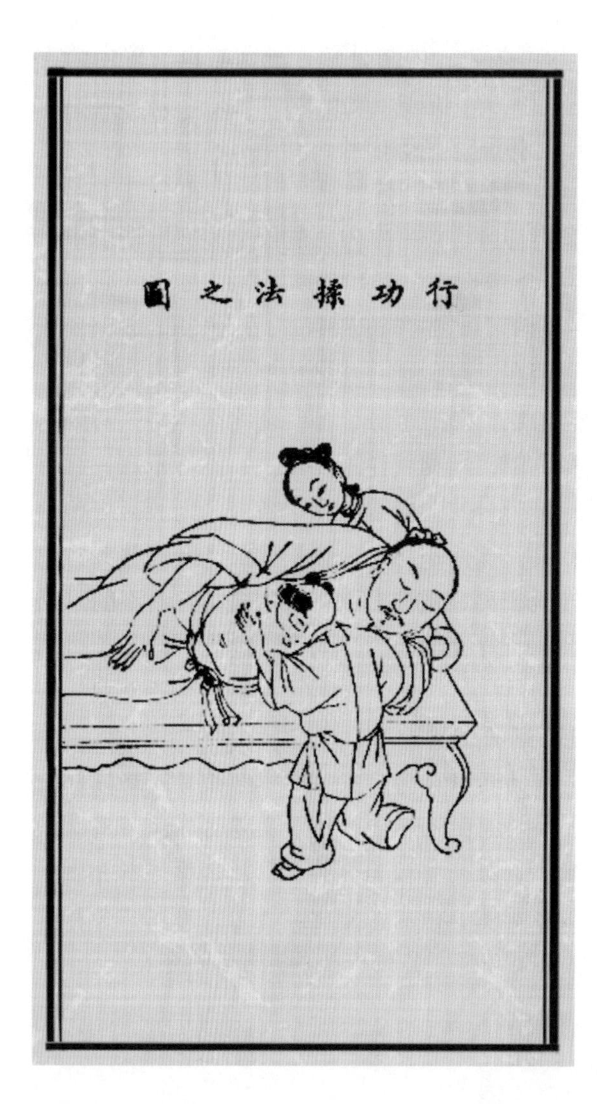

揉　法

夫揉之为用，意在磨砺其筋骨也。大约法有三段，每段百日。一曰：揉有节候。如春月起功，功行时恐春寒难以裸体，只可解襟。如二月中旬，天道渐和，方能现身下功。渐暖，乃可通便任意行也。二曰：揉有定式。人之一身，右气左血。凡揉之时，宜从身右推而向左，使气入于血分，令其通融。又取胃居于右，揉令胃宽，能多纳气。又须揉以右掌，取其有力，用而不劳。三曰：揉宜轻浅。凡揉之法，虽曰人功，宜法天义。天地生物，渐次不骤，气至自生，候至物成。揉者法之，但取推荡，徐徐往来，勿重勿深，久久自得，是为合式。设令太重，必伤于皮肤，恐生瘢痱。深则伤于肌肉筋膜，恐生热[1]肿，不可不慎也。

服药法

炼壮之功，外资于揉，内资于药。行功之际，先服药一丸，约药入胃将化之时，即行揉功。揉与药力两相迎凑，乃为得法。过与不及，皆无益也。行功三日，服药一次，照此为常。

〔1〕热：原作“熟”，据文义改。

药丸方

人参二两　白术二两，土炒　野蒺藜一两，炒，去刺　白茯苓一两　当归二两，酒浸　川芎二两　熟地黄一两，酒制　白芍药一两，炒　朱砂一两，水飞　甘草一两，炙

共为细末，炼蜜为丸，重一钱。每服一丸，汤、酒任下。一云：多品合丸，其力不专，另立三方任用。

一方

蒺藜炒，去刺

炼蜜为丸，每服一钱或二钱，盐汤、黄酒任下。

一方

朱砂研，水飞

每服三分，蜜水调下。

一方

白茯苓去皮为末

蜜丸，或蜜水调下，或作块浸蜜中，久浸愈佳。每服一钱。

烫洗水药方

地骨皮　食盐各量入

煎水乘热烫洗，则气血融和，肌肤舒畅。

行功之时，所揉之处，频宜烫洗。盖取咸能软坚，功力易入，凉能散火，不致聚热。一日一洗，或二日一洗，以此为常，功成乃止。

初月行功法

初行功时，择少年童子数人，更迭揉之。一取力小揉推不重，二取少年血气壮盛。未揉之先，服药一丸，约药将化时，即行揉法。揉与药力一齐运行，乃得其妙。揉时，当解襟仰卧，心下脐上，适当其中。自右向左，徐徐揉之，往来均匀，勿离皮，勿乱掌，勿游动，是为合式。当揉之时，冥心内观，守中存想，勿忘勿助，意不外驰，则精神气息皆附注一掌之下，是为如法。若守中纯熟，揉推匀净，正揉之际，

竟能睡熟，更为得法，胜于醒守也。如此行持，约略一时，时不能定，则以大香二炷为则。寅、午、戌一作早、午、晚共行三次，日以为常。如少年火盛，只宜早晚二次，恐其太骤，或致他虞。行功既毕，静睡片时，清醒而起，不误应酬。

二月行功法

用功一月，气已凝聚。胃觉宽大，其腹两旁，筋皆腾起，各宽寸余，用力努之，硬如木石，是其验也。两肋之间，自心至脐，软而有陷，此则是膜，较深于筋，掌握不到，不能腾也。须于前所揉一掌之旁，各开一掌，仍如前法，徐徐揉之。其中软处，须用木杵深深捣之，久则膜起，浮至于皮，与筋齐坚，全无软陷，始为全功。此揉此捣，亦准二炷香，日行三次，以为常则。

三月行功法

功满两月，其软陷处至此略起，乃用木槌轻轻打之。两旁所揉各宽一掌处，却用木槌如法捣之，又于其两旁至两肋梢各开一掌，如法揉之。亦准二炷香，日行三次。

四月行功法

功满三月，其中三掌皆用槌打。其外二掌，先捣后打，日行三次。功逾百日，则气满筋坚，膜亦腾起，是为有验。

行功轻重

初行功，以轻为主。故用童子，取其力平也。一月以后，其气稍坚，须有力者，渐渐加重，乃为合宜。切勿太重，或致动火；切勿游移，或致伤皮。慎之，慎之。

用功浅深

初功用揉，取其浅也。渐次加力，是因气坚而增重，仍是浅也。次功用捣，取其深也。次又用打，打外属浅，震内属深。内外皆坚，方为有得。

两胁[1]内外行功法

功逾百日，气已盈满，譬之涧水，泊岸浮堤，稍加决导，则奔放他之，不复在涧矣。当此之时，切勿用意引入四肢。所揉之外，切勿轻用槌杵捣打，如略有引导，则入四肢，即成外勇，不复归来行于骨内，不成内壮矣。入内之法，以盛石袋自心口至两肋梢，骨肉之间，密密捣之，兼用揉法，兼用打法，如是久之，则蓄积盈满之气循之入骨路，不至外溢，始成内壮矣。内外两歧[2]，于此分界，极当辨审。若轻用弓弩拳打等势，即趋于外，不入于内矣。

木杵、木槌式

木杵、木槌，皆用坚木为之。降真为最，文楠、紫檀次之，花梨、白檀、铁梨又次之。杵长六寸，中径半寸，头圆尾尖，方为合式。槌长一尺，周围四寸，顶粗把细，其粗之中处略高少许，取其高处着肉，而两头尚有间空，是为合式。

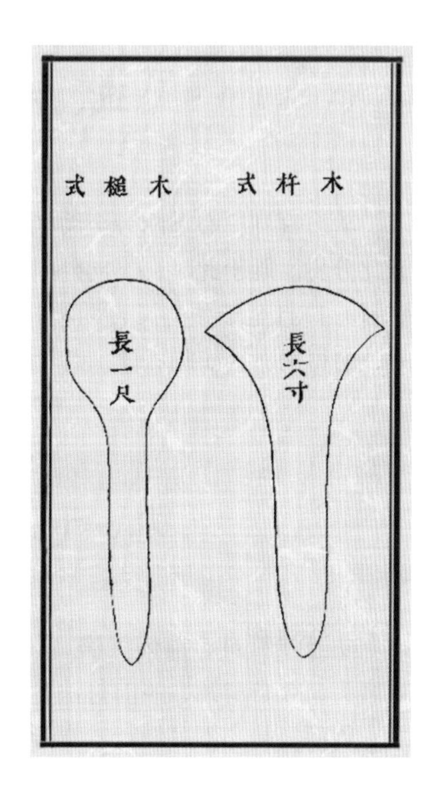

〔1〕胁：原作“肋”，下文“自心口至两肋梢”，当作胁部，据改。
〔2〕歧：原作“岐”，通“歧”。

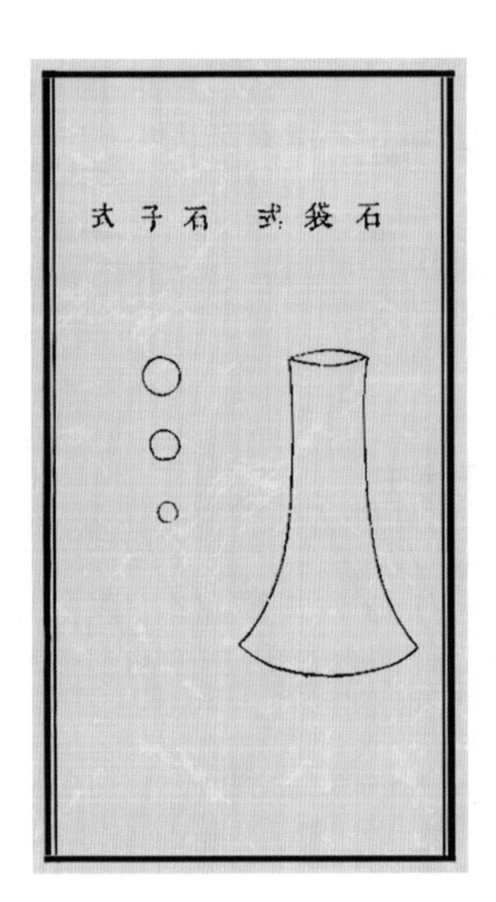

石袋、石子式

木杵、木槌，不过着肉；骨缝之间，必得石袋。石子取圆净无棱角者，大如葡萄，小如榴子，产于水中者，乃堪入选。山中者燥能动火，土中者气郁不畅，皆不选也。袋用细布缝作，圆头如木杵形，圆其颈，长约八寸，次六寸，再次四五寸。石用半斤，中者一斤，大者二十两。分置袋中，以指挑之捣打，或令人扑打。久久行之，骨缝之膜，皆坚固矣。

五、六、七、八月行功法

功逾百日，心下两旁至肋梢，已用石袋打而且揉。此处乃骨缝之交，内壮外壮，于此分界。既于此时，不向外引，则其积气即向骨缝中行矣。气循打处，逐路而行。宜自心口打至于颈，又自肋梢打至于肩，周而复始，不可倒行。日行三次，共准六香，勿得间断。如此百日，则气满前怀，任脉充盈矣。

九、十、十一、十二月行功法

功至二百日，前怀气满，任脉充盈，则宜速入脊后，以充督脉。从前之气，已上肩头，今自肩颈，照前打法，兼用揉法，上循玉枕，中至夹脊，下至尾闾，处处打之，周而复始，不可倒行。脊旁软处，以掌揉之，或用杵、槌随便捣打。日准六香，共行三次，或上或下，或左或右，揉打周遍。如此百日，气盈脊后，督脉充满，能无百病。凡打一次，用手遍搓，令其均润。

配合阴阳论

天地一大阴阳也，阴阳相交，而后能生万物。人身一小阴阳也，阴阳相交，而后能无百病。此亦阴阳互用之妙。夫气血交融，自然无病，无病则壮，其理分明。故行此功，亦借阴阳交互之义以为外助，盗天地万物之玄机也。行此功者，始言却病。凡人身中，其阳衰者，多犯痿弱虚惫之疾，宜用童女或少妇依法揉之。盖以女子外阴而内阳，借其阳以助其衰，是为妙理。若阳盛阴衰，则多犯火病，宜用童子少男依法揉之。盖男子外阳而内阴，借其阴以制其盛，是为玄机。至于无病之人，则从其便。若用童男女相间揉之，令其阴阳合畅，二气交融，更为玄妙之功也。

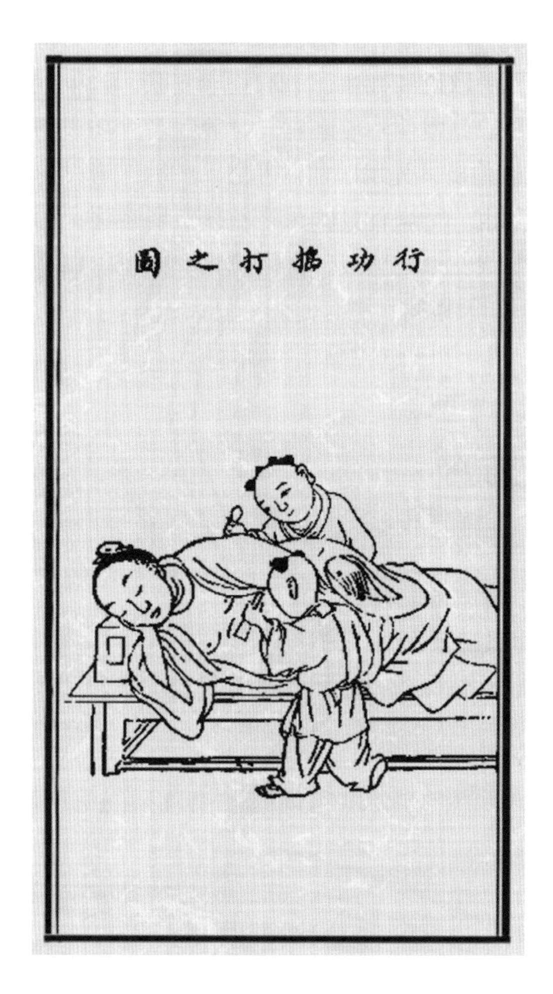

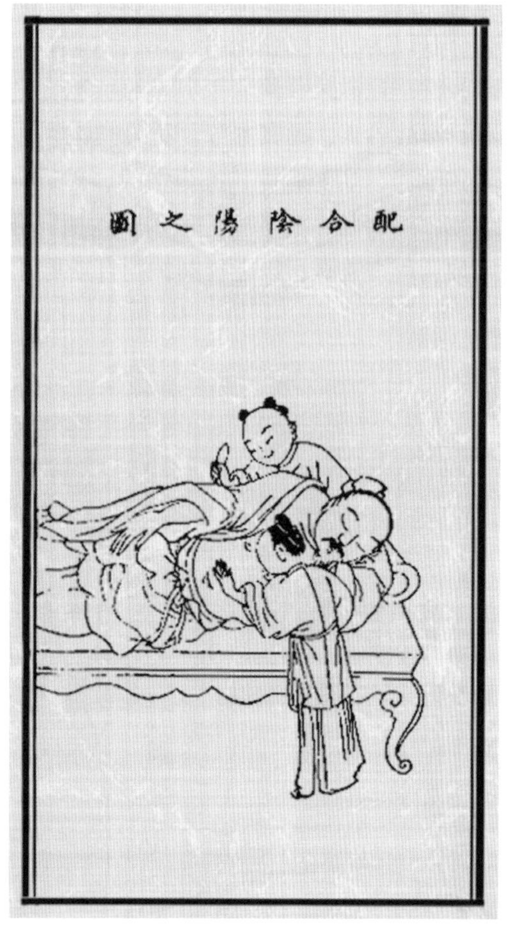

下部行功法

积气至三百余日，前后任督二脉悉皆充满，乃行下部功[1]夫，令其通贯。盖以任督二脉，在母胎时，原自相通。出胎以后，饮食出入，隔其前后通行之道。督脉自上龈循顶，行脊至尾间；任脉自承浆循胸，行腹下至会阴，两不相贯。行下部之功，则气接而交旋矣。此功法在两处，其目有十段。两处者：一在睾丸，一在玉茎。在睾丸者，曰攒、曰挣、曰搓、曰拍；在玉茎者，曰咽、曰捽、曰握、曰洗、曰束、曰养。以上十字，除咽、洗、束、养外，余六字用手行功，皆自轻至重，自松至紧，自勉至安，周而复始，不计遍数。日以六香，分行三次，百日成功。则气充盈，超越万物矣。凡"攒、挣、拍、捽、握、搓"六字，皆手行之，渐次轻重。若"咽"字，则初行之时，先吸清气一口，以意咽下，默送至胸。再吸一口，送至脐间。又吸一口，送至下部行功处。然后乃行"攒、挣、搓、拍、捽、握"等功，皆努气至顶，乃为得力，日以为常。"洗"者，用药水逐日烫洗，一取通和气血，一取苍老皮肤。"束"者，洗毕用软帛作绳，束其茎根，松紧适宜，取其常伸不屈之意。"养"者，功成物壮，鏖战胜人，是其本分。犹恐其嫩[2]，或致他虞，先用旧鼎以养之。"养"者，谓安闲温养，切勿驰骋，务令惯战，然后能无敌也。行满百日，久之益佳。弱者强，柔者刚，缩者长，病者康，虽木石铁槌，亦何惴哉？以之鏖战，世间应无女杰也。以之采取，可得玄珠；以之延嗣，则百斯男。吾不知天地间，更有何药，复大于是。

下部洗药方

地骨皮　蛇床子　甘草

各量用。煎汤，先温后热，缓缓洗之。每日二三次，以为常则。

行下部功，当用药水日日烫洗，不可间断。盖取药力通和气血，苍老皮肤，又且解热退火，不致他变也。

〔1〕功：原作"工"，通"功"。下同。
〔2〕嫩：原作"媆"，同"嫩"。

行功禁忌

自上部初功起至此，凡三百余日，勿多近内。盖此功以积气为主，而精神随之。初功百日，全宜忌之。百日功毕后，乃可近内一次，以疏通其留滞，多或二次，切不可三。向后皆同此意。至行下部时，五十日间，疏放一次，以去旧而生新。以后慎加保守，作内壮之本，万勿浪用。迨功成气坚，收放在我，顺施则生人，逆用则成道矣。珍之，慎之。

内壮神勇总则

壮有内外，用有法则。前虽已言，尚未究竟，此再申明之。自行胁肋揉打之功，气入骨分，至令任督二脉气充遍满，前后交接矣。但尚未见力，何以言勇？盖气未到手也。法用石袋照前打之，先从右肩，依次打下，至于右手中指之背。又从右肩后，打至大指、食指之背。又从右肩前，打至无名指、小指之背。后从肩里，打至掌内大指、食指之梢。又从肩外，打至掌内中指、无名指、小指之梢。打毕，用手处处搓揉，令其匀和。日限六香，分行三次。时常烫洗，以疏气血。功满百日，其气始透，乃行左手。仍准前法，功亦百日。至此，则从骨中生出神力。久久加功，其臂、腕、指、掌迥异寻常。以意努之，硬如铁石。并指可贯牛腹，侧掌可断牛颈，皆小用之末技也。

炼手余功

炼手之法，用功后频以热水烫洗。初温次热，最后大热。自掌至腕，皆令周遍。烫毕勿拭，即乘热摆撒其掌，以俟自干。摆撒之际，以意努气，至于指尖，是生力之法。又用黑、绿二豆拌置斗中，以手插豆，不计其数。一取烫洗和其气血，一取二豆能去火毒，一取磨砺坚其皮肤。如此功久，则从前所积之气，行至于手而力充矣。其皮肉筋膜与骨相着，不软不劲。不用之时，与常人无异。用时注意一努，则坚如铁石，物莫能当。盖此力自骨中生出，与外壮迥不相同。内外之分，看筋可辨。内壮者，其筋条畅，其皮细腻，而力极重。若外壮者，其皮粗老，掌与腕之筋尽皆盘结如蚯蚓，浮于皮外而亦有大力。此内外之辨也。

洗手臂方

菟丝子　覆盆子　蛇床子　地骨皮　骨碎补　南青盐　凤仙花本　蚯蚓粪

上药一斤，分作七分，二两三钱共合一处，用水煎洗。以白布一块，搓手臂，洗后以白布五寸宽条，将臂缠紧，七日后再煎再洗，以四十九日为期。

外壮八段锦

内功既成，骨力坚凝，然后方可引达于外。盖以其内有根基，由中达外，有本之学也。炼外之功，概以八法：曰提、曰举、曰推、曰拉、曰揪、曰按、曰抓、曰拧。依此八法，努力行之，各行一遍，周而复始，不计其数。亦准六香，日行三次，久久功成，力充周身。用时照法努力，无不响应。所谓托闸举鼎，俱非异事。其八法若逐字单行，以次相及，更为精专，任从人便也。

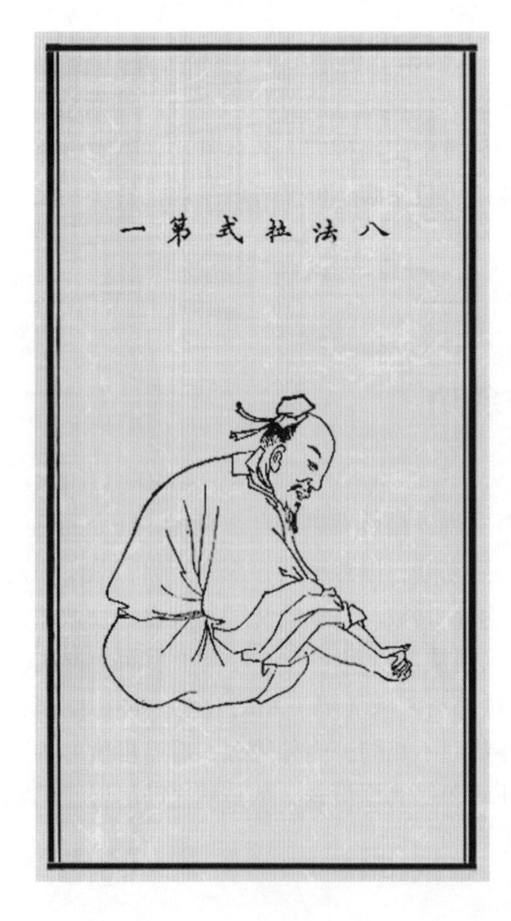

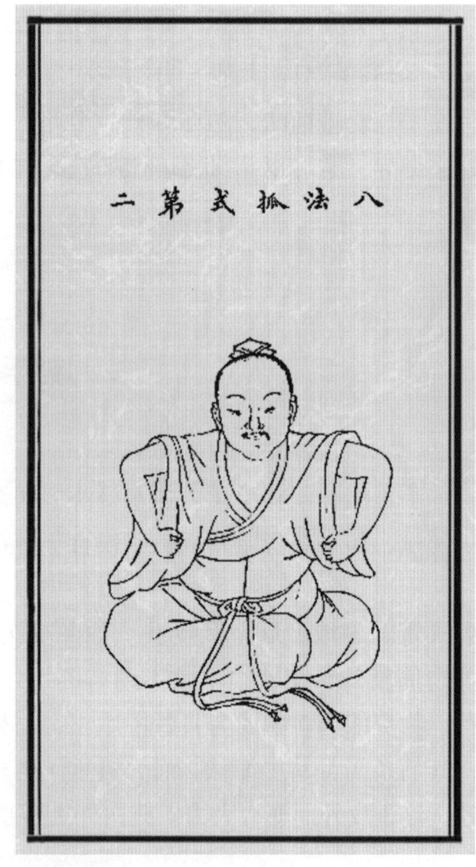

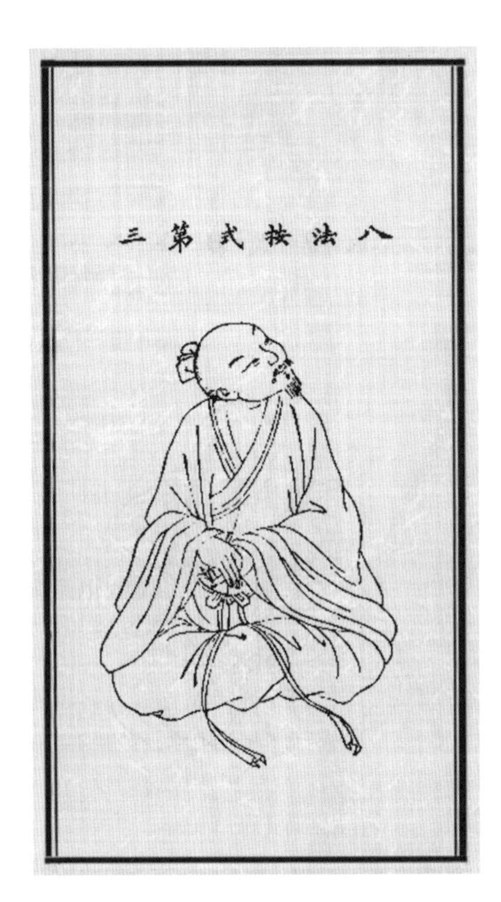
八法按式第三

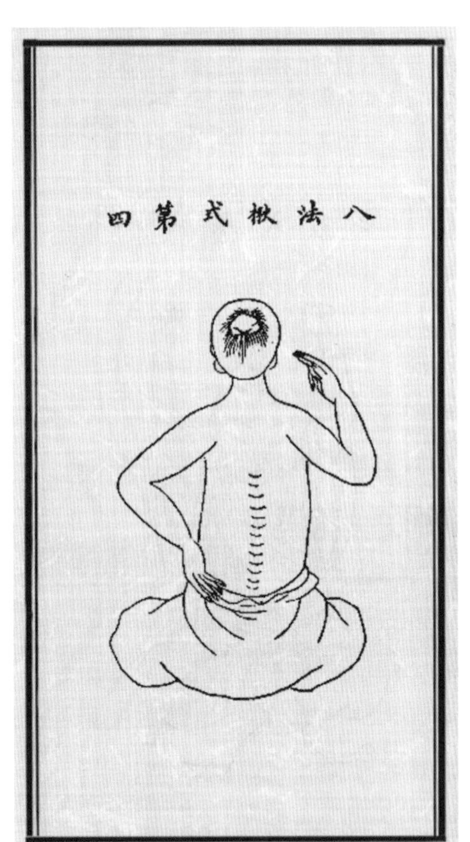
八法撳式第四

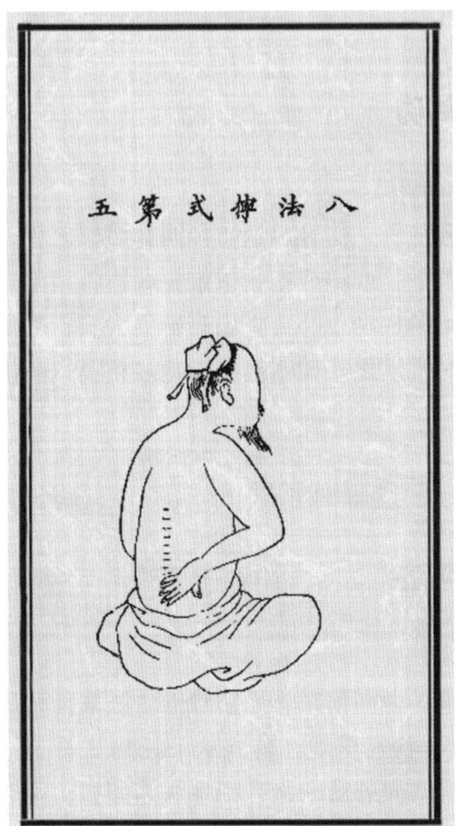
八法捭式第五

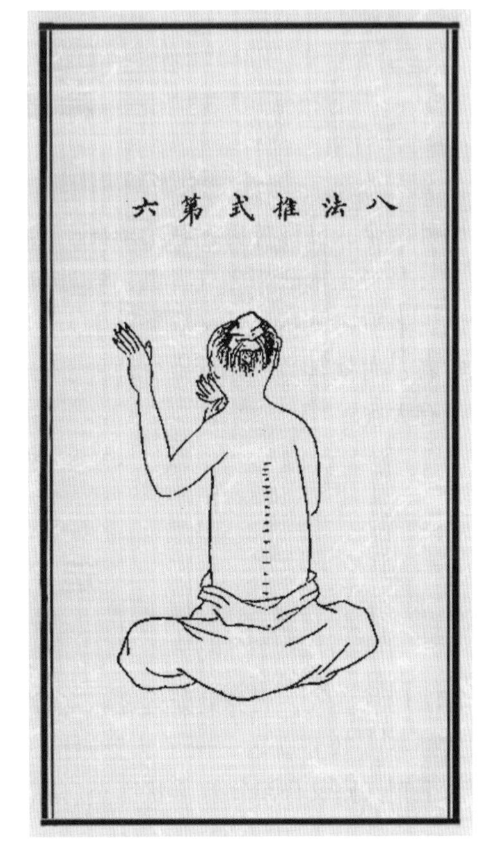
八法推式第六

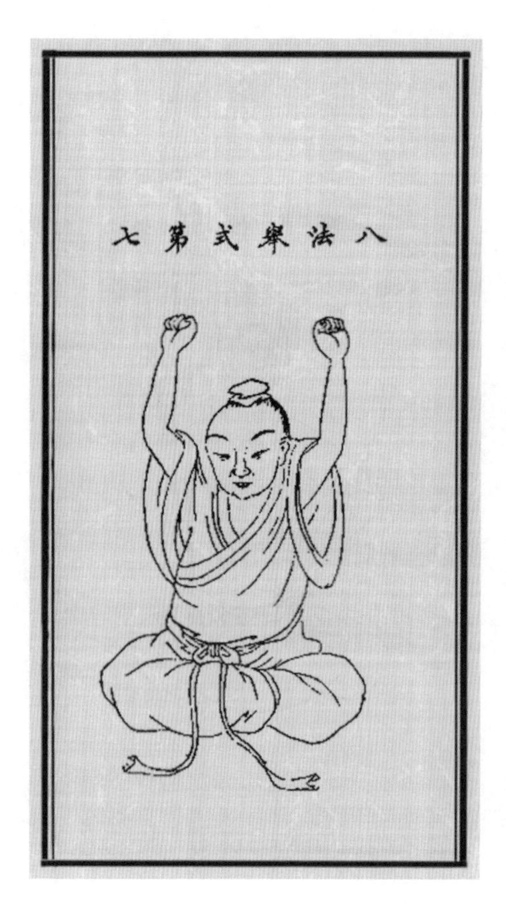

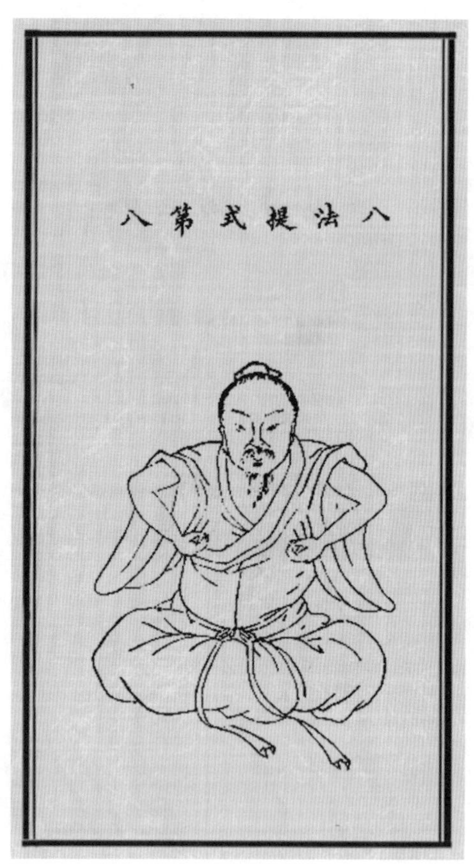

神勇余功

内外两全，已称神勇，其功毕矣。然常宜演练，勿轻放逸。择园林诸树之中，大且茂者，是得土木旺相之气者也，暇时即至树下，或槌或抱，或推拉踢拔，诸般式任意为之。盖取得其精气，又取努以生力，而不懈成功也。再择山野挺立大石，秀润完好殊常者，时就其旁，亦行推按种种字法，时常演之。盖木石得天地之精英，我能取之，良有大益。

运力势法

其法用意蓄气，周身处处运之。立必挺直，力彻顶踵，无懈骨倦。肱掌指稍屈，两足齐踵相去数寸立定，两手从上如按物难下状几至地，转腕从下托物如难上过其顶。两手直，则又作攀物难下状而至肩际，转掌向外微拳之，则拳肱立如初，两肱开向后者三，欲令气不匿膺间也。却舒右肱拦之欲右者，以右逮乎左，右之爪相向矣。如将及之，则左手撑而极左，右手拉而却右，左射引满，右肱卷之如初矣。则舒左肱拦右手，撑左手拉且满如右法，左右互者各三之，则卷两肱立如初。左手下附左外踝，踝掌兢劲相切也。则以右手推物使左倾倾矣，顾曳之，使右倚肩际，如是者三之。则右手下附如左法，左推曳之如右法者三。则卷两肱，立如初。平肱掇重者，举之势极则扳，盖至乳旁而拳矣，握固腹左右间，不附腹也。高下视脐之轮，则劈右掌，扼右肩旁一强物至右足外踵，转腕托上。托尽而肱且直，则扳而下至右肩际拳之，右拳据右腰眼，左右互者各三之。徐张两拳而前交，叉指上举，势极则转腕攀下。举者，掌下，十指端上也；攀者，掌上，十指端下也。叉手一作掌上拱，首一作手顶负筐，腋下皆空一作卓焉，就其势侧而起倒几足外地，左右互者各三之。凡人倒左者，左膝微屈[1]也；倒右者，右膝微屈也。不屈者，法也。乃取盐汤盛温者，濯右手背，指濡之，平直右肱，横挥之燥。则濯左左挥，左燥复右，互者各三之，计挥且数十矣。自是两肱不复卷矣。乃蹬右足数十次，左仍其数，蹬以其踵或抵之，顿一作劲以其指或绊之也。则屹立敛足，举踵顿地数十。已而两足蹲立，相去一尺，乃挥右拳前击数十，左亦如之。乃仰卧，复卷肱如立时，然作振脊欲起者数十，而功竣焉。

波剌密谛付巨龙禅师内壮口诀

易筋经，炼气诀，分明仔细与君说。祖师留下壮身法，子前午后君休错。
定气宁神锁心猿，两手插胸跏趺坐。识得先天太极出，此处便是生身路。
瞑目调心万缘空，意念俱无归净土。气透通天彻地寒，无出无入一息间。
海气滚滚浪千层，接入北溟坎水渡。河牛送运上昆仑，白云朝顶生甘露。
北后三关立刻开，金光射入生死路。气走须弥顶上流，下通接引归身谷。
水火降升此时求，青龙窟入锁白虎。龙虎一会神气生，再运六六三十六。
三十六，少人知，切要分明在坎离。颠倒配合妙通玄，来似金刚去似绵。
哪啰留下修身药，上至泥丸下涌泉。气至脐，白鹤飞，倒众芦茅穿膝时。
行住坐卧君须记，精满神全气自回。神气足，光不灭，又与诸家有分别。
有人识得此消息，硬如金刚坚似铁。行行步步谨提防，此是仙家真口诀。
君须牢记易筋经，只此飞身到金阙。

---

〔1〕屈：原作“诎”，同“屈”。

口诀歌

鸿濛判，阴阳别，妄自颠倒生还灭。欲度众生离彼岸，三教门墙敢轻阅。
洗髓炼虚神化气，无心妄想不可说。我师指条方便路，掌上明珠等闲窃。
人补人，进气诀，寻常药草滋味别。一丸入口溶化时，婴儿姹女心点缀。
春光明媚是佳期，卜日选期极急切。良辰美景人年少，搴裳携手同欢悦。
松衣扣，解襟结，靠肉贴皮不厌亵。上手须知地天泰，先天太极的的设。
取法坤道右旋起，功夫绵绵情迭迭。莫收莫放莫走漏，两炷清香为品节。
三度交春太奢华，娇枝嫩蕊不禁折。早晚好事事已足，若太贪恋防精竭。
回光返照乃清净，子后午前是良偈。教外别传纳二气，二气培得温温热。
沐浴法，卯酉劣，婴儿姹女详欠缺。上元甲子两周遭，别有天地顿跌立。
此处休教白虎狂，青龙颈上用锁制。三番偷桃偷得巧，撮弄木楔代肉楔。
两肋际，肯教辍，妙法还与前度将。九十春光美复满，石龙复踏木龙辙。
一日三复白圭篇，轻重浅深仗明哲。千言万语叮且嘱，洽骨浃髓何决裂。
小成就，不惜说，若望大成萌誓决。表奏天庭达摩师，饶赍金帛分沥血。
五六七八休浪猜，九十一二多饶舌。种玉神力择而授，炼虚脱胎禁宣泄。

易筋经意篇

大哉，吾人乃天地之粹，非万类可比也。盖人身之内，有五脏，按五行，犹有外五关，所动乃眼、耳、鼻、舌、肢之五用也。试思：目视久而伤肝，耳听久而伤肾，鼻喘久而伤肺，口食多而伤脾，意虑多而伤心。此外五关所耗而伤内五脏，世人莫知也。予阅是经，乃五气朝元之功也。行功之始，先仰卧以定神。含眼光而不视，肝气勿耗也；收耳韵而勿听，肾气勿耗也；匀鼻息而勿喘，肺气勿耗也；缄舌气而勿言，心气勿耗也；用手揉胃宽大，脾气勿耗也。守中至要，是为得法。揉而后杵，杵而后槌，槌而后打，如二百日工夫，五气俱足，神凝精满，始言却病延年。不饥不寒，再行功完克足，前任后督，二脉盈然，成佛之基，修仙之要立矣。不由此而进修，学道则无基矣。传云：自天子以至于庶人，壹是皆以修身为本，诚如斯言。稽古非无修身之书，遭始皇焚之，古典不全，幸得达摩东来，授兹《洗髓》《易筋》二帙传于世。噫！吾人岂不若禽兽哉？夫禽之微者，鹤也，而能寿。兽之小者，狐也，而能仙。窍思世人知之而不行，是恶其功夫绵长之故，惧其难行也。况莫知之乎？勿思得之易而失之速，斯虽久难其功，岂为他人耶？《论语》曰：君子务本，本立而道生。本若不立，何道之有？愿夫吾辈为己之心诚，至勇而行，何久不到，何难之有？果如是以行功夫，二年之后，勇若项王，力如子胥，直相类也。终身坚壮，不怕饥寒，房战胜泥水探珠，此小用者也。果能弃世入山，修道成仙，止在反掌间耳。勿负余言，亦非谬语也。子闻其言也，吾见其人矣。

易筋经跋

紫凝道人曰：余读《易筋经》，为之三复其义，见其中之德性功业，一以贯之，未尝不掩卷而叹曰：大哉，斯经之所蕴乎。真仙佛两字之宝筏也。然古今之求道者甚众，而入于道者，累世不一见。非道之不可仰企也，是犹登山而不知径，渡水而不知津，欲以臻彼岸、跻绝顶，也难矣。故佛家以智慧为入门，即老氏亦曰“知止则不殆”，皆言欲奏其效，必先明行功之法也。使不明其法，则于行功之条目次第茫然莫辨。如功之宜行于前者，或昧昧焉行之于后；功之宜施于后者，或贸贸焉施之于前。夫后焉而施之于前，则有躐等而进之弊；前焉而行之于后，更有舍本图末之虞。譬夫之越而北其辕，愈行而愈远矣。又何怪夫入道者之难，而累世不一见哉？是经于天时之寒暑，必参之而稽其候；于日月之盈虚，必察之而著其光。虑夫器之长短、广狭、轻重、尖圆，难于中节也，必为之定其规制。虑夫材有高下，用有利弊，恐取之者，失其美也，必为之精其选核。又以药之等分有定数，洗炼有定法，恐人之失其制，未必调且均也，则为列方而示以准则，纤毫亦有必详。至于周身之上下内外前后左右，其间之皮膜筋骨气血经络之类，则又有难喻者，而莫不详其条理。更于功夫之浅深次第，一一指陈，使人开卷一览，较若列眉，了如指掌。循其序而求之，可以平步圣域，而绰绰然有余裕矣。由是而气盈力健，筋劲膜坚，以文武圣神之奇男子，作掀天揭地之大事业，可唾手而得之。非所云性功德业，一以贯之者哉。总之功愈醇而效愈进，则入水不濡，入火不爇，天不能为之灾，地不能为之害，寒暑不能为之贼，则命自我立，同天地无极矣。古所称赤须白髭，圆觉大雄，以及夫餐霞饮露，御风而行，逐气而飞，逍遥乎云霓之上，陶然而无不自得者，微斯人吾孰与归哉？始知达摩大师所言基此作佛成仙了道之语，为不诬。后之君子，诚不以余言为谬，于是经真信而笃好之，致其全功，收其全效，斯不负圣圣相传，引人入道之意，余更不能无厚望焉。

又　跋

紫凝道人曰：余读《易筋经》，因悟世之缁黄两家学道者多如牛毛，成道者稀如麟角，非道之难得，实因缺此一段功夫，内无基本耳。既无承受之地，又无勇往之力，或作或辍，或中道而返，或既得而失，或优游不断，皆职此故也。如禅定则有入魔之虞，导引则有倦废之虞，服食则有燥渴之虞，清净则有几成而败之虞，泥水则有迸鼎决裂之虞，是皆无此功夫，非受道器也。予为引而伸之，即耕与读，若有此功，富贵圣贤，基之可得。治兵治民，能有此功，上考殊勋，基之可得。微到负贩经营，能行此功，亦能任重致远。下至丐夫牧竖，能行此功，亦不至迫于饥寒。而况病者得之即安，怯者得之即强，外侮闻之而慑，乏嗣行之而延。老者得之则康壮而寿，少者得之则纯粹而精，女红得之则勤而不怠。是举天地间人人应用之用也。由此知达摩大师所云，基之作佛之语，岂不信然哉？此法不炼不成，一炼即成，小炼小成，大炼大成，久炼久成，永无退敝。吾不知人世间，复有何利益足以加之也，复有何妙义足以加此也。是在知之者而好之，而乐之，以求至于其极，斯不虚所传，亦不负历代祖师留此授引之意耳。或问行功之要，曰智仁勇不达。又问，曰：信专恒，如是而已矣。

洗髓经

翻译洗髓经意序

《易筋》《洗髓》二经，俱非东土之文章，乃是西方之妙谛。不因祖师授受，余安得而识之？又乌自而译之也哉？我祖师大发慈悲，自西徂东，餐风宿水，不知几经寒暑，登山航海，又不知几历险阻。如此者，岂好劳也，悲大道之多歧，将愈支而愈离，恐接续之无人，至慧根之淹没。遍观诸教之学者，咸逐末而忘本，每在教而泥教。谁见流而侦源，忽望霞旦白光灼天，知有载道之器，可堪重大之托。此祖师西来之大义也。初至陕西敦煌，留遗汤钵于寺。次及中州少林，面壁跏趺九年，不是心息参悟，亦非存想坐功，总因因缘未至，姑静坐久留，以待智人参求耳。乃至祖师示人为第一义谛，闻者多固执宿习，不能领略再请。予何人斯，幸逢至人耳提面命，顿超无上，正等正觉，更有教外别传，《易筋》《洗髓》二帙，惟《洗髓》意深，精进无基，初学难解，其效亦难至。是为末后之究竟也。乃其成也，能隐能显，串金透石，脱体圆通，虚灵长活，聚而成形，散则成风。然未可一蹴而至也。《易筋》义浅而入手有据，初学易解，其效易臻，堪为筑基之初地。是必易筋之工[1]竟，方可因之而洗髓。予得师传，行易筋已效，将《易筋》原本一帙，藏之少林壁间，俟有缘者得之。惟《洗髓》一帙，附之衣钵，远游云水。后缘至行之，果获奇验。曾不敢轻以告人，又恐久而失传，辜负祖师西来之意。于是不揣鄙陋，翻为汉语，止求不悖经文，不敢致饰于章句，依经详译于后，并为弁言于前，以俟智者之玩味而有得也。

释慧可谨序

〔1〕工：通“功”。

翻译洗髓经总义

如是我闻时[1]，佛告须菩提：《易筋经》已竟，方可事于斯。
此名静夜钟，不碍人间事。白日任匆匆，务忙衣与食。
运水及搬柴，送尿与送屎。抵暮见明星，燃灯照暗室。
晚夕功课毕，将息临卧具。大众或酣睡，忘却生与死。
默者独儆醒，黑夜暗修持。抚体叹今夕，过了少一日。
无常来迅速，身同少水鱼。显然如何救，福慧何日足？
四恩未能报，四缘未能离。四智未现前，三身未皈依。
默观法中略，四生三有备。六根六尘连，五蕴并三途。
天人阿修罗，六道各异趣。二谛未能融，六度未能具。
见见非是见，无明未能息。道眼未精明，眉毛未落地。
如何知见离，得了涅槃[2]意。若能见非见，见所不能及。
蜗角大三千，蟭眼纳须弥。昏昏醉梦间，光阴两俱失。
流浪于生死，苦海无边际。如来大慈悲，演此为洗髓。
须从易筋后，每于夜静时。两目内含光，鼻中微运息。
腹中觉空虚，正宜纳清煦。朔望及两弦，二分并二至。
子午守净功，卯酉温沐浴。一切惟心造，炼神竟还虚。
静中常醒醒，莫被睡魔勾。夜夜长如此，月月续行持。
惟虚能容纳，饱食非所宜。谦和常保护，身虚宜紧避。
借假可修真，四大须保固。柔弱可持身，暴戾灾害逼。
渡河须用筏，到岸方弃之。造化生成理，从微而至著。
一字透天机，渐进细寻思。久久自圆满，未可一蹴之。
成功有定限，三年九载余。从容在一纪，决不逾此期。
心空身自化，随意任所之。一切无罣碍，圆通观自在。
隐显度众生，弹指超无始。待报四恩重，永灭三涂苦。
后人得此经，信受可奉行。择人相授受，叮咛视莫轻。

〔1〕时：原脱，据海源阁本补。
〔2〕槃：原作“盘”，据文义改。

无始钟气篇

宇宙有至理，难以耳目契。凡可参悟者，即属于元气。
气无理不运，理非气不著。交并为一致，分之莫可离。
流行无阻滞，万物倚为命。串金与透石，水火可相并。
并行不相害，是曰理与气。生处伏杀机，杀中有生理。
理以气为用，气以理为体。即体以显用，就用以求体。
非体亦非用，体用两不立。非理亦非气，以透言天机。
百尺竿头步，原始更无始。悟得其中意，方可言洗髓。

四大假合篇

元气常氤氲，化作水火土。水发昆仑巅，四达注坑井。
静坐生暖气，水中有火具。湿热乃蒸腾，为雨又为露。
生人又生物，利益人间世。水久濛为土，火为气之涣。
人身小天地，万物莫能比。具此幻化质，总是气之余。
本来非有我，解散还太虚。生是未曾生，死又何曾死。
形骸何可留，垂老后天地。借假以合真，超脱离凡教。
参透《洗髓经》，长生无尽期。无假不显真，真假浑无隙。
应作如是观，真与假不二。四在假合形，谁能分别此。

凡圣同归篇

凡人多吃饭，美衣中其体。总被利名牵，徒务他人戏。
美食日复日，人生皆如此。碌碌天地间，不暇计生死。
一朝神气散，油尽而灯灭。身死埋旷野，惊梦一魂摄。
万苦与千辛，幻境无休歇。圣人独认真，布衣而疏[1]食。

〔1〕疏：通“蔬”。

不贪以持己，岂为身口累。参透天与地，与我同一气。
体虽有巨细，灵活原不异。天地有日月，人身两目具。
日月有晦朔，星与灯相继。纵或星灯灭，见性终不徙。
纵成瞽目人，伸手摸着鼻。通身俱是眼，触着知物倚。
此是心之灵，包罗天与地。能见不以目，能听不以耳。
若能清净了，不为嗜欲逼。自知原处来，归向原来去。
凡夫与圣人，眼横鼻长直。同来不同归，因彼多外驰。
若能收放心，提生以超死。此色身强健，精进用心力。
洗髓还本原，凡圣计同归。

物我一致篇

万物非万物，与我同一气。幻出诸形相，辅助生成意。
有人须有物，用作衣与食。药饵及器皿，缺一即不备。
飞潜与动植，万数为人使。造化恩何洪，妄杀成暴戾。
蜉蝣与蚊蝇，朝生而暮死。龟鹤与麋鹿，食少而伏气。
乃得享长年，人而不如物。只贪衣与食，忘却生和死。
若能绝嗜欲，物我为一致。

行住坐卧篇

行如盲无杖，自然守本分。举足低且慢，踏实方可进。
步步皆如此，时时戒急行。世路忙中错，缓步保平安。
住如临崖马，亦如到岸舟。回光急返照，认取顿足处。
不离于当念，存心勿外务。得止宜知止，留神守空谷。
坐定勿倾斜，形端身自固。耳目随心静，止水与明镜。
事务任纷纷，现在皆究竟。坐如邱山重，端直肃仪容。
闭口深藏舌，出入息与鼻。息息归元海，气足神自裕。
浃骨并洽髓，教外别传的。卧如箕形曲，左右随其宜。
两膝常参差，两足如勾钜。两手常在腹，扪脐摸下体。
睾丸时挣搓，如龙戏珠式。倦则侧身卧，睡中不自迷。
醒来方伸足，仰面亦不拘。梦觉详无异，九载见端的。
超出生死关，究竟如来意。行住坐卧篇，只此是真谛。

洗髓还原篇

易筋功已毕，便成金刚体。外感不能侵，饮食不能积。
还怕七情伤，元神不自持。虽具金刚相，犹属血肉躯。
须遵《洗髓经》，食少多进气。搓摩干沐浴，按眼复按鼻。
摸面又旋耳，不必以数拘。乜眼常观鼻，合口任鼻息。
每去鼻中毛，切戒唾远地。每日五更起，吐浊纳清气。
开眼去小便，切勿贪酣睡。厚褥跏趺坐，宽解腰中系。
右膝包左膝，调息舌拄腭。胁腹运尾闾，摩肩手推搦。
分合按且举，握固按双膝。鼻中出入悠，绵绵入海底。
有津续[1]咽之，以意送入腹。叩牙鸣天鼓，两手俱掩脐。
伸足扳其趾，出入亦六息。两手按摩竟，良久方拳立。
左脚亦如然，按摩功已毕。徐徐方站定，行稳步方移。
忙中恐有错，缓步为定例。三年并九载，息心并涤虑。
浃骨更洽髓，脱壳飞升去。渐臻浑化天，末后究竟地。
即说偈曰：口中言少，心头事少，腹内食少，自然睡少。有此四少，长生可了。

翻译经意后跋

前译经文，后译名意。文言名意，异味可通。梵语达摩，华言法空，空诸所有，不即不离。人若执理，终不通移。分门别户，我慢自趣，同己则许，异己则毁。在教泥，老死范围。如此之人，迂而且鄙，坐井观天，蟪蛄为期。祖师圆通，东游西归，只履独步，熊耳灭迹。不惟空尘，且并空理。无挂无碍，得大自在。噫嘻吾师！天纵生圣，生于黔[2]底。幼而颖异，少游印[3]度。穷诸教谊，不泥言筌，直见渊源。特来东土，直指性地，解缠出缚，人天师资。感祖洪慈，遗兹妙谛，后之见者，慎勿膜视。

傅临济正念第三十三共月庵超昱绪欣内黄翻译

[1] 续：原作“绪”，据山东海源阁本改。
[2] 黔：原作“默”，据黄竹斋道光三年序抄本改。
[3] 印：原作“欣”，据黄竹斋道光三年序抄本改。

校后记

《易筋洗髓二经》是《易筋经》与《洗髓经》的合刻本，为清道光二十三年癸卯（1843年）友竹山房藏板刻本，此后简称“友竹山房本”，原题西竺达摩祖师著，西竺圣僧般刺密谛译义，南洲白衣海岱游人订正，山左祝阿马一贞竹君校刊。

一、作者与成书

据《易筋经》单行本序称，《易筋经》与《洗髓经》均为西竺圣僧达摩所著，“《洗髓经》归之慧可，后世罕见。惟《易筋经》，留镇少林”。关于其书作者的真伪，本书《易筋经》的校后记综合多种考证意见后，认为将达摩作为作者实乃伪托，真正的作者已难以考证。

据现存文献看，《易筋经》早期的版本均为单行抄本，与《洗髓经》的合刻出现较晚，最早在清道光年间方可见到。

《易筋洗髓二经》有四篇序，所谓的唐、宋二序与《易筋经》沈本除有文字上的一些差异外，表达的信息基本相同。特别值得引起注意的是“海岱游人序”，在这个版本中被署为“元中统元年庚申秋九月海岱游人序”。一个顺治年间的人物，成了元代人，这样使三个序的时间变成了唐、宋、元，似乎相承关系更为可信。原来的第一句话：“顺治辛丑年，天下一统，四海晏然，道途无梗，予得游吟海岱之间”，也被改成“予少之时，为诗书误矣。及暮年，好与方外人交，暇则游吟海岱之间”。这种明显的作伪行为，只能说明，当时的人就认为此书的流传过程很可疑，需要增添更多理由，才能令人信服。

此本还有一序，署为“道光二十三年癸卯仲冬望日祝阿马一贞书”。这应该就是刻这一版《易筋洗髓二经》的时间与人物。在这个序中，最值得注意的一段话是：“迩年来，购得《易筋经》抄本数种，其中篇异其句，句异其字，亥豕鲁鱼，在所不免。爰汇集诸本，参互考订，纂成一册，非敢云善，只求讹谬之略少耳。至《洗髓经》甫于今年得见，细心寻绎，洵为最上一乘真谛”。说明祝阿马一贞认为，《易筋经》在当时有多种传本，而《洗髓经》则于清道光二十三年（1843年）才刚刚见到。

笔者调研了《易筋洗髓经》的另外两个版本。其一为京城名医黄竹斋手抄的清道光三年傅金铨序抄本（此后简称“傅本”），其二为山东海源阁所藏无纪年清抄本（此后简称“海源阁本”）。海源阁本只有署为唐、宋、元的三个序。“傅本”除了有与友竹山房本署名相同的唐、宋、元三序外，另有署为“大清道光三年岁次癸未花朝日济一道人傅金铨题于合阳丹室”的序。此序中最值得注意的信息是

"是书无刻本，传写甚讹"。当然，他本人给出的，还是一个抄本。另外，如果"道光三年"之时间无误，《洗髓经》一书应该早于祝阿马一贞所说的"道光二十三年"。由于笔者见到的只是一个后转抄的"傅金铨本"，所以，这一结论尚须更为可靠的传本来证实。

二、主要内容与特点

此书包括两个单独的部分，即《易筋经》与《洗髓经》。《易筋经》是一部介绍强壮身体、增强体力之炼功方法的导引著作。所谓"易筋"之意，并无神秘，是指人体筋骨在修炼后能够"以强易弱"。其书指出，人之强壮之功，分为内壮与外壮两类。从根本来说，"内壮言道，外壮言勇"。从外形上来看，"内壮者，其筋调畅，其皮细腻，而力极重。若外壮者，其皮粗老，其筋盘结，状如蚯蚓，浮于皮外"。因此，易筋经功法，尤其强调次序，必须先内后外、先壮后勇，大致可分三段。其一为炼内壮基本，分为初月至四月、五月至八月、九月至十二月三个阶段，各以不同的掌揉法、木石杵杵捣及打法、石袋捣揉打法来进行修炼，必须依次从轻到重，由浅入深，不可颠倒混乱。其二为炼内壮神勇，即于炼功三百余日之后，开始自肩至指尖进行修炼，以增臂力，以求达到"并指可贯牛腹，侧其掌可断牛头，劈其拳可碎虎脑"的效果。其三为在内壮基础上，增炼外勇神力，概以提、举、推、拉、揪、按、抓、坠八法，以求得全身强壮。修炼易筋经还强调持之以衡，不可一日间断。其炼功方法及功法特点，请见《易筋经》校后记。

必须提出来的是，此时的《易筋经》与日藏沈玉田抄本（下称"沈本"）相比，主体内容具有相承关系，但具体内容则有了较大的改变。这种改变，以内容的增多为主，内容的减少为次。具体的变化情况请见下表。

四种《易筋经》本内容比较表

《易筋经》	《易筋洗髓经》之《易筋经》部分	
沈本	友竹山房（道光二十三年刻）本	海源阁（清抄）本
相同的内容		
唐、宋二序　易筋经主体条文		
改变的内容		
清 · 海岱游人序	元 · 海岱游人序	（同左）
减少的内容		
附录：易筋经问答	无	（同左）

《易筋经》	《易筋洗髓经》之《易筋经》部分	
增加的内容		
无	紫凝道人易筋经跋、紫凝道人又跋	紫凝道人论、紫凝道人易筋经后跋
无	木杵木槌法	（同左）
无	下部行功法	（同左）
无	下部洗药方	（同左）
无	无	用战
无	运力势法	（同左）
无	波剌密谛付巨龙禅师内壮口诀、口诀歌、《易筋经》意篇	（同左）
无	木杵图、木槌图	（同左）
无	石子图、石袋图	（同左）
无	拉、抓、按、揪、拧、推、举、提八法图	（同左）
无	行功揉法之图	（同左）
无	行功捣打之图	（同左）
无	配合阴阳之图	（同左）

从上表中可以看到，日藏沈本是无图的。而清道光之各本，则增加了十三幅图。提请读者注意这个情况，将对本书后《易筋经》的其他增补本的比较，以及分析此书的流传过程，还会有意义。

《洗髓经》是一部重视养心调神、宁心静气的养生理论性著作，篇幅小于《易筋经》，除了“序”与“跋”之外，包括总义、无始钟气篇、四大假合篇、凡圣同归篇、物我一致篇、行住坐卧篇、洗髓还原篇等七篇五言韵文，说明天地万物与人之间的道理、养心调神的方法，以及日常生活中的养生措施等。

例如，《翻译洗髓经总义》中提到修炼《洗髓经》的时机与作用，云：“须从易筋后，每于夜静时。两目内含光，鼻中微运息。腹中觉空虚，正宜纳清煦。朔望及两弦，二分并二至。子午守净功，卯酉温沐浴。一切惟心造，炼神竟还虚。静中常醒醒，莫被睡魔勾。夜夜长如此，月月续行持……久久自圆满，未可一蹴之。”至于“圆满”之后，则可以达到“心空身自化，随意任所之。一切无罣碍，圆通观自在。隐显度众生，弹指超无始”。看来，这是一种比较虚幻的状态。《洗髓经》的流传程度一直不如《易筋经》为广，可能也是与此有关。

三、本次校点的相关说明

笔者调研了《易筋洗髓经》现存的三个版本，均在上表中罗列。本次校点以清道光二十三年癸卯（1843 年）友竹山房藏板刻本为底本，以山东海源阁藏清代抄本为主校本，以清道光三年（1823 年）傅金铨序（黄竹斋）抄本为旁校本。

张志斌

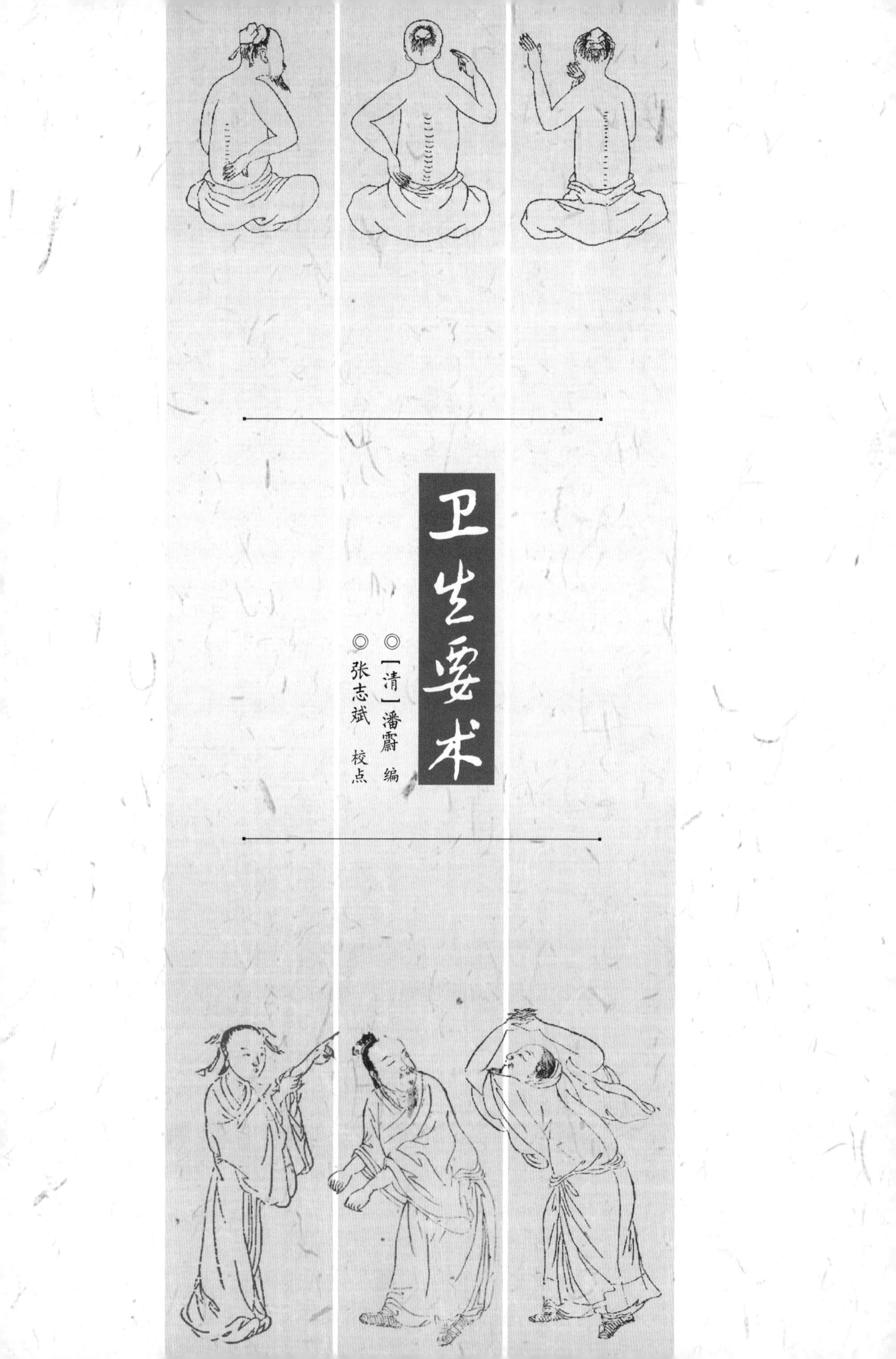
卫生要术
◎［清］潘霨 编
◎张志斌 校点

内容提要

《卫生要术》是一部收有多种保健功法的导引著作。由清代潘霨(伟如)撰，成书于清咸丰八年(1858年)。

本书集中了五种导引功法，包括十二段锦、外功、内功、易筋经与却病延年法。其中，十二段锦是从八段锦八种坐式功法发展而来的十二式坐式功法，配有十二幅图。外功，除心功主要指安定情绪之外，其他均是以身体各器官及部位为名，运动或被动运动相应器官或部位的成套动作，包括耳功、目功、口功、舌功、齿功、鼻功、(外)肾功与身功、首功、面功、手功、足功、肩功、背功、腹功、腰功等十六种。内功指存想运气，叩齿津漱，配有两幅行气示意图。易筋经应该是此书最为重要的内容，包括十二式立式动功，每一式都有一整套的动作，配有十二幅图。却病延年法共九式，由八种立式自我按摩法加上最后一种坐式运动导引组成，配有九幅图。此外，还有“五脏辨病”一篇，简述心、肝、脾、肺、肾的生理病理。

本次校点以清咸丰八年(1858年)刻本为底本，以清刻京都琉璃厂藏板本为主校本。

序

原夫人之生死，病之轻重，必先视元气之存亡。所谓元气者何？五脏之真精，即元气之分体也。而究其本原，《道经》所谓“丹田”，《难经》所谓“命门”，《内经》所谓“七节之旁有小心”，阴阳开关存乎此，呼吸出入系乎此，无火而能令百体皆温，无水而能令五脏皆润。此中一线未绝，则生气一线未亡，胥赖乎此。人之脏腑、经络、血气、肌肉，一有不慎，外邪干之则病。古之人以针灸为本，继之以砭石、导引、按摩、酒醴等法，所以利关节，和血气，使速去邪。邪去而正自复，正复而病自愈。平日尤重存想乎丹田，欲使本身自有之水火得以相济，则神旺气足，邪不敢侵。与其待疾痛临身，呻吟求治，莫若常习片刻之功，以防后来之苦。虽寿命各有定数，而体气常获康强于平时矣。兹编取丰城徐鸣峰本，参之医经各集而略为增删。凡于五官四体，各有所宜按摩导引者，列之于分行外功内，任人择取行之。仍取前人所定合行十二段法，载于歌诀，俾得照依次序，遍及周身。此皆尽人可行，随时可作，功简而赅，效神而速。不须侈谈高远，而却病延年实皆信而有征，即老子、赤松子、钟离子所载节目，亦不外此。诚能日行一二次，无不身轻体健，百病皆除，从此翔洽太和，共登寿域，不甚善乎？爰泚笔而为之记。

咸丰八年孟冬古吴潘霨伟如甫书于长芦节署

目　录〔1〕

十二段锦

分行外功诀

内　功

五脏辨病

〔1〕目录：原书无目录，整理时据正文内容补出。

易筋经十二图

却病延年法

十二段锦

总　诀

闭目冥心坐，握固静思神。叩齿三十六，两手抱昆仑。

左右鸣天鼓，二十四度闻。微摆撼天柱，赤龙搅水津。

鼓漱三十六，神水满口匀。一口分三咽，龙行虎自奔。

闭气搓手热，背摩后精门。尽此一口气，想火烧脐轮。

左右辘轳转，两脚放舒伸。叉手双虚托，低头攀足频。

以候神水至，再漱再吞津。如此三度毕，神水九次吞。

咽下汩汩响，百脉自调匀。河车搬运毕，想发火烧身。

旧名八段锦，子后午前行。勤行无间断，万病化为尘。

以上系通身合总行之要，依次序，不可缺，不可乱，先要记熟此歌，再详看后图及各图详注，各诀自无差错。十二图附后。

十二段锦第一图

闭目冥心坐，握固静思神。

盘腿而坐，紧闭两目，冥亡心中杂念。凡坐，要竖起脊梁，腰不可软弱，身不可倚靠。握固者，握手牢固，可以闭关却邪也。静思者，静息思虑而存神也。

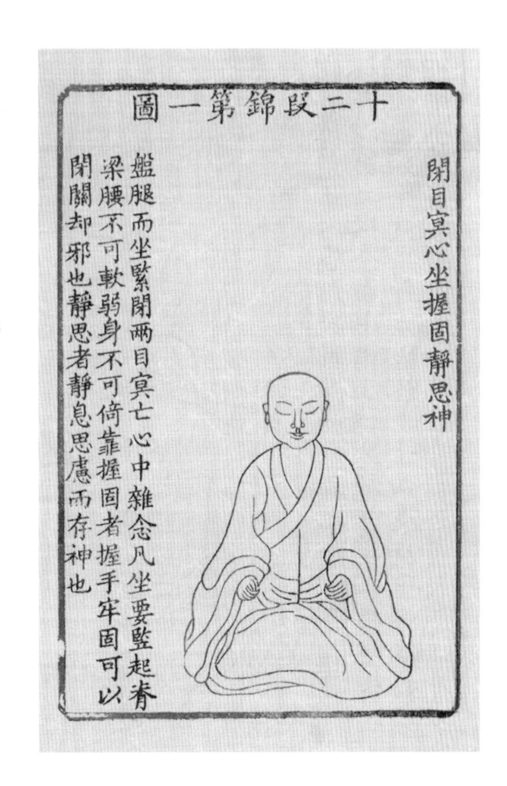

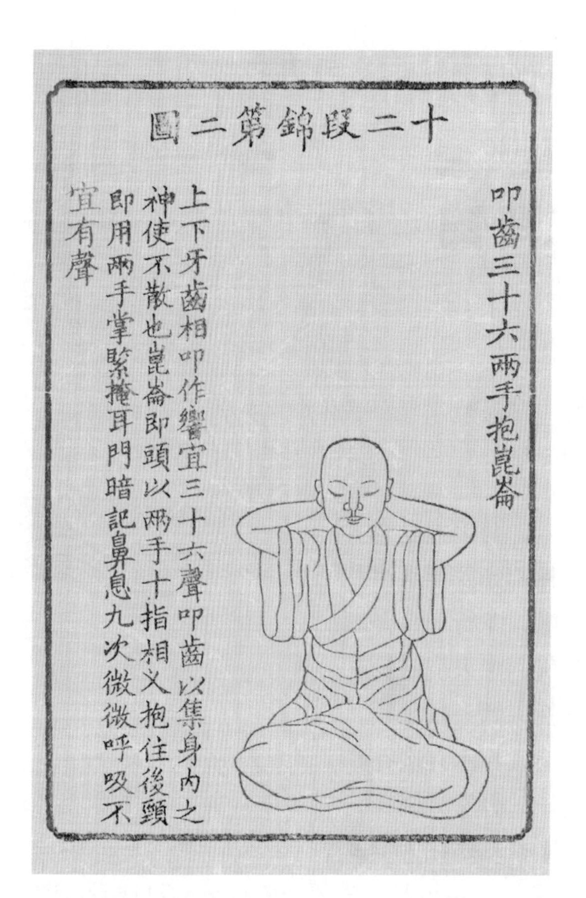

十二段锦第二图

叩齿三十六，两手抱昆仑。

上下牙齿相叩作响，宜三十六声。叩齿以集身内之神，使不散也。昆仑即头，以两手十指相叉抱住后颈，即用两手掌紧掩耳门，暗记鼻息九次，微微呼吸，不宜有声。

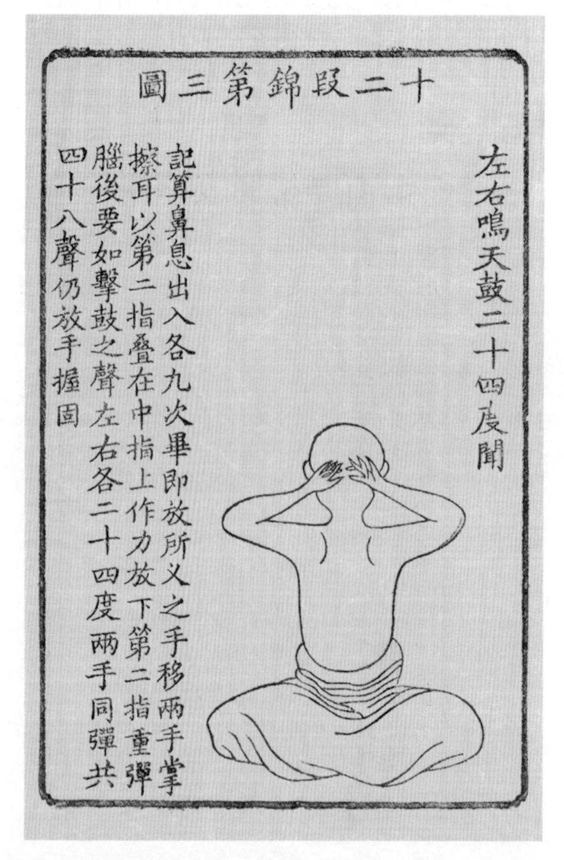

十二段锦第三图

左右鸣天鼓，二十四度闻。

记算鼻息出入各九次毕，即放所叉之手，移两手掌擦耳，以第二指叠在中指上作力，放下第二指，重弹脑后，要击鼓之声，左右各二十四度，两手同弹，共四十八声，仍收手握固。

十二段锦第四图

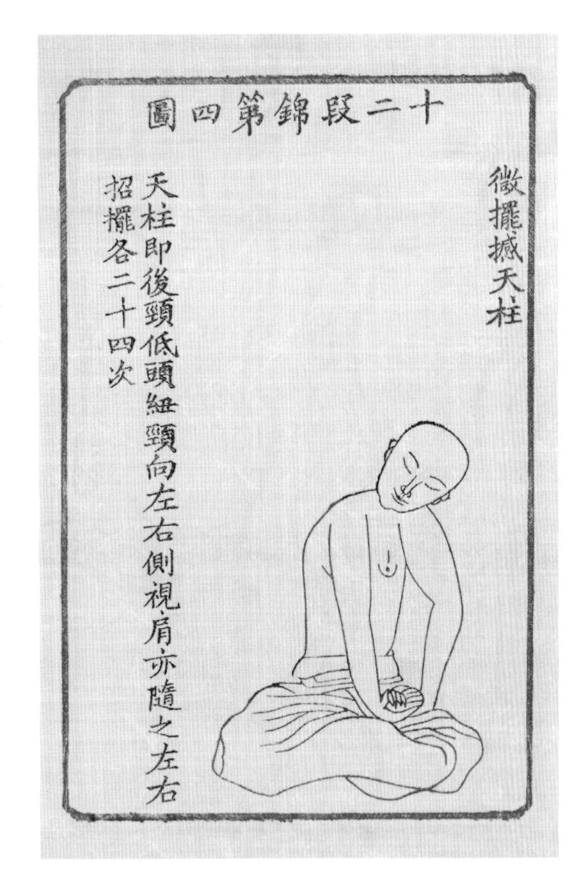

微摆撼天柱。

天柱即后颈，低头扭[1]颈向左右侧视，肩亦随之左右招摆，各二十四次。

十二段锦第五图

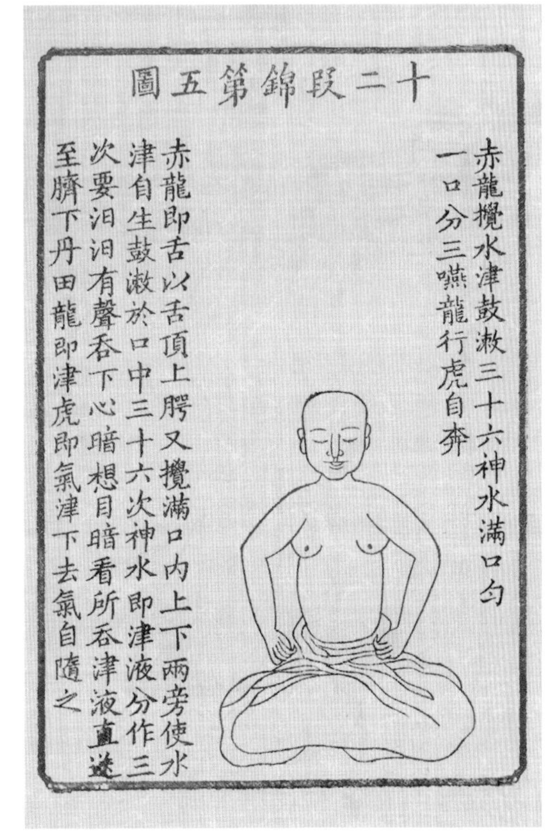

赤龙搅水津。鼓漱三十六，神水满口匀。一口分三咽，龙行虎自奔。

赤龙即舌，以舌顶上腭，又搅满口内上下两旁，使水津自生，鼓漱于口中，三十六次。神水即津液，分作三次，要汩汩有声吞下。心暗想，目暗看，所吞津液直送到脐下丹田。龙即津，虎即气，津下去，气自随之。

---

〔1〕扭：原作“纽”，三种版本同，据文义改。

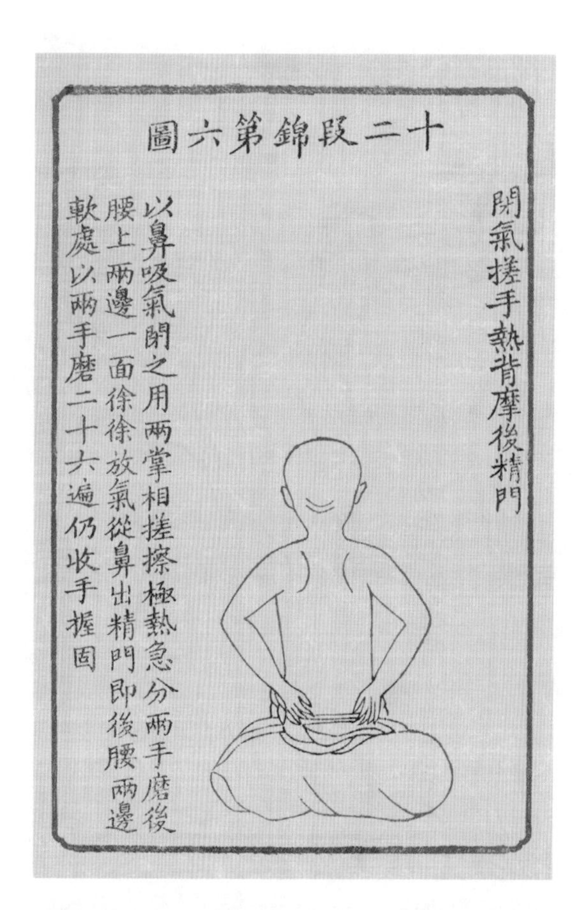

十二段锦第六图

闭气搓手热，背摩后精门。

以鼻吸气，闭之，有两掌相握，擦极热，急分两手，磨后腰上两边。一面徐徐放气从鼻出。精门，即后腰两边软处，以两手磨二十六遍，仍收手握固。

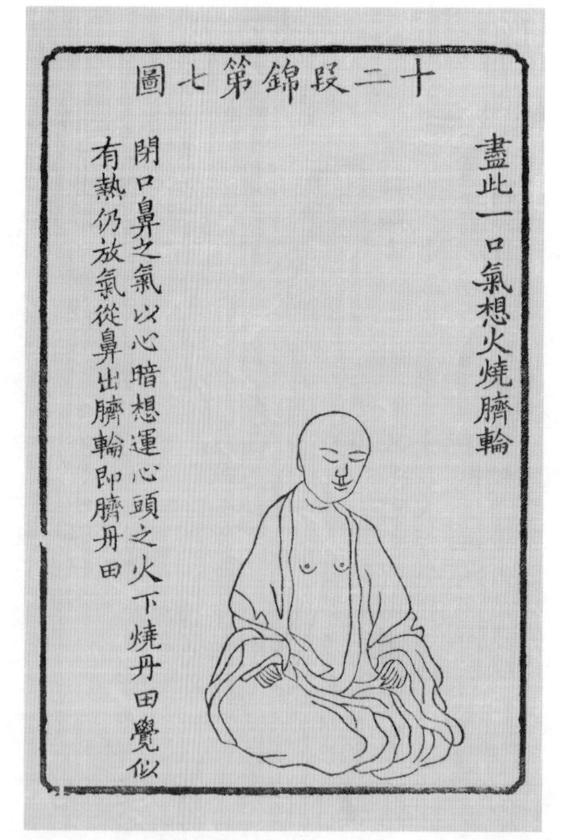

十二段锦第七图

尽此一口气，想火烧脐轮。

闭口鼻之气，以心暗想，运心头之火，下烧丹田，觉似有热，仍放气从鼻出。脐轮即脐丹田。

十二段锦第八图

左右辘轳转。

曲弯两手，先以左手连肩，圆转三十六次，如绞车一般。右手亦如之。此单转辘轳法。

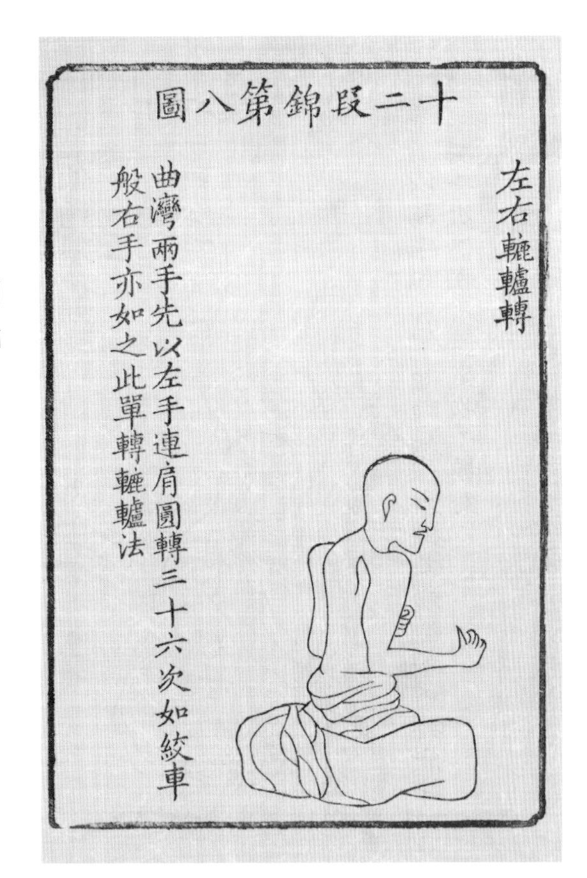

十二段锦第九图

两脚放舒伸，叉手双虚托。

放所盘两脚，平伸向前，两手指相叉，反掌向上，先安所叉之手于头顶作力上托，要如重石在手托上，腰身俱着力，耸手托上。一次尽，放下，安手头顶，又托上。共九次。

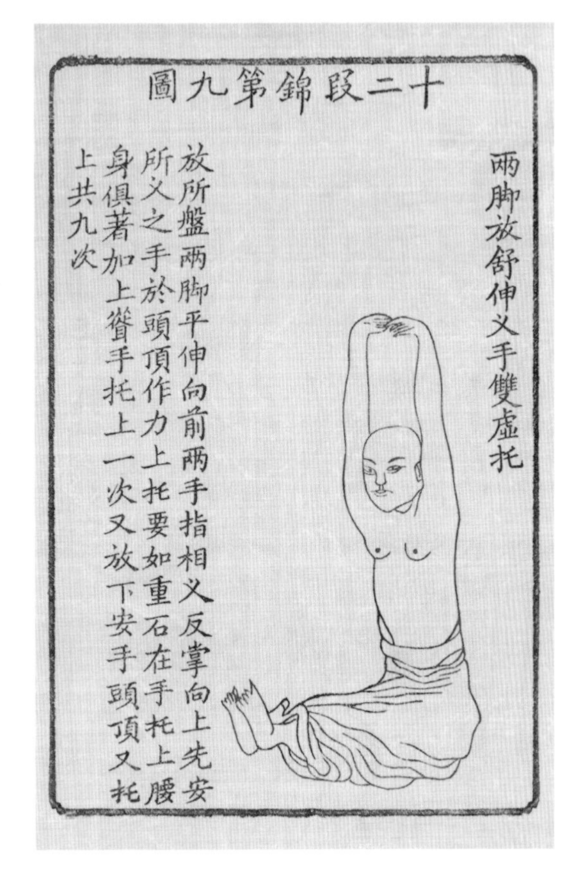

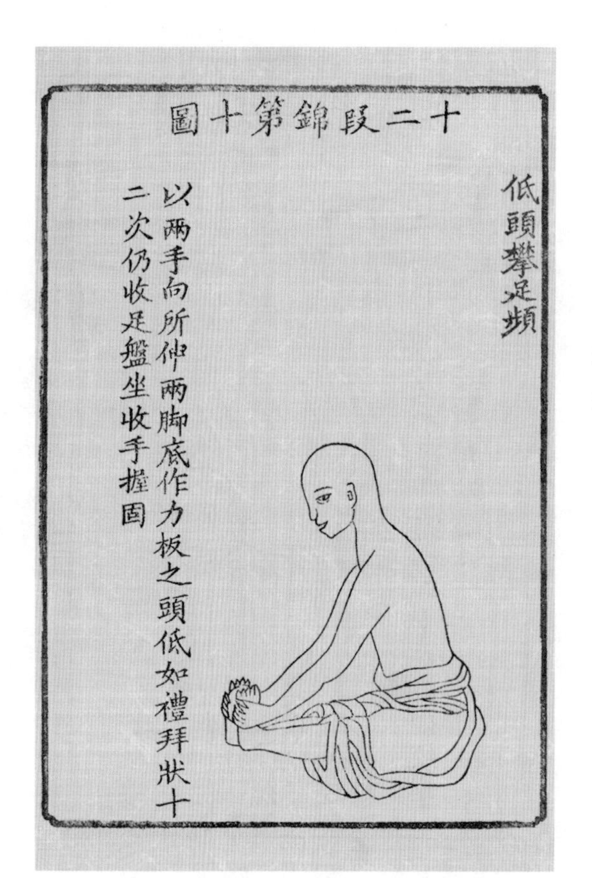

十二段锦第十图

低头攀足频。

以两手向所伸两脚底作力扳之，头低如礼拜状，十二次，仍收足盘坐，收手握固。

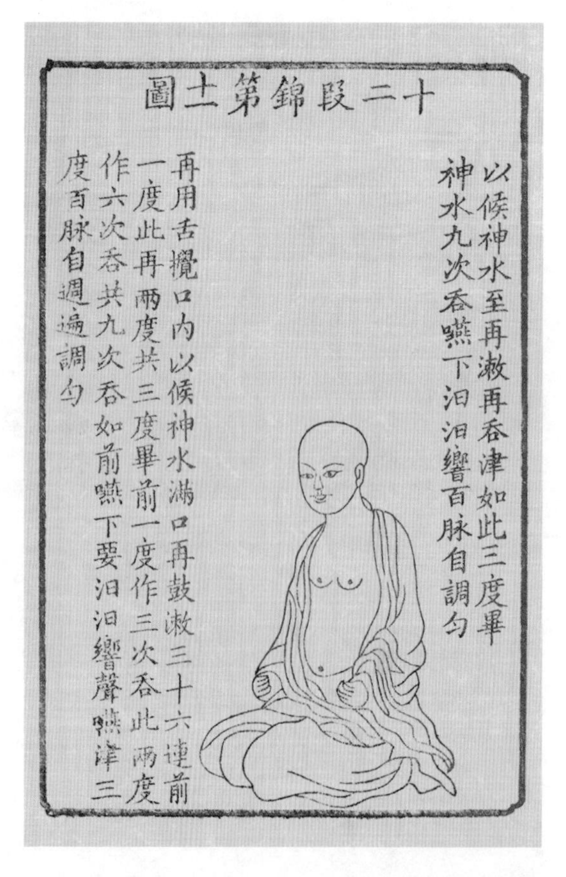

十二段锦第十一图

以候神水至，再漱再吞津。如此三度毕，神水九次吞。咽下汩汩响，百脉自调匀。

再用舌搅口内，以候神水满口，再鼓漱三十六，连前一度，此再两度，共三度毕。前一度作三次吞，此两度作六次吞，共九次吞。如前咽下要汩汩有声。咽津三度，百脉自周遍调匀。

十二段锦第十二图

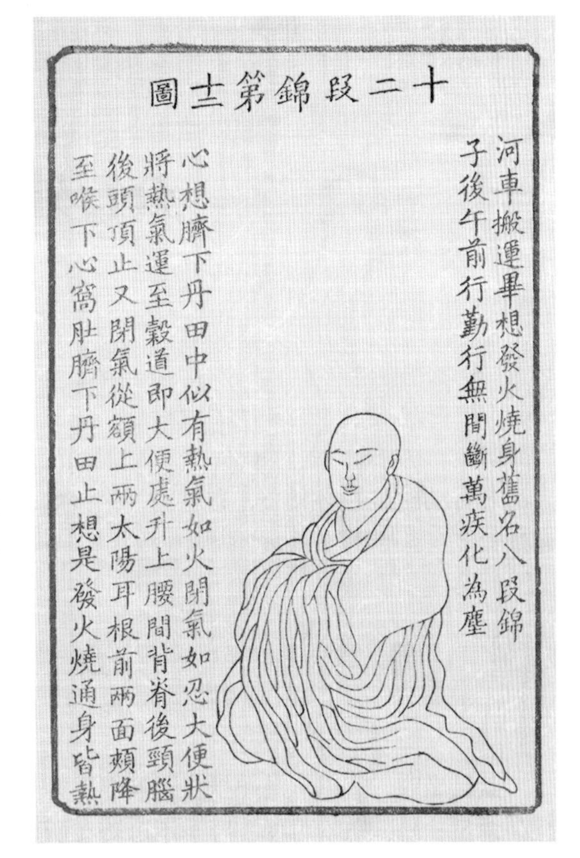

河车搬运毕，想发火烧身。旧名八段锦，子后年前行。勤行无间断，万病化为尘。

心想脐下丹田中似有热气如火，闭气如忍大便状，将热气运到谷道，即大便处，升上腰间、背脊、后颈、脑后，头顶止。又闭气从额上、两太阳、耳根前，两面颊降至，候下心窝、肚脐，下丹田，止想是发火烧，通身皆热。

分行外功诀

心　功

凡行功时，先必冥心，息思虑，绝情欲，以固守神气。

身　功

盘足坐时，宜以一足跟抵住肾囊根下，令精气无漏。

垂足平坐，膝不可低，肾子不可着在所坐处。凡言平，皆坐于榻椅上。

凡行功毕，起身宜缓缓舒放手足，不可急起。

凡坐宜平直其身，竖起脊梁，不可东倚西靠。

首　功

两手掩耳，即以第二指压中指上，用第二指弹脑后两骨作响，谓之鸣天鼓。却风池邪气。

两手扭项，左右反顾肩膊，随转二十四次。除脾胃积邪。

两手相叉抱项后，面仰视，使手与项争力。去肩痛目昏。争力[1]者，手着力向前，项即着力向后。

---

〔1〕力：原脱，三种版本同，据文义补。

面　功

用两手相摩使热，随向面上高低处揩之，皆要周到。再以口中津唾于掌中擦热，揩面多次。凡用两手摩热时，宜闭口鼻气。摩之能令皱斑不生，颜色光润。

耳　功

耳宜按抑，左右多数。谓以两手按两耳轮，一上一下摩擦之。所谓营治城郭，使人听彻。

平坐，伸一足，屈一足，横伸两手，直竖两掌向前，若推门状。扭头项左右各顾七次。除耳鸣。

目　功

每睡醒且勿开目，用两大指背相合擦热，揩目十四次，仍闭住，暗轮转眼珠，左右七次，紧闭少时，忽大睁开。能保炼神光，永无目疾。一用大指背向掌心擦热，亦可。

用大指背曲骨重按两眉旁小穴三九二十七遍，又以手摩两目颧上及旋转耳行三十遍，又以手逆乘额，从两眉间始，以入脑后发际中二十七遍，仍须咽液无数。治耳目，能清明。

用手按目之近鼻两眦即眼角，闭气按之，气通即止。常行之，能洞观。

跪坐，以两手据地，回头用力视后面五次，谓之虎视。除胸臆风邪，也去肾邪。地，一作床。

口　功

凡行功时必须闭口。

口中焦干，口苦舌涩，咽下无津，或吞唾喉痛，不能进食，乃热也。宜大张口，呵气十数次，鸣天鼓九次，以舌搅口内，咽津，复呵复咽，候口中清水生，即热退脏凉。又或口中津液冷淡无味，心中汪汪，乃冷也。宜吹气温之，候口中有味，即冷退脏暖。

每早口中微微呵出浊气，随以鼻息吸清气咽之。

凡睡时，宜闭口，使真元不出，邪气不入。

舌　功

舌抵上腭，津液自生，再搅满口，鼓漱三十六次，作三口吞之，要汩汩有声在喉。谓之漱咽，灌溉五脏，可常行之。

齿　功

叩齿三十六遍，以集心神。

凡小便时，闭口紧咬牙齿。除齿痛。

鼻　功

两手大指背擦热，揩鼻三十六次。能润肺。

视鼻端默数出入息。

每晚覆身卧，暂去枕，从膝弯反竖两足向上，以鼻吸纳清气四次，又以鼻出气四次，气出极力后，令微气再入鼻中收纳。能除身热背痛。

手　功

两手相叉，虚空托天，按顶二十四次。除胸膈邪。

两手一直伸向前，一曲回向后，如挽五石弓状。除臂腋邪。

两手相捉为拳，搥臂膊及腰腿，又反手搥背上各三十六次。去四肢胸臆邪。

两手握固，曲肘向后顿掣七次，头随手向左右扭。治身上火丹疙瘩。

两手作拳，用力左右虚筑七次。除心胸风邪。

足　功

正坐，伸足低头如礼拜状，以两手用力攀足心十二次。去心包络邪。

高坐，垂足，将两足跟相对扭向外，复将两足尖相对扭向内，各二十四遍。除两脚风邪。

盘坐，以一手捉脚指，以一手揩脚心涌泉穴。湿、风皆从此出。至热止，后以脚指略动转数次。除湿热，健步。

两手向后据床跪坐一足，将一足用力伸缩，各七次，左右交换。治股膝肿。

徐行，手握固，左足前踏，左手摆向前，右手摆向后。右足前踏，手右前左后。除两肩邪。

肩　功

两肩连手左右轮转，为转辘轳，各一十四次。先左转，后右转，曰单辘轳；左右同转，曰双辘轳。

调息神思，以左手擦脐十四遍，右手亦然，复以两手如数擦胁，连肩摆摇七次，咽气纳于丹田，握固两手，复屈足侧卧。能免梦遗。

背　功

两手据床，缩身曲背，拱脊向上十三举。除心肝邪。

腹　功

两手摩腹移行百步。除食滞。

闭息存想丹田火自下而上遍烧其体。

腰　功

两手握固，拄两胁肋，摆摇两肩二十四次。除腰肋痛，并去风邪。

两手擦热，以鼻吸清气，徐徐从鼻放出，用两热手擦精门。即背下腰软处。

肾　功

用手兜裹外肾两子，一手擦下丹田，左右换手，各八十一遍。诀云：一擦一兜，左右换手。九九之数，其阳不走。

临睡时，坐于床，垂足，解衣闭息，舌抵上腭，目视顶门，提缩谷道，如忍大便状，两手摩擦两肾腧穴各一百二十次。能生精固肠（阳），除腰痛，稀小便。

以上分列各条，随人何处有患，即择何条行之。或预防无患之先者，亦随人择取焉。大抵世人以经营职业者；即不暇行，倚恃壮盛者，又不肯行。直至体气衰惫，终不及行，为可惜也。

内 功[1]

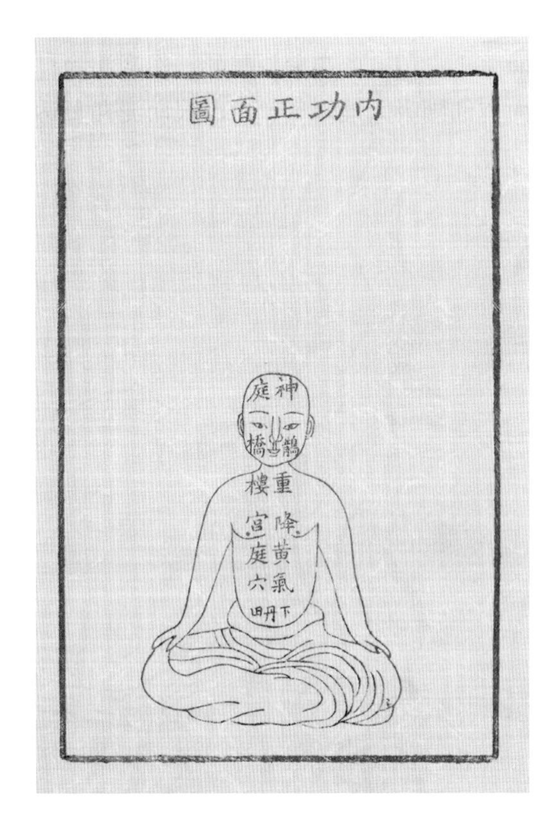

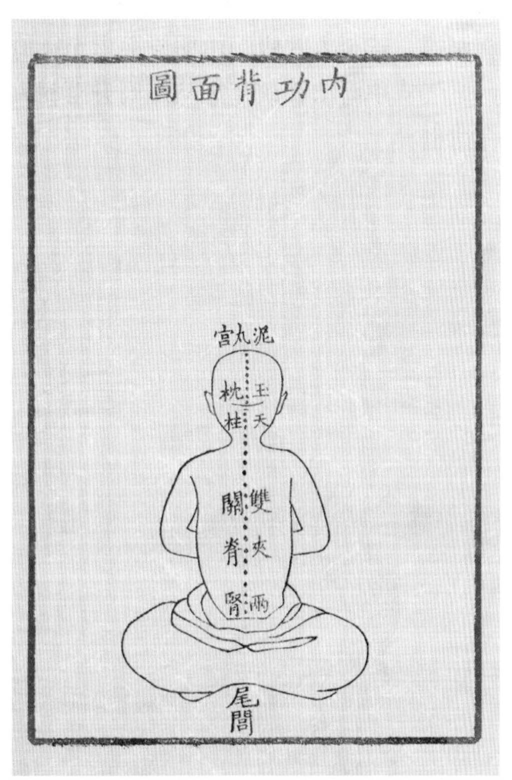

前列按摩导引之既行之于外矣，血脉俱已流畅，肢体无不坚强，再能调和气息，运而使之降于气海，升于泥丸，则气和而神静，水火有既济之功，方是全修真养，其他玄门服气之术，非有真传口授，反无益而有损。今择其无损有益之调息及黄河逆流二诀，随时随地可行，以助内功，附录于下[2]。

此为分行外功者，指出内功，知所选择，其实已备十二段中。每日于暇时，不必拘定子午，择一片刻之间，使心静神闲[3]，盘足坐定，宽解衣带，平直其身，两手握

〔1〕内功：原无此标题，据正文内容补出。
〔2〕下：原作“右”，三种版本同，据文义按“左”字改。
〔3〕闲：原作“间”，三种版本同，据文义改。

固，闭目合口，精专一念，两目内视，叩齿三十六声，以舌抵上腭，待津生时，鼓漱满口，汩汩咽下，以目内视，直送至脐下一寸二分丹田之中。

再以心想目视丹田之中，仿佛如有热气，轻轻如忍大便之状，将热气运至尾闾，从尾闾升至肾关，从夹脊双关升至天柱，从玉枕升泥丸，少停，即以舌抵上腭，复从神庭降下鹊桥重楼，降宫脐轮气穴丹田。

按古仙有言曰“夹脊双关透顶门，修行径路此为尊”，以其上通天谷，下达尾闾，要识得此为心肾来往之路，水火既济之乡。欲通此窍，先要存想山根，则呼吸之气渐[1]次由泥丸通夹脊，透混元，而直达于命门。盖谓常人呼吸，皆从咽喉而下至中脘而回。若至人呼吸，由明堂而上至夹脊，而流于命门。此与前说稍异。然咽津为自己之气从中而出，故存想从尾闾升至泥丸；而古仙则吸天地之气，由山根而泥丸直达命门也。

〔1〕渐：原作“暂”，三种版本同，据文义改。

五脏辨病[1]

凡五脏受病之因，辨病之误，免病之诀，分类摘录。俾于未病之先，知所敬惧，方病之际，知所治病。而脾胃为养生之本，当于饮食间加慎焉。

心　脏

形如未开莲蕊，中有七孔三毛，位居背脊第五椎，各脏皆有系于心。

属火，旺于夏四、五月，色主赤，苦味入心。外通窍于舌出，汁液为汗，在七情主忧乐，在身主血与脉，所藏者神，所恶者热。面赤色者，心热也；好食苦者，心不足也；怔忡善忘者，心虚也。心有病，舌焦苦喉，不知五味，无故烦躁，口生疮作臭，手心足心热。

肝　脏

形如悬匏，有七叶，左三右四，位居背脊第九椎，乃背中间脊骨第九节也。

属木，旺于春正、二月，色主青，酸味入肝。外通窍于目，出汁液为泪，在七情主怒，在身主筋与爪，所统者血，所藏者魂，所恶者[2]风。肝有病，眼生蒙翳，两眼角赤痒，流冷泪，眼下青，转筋，昏睡，善恐，如人将捕之。面色青者，肝盛也；好食酸者，肝不足也；多怯者，肝虚也；多怒者，肝实也。

〔1〕五脏辨病：原无此标题，据正文内容补出。

〔2〕者：原脱，三种版本同，据文义补。

脾　脏

形如镰刀，附于胃，运动磨消胃内之水谷。

属土，旺于四季月，色主黄，甘味入脾。外通窍于口，出汁液为涎，在七情主思虑，在身主肌肉，所藏者志，所恶者湿。面色黄者，脾弱也；好食甜者，脾不足也。脾有病，口淡不思食，多涎，肌肉消瘦。

肺　脏

形如悬磬，六叶两耳，共八叶。上有气管，通至喉间。位居极上，附背脊第三椎，为五脏华盖。

属金，旺于秋七、八月，色主白，辛味入肺。外通窍于鼻，出汁液为涕，在七情主喜，在身主皮毛，所统者气，所藏者魄，所恶者寒。面色淡白无血色者，肺枯也；右颊赤者，肺热也；气短者，肺虚也；背心畏寒者，肺有邪也。肺有病，咳嗽气逆，鼻塞不知香臭，多流清涕，皮肤燥〔1〕痒。

肾　脏

形如刀豆，有两枚，一左一右，中为命门，乃男子藏精、女子系胞处也。位居下，背脊第十四椎，对脐附腰。

属水，旺于冬十、十一月，色主黑，咸味入肾，外通窍于耳，出汁液为津唾，在七情主欲，在身主骨与齿，所藏者精，所恶者燥。面色黑悴者，肾竭也；齿动而痛者，肾火也；耳闭耳鸣者，肾虚也；目睛内瞳子昏者，肾亏也；阳事痿而不举者，肾弱也。肾有病，腰中痛，膝冷脚痛，或痹，蹲起发昏，体重骨酸，脐下动风牵痛，腰低〔2〕屈难伸。

〔1〕燥：原作“躁”，三种版本同，据文义改。
〔2〕低：疑为“骶”之误。

神仙起居法

行住坐卧处，手摩胁与肚。心腹痛快时，两手腹下踞。
踞之彻膀腰，背拳摩肾部。才觉力倦来，即使家人助。
行之不厌频，昼夜无穷数。岁久积功成，渐入神仙路。

易筋经十二图

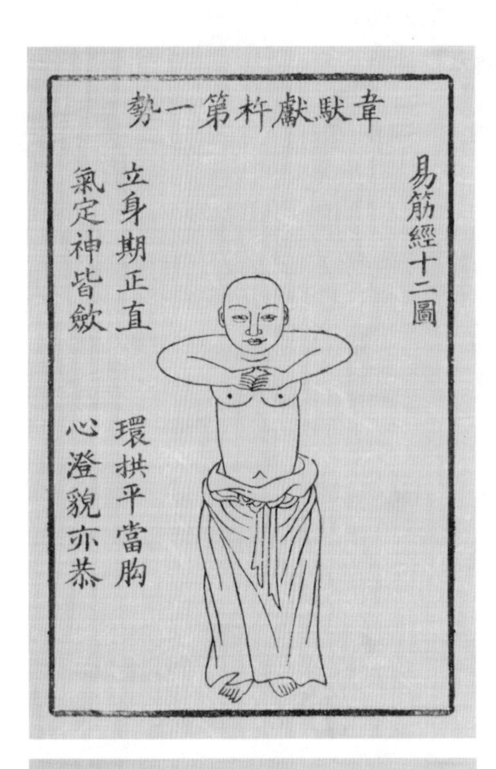

韦驮献杵第一势

立身期正直，环拱手当胸。气定神皆敛，心澄貌亦恭。

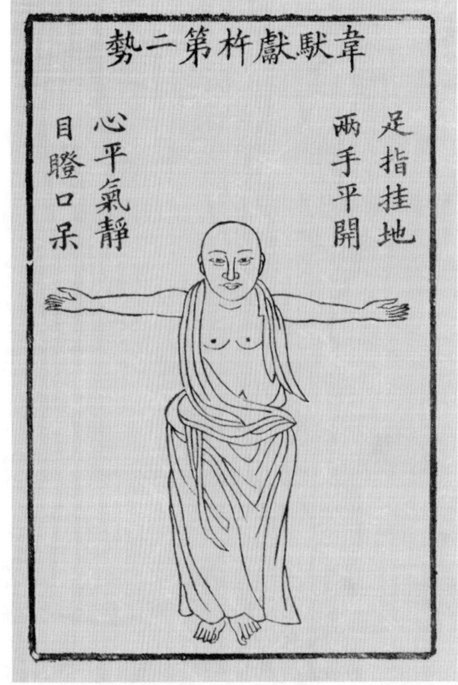

韦驮献杵第二势

足指拄地，两手平开。心平气静，目瞪口呆。

韦驮献杵第三势

掌托天门目上观，足尖着地立身端。力周腿肋浑如植，咬紧牙关不放宽。

舌可生津将腭抵，鼻能调息觉心安。两拳缓缓收回处，用力还将挟重看。

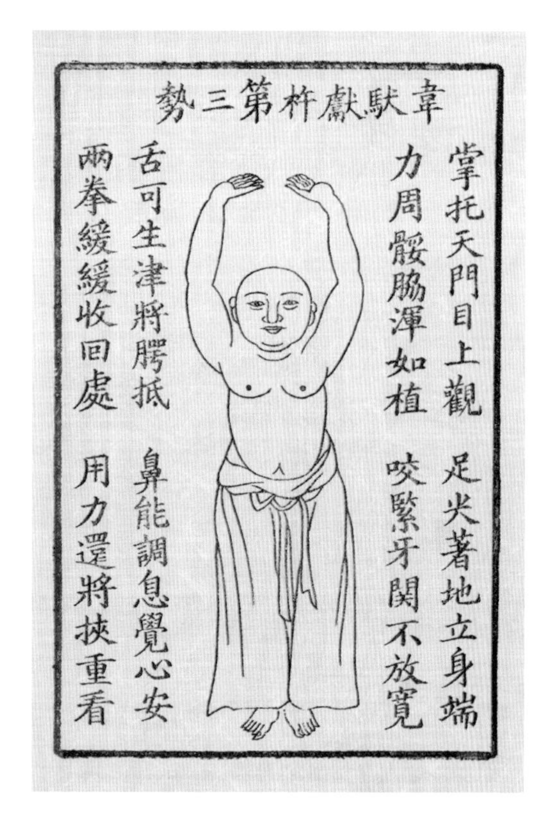

摘星换斗势

只手擎天掌覆头，更从掌内注双眸。鼻端吸气频调息，用力收回左右侔。

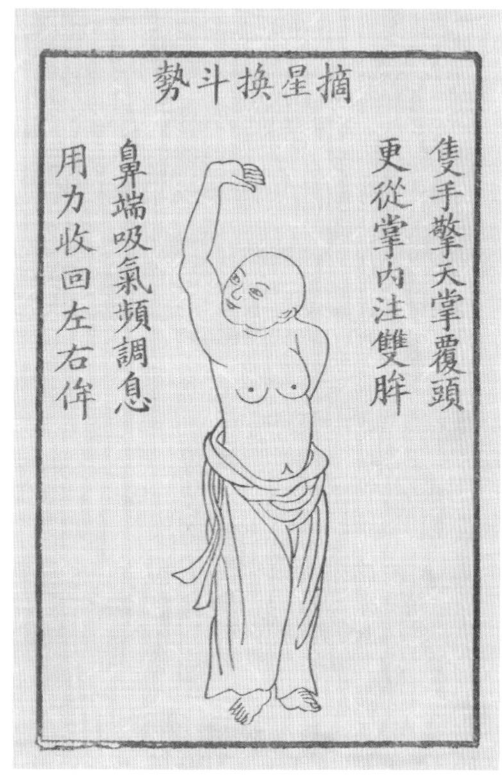

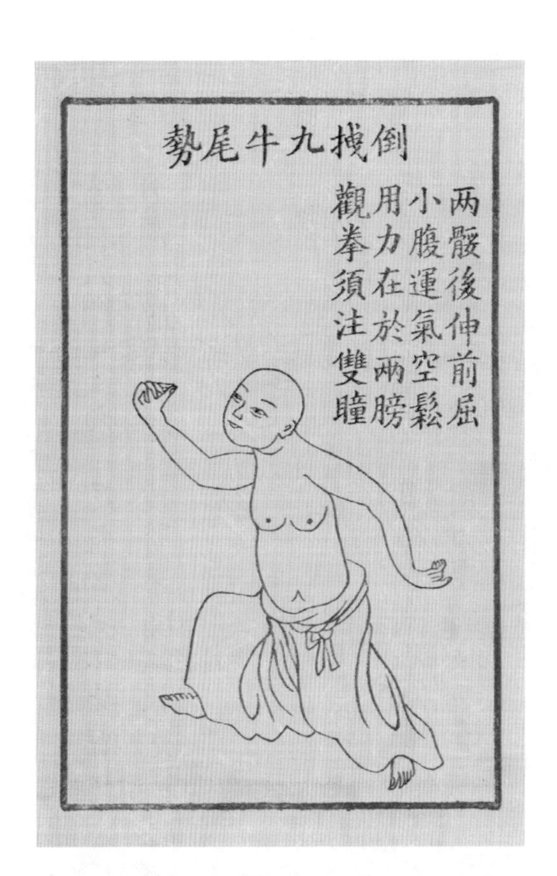

倒拽九牛尾势

两腿后伸前屈，小腹运气空松。用力在于两膀，观拳须注双瞳。

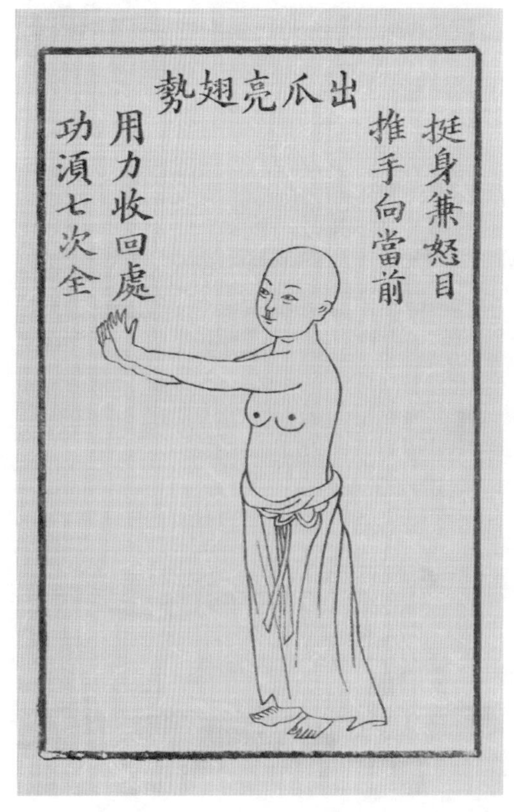

出爪亮翅势

挺身兼怒目，推手向当前。用力收回处，功须七次全。

九鬼拔马刀势

侧首湾肱，抱顶及颈。自头收回，弗嫌力猛。左右相轮，身直气静。

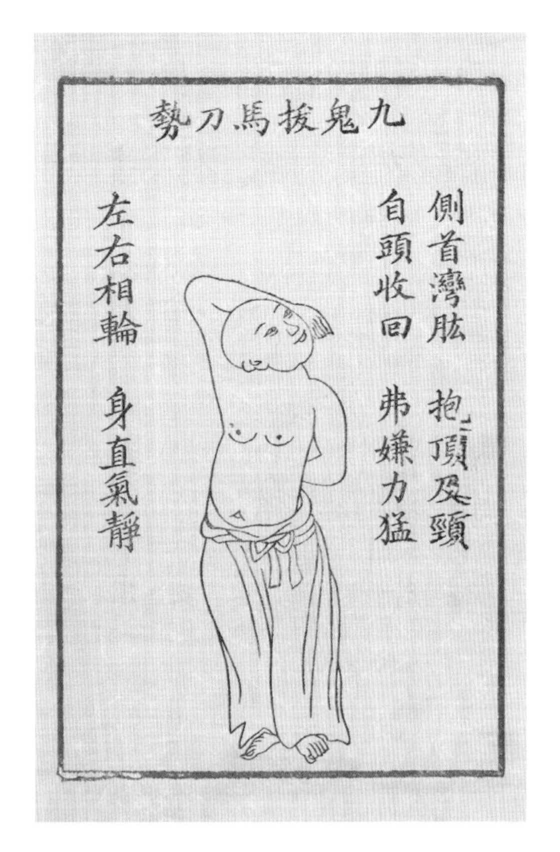

三盘落地势

上腭坚撑舌，张眸意注牙。足开蹲似踞，手按猛如拏。

两掌翻齐起，千斤重有加。瞪睛兼闭口，起立足无斜。

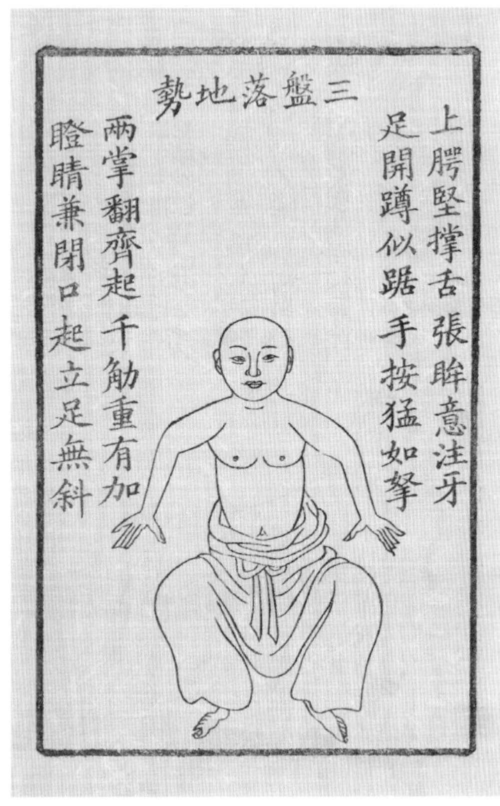

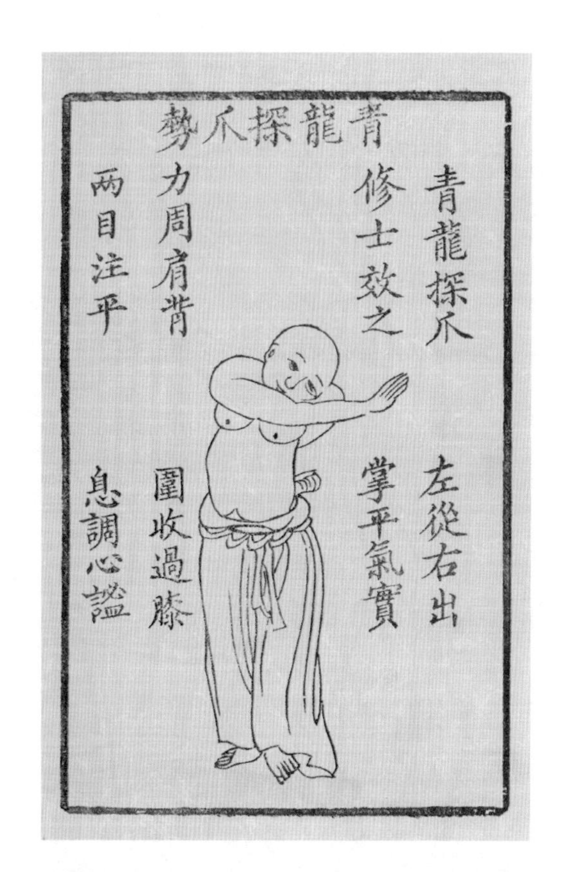

青龙探爪势

青龙探爪，左从右出。修士效之，掌平气实。

力周肩背，围收过膝。两目注平，息调心谧。

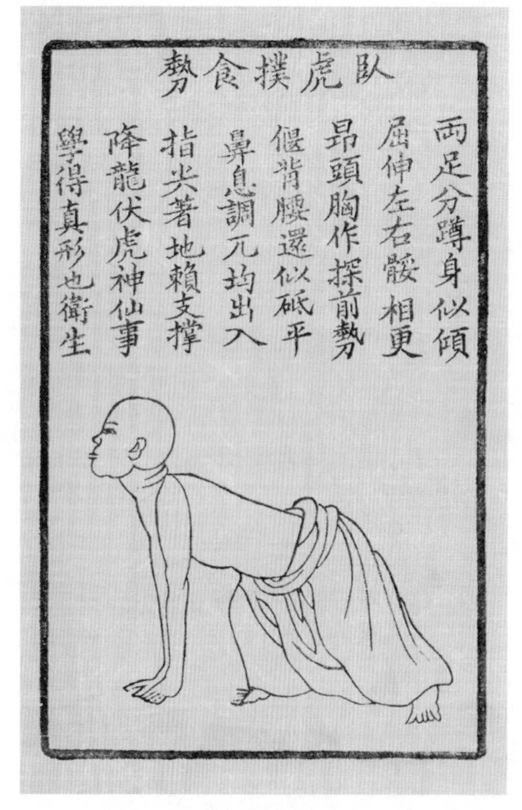

卧虎扑食势

两足分蹲身似倾，屈伸左右腿相更。昂头胸作探前势，偃背腰还似砥平。

鼻息调元均出入，指尖着地赖支撑。降龙伏虎神仙事，学得真形也卫生。

打躬势

两手齐持脑，垂腰至膝间。头惟探胯下，口更啮牙关。

舌尖还抵腭，力在肘双弯[1]。掩耳聪教塞，调元气自闲。

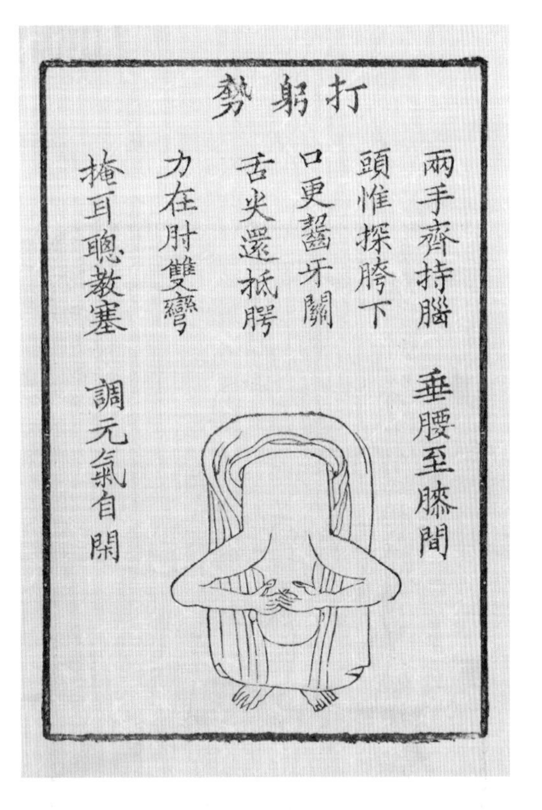

掉尾势

膝直膀伸，推手自地。瞪目昂头，凝神壹志。

起而顿足，二十一次。左右伸肱，以七为志。

更作坐功，盘膝垂眦。口注于心，息调于鼻。

定静乃起，厥功维备。

总考其法，图成十二。谁实贻诸？五代之季，达摩西来，传少林寺。有宋岳侯，更为鉴识，却病延年，功无与类。

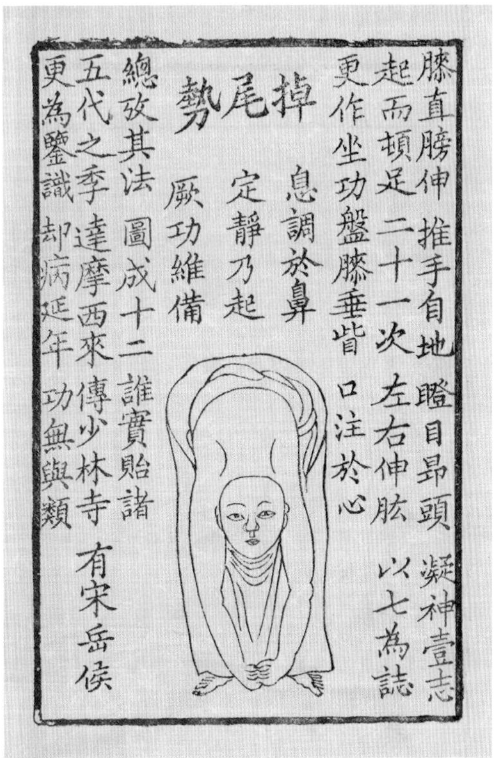

〔1〕舌尖还抵腭，力在肘双弯：《内功图说》本与《易筋经图说》本，此十字均为最后一句。

却病延年法

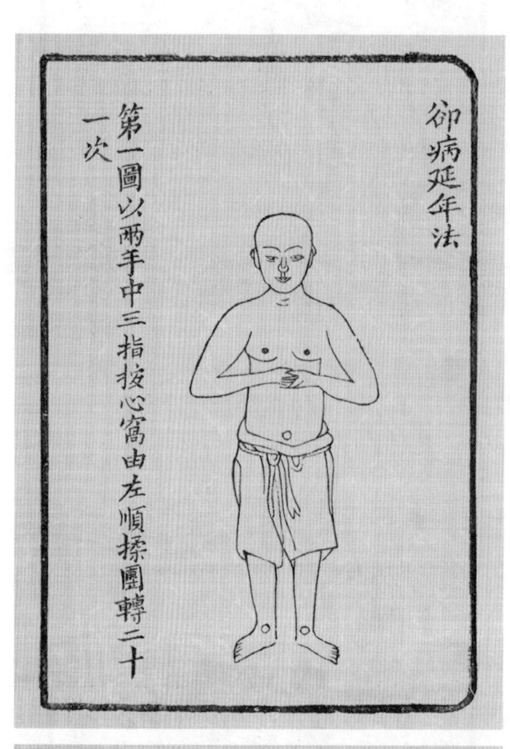

第一图

以两手中三指按心窝，由左顺揉，团转二十一次。

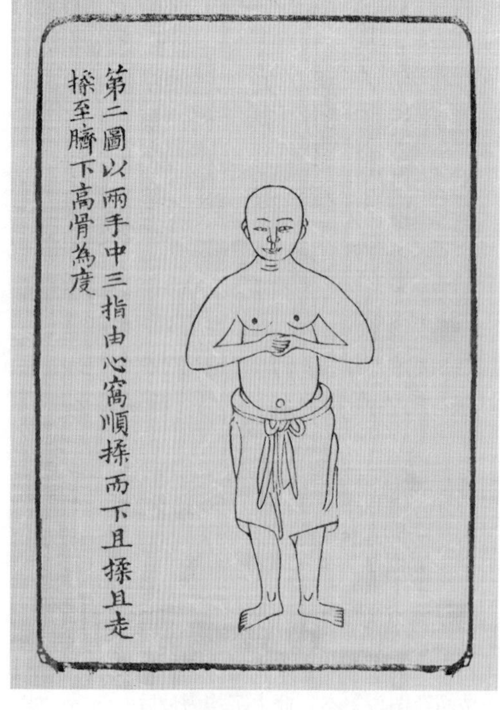

第二图

以两手中三指，由心窝顺揉而下，且揉且走，揉至脐下高骨为度。

第三图

以两手中三指，由高骨处向两边分揉而上，且揉且走，揉至心窝两手交接为度。

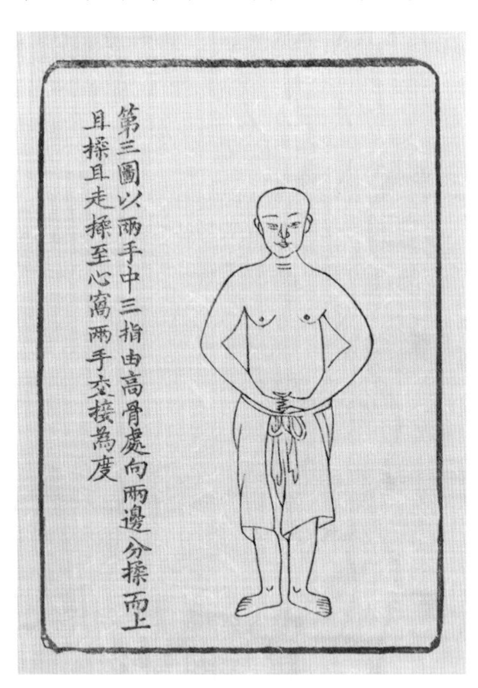

第四图

以两手中三指，由心窝向下直推至高骨，二十一次。

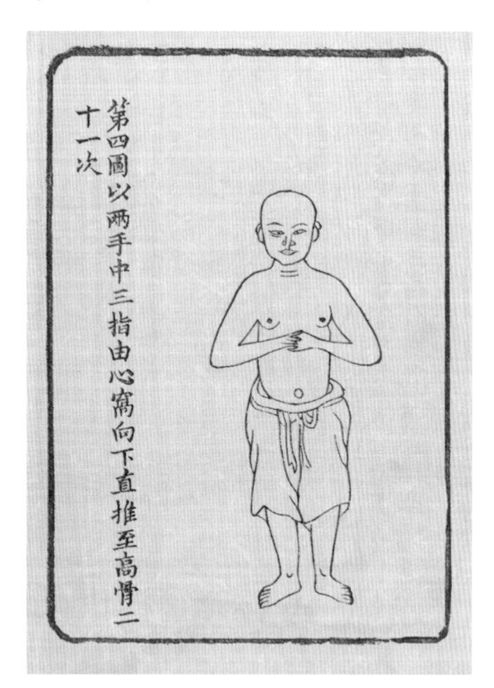

第五图

以右手由左绕摩脐腹，二十一次。

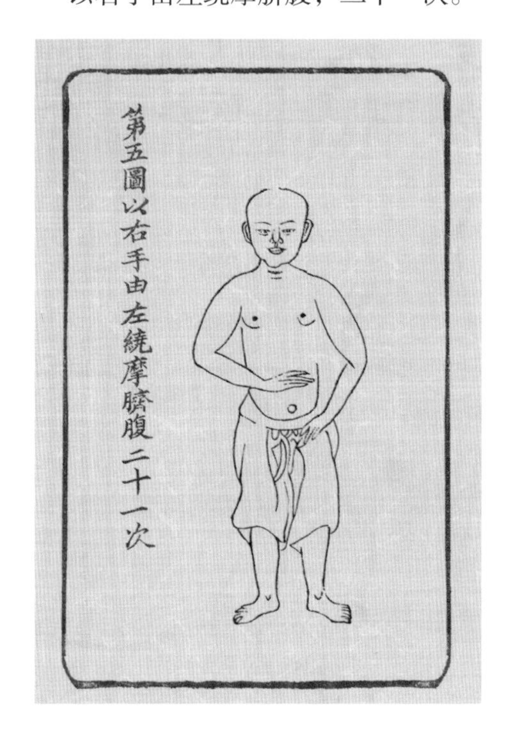

第六图

以左手由右绕摩脐腹，二十一次。

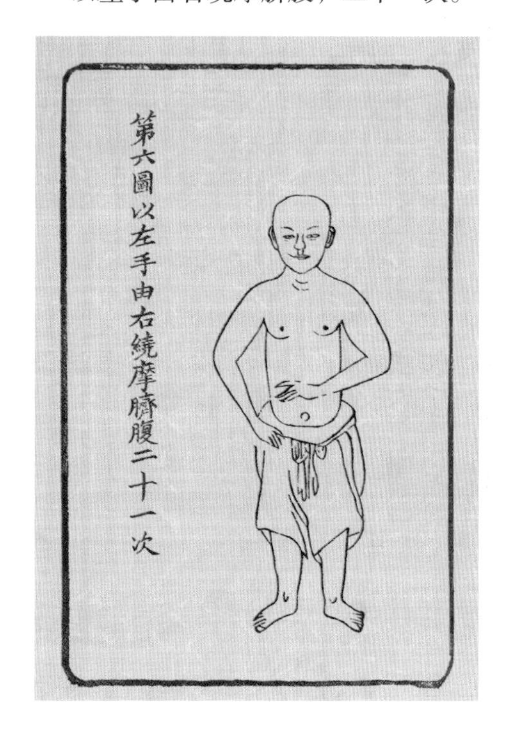

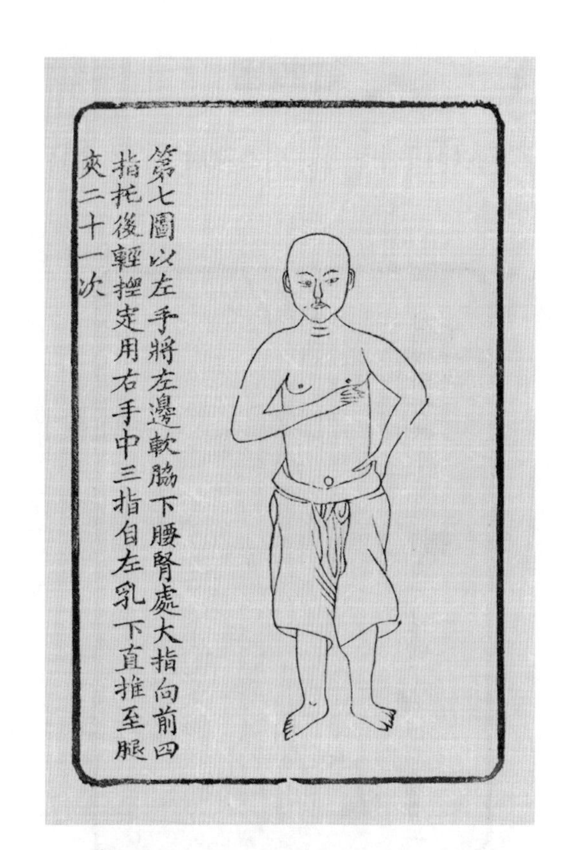

第七图

以左手将左边软胁下腰肾处，大指向前，四指托后，轻捏定。用右手中三指，自左乳下直推至腿夹，二十一次。

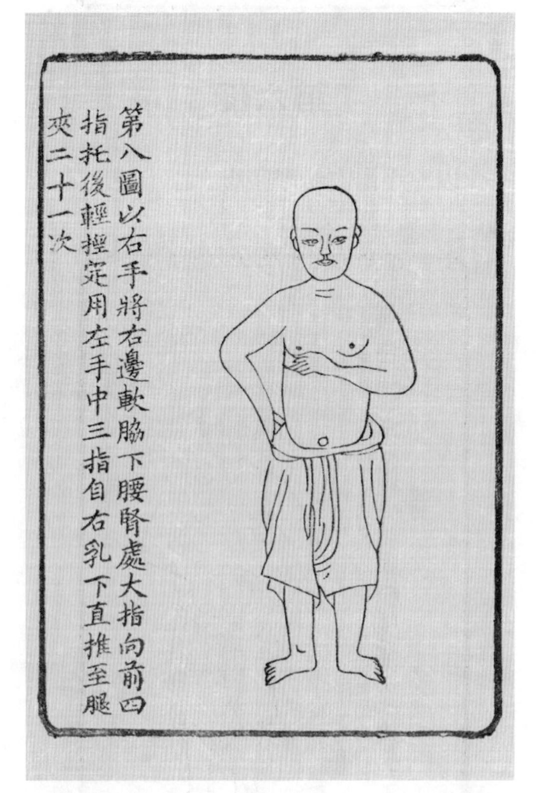

第八图

以右手将右边软胁下腰肾处，大指向前，四指托后，轻捏定。用左手中三指，自右乳下直推至腿夹，二十一次。

第九图

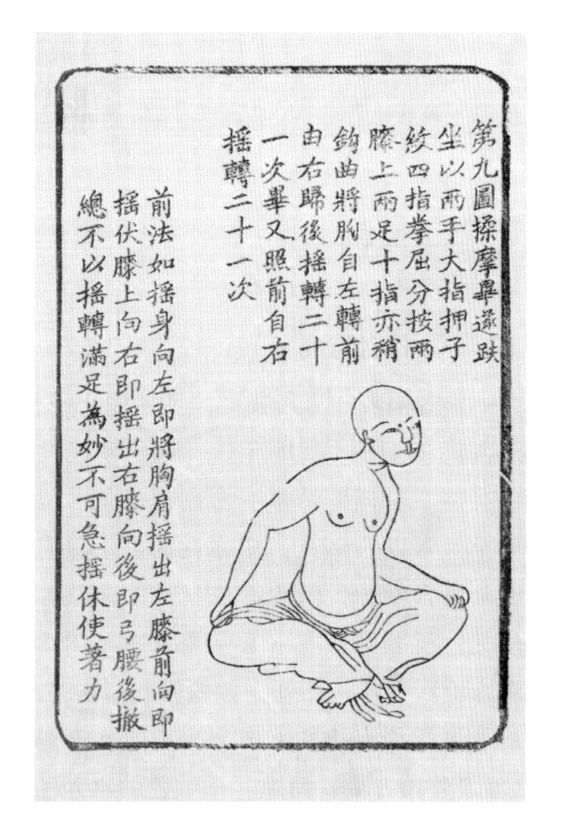

揉摩毕，遂趺[1]坐，以两手大指甲子纹，四指拳屈，分按两膝上。两足十指亦稍钩曲，将胸自左转前，由右归后摇，转二十一次。毕，又照前自右摇转二十一次。

前法如摇身向左，即将胸肩摇出左膝，向前[2]即摇伏膝上，向右即摇出右膝，向后即弓腰后撤。总不[3]以摇转满足为妙，不可急摇，休使着力。

凡揉腹时，须凝神净虑，于矮枕平席正身仰卧，齐足屈指，轻揉缓动，将八图挨次做完为一度。每逢做时，连做七度。毕，遂起坐，摇转二十一次。照此，清晨睡醒时做为早课，午申做为午课，晚间临睡时做为晚课，日三课为常。倘遇有事，早晚两课必不可少。初做时，一课二度。三日后，一课五度。再三日后，一课七度。无论男妇皆宜，惟孕者忌之。

全图说

全图则理备，化生之微更易见也。天地本乎阴阳，阴阳主乎动静。人身一阴阳也，阴阳一动静也。动静合宜，气血和畅，百病不生，乃得尽其天年。如为情欲所牵，永违动静。过动伤阴，阳必偏胜；过静伤阳，阴必偏胜。且阴伤阳无所成，阳亦伤也；阳伤而阴无所生，阴亦伤也。既伤矣，生生变化之机已塞，非用法以导之，则生化之源无由启也。揉腹之法，以动化静，以静运动，合乎阴阳，顺乎五行，发其生机，神其变化。故能通和上下，分理阴阳，去旧生新，充实五脏，驱外感之诸邪，消内生之百病，补不足，泻有余，消长之道，妙应无穷，何须借烧丹药？自有却病延年之实效耳。

〔1〕趺：音 fū，趺坐，即盘腿打坐。
〔2〕向前：原作“前向”，三种版本同，据文义乙转。
〔3〕不：《颐身集·延年九转法》与《万病回春》均无此字。

校后记

《卫生要术》是一部收有多种保健功法的导引著作。由清代潘霨（伟如）撰，成书于咸丰八年（1858 年）。

一、作者与成书

作者潘霨，清代官吏，字伟如（一作蔚如），号韡园居士，江苏吴县人。生于清嘉庆二十年（1815 年），卒于清光绪二十年（1894 年），终年七十九岁。曾历任兵部右侍郎，都察院右副都察使，湖北、江西、贵州巡抚。潘氏精于医，历官所至，常以医济民，广施良药，治辄有效。清咸丰五年（1855 年）七月应召至京进寿康宫视脉，治愈孝成皇后的风疾，名噪于时。亦精养生术，于导引健身尤有研究。所著医书有《卫生要术》（1858 年）一卷、《女科要略》一卷、《霍乱吐泻方论》一卷。此外，尝编辑刊刻医书《韡园医学》六种、《灵芝益寿草》两种。前者包括徐大椿的《伤寒论类方》四卷、陈修园的《医学金针》八卷、吴尚先的《理瀹外治方要》两卷、王维德的《外科证治全生集》四卷、葛可久的《十药神书》一卷及潘氏本人的《女科要略》；后者包括徐大椿的《慎疾刍言》与陆懋修的《世补斋不谢方》。此外还增辑刊行徐大椿的《古方集解》与陈修园的《医学易通》。

潘霨于清咸丰八年（1858 年）为此书所写的序中说："人之生死，病之轻重，必先视元气之存亡。"因此，"与其待疾痛临身，呻吟求治，莫若常习片刻之功，以防后来之苦。虽寿命各有定数，而体气常获康强于平时矣"。因此，他采取江西丰城徐鸣峰（即徐文弼）之《寿世传真》中的部分内容，加以删增，撰成《卫生要术》一书，内容包括导引、按摩、内功、外功，均为"尽人可行，随时可作，功简而赅，效神而速"者，以求读者"能日行一二次，无不身轻体健，百病皆除"。

二、主要内容与特点

本书集中了五种导引功法，包括十二段锦、外功、内功、易筋经与却病延年法。前三种来自于徐氏的《寿世传真》，后两种为新增。

第一种为十二段锦，是从八段锦八种坐式功法发展而来的十二式坐式功法，配有十二幅图。十二段锦的图与八段锦的图似乎有较大的不同，但从行功总诀看，十二段锦与八段锦又没有什么区别，只是将行功动作分解得更为细致，且选择了不同的动作绘成图像。第二种为外功，除心功主要指安定情绪之外，其他均以身体各器官及部位为名，运动或被动运动相应器官或部位的成套动作，包括耳功、目功、口功、舌功、齿功、鼻功、（外）肾功与身功、首功、面功、手功、足功、肩功、背功、腹功、腰功等十六种，只有文字说明，没有图解。第三种为内功，指存想运气，叩齿津漱，配有两幅行气路径示意图。第四种为易筋经，应该是此书最为重要的内容，包括十二式立式动功，每一式都有一整套的动作，配有十二幅图。第五种为却病延年法，共九式，由八种立式自我按摩法加上最后一种坐式运动导引组成，配有九幅图。此外，还有“五脏辨病”一篇，简述心、肝、脾、肺、肾的生理病理。

此书的特点是行文非常简洁明了，一如作者本人所云，“不须侈谈高远，而却病延年实皆信而有征”。完全废弃了前代此类书中的繁琐难懂的玄奥理论，直陈五种导引按摩方法。全书篇幅很小，但其方法切实可行，是一部不可多得的导引著作。

三、书名及作者考证

据《中国中医古籍总目》（后简称《总目》）记载，与潘霨相关的导引图著作有三种：其一，“《卫生要术》，1858，又名《易筋经八段锦合刻》，清徐鸣峰撰，潘霨（伟如，韡园居士）编”；其二，“《易筋经图说》，1858，清潘霨（伟如，韡园居士）编”；其三，“《内功图说》（又名《内功图编》，1881，清潘霨（伟如，韡园居士）编”。没有任何关于三书之间关系的说明，作者也有不同，好像这是三本不同的书。《中医文献辞典》“卫生要术”条：“即《内功图说》。”“内功图说”条：“原名《卫生要术》，一卷，清潘霨（伟如）辑于咸丰八年（1858年）。……后王祖源重摹刊刻，改名为《内功图说》。”所云《内功图说》成书年异于《总目》。再看《中医人物词典》“潘霨”条：“另著有《内功图说》（又名《内功图编》一卷（1881年）、《霍乱吐泻方论》一卷、《卫生要术》（一作《易筋经作段锦合刻》一卷（1858年）。”所云与《总目》相同，令人难以适从，故将各书考查如下。

1.《卫生要术》

考中国中医科学院医史文献研究所藏清咸丰八年（1858年）刻本《卫生要术》，一函一册，不分卷。主要内容包括：十二段锦总诀及十二图，分行外功诀八页文字，内功图两幅，调息及黄河逆流诀三页文字，易筋经十二图，却病延年法九图（五页），全图说一页。前有潘霨（伟如）咸丰八年（1858年）序。又考中国中医科学院图书馆藏清京都琉璃厂藏板咸丰八年（1858年）序刊本《卫生要术》，除二者版式有所不同外，全书内容完全一致。

虽然，潘氏自序中云：“兹编取丰城徐鸣峰本，参之医经各集而略为增删。凡于五官四体，各有所宜按摩导引者，列之于分行外功内，任人择取行之。”所谓“徐鸣峰本”是指清代徐文弼编撰的《寿世传真》，此书成于乾隆三十六年（1771年）。作者徐文弼，清代官吏、文人，字勷右、荩山，一字鸣峰，故潘氏称之为“徐鸣峰”。核对两书内容，有较大的差距。见下表。

《寿世传真》与《卫生要术》主要内容比较表

《寿世传真》	《卫生要术》
修养宜行外功第一	无章节名
分行外功诀：心功、身功、首功、面功、耳功、目功、口功、舌功、齿功、鼻功、手功、足功、肩功、背功、腹功、腰功、肾功、合行外功诀歌	分行外功诀：心功、身功、首功、面功、耳功、目功、口功、舌功、齿功、鼻功、手功、足功、肩功、背功、腹功、腰功、肾功、合行外功诀歌
十二段锦歌	十二段锦
八段杂锦歌	无
擦面美颜诀	无
六字治脏诀	无
六字行功依式样歌	无
六字行功应时候歌	无
六字行功各效验歌	无
修养宜行内功第二	无章节名
行内功图	无
内功正面图、内功背面图	内功正面图、内功背面图
内功诀	有（但缺段落名）
修养宜宝精宝气宝神第三	无
修养宜知要知忌知伤第四	无
修养宜四时调理第五	无
修养宜饮食调理第六	无
修养宜提防疾病第七	删去七百余总论，易之以七十字短论
心脏、肝脏、脾脏、肺脏、肾脏	心脏、肝脏、脾脏、肺脏、肾脏
养生以保脾胃为主	无
修养宜护持药物第八	无
无	神仙起居法
无	易筋经十二图
无	却病延年法
总十八图	总三十五图（十四图同《寿世传真》）

可见，《卫生要术》中的外功、内功、十二段锦与五脏辨病，来自于《寿世传真》，并经过潘霨重新编排，而此书最引人注目的易筋经十二图与却病延年法，则为《寿世传真》所无，而作为一本导引图著作，其一共三十五幅导引图，只有

十四幅来自于《寿世传真》，故《卫生要术》并非徐鸣峰原著，作者应该是潘霨。所考此书两个早期版本，全书并无“八段锦”内容，亦无“八段锦”字样，所谓《易筋经八段锦合刻》当是后期的某种版本，并非此书的“又名”。

2.《内功图说》

考中国中医科学院图书馆藏清光绪七年（1881 年）刻本《内功图说》，一函一册不分卷。书前有两序：其一为王祖源光绪七年（1881 年）《内功图说叙》，其二即潘霨清咸丰八年（1858 年）自序。正文全部内容均同于《卫生要术》清咸丰八年（1858 年）刊本。

据王祖源《内功图说叙》称：“余生而幼弱，药不去口，先大夫常患之。……其时，有卫守备莱阳周嘉福者善拳勇，习易筋经，先大夫使教余。未几一年，颇健饭力，能举十钧物。……去岁同年吴县潘尚书以其家蔚如中丞所刻《卫生要术》一册寄余，摹刻甚精，视之即余少时之所业内功图也。回首前游，如梦如昨，六十老夫，忍俊不禁，爰重摹一帙人，以示后学，勉罗务之，振衰起懦，是余之现身说法也。摹者德州武通守文源，刻在成都郡斋，并复其本书原名曰《内功图说》。”

可见，此书完全摹于《卫生要术》，书名也是王氏凭儿时记忆而改，不作为凭。《卫生要术》既在于前，《内功图说》又无所凭，故此书正名当为《卫生要术》，《内功图说》或可作为别名之一。成书年仍当为 1858 年，《内功图说》只是其版本之一，并非另成一书。

3.《易筋经图说》

据《总目》记载，此书唯存 1921 年与 1934 年的两个石印本。考中国中医科学院图书馆藏 1934 年北京宝仁堂书店石印本《易筋经图说》，一函一册不分卷。全部内容同《卫生要术》，且印刷质量较差。因此，也就是《卫生要术》另一个版本而已。

综上所述，此书的书名当为《卫生要术》，作者为潘霨。《内经图说》与《易筋经图说》均是在后期翻刻时改动的书名，内容上完全没有增删变化。

四、本次校点的相关说明

《卫生要术》存有多种刻本及石印本，当以清咸丰八年（1858 年）初刻本为最佳底本选择。本次校点以此为底本，以清刻京都琉璃厂藏板本为主校本，以《内经图说》光绪七年（1881 年）刻本及《易筋经图说》石印本为他校本。

原书无目录，书中的部分章节亦无标题。整理时根据本书内容，参照《寿世传真》补出所缺标题及目录。

张志斌

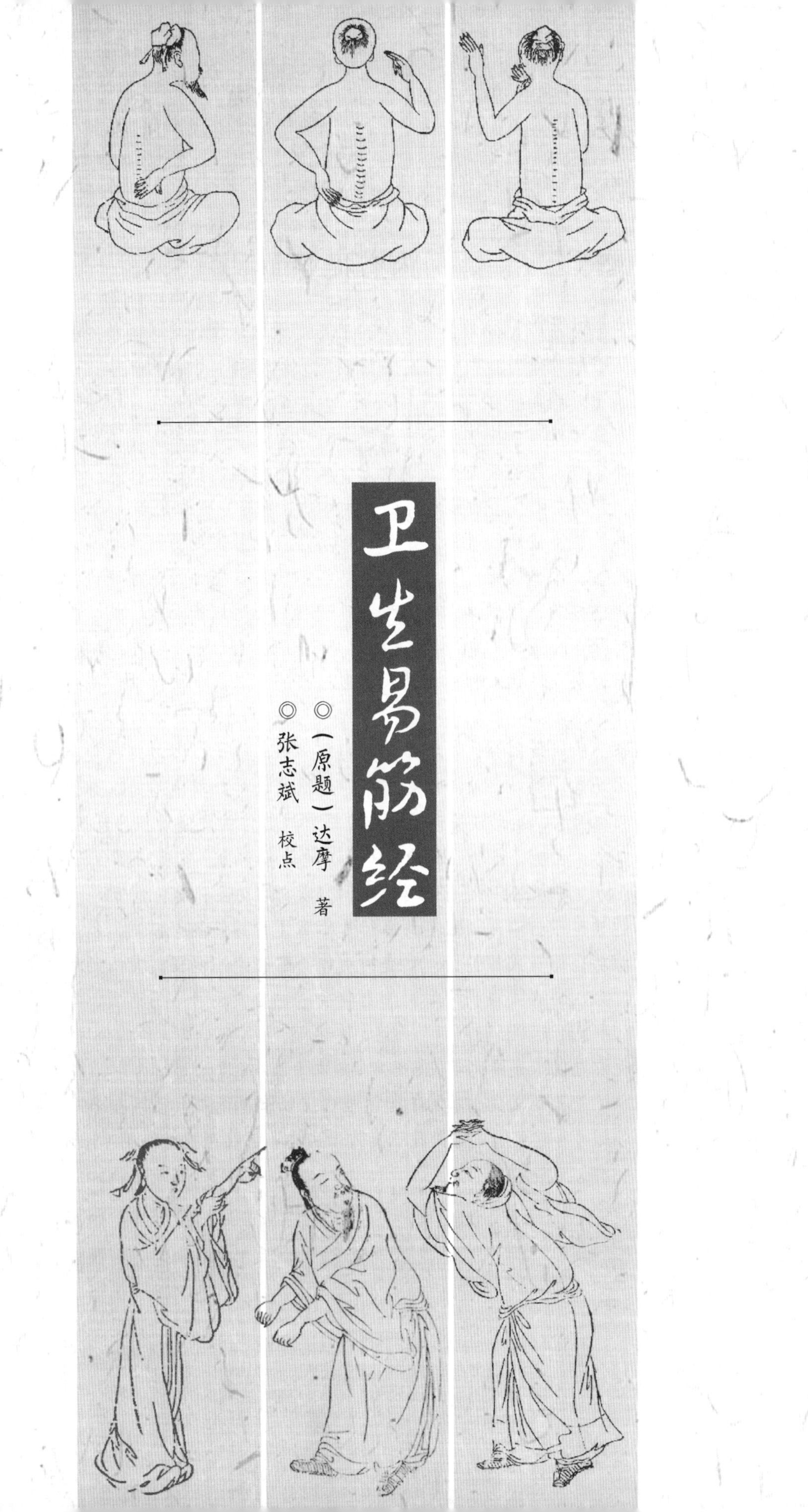

卫生易筋经

◎（原题）达摩 著

◎张志斌 校点

内容提要

《卫生易筋经》分为上下两卷。上卷是原题达摩著之《易筋经》，内容与本丛书所收录其他两种的《易筋经》大致相同。下卷为来章氏所辑，也称为《易筋经附录》（见校后记图1）。这个部分既称为“附录”，又署为“来章氏辑”，应该为来章氏所加，而不是《易筋经》原本的内容。包括玉环穴说、经验药方等五个处方、木杵木槌图、任脉之图（下为诸穴解说）、督脉之图（下为诸穴解说）、骨数、筋络、气血说等。

此书最值得注意的是集中了多种练功法。上卷提到易筋经功法、外壮神力八段锦、十二段锦。其中，《易筋经》功法是在独特筋膜理论指导下的守中揉捣打功，强调早、中、晚一日三行，持之以衡。揉、捣、打等不同功法有严格的序次关系，必须先内后外，先任后督，先壮后勇，循序渐进。十二段锦为从八段锦八种坐式功法发展过来的十二式坐式功法，配有十二幅图。

下卷，即附录部分，包括外功、内功、易筋经十二图与却病延年法等多种强体功法。外功，除心功主要指安定情绪之外，其他均是以身体各部器官及部位为名，运动或被动运动相应器官或部位的成套动作，包括耳功、目功、口功、舌功、齿功、鼻功、（外）肾功与身功、首功、面功、手功、足功、肩功、背功、腹功、腰功等十六种，以文字为主，没有练功图。内功，指存想运气，叩齿津漱，配有两幅行气示意图。易筋经十二图，包括十二式立式动功，每一式都包括一整套的动作，配有十二幅图。却病延年法，共九式，为八种立式自我按摩法加上最后一种坐式运动导引组成，配有九幅图。此外，还有“五脏辨病”一篇，简述心、肝、脾、肺、肾的生理病理。

本次校点以清光绪元年（1875年）刻本为底本，以清光绪丙申（1896年）文成堂本（简称“文成堂本”）为主校本，以清道光二十三年（1843年）友竹山房刻《易筋经》本（简称“友竹山房本”）及清咸丰八年（1858年）《卫生要术》为旁校本。

宋　序[1]

昔达摩大师著《洗髓》《易筋》两经，而传于少林者惟《易筋经》。此非徒谈神勇、矜绝技也。盖人之一身，重在元气，贵在精神，采能保护，岂特却延年，直可通凡达圣矣。余公余喜刻善书，施药饵，沉疴赖起，四方咸啧啧称。平日屏一切嗜好，节饮食，慎起居，安神静息，考研究其养生之方。兹得是编，勃然兴，欣然喜，知其有得于《黄庭内经》之精而直抮其道，德神仙之秘也。余好之，尤愿同志者共行之，非敢以是参澈乎大师之旨也，其亦为保身之一助云尔。

同治十三年季冬上浣六日北平宋光祚序

〔1〕宋序：原无，整理时加。

潘 序[1]

原夫人之生死，病之轻重，必先视元气之存亡。所谓元气者何？五脏之真精，即元气之分体也。而究其本原，《道经》所谓“丹田”，《难经》所谓“命门”，《内经》所谓“七节之旁有小心”。阴阳开关存乎此，呼吸出入系乎此。无火而能令百体皆温，无水而能令五脏皆润。此中一线未绝，则生气一线未亡，胥赖乎此。人之脏腑、经络、血气、肌肉，一有不慎，外邪干之则病。古之人以针灸为本，继之以砭石、导引、按摩、酒醴等法，所以利关节，和血气，使速去邪。邪去而正自复，正复而病自愈。平日尤重存想乎丹田，欲使本身自有之水火得以相济，则神旺气足，邪不敢侵。与其待疾痛临身，呻吟求治，莫若常习片刻之功，以防后来之苦。虽寿命各有定数，而体气常获康强于平时矣。兹编取丰城徐鸣峰本，参之医经各集而略为增删。凡于五官四体，各有所宜，按摩导引者，列之于分行外功内，任人择取行之。仍取前人所定合行十二段法，载于歌诀，俾得照依次序，遍及周身。此皆尽人可行，随时可作，功简而赅，效神而速。不须侈谈高远，而却病延年实皆信而有征，即老子、赤松子、钟离子所载节目，亦不外此。诚能日行一二次，无不身轻体健，百病皆除。从此翔洽太和，共登寿域，不甚善乎？爰泚笔而为之记。

咸丰八年孟冬古吴潘霨伟如甫书于长芦节署

〔1〕潘序：原无，整理时加。

易筋经序

后魏孝明帝太和年间，达摩大师自梁适魏，面壁于少林寺。一日谓其徒众曰：盍各言所知？将以占乃诣。众因各述其进修。师曰：某得吾皮，某得吾肉，某得吾骨。惟于慧可曰：尔得吾髓。云云。后人漫解之，以为入道之浅深耳。盖不知实有所指，非漫语也。迨九年功毕示[1]化，葬熊耳山脚，乃遗只履而云。后面壁处碑砌坏于风雨，少林僧修葺之。得一铁函，无封锁有际，会百计不能开。一僧悟曰：此必胶之固也，宜以火。函遂开，乃熔蜡满注而四着故也。得所藏经二帙[2]：一曰《洗髓经》，一曰《易筋经》。《洗髓经》者，谓人之生感于爱欲，一落有形，形皆滓秽。欲修佛谛，动障真如，五脏六腑，四肢百骸，必先一一洗涤尽净，纯见清虚，方可进修入佛智地。不由此经，进修无基，无有是处。读至此，然后知向者所谓修得髓者，非譬喻也。《易筋》者，谓髓骨之外，皮肉之内，莫非筋连络周身，通行气血。凡属后天，皆其提携。借假修真，匪所赞勷，立见颓靡。视作泛常，曷臻极至？舍是不为进修不力，无有是处。读至此，然后知所谓皮肉骨者，非譬喻，亦非漫语也。《洗髓经》帙归于慧可，附衣钵共作秘传，后世罕见。惟《易筋经》，留镇少林，以永师德。第其经字，皆天竺文，少林诸僧，不能遍译，间亦译得十之一二，复无至人口传密秘，各呈已见，演而习之，竟趋旁径，落于枝叶，遂失作佛真正法门。至今少林僧众仅以角艺擅场，是得此经之一斑也。众中一僧，具超绝识，念惟达摩大师，既留圣经，岂惟小技？今不能译，当有译者。乃怀经遍历山岳。一日，抵蜀，登峨嵋山，得晤[3]西竺圣僧般剌密谛。言及此经，并陈来意。圣僧曰：佛祖心传，基先于此。然而经文不可译，佛语渊奥也。经义可译，通凡达圣也。乃一一指陈详译其义，且止僧于山，提挈进修。百日而凝固，再百日而充周，再百日而畅达，得所谓金刚坚固地，驯此入佛知地，洵为有基筋矣。僧志坚精，不落世务，乃随圣僧化行海岳，不知所之。徐鸿客遇之海外，得其秘谛，既授于虬髯客。虬髯客复授于予。尝试之，辄奇验，始信语真不虚。惜乎未得《洗髓》之秘，观游佛境。又惜立志不坚，不能如僧不落世务，乃仅借六花小技以勋伐，终中怀愧歉也。然则此经妙义，世所未闻，谨序其由，俾知颠末。企望学者，务期作佛，切勿要区区作人间事业也。若各能作佛，乃不负达摩大师留经之意。若曰勇足以名世，则古之以力闻者多矣，奚足录哉？

时唐贞观二载春三月三日李靖药师甫序

〔1〕示：文成堂本同，日藏清康熙抄本作“而”，于义更长。
〔2〕帙：原作“帖”，文成堂本同，据日藏清康熙抄本改。
〔3〕晤：原作“悟”，据文成堂本改。

易筋经内外神勇序

予武人也，目不识一字，好弄长枪大剑，盘马弯弓以为乐。值中原沦丧，徽钦北狩，泥马渡河，江南多事。予因应我少保岳元帅之募[1]，署为裨将，屡上战功，遂为大将。忆昔年奉少保将令出征，后旋师还鄂。归途忽见一游僧，状貌奇古，类阿罗汉像。手持一函入营，嘱予致少保。叩其故。僧曰：将军知少保有神力乎？予曰：不知也，但见吾少保能挽百石之弓耳。僧曰：少保神力天赋之欤？曰：然。僧曰：非也。予授之耳。少保少尝从事于予，神力成功。予嘱其相随入道，不之信，去而作人间勋业事。名虽成，志难竟。天也，运也，命也，奈若何？今将及矣。烦致此函，或能返省获免。予闻言，不胜悚异。叩姓氏，不答。叩所之，曰：西访达师。予慑其神威，不敢挽留，竟飘然去。少保得函，读未竟，泣数行下。曰：吾师神僧也，不吾待，吾其休矣。因从襟袋中出册付予，嘱曰：好掌此册，择人而授，勿使进道法门斩焉中绝，负神僧也。不数月，果为奸相所构。予心伤于少保冤愤莫伸，视功勋若粪土，因无复人间之想矣。念少保之嘱，不忍负。又恨武人无巨眼，不知斯世谁具作佛之志，堪传此册者。择人既难，妄传无益，今将此册，藏[2]于嵩山石壁之中，听有道缘者自得之，以衍进道之法门。庶免妄传之咎，可酬少保于天上矣。

宋绍兴十二年鄂镇大元帅少保岳麾下弘毅将军阴阳[3]牛皋鹤九甫序

〔1〕募：原作“幕”，据日藏清康熙抄本改。
〔2〕藏：原作“传”，据日藏清康熙抄本改。
〔3〕阴阳：日藏清康熙抄本作“汤阴”。

目　录

易筋经上卷

易筋经附录下卷[1]

〔1〕易筋经附录下卷：本书底本原无下卷目录，今据正文内容补出。

易筋经上卷

西竺达摩祖师　著

西竺圣僧般剌密谛　译义

南洲白衣海岱游人　订正

总　论[1]

译曰：佛祖大意谓登正[2]果者，其初基有二，一曰清虚，一曰脱换。能清虚则无障，能脱换则无碍。无障无碍，始可入定出定矣。知乎此，则进道有基矣。所云清虚者，洗髓是也；脱换者，易筋是也。其洗髓之说，谓人之生感于情欲，一落有形之身而脏腑肢骸悉为滓秽所污，必洗涤净尽，无一毫之瑕障，方可步超凡入圣之门。不由此，则进道无基。所言洗髓者，欲清其内；易筋者，欲坚其外。如果能内清静而外坚固，登圣域在反掌间耳。何患无成？且云易筋者，谓人身之筋骨由胎禀而受之，有筋弛者、筋挛者、筋靡者、筋弱者、筋缩者、筋壮者、筋舒者、筋劲者、筋和者，种种不一，悉由胎禀。如筋弛则病，筋挛则瘦，筋靡则痿，筋弱则懈，筋缩则亡[3]，筋壮则强，筋舒则长，筋劲则刚，筋和则康。若其人内无清虚而有障，外无坚固而有碍，岂许入道哉？故入道莫先于易筋以坚其体，壮内以助其外，否则道亦难期。其所言易筋者，易之为言大矣哉。易者，乃阴阳之道也，易即变化之易也。易之变化，虽存乎阴阳，而阴阳之变化，实有存乎人，弄壶中之日月，搏掌上之阴阳。故二竖系之在人，无不可易。所以为虚为实者易之，为寒为暑者易之，为刚为柔者易之，为静为动者易之。高下者，易其升降；先后者，易其缓急；顺逆者，易其往来。危者易之安；乱者易之治；祸者易之福；亡者易之存。气数者，可以易之而挽回；天地者，可以易之而反复。何莫非易之功也？至若人身之筋骨，岂不可以易之哉？然筋，人身之经络也。骨节之外，肌肉之内，四肢百骸，无处非筋，联络周身，通行血脉，而为精神之外辅。如人肩之能负，手之能摄，足之能履，通身之活泼灵动者，皆筋之挺然者

〔1〕总论：文成堂本此前有“易筋经”三字。

〔2〕正：原作“证”，据文成堂本改。

〔3〕亡：文成堂本作“短”。

也，岂可容其弛挛靡弱哉？而病、瘦、痿、懈者，又宁许其入道乎？佛祖以挽回斡旋之法，俾筋挛者易之以舒，筋弱者易之以强，筋弛者易之以和，筋缩者易之以长，筋靡者易之以壮。即绵泥[1]之身，可以立成铁石，何莫非易之功也？身之利也，圣之基也，此其一端耳。故阴阳为人握也，而阴阳不得自为阴阳，人各成其人，而人勿为阴阳所罗，以血肉之躯而易为金石之体，内无障，外无碍，始可入得定去，出得定来。然此着功夫，亦非细故也。而功有渐次，法有内外，气有运用，行有起止。至若药物器制、火候岁年、饮食起居，始终各有征验。其入斯门者，务宜先辨信心[2]，次立虔心，奋勇坚往精进，如法行持而不懈，无不立跻圣域者云。

般剌密谛曰：此篇就达摩大师本意，言易筋之大概，译而成文，毫不敢加之臆见，或创造一语。后篇行功法则，具详原经译义，傥遇西竺高明圣僧，再请琢磨可也。

膜 论

夫人之一身，内而五脏六腑，外而四肢百骸，内而精气与神，外而筋骨与肉，共成其一身也。如脏腑之外，筋骨主之；筋骨之外，肌肉主之；肌肉之内，血脉主之。周身上下动摇活泼者，此又主之于气也。是故修炼之功，全以培养气血者为大要也。即如天之生物，亦不过随阴阳之所至而百物生焉，况于人之身乎？又况于修炼乎？且夫精气神虽无形之物也，筋骨肉乃有形之身也。此法必先炼有形者为无形之佐培，无形者为有形之辅。是一而二，二而一者也。若专培无形而弃有形则不可，专炼有形而弃无形则更不可。所以有形之身，必得无形之气相倚而不相违，乃成不坏之体。设相违而不相倚，则有形者亦化而为无形矣。是故炼筋必须炼膜，炼膜必须炼气。然而，炼筋易，炼膜难，炼膜难，而炼气更难也。先从极难极乱处立定根脚后，向不动不摇处认斯真法。务培其元气，守其中气，保其正气，护其肾气，养其肝气，调其肺气，理其脾气，升其清气，降其浊气，避[3]其邪恶不正之气。勿伤于气，勿逆于气，勿忧思悲怒以损[4]其气。使气清而平，平而和，和而畅达，能行于筋，串于膜，以至通身灵动，无处不行，无处不到。气至则膜起，气行则膜张，能起能张，则膜与筋齐坚齐固矣。若炼筋不炼膜，则筋无所主；炼膜不炼筋，而膜无所依。炼筋炼膜而不炼气，而筋膜泥而不起；炼气而不炼筋膜，而气痿而不能宣达流串于筋络。气不能流串，则

〔1〕泥：原作“涯”，据文成堂本改。
〔2〕信心：原作“香信”，据文成堂本改。
〔3〕避：原作“闭”，据文成堂本改。
〔4〕损：原作“捐”，据文成堂本改。

筋不能坚固。此所谓参互其用，错综其道也。俟炼至筋起之后，必宜倍加功力[1]，务使周身膜皆能腾起，与筋齐坚，始为了当。否则筋坚无助，譬如植物无土培养，岂曰全功也哉？

般剌密谛曰：此篇言易筋以炼膜为先，炼膜以炼气为主。然此膜人多不识，不可为脂膜之膜，乃筋膜之膜也。脂膜腔中物也，筋膜骨外物也。筋则联络肢骸，膜则包贴骸骨。筋与膜较，膜软于筋；肉与膜较，膜劲于肉。膜居肉之内，骨之外，包骨衬肉之物也。其状若此、行此功者，必使气串于膜间，护其骨，壮其筋，合为一体，乃曰全功。

内壮论

内与外对，衰与壮对。壮与衰较，壮可久也；内与外较，外勿略也。盖内壮言坚，外壮言勇。坚而能勇，是真勇也；勇而能坚，是真坚也。坚坚勇勇，勇勇坚坚，乃成百劫不化之身，方是金刚之体矣。凡炼内壮，其则有三。一曰：守此中道。守中者，专于积气也。积气者，专于眼、耳、鼻、舌、身、意也。其下手之妙要在于揉，揉之法详后。凡揉之时，解襟仰卧，手掌着处其一掌下胸腹之间，即名曰中。惟此中乃存气之地，应须守之。守之之法，在乎含其眼光，凝其耳韵，匀其鼻息，缄其口[2]气，逸其身劳，锁其意驰，四肢不动，一念冥心。先存想其中道，后绝其诸妄念，渐至如一[3]不动，是名曰守，斯为合式。盖揉在于是，则一身之精气神，俱注于是，久久积之，自成其庚方一片矣。设如杂念纷纭，驰想世务，神气随之而不凝，则虚其揉矣，何益之有？二曰：勿他想。人身之中，精神气血不能自主，悉听于意。意行则行，意止则止。守中之时，意随掌下，是为合式。若或驰意于各肢，则所凝之精神气随即走散于各肢，即成外壮，而非内壮矣。揉而不积，是虚其揉矣，又何益哉？三曰：待其充周。凡揉与守，所以积气，气既积矣，精神血脉悉皆附之，守而不驰。揉之且久，则气中蕴而不旁溢。气积而力自积，气充满而力自周遍。此气，即孟子所谓“至大至刚，塞乎天地之间”者，是吾“浩然之气”也。设未及充周，驰意外走，散于四肢，不惟内壮亦不坚，而外勇亦不全，则两无益矣。

般剌密谛曰：人生之初，本来原善，苦为情欲杂念分去，则本来面目一切抹倒。又为眼、耳、鼻、舌、身、意分损灵犀，蔽其慧性而不能悟道。所以达摩大师面壁少林九载，是不纵耳目之欲也。耳目不为欲纵，猿马自被其锁缚矣。故达摩得斯真法，

---

〔1〕力：原作“立”，据文成堂本改。

〔2〕口：文成堂本作“舌”。

〔3〕如一：文成堂本作“如如”。

始能只履西归而登正果也。此篇乃摩祖心印真基，法在“守中”一句，用在“含其眼光”七句。若能如法行之，则虽愚必明，虽柔必强，其极乐世界，可立而登矣。

揉　法

夫揉之为用，意在磨砺其筋骨也。磨砺者，即揉之谓也。其法有三段，每段百日。一曰：揉有节候。如春月起功，功行之时，恐有春寒，难以裹〔1〕体，只可解开襟。次行于二月中旬，天道渐和，方能现身下功。渐暖，乃为通便，任意可行也。二曰：揉有定式。人之一身，右气左血。凡揉之法，宜从身右推而向左，是取推气入于血分，令其通融。又取胃居于右，揉令胃宽，能多纳气。又取揉者右掌有力，用而不劳。三曰：揉宜轻浅。凡揉之法，虽曰人功，宜法天义。天地生物，渐次不骤，气至自生，候至物成。揉者法之，但取推荡，徐徐往来，勿重勿深，久久自得，是为合式。设令太重，必伤于皮肤，恐生瘢痱。深则伤于肌肉筋膜，恐生热肿，不可不慎。

采精华法

太阳之精，太阴之华，二气交融，化生万物。古人善采咽者，久久皆仙去。其法秘密，世人莫知。即有知者，苦无坚志，且无恒心，是为虚负居诸，而成者少也。凡行内炼者，自初功始，至于成功，以至终身，勿论闲〔2〕忙，勿及外事，若采咽之功苟无间断，则仙道不难于成。其所以采咽者，盖取阴阳精华，益我神智，俾凝滞〔3〕渐消，清灵日长，万病不生，良有大益。其法：日取于朔，谓与月初之交，其气方新，堪取日精；月取于望，谓金水盈满，其气正旺，堪取月华。设朔望日遇有阴雨，或值不暇，则取初二、初三、十六、十七，犹可疑神补取。若过此六日，则日昃月亏，虚而不足取也。朔取日精，宜寅卯时，高处默对，调匀鼻息，细吸精华，令满一口，闭息凝神，细细咽下，以意送之，至于中宫，是为一咽。如此七咽，静守片时，然后起行，任从酬应，毫无妨碍。望取月华，亦准前法，于戌亥时，采吞七咽。此乃天地自然之利，惟有恒心者乃能享用之。亦惟有信心，乃能取用之。此为法中之一部大功，切勿忽误也。

---

〔1〕裹：文成堂本作“裸”，义长。
〔2〕闲：原作“间”，据文成堂本改。
〔3〕凝滞：文成堂本作“愚滞”。

服药法

炼壮之功，外资于揉，内资于药。行功之际，先服药一丸，约药入胃将化之时，即行揉功。揉与药力两相迎凑，乃为得法。过犹不及，皆无益也。行功三日，服药一次，照此为常。

内壮药

野蒺藜炒，去刺　白茯苓去皮　白芍药火煨，酒炒　熟地黄酒制　炙甘草蜜炙　朱砂水飞（各五两）　人参　白术土炒　当归酒浸　川芎（各一两）

共为细末，炼蜜为丸，重一钱。每服一丸，汤、酒任下。一云：多品合丸，其力不专，另立三方任用。

一方

蒺藜炒，去刺

炼蜜为丸，每服一钱或二钱。

一方

朱砂三分，水飞过

蜜水调下。

一方

白茯苓去皮，为末

蜜丸，或蜜水调下，或作块浸蜜。

汤洗法

行功之时，频宜汤洗。盖取咸[1]能软坚，功力易入，凉能散火，不致骤[2]热。一日一洗，或二日一洗，以此为常，功成乃止。

〔1〕咸：原作“盐”，据文成堂本改。

〔2〕骤：文成堂本作“聚”，于义更长。

地骨皮　食盐

各宜量入。煎水乘热汤洗，则气血融和，皮[1]肤舒畅。

初月行功法

初揉之时，择少年童子更迭揉之。一取力小揉推不重，一取少年血气壮盛。未揉之先，服药一丸，约药将化时，即行揉法。揉与药力一齐运行，乃得其妙。揉时，当[2]解襟仰卧，心下脐上，适当其中。按以一掌，自右向左，揉之徐徐，往来均匀，勿轻而离皮，勿重而着骨，勿乱动游击，是为合式。当揉之时，冥心内观，着意守中，勿忘勿助，意不外驰，则精气神皆附注一掌之下，是为如法火候。若守中纯熟，揉推匀净，正揉之际，竟能睡熟，更为得法，愈于醒守也。如此行时，约略一时，时不能定，则以大香二炷为则。早、午、晚共行三次，日以为常。如少年火盛，只宜早晚二次，恐其太骤，或致他虞。行功既毕，静睡片时，清醒而起，应酬无碍。

二月行功法

初功一月，气已凝聚。胃觉宽大，其腹两旁，筋皆腾起，各宽寸余，用气努之，硬如木石，便为有验。两筋[3]之间，自心至脐，软而有陷，此则是膜，较深于筋，掌揉不到，不能腾起。此时应于前所揉一掌之旁，各揉开一掌，仍如前法，徐徐揉之。其中软处，须用木杵深深捣之，久则膜皆腾起，浮至于皮，与筋齐坚，全无软陷，始为全功。此揉捣之功，亦准二香，日行三次，以为常则，可无火盛之虞矣。

三月行功法

功满两月，其间陷处至此略起，乃用木槌轻轻打之。两旁所揉各宽一掌处，却用木槌如法捣之，又于其两旁至两筋稍各开一掌，如法揉之。准以二炷香，日行三次。

〔1〕皮：文成堂本作“肌”，于义更长。
〔2〕时当：原作“当时”，据文成堂本乙转。
〔3〕筋：文成堂本作“肋”。

四月行功法

功满三月，其中三掌皆用槌打。其外二掌，先捣后打，日行三次，具准二香。功逾百日，则气满筋坚，膜亦腾起，是为有验。

行功轻重法

初行功时，以轻为主。必须童子，其力平也。一月之后，其气渐盛，须有力者，渐渐加重，乃为合宜。切勿太重，或致动火；切勿游移，或致伤皮。慎之慎之。

用功浅深

初功用揉，取其浅也。渐次加力，是因气坚秒为增重，仍是浅也。次功用捣，方取其深。再次用打，打外虽尚属浅，而震入于内，则属深。俾内外皆坚，方为有得。

两肋内外行功法

功逾百日，气已盈满，譬之涧水，平岸浮堤，稍为决道，则奔放他之，无处不到，无复在涧矣。当此之时，切勿用意引入四肢。所揉之外，切勿轻用槌杵捣打。略有引导，则入四肢，即成外勇，不复来归行于骨内，不成内壮矣。其入内之法，为一石袋，自从心口至两肋稍骨肉之间，密密捣之，兼用揉法，更用打法，如是久久，则所积盈满之气循之入骨有路，而不外溢，始成内壮矣。内外两支，于此分界，极当辨审。倘其中稍有夹杂，若轻用引弓弩、拳打扑等势，则气趋行于外，永不能复入内矣。慎之慎之。

木杵、木槌说

木杵、木槌，皆用坚木为之。降真香为最佳，文楠、紫檀次之，花梨、白檀、铁梨又次之。杵长六寸，中径五分，头圆尾尖，即为合式。槌长一尺，围圆四寸，把细顶粗，其粗之中处略高少许，取其高处着肉，而两头尚有间空，是为合式。

石袋说

木杵、木槌，用于肉处，其骨缝之间，悉宜石袋打之。取石头圆净，全无棱角，大如葡萄，小如榴子，生于水中者，乃堪入选。山中者燥，燥则火易动；土中者郁，郁则气不畅，皆不选也。若棱角尖硬，定伤筋骨，虽产诸水，亦不可选。袋用细布缝作圆筒如木杵形样，其大者长约八寸，其次六寸，再次五寸。大者石用一斤，其次十二两，小者半斤。分置袋中，以指挑之，挨次扑打。久久行之，骨缝之间，膜皆坚壮也。

五、六、七、八月行功法

功逾百日，心下两旁至肋之稍，已用石袋打而且揉矣。此处乃骨缝之交，内壮外壮，在此分界。不于此处导引向外，则其积气向骨缝中行矣。气循打处，逐路而行。宜自心口打至于颈，又自肋梢打至于肩，周而复始，切不可逆打。日行三次，其准六香，勿得间断。如此百日，则气满前怀，任脉充盈，功将半矣。

九、十、十一、十二月行功法

功至二百日，前怀气满，任脉充盈，则宜运入脊后，以充督脉。从前之气，已至肩颈，今则自肩至颈，照前打法，兼用揉法，上循玉枕，中至夹脊，下至尾闾，处处打之，周而复始，不可倒行。脊旁软处，以掌揉之，或用槌杵随便捣打。日准六香，其行三次，或上或下，或左或右，揉打周遍。如此百日，气满脊后，能无百病，督脉充满。凡打一次，用手遍搓，令其均润。

配合阴阳论

天地一大阴阳也，阴阳相交，而后万物生。人身一小阴阳也，阴阳相交，而后百病无。阴阳互用，气血交融，自然无病，无病则壮，其理分明。然行此功，亦借阴阳交互之义，盗天地万物之元机也，如此却病。凡人身中，其阳衰者，多犯痿弱虚惫之疾，宜用童子少妇依法揉之。盖以女子外阴而内阳，借取其阳以助我之丧，自然之理也。若阳盛阴衰，则多患火病，宜用童子少男。盖男子外阳而内阴，借取其阴，以制我之阳盛，亦是元机。至于无病之人行此功者，则从其便。若用童男少女相间揉之，令其阴阳各畅，行之更妙。

下部行功法

积气至三百余日，前后任督二脉悉皆充满，再行此下部功夫，令其通贯。盖以任督二脉，人在母胎时，原自相通。出胎以后，饮食出入，隔其前后通行之道。其督脉自上龈循顶，行脊间至尾闾；其任脉自承浆循胸，行腹下至会阴，两不相贯。行此下部之功，则气至可以通接而交旋矣。此功夫其法在两处，其目有十段。两处者：一在睾丸，一在玉茎。在睾丸，曰攒、曰挣、曰搓、曰拍；在玉茎，曰咽、曰捽、曰握、曰洗、曰束、曰养。以上十字，除咽、洗、束、养外，余六字用手行功，皆自轻至重，自松至紧，自勉至安，周而复始，不计其数。日以六香，分行三次，百日成功。则气充满，超越万物矣。凡“攒、挣、拍、捽、握、搓”六字，皆手行之，渐次轻重。若“咽”字，则初行之时，先吸一口清气，以意咽下，默送至胸。再吸一口，送至脐间。又吸一口，送至下部行功处。然后乃行攒、挣、搓、拍、捽、握等功[1]，皆努气至顶，方为有得，日以为常。“洗”者，用药水逐日荡洗一次，一取透和气血，一取苍老皮肤。“束”字者，功毕、洗毕用软帛作绳，束其根茎，松紧适宜，取其常伸不屈之意。“养”者，功成物壮，百战胜人，是其本分。犹恐其嫩，或致他虞，先用旧鼎时或养之。“养之”者，宜安闲温养，切勿驰骋，务令惯战，然后

〔1〕搓、拍、捽、握等功：原作“等功握字功”，据道光二十三年本改。

能无敌矣。行满百日，久久益佳。弱者强，柔者刚，缩者长，病者康，居然列丈夫。虽木石铁槌，亦无所惴。以之鏖战，应无敌手。以之采取，可得元珠；以之延嗣，则百斯男。吾不知天地间，更有何药，大于是法。

行功禁忌

自上部初功起至此，凡三百余日，勿多进内。盖此功以积气为主，而精神随之。初功百日内，全宜忌之。百日功毕后，乃可进内一次，以疏通其留滞，多不过二次，切不可三次。向后皆同此意。至行下部功时，五十日间，疏放一次，以去其旧而生其新。以后慎加保守，此精乃作壮之本，万勿浪用。俟功成气坚，收放在我，顺施在人，进内则其道非凡，不可以价值论也。

下部洗药方

行此下部功，当用药水日日荡洗，不可间断。盖取药力通和气血，苍老皮肤，又且解热退火，不致他变也。

法用

蛇床子　地骨皮　甘草

各量用。煎汤，先[1]温后热，缓缓汤之。每日一二次，以为常则。

用　战

精气与神，炼至坚固，用立根基，希仙作仙，能勇精进也。设人缘未了，用之临敌，对垒时，其切要处在于间有所寄，气不外驰，则精自不狂，守而不走。设欲延嗣，则按时审候，应机而射，一发中的，无不孕者。设欲鏖战，则闭气存神，按队行兵，自能无敌。若于下炼之时，如吞剑吹吸等功相间，行熟则为泥水采补最上神锋也。

---

〔1〕先：原作“洗”，据道光二十三年本改。

内壮神勇

壮有内外，前虽言分量，尚未究竟，此再明之。自行胁肋打揉之功，气入骨分，令至任督二脉气充遍满，前后交接矣。尚未见力，何以言勇？盖气未到手也。法用石袋照前打之。先从〔1〕右肩，依次打下，至于右手中指之背。又从肩后，打至大指、食指之背。又从肩前，打至无名指、小指之背。后从肩里，打至掌内大指、食指之梢。又从肩外，打至掌内中指、无名指、小指之梢。打毕，用手处处搓揉，令其匀和。日限六香，分行三次。时常汤洗，以疏气血。功毕百日，其气始透，乃行左手。仍准前法，功亦百日。至此，则从骨中生出神力。久久加功，其臂、腕、指、掌迥异寻常。以意努〔2〕之，硬如铁石。并其指可贯牛腹，侧其掌可断牛头，然此皆小用之末技也。

炼手余功

行功之后，余力炼手。其法常以热水频频汤洗。初温次热，最后大热。自掌至腕，皆令周遍。烫毕勿拭干，即乘热摆撒其掌，以至自干。摆撒之际，以意努气，至于指尖，是生力之法。又用黑、绿二豆拌置斗中，以手插豆，不计其数。一取汤洗和其气血，一取二豆能去火毒，一取磨砺坚其皮肤。如此功久，则从前所积之气，行至于手而力充矣。其皮肤筋膜相坚着骨，不软不硬。如不用之时，与常人无异。用时注意一努，坚如铁石。以之御物，莫能当此。盖此力自骨中生出，与世俗所谓外壮迥不相同。内外之分，看筋可辨。内壮者，其筋条畅，其皮细腻，而其力极重。若外壮者，其皮粗老，其掌与腕处处之筋尽皆盘结，壮如蚯蚓，浮于皮外，而其力虽多，终无基本。此内外之辨也。

外壮神力八段锦

内壮既得，骨力坚凝，然后可以引达于外。盖以其内有根基，由中达外，方为有本之学。炼外之功，概此八法：曰提、曰举、曰推、曰拉、曰揪、曰按、曰抓、曰

〔1〕从：原作“用”，据道光二十三年本改。
〔2〕努：原作“弩”，据道光二十三年本改。下同。

盈。依此八法，努力行之，各行一遍，周而复始，不计其数。亦准六香，日行三次，久久功成，力充周身。用时照法取力，无不响应。骇人听闻，古所谓手托城闸，力能举鼎，俱非异事。其八法若逐字单行，以次相及，更为精专，任从其便。

神勇余功

内外两全，方称神勇。其功既成，以后常宜演练，勿轻放逸。一择园木诸树大且茂者，是得土木旺相之气，与众殊也。有暇之时，即至树下，任意行功，或槌或抱，或推拉踢拔，诸般作势，任意为之。盖取得其生气以生我力，而又取暇以成功也。一择山野挺立大石，秀润完好殊众者，时就其旁，亦行推按种种字法，时常演之。盖木石得天地之钟英，我能取之，良有大用。稽古大舜与木石居，非慢然也。

贾力运力势法

其法用意蓄气，周身处处初立运之。立必挺直，彻顶踵无懈骨。卷肱，掌指稍屈，两足齐踵，相去数寸立定，两手从上如按物难下状几至地，转腕从下托物如难上过其顶。两手则又攀物难下而至肩际，转掌向外微拳之，则卷肱立如初，两肱开向后者三，欲令气不匿膺间也。却舒右肱拦之欲右者，以左逮于左之爪相向矣。如将及之，则左手撑而极左，右手拉而却右，左射引满，身满，右肱卷之如初矣。则舒左肱拦右手，撑左手扯且满如右法，左右互者各三之，则卷两肱立如初，左手下附左处踝，踝掌兢劲相切也。则以右手推物使左倾倾矣，顾曳之，使右倚肩际，如是者三之。则右手以下以左法，左推曳之以右法者三之。则卷两肱，立如初。平肱掇重者，举势极则扳，盖至乳旁而攀矣，握固腹侧〔1〕左右间，不附腹也。高下视脐之轮，则劈右掌〔2〕，据右肩旁一强物至右〔3〕足外踵，转腕托上，托尽而肱且直〔4〕，则扳而下至右肩际，拳之右拳，据右腰眼，左右互者各三之。徐张后两拳而前交叉指，上举势极则转腕。举者，掌下，十指端上也；扳者，掌上，十指端下也。叉掌，上拱手，顶负筐，腋下皆空〔5〕焉。就其势倒而左，几左足外地，以前势起倒，而左右互者各三之。

〔1〕侧：原作“则”，据文义改。
〔2〕掌：原作“拳”，据道光二十三年本改。
〔3〕右：原作“左”，据道光二十三年本改。
〔4〕直：原作“右”，据道光二十三年本改。
〔5〕空：原作“为举扳”，据道光二十三年本改。

凡人倒左者，左膝微诎也；倒右者，右膝微诎也。不诎者，法也。乃取盐汤壮温者，濯右手背，指濡之，平直右肱，横挥之而燥。则濯左左挥，左燥复右[1]，互者各三之，挥且数十矣。自是两肱不复卷矣。乃蹬右足数十次，左[2]仍其数，蹬[3]以其踵或[4]抵之，顿[5]以其指或绊之也。则屹立敛足，举[6]踵顿地数十。已而两足蹲立，相去以尺，乃挥右拳前击数十，左亦如[7]之。乃仰卧，复卷肱如立时然，作振脊欲起者数十，而功竣焉。

凡用势左右必以其脊，但凡蓄气必讫其功。凡工日二三，必微饮后及食后一时行之。行之时，则以拳遍自捶，勿使气有所不行。揸五指头捣户壁，凡按久而作木石声为作。屈肘前上之，屈拳前上之，卧必侧面，上手拳而杵席作卧。因其左右，其拳指握固。

十二势图[8]

闭目冥心坐，握固静思神。叩齿三十六，两手抱昆仑。

左右鸣天鼓，二十四度闻。微摆撼天柱，赤龙搅水津。

鼓漱三十六，神水满口匀。一口分三咽，龙行虎自奔。

闭气搓手热，背摩后精门。尽此一口气，想火烧脐轮。

左右辘轳转，两脚放舒伸。叉手双虚托，低头攀足频。

以候神水至，再漱再吞津。如此三度毕，神水九次吞。

咽下汩汩响，百脉自调匀。河车搬运毕，想发火烧身。

旧名八段锦，子后午前行。勤行无间断，万病化为尘。

以上系通身合总行之要，依次序，不可缺，不可乱，先要记熟此歌，再详看后图及各图详注，各诀自无差错。十二图附后。[9]

---

〔1〕左燥复右：原作“右燥复左”，据道光二十三年本改。

〔2〕左：原脱，据道光二十三年本补。

〔3〕蹬：原作“证”，据道光二十三年本改。

〔4〕或：原作“则”，据道光二十三年本改。

〔5〕顿：原作“颈”，据道光二十三年本改。

〔6〕举：此后原衍“前”字，据道光二十三年本删。

〔7〕亦如：原脱，据道光二十三年本补。

〔8〕十二势图：原脱，据目录补。

〔9〕闭目……十二图附后：原书错在目录之后，全书正文之前。今据文义移此。

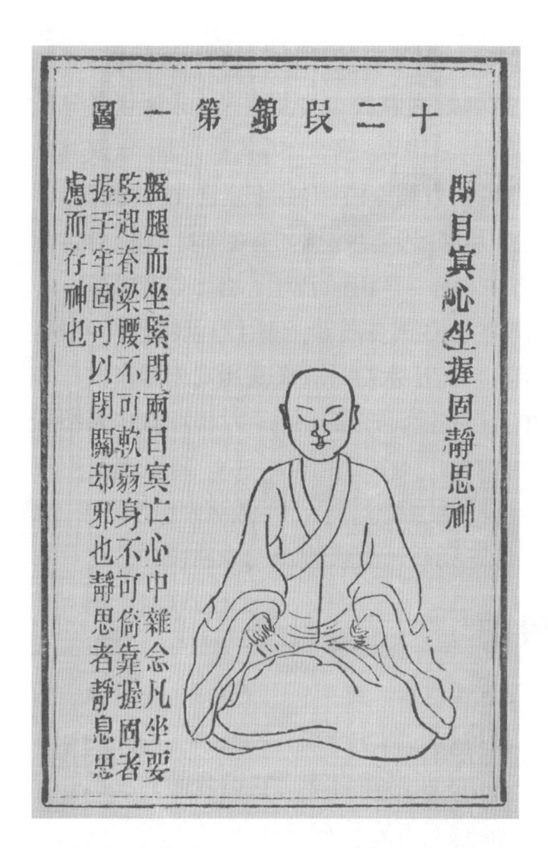

十二段锦第一图

闭目冥心坐，握固静思神。

盘腿而坐，紧闭两目，冥亡心中杂念。凡坐，要竖起脊梁，腰不可软弱，身不可倚靠。握固者，握手牢固，可以闭关却邪也。静思者，静息思虑而存神也。

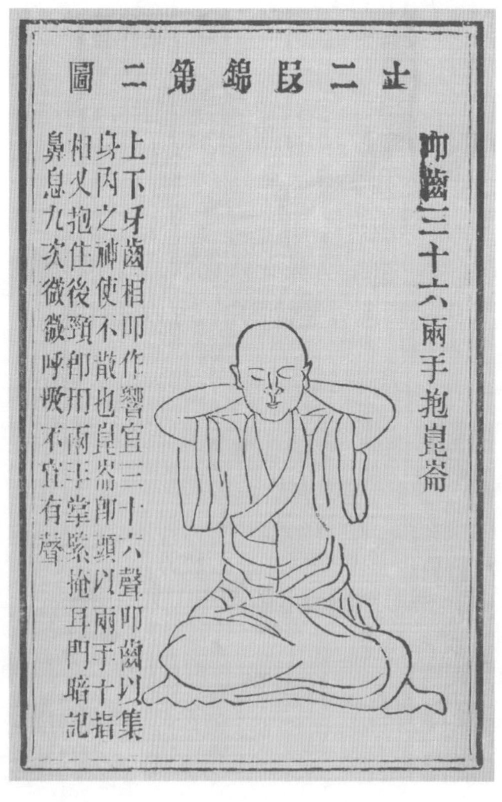

十二段锦第二图

叩齿三十六，两手抱昆仑。

上下牙齿相叩作响，宜三十六声。叩齿以集身内之神，使不散也。昆仑即头，以两手十指相叉抱住后颈，即用两手掌紧掩耳门，暗记鼻息九次，微微呼吸，不宜有声。

十二段锦第三图

左右鸣天鼓，二十四度闻。

记算鼻息出入各九次毕，即放所叉之手，移两手掌擦耳，以第二指叠在中指上，作力放下第二指，重弹脑后，要如击鼓之声，左右各二十四度，两手同弹，共四十八声，仍收[1]手握固。

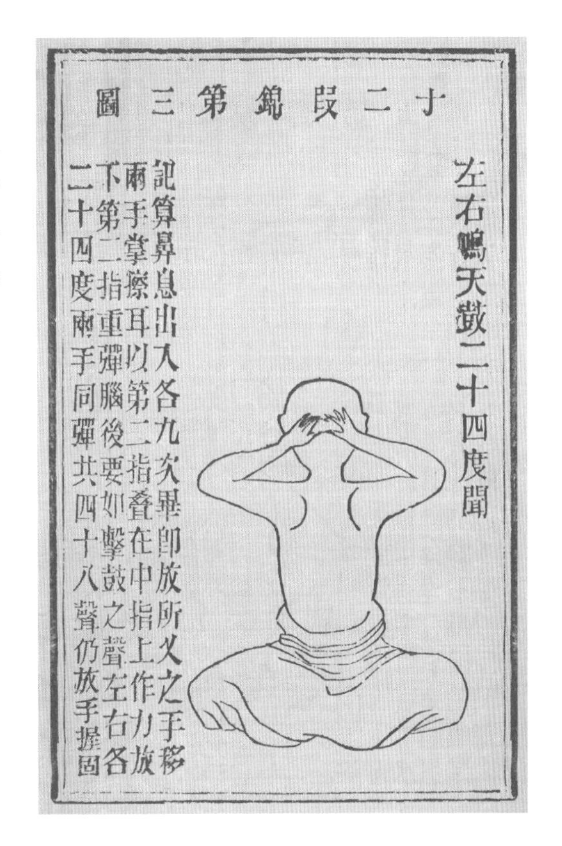

十二段锦第四图

微摆撼天柱。

天柱即后颈，低头扭[2]颈向左右侧视，肩亦随之左右招摆，各二十四次。

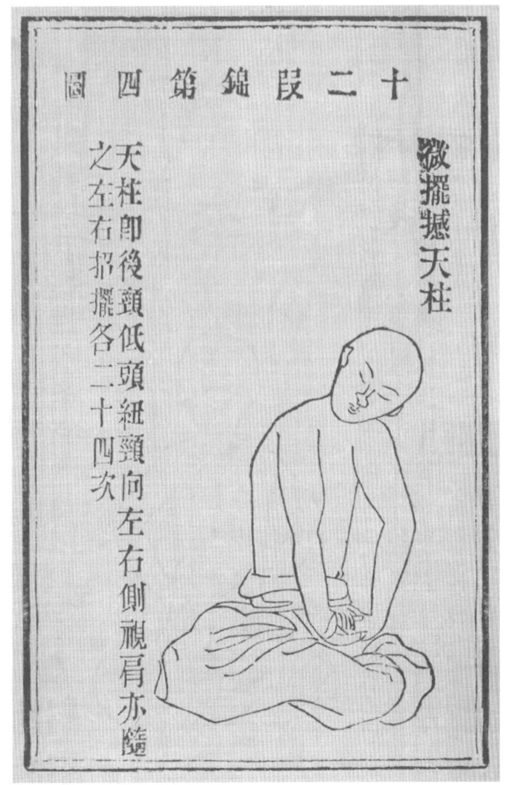

〔1〕收：原作“放”，据《卫生要术》改。

〔2〕扭：原作“纽”，三种版本同，据文义改。

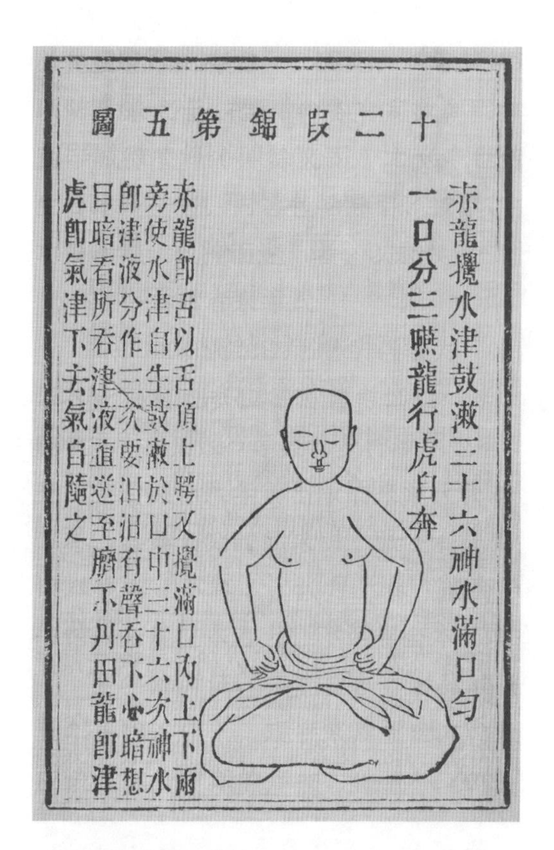

十二段锦第五图

赤龙搅水津。鼓漱三十六，神水满口匀。一口分三咽，龙行虎自奔。

赤龙即舌，以舌顶上腭，又搅满口内上下两旁，使水津自生，鼓漱于口中，三十六次。神水即津液，分作三次，要汩汩有声吞下。心暗想，目暗看，所吞津液直送到脐下丹田。龙即津，虎即气，津下去，气自随之。

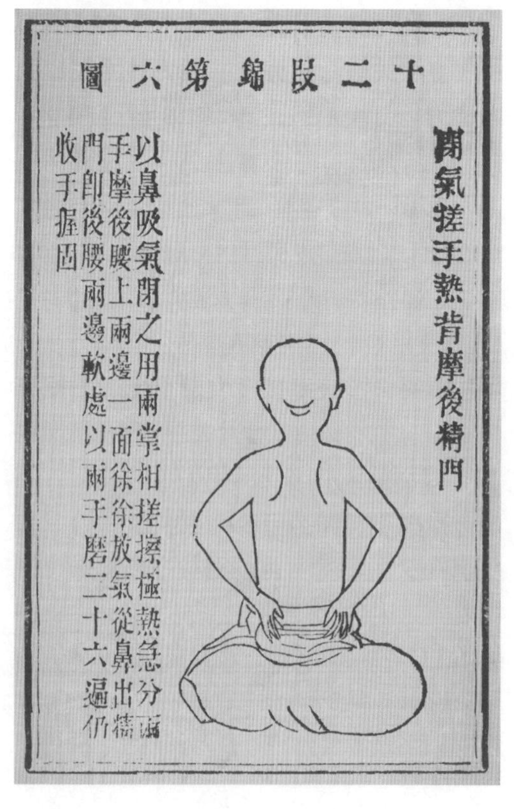

十二段锦第六图

闭气搓手热，背摩后精门。

以鼻吸气，闭之，有两掌相搓，擦极热，急分两手，摩后腰上两边。一面徐徐放气从鼻出。精门，即后腰两边软处，以两手磨二十六遍，仍收手握固。

十二段锦第七图

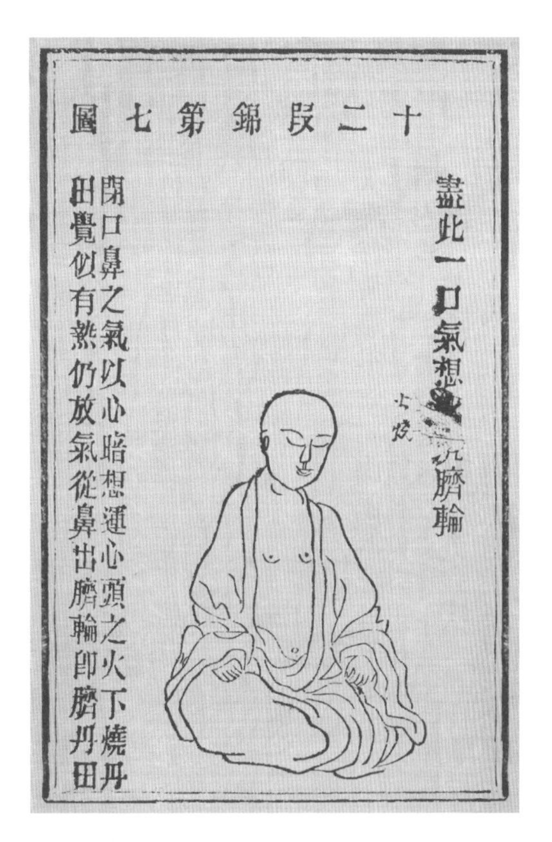

尽此一口气，想火烧脐轮。

闭口鼻之气，以心暗想，运心头之火，下烧丹田，觉似有热，仍放气从鼻出。脐轮，即脐丹田。

十二段锦第八图

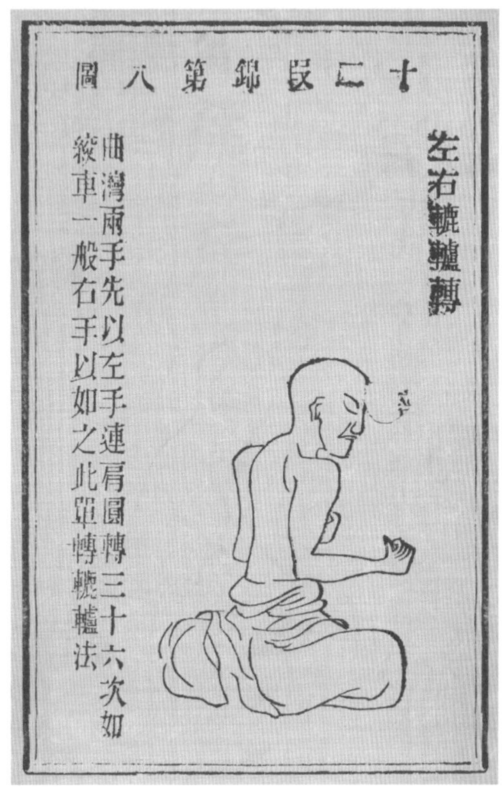

左右辘轳转。

曲弯两手，先以左手连肩，圆转三十六次，如绞车一般。右手亦如之。此单转辘轳法。

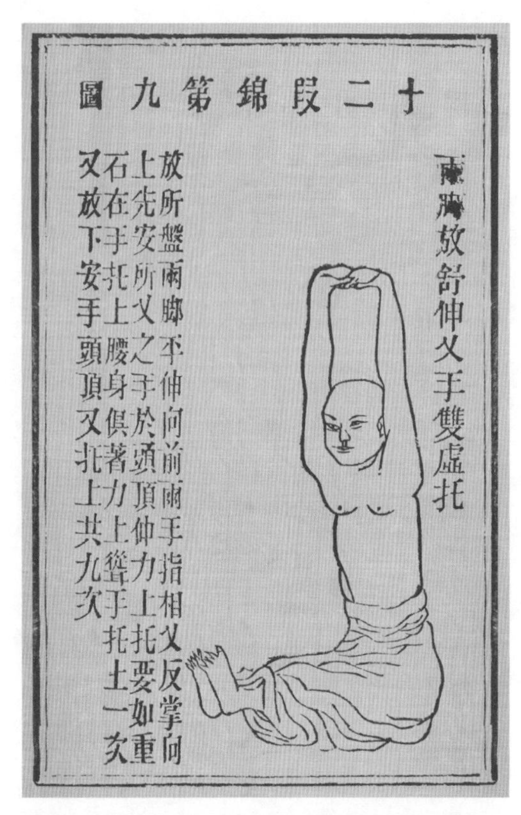

十二段锦第九图

两脚放舒伸，叉手双虚托。

放所盘两脚，平伸向前，两手指相叉，反掌向上，先安所叉之手于头顶，作[1]力上托，要如重石在手托上，腰身俱着力，上耸手托上。一次尽[2]，放下，安手头顶，又托上。共九次。

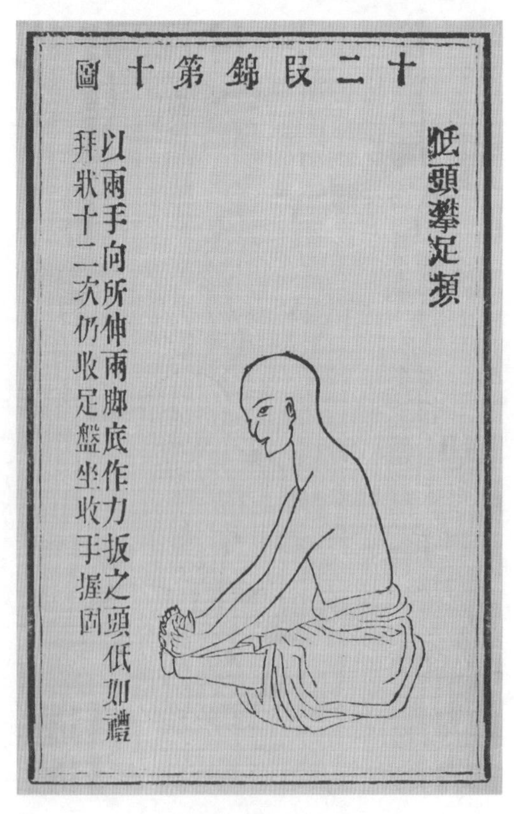

十二段锦第十图

低头攀足频。

以两手向所伸两脚底作力扳之，头低如礼拜状，十二次，仍收足盘坐，收手握固。

---

〔1〕作：原作“伸”，据《卫生要术》改。

〔2〕尽：原作“又”，据《卫生要术》改。

十二段锦第十一图[1]

以候神水至，再漱再吞津。如此三度毕，神水九次吞。咽下汩汩响，百脉自调匀。

再用舌搅口内，以候神水满口，再鼓漱三十六，连前一度，此再两度，共三度毕。前一度作三次吞，此两度作六次吞，共九次吞。如前咽下要汩汩响声。咽津三度，百脉自周遍调匀。

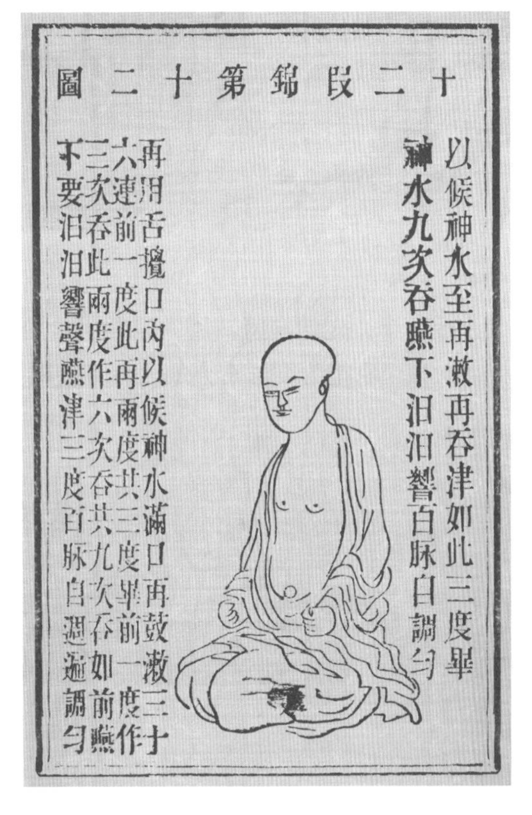

十二段锦第十二图

河车搬运毕，想发火烧身。旧名八段锦，子后午前行。勤行无间断，万病化为尘。

心想脐下丹田中似有热气如火，闭气如忍大便状，将热气运到谷道，即大便处，升上腰间、背脊、后颈、脑后，头顶止。又闭气从额上、两太阳、耳根前，两面颊降至喉下、心窝、肚脐，下丹田，止想是发火烧，通身皆热。

此功昉自释门，以禅定为主，将欲行持，先须闭目冥心握固，神思屏去纷扰，澄心调息，自神气疑定，然后依次如式行之。必以神贯意注，毋得徒具其形，若心君妄动，神散意驰，便为徒劳其形而弗获实效。初炼动式，必心力兼到静式，默数三十数，日渐加增，到百数为止，日行三

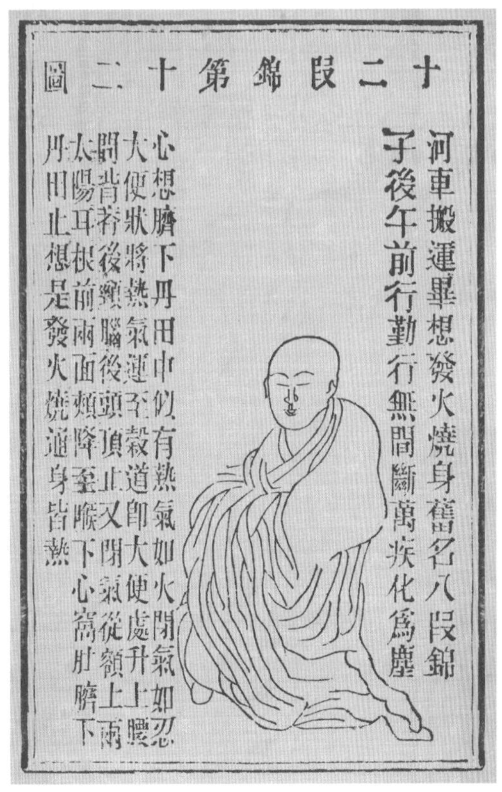

〔1〕十二段锦第十一图：原作“十二段锦第十二图”，据文义改。

次。自二十日成功，气力兼行，则可日行二次。气力能凝且坚，则可日行一次。务至意念不兴乃成。

搓膀腕法[1]

行功毕，先伸左膀，用人以两手合擎虎口，用力搓之，由渐而增，如初搓以十数把，渐加至百把为度。右亦如之，务使两膀手腕发热透骨。

挞炼手足

初炼量力缝做夹布口袋，一个装米砂五六十斤，悬挂架上。用功毕，常用掌推、拳击、足踢、脚蹬，务至动摇。仍用拳脚踢打，迎送日久，渐加砂袋斤重。

炼指法

量自力之大小，择圆净一二斤重石子一个，用五指抓拿，撒手掷下，不令落地仍用手指赶抓，如是掷抓。初惟十数次，日久渐加次数，暨石子斤数，则五指自觉有力矣。

又法，每于坐时，不拘时刻，以左右五指着座微欠身躯，指自出力，无论群居独座，皆可行之。日久自能见效。

---

〔1〕搓膀腕法：此前原有标题“十八炼录”四字，其下无相应内容，据目录删。

易筋经附录下卷

来章氏　辑

玉环穴说

《天录识余》云：铜人针灸图载脏腑一身俞穴有玉环。余不知玉环是何物？张紫阳《玉清金华秘文》论神仙结丹处曰：心下肾上，脾左肝右，生门在前，密户居后，其连如环，其白如绵，方圆径寸，包裹一身之精粹。此即玉环。医者论诸种骨蒸，有玉房蒸，亦是玉环。其处正与脐相对，人之命脉根蒂也。

言鲭云：一气之运行出入于身中，一时凡一千一百四十五息，一昼夜计一万三千七百四十息。至人之息，以踵存于至深渊默之中，气行无间，绵绵若存，寂然不动，与道同体。若盛气哭号，扬声吟诵，吹笛长歌，多言伤气，皆非养生之道。《遵生八笺》曰：凡存心中有日象大如钱在心中，赤色有光芒，从心中上出喉至齿间。即不出，却迴还胃中，如此良久，临目存见心中、胃中分明，乃吐气讫，咽液三十九遍止。一日三为之，日出时、食时、日中时行之。一年除疾，五年另有光彩，十八年得道，日中行无影，辟百邪千灾之气。常存日在心，月在泥丸中，昼服日，夜服月。服月法：存月光芒白色从脑中入喉，又复至齿而咽入胃。一云：常存月，一月〔1〕至十五日已前服，十〔2〕日已后不服，月减光芒损天气，故即止也。

附录经验药方

打虎状元丹

人参一两　鹿茸一对　朱砂四两　附子二两　远志八两　牛膝四两　木瓜四两　白蒺藜四两　肉苁蓉四两　巴戟四两　川乌四两　白茯苓四两　杜仲四两　麦冬四两　枣仁四

〔1〕月：疑当为“日”字。
〔2〕十：此后疑脱“五”字。

两　天冬四两　砂仁四两　蛇床子四两　木香二两

共为细末，炼蜜为丸，每服一钱，或黄酒，或盐汤下。

又方

朱砂一两　当归一两　白蒺藜四两　陈皮四两　甘草三钱　人参五钱　肉桂五钱　白术一两，炒　良姜四钱，滚水泡去皮，夏用一钱　大附子一钱　连翘二钱　蕤[1]仁少许

夏加茯苓二钱　上行加川芎一钱　中行加杜仲一钱　手行加肉桂一钱　腿行加牛膝一钱　脚行加防己一钱　紫苏夏加五钱，冬加一两

共为细末，炼蜜为丸，白水下。

大力丸

上蒺藜炒，半斤　全当归酒炒，四两　牛膝酒炒，四两　枸杞四两　鱼胶四两　续断四两　补骨脂盐水炒，四两　菟丝饼四两　螃蟹炒黄，半斤　虎头[2]四两，酥炙，要前腿骨

上药共为细末，炼蜜为丸，每服三钱，清农[3]黄酒下。

洗手仙方

川乌　草乌　南星　蛇床各一两　半夏　花椒　狼毒　透骨草　藜芦　龙骨　海牙　地骨皮　紫花地丁各一两　青盐四两　硫黄一块二两

醋五碗，水五碗，熬至七碗，每日荡洗，止用三料全效。

历见壮筋骨药方，率皆欲速见效，妄投猛烈药物，虽气力遽见增长，而致戕生者颇多。是以余抄集经验方内，择其屡经屡验、药性平温、不致决烈者录之，以为用功之一助云尔。

木杵图

木杵长六寸，中径寸半，头圆尾尖，即为合式。

木槌图

槌长一尺，围圆四寸，把细顶粗，其粗之中处，略高少许，是为合式。

〔1〕蕤：原作“遂”，据文义改。

〔2〕头：据下文有“要前腿骨”，当为“骨”字之误。

〔3〕农：文义欠通，据文义，或为“晨”，或为“浓”字之误。不能确定，故存原字，加注。

任脉之图

任脉者，起于中极之下，以上毛际，循腹里，上关元，至咽喉，属阴脉之海也。中行，凡二十四穴。

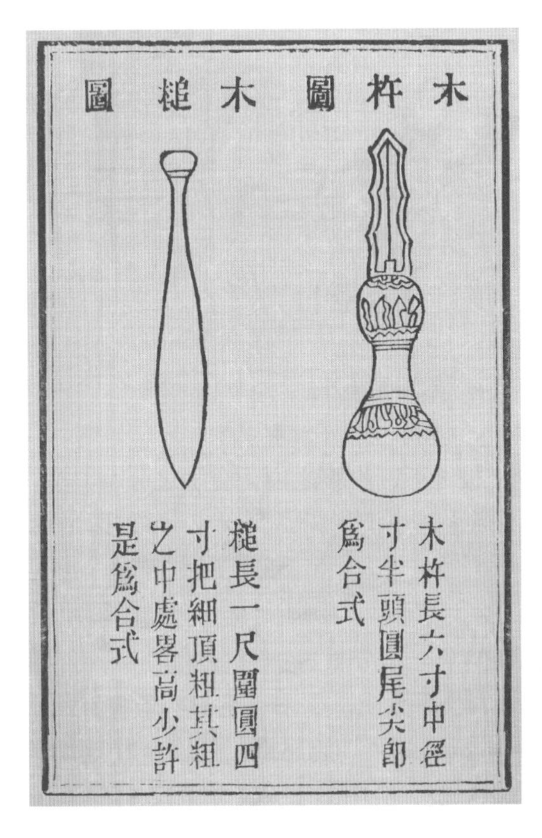

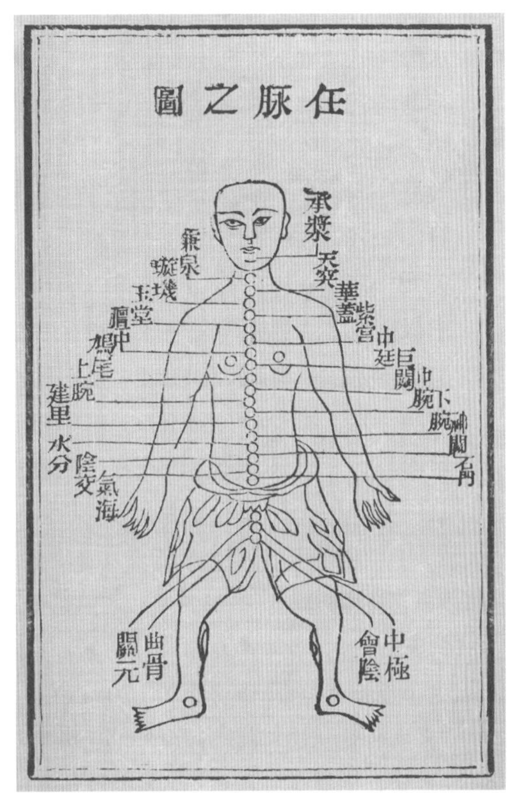

颐前：

承浆一穴。一名天地，在颐前唇下陷中，是阳明之会。

颔下：

廉泉一穴。在颔下结喉，上舌本，阴维、任脉之会，仰而取之。

膺腧：

天突一穴。一名玉户，在顶结喉下四寸宛宛中。

璇玑一穴。在天突下一寸陷中。

华盖一穴。在璇玑下一寸。

紫宫一穴。在华盖下一寸六分。

玉堂一穴。一名玉英，在紫宫下一寸六分。

膻中一穴。一名包络，在玉堂下一寸六分，直两乳之中间。

中庭一穴。在膻中下一寸六分。

腹中行：

鸠尾一穴。在蔽骨之间，言其骨垂下如鸠状，故名。臆前蔽骨下五分。人无蔽骨者，从岐骨之下际下行一寸是也。

巨阙一穴。在鸠尾下一寸，心之募[1]也。

上脘[2]一穴。在巨阙下一寸五分，去蔽骨三寸，任脉、手太阳、足阳明之会也。

中脘一穴。在脐上四寸，胃幕是也，三阳、任脉之会，谓上纪也。

建里一穴。在中脘[3]下一寸。

下脘一穴。在建里下一寸，足太阳、任脉之会，为幽门。

水分一穴。在下脘下一寸。

神阙一穴。在脐中。

阴交一穴。在脐下一寸。

气海一穴。一名映丁，一[4]名下肓任，阴交下五分。

石门一穴。在脐下二寸三分，膲幕，女子禁灸。

关元一穴。在脐下二寸，小肠幕，谓下纪也，三阴、任脉之会[5]。

中极一穴。在脐下四寸，一名元气，足三阴之会。

曲骨一穴。在横骨上，中极下一寸，毛际陷中动脉处，足厥阴之会。

会阴一穴。在大便前、小便后，一名尾翳，两阴间是也。

李时珍曰：任为阴脉[6]之海，其脉起于中极之下，少腹之内，会阴之分在两阴之间。上行而外出，循曲骨横骨上毛际陷中，上毛际，至中极脐下四寸、膀胱之幕，同足厥阴、太阴、少阴并行腹里，循关元脐下三寸，小肠之幕，三阴、任脉之会，历石门即丹田，一名命门，在脐下二寸三，三焦幕也、气海脐下一寸半宛宛中，男子生气之海，会足少阳冲脉于阴交脐下一寸，当膀胱上口，三焦之幕，循神阙脐中央、水分脐上一寸，当小肠下口，会足太阴于下脘脐上二寸，当胃下口，历建里脐上三寸，会手太阴、少阳、足阳明于中脘脐上四寸，胃之幕也，上上脘脐上五寸、巨阙鸠尾下一寸，心之幕也、鸠尾蔽骨下五分、中庭膻中下一寸六分、华盖璇玑下一寸、璇玑天突下一寸，上喉咙，会阴维于天突、廉泉天突在结喉下四寸宛宛中，廉泉在结喉上，舌下中央，上颐，循承浆，与手足阳明、督脉会唇下陷中，环唇上，至下龈交，复出分行，循面，系两目下之中央，至承泣而终目下七分，直瞳子陷中，二穴。凡二十七穴。

《难经》《甲乙经》并无循面以下之说。

任冲之则络，名曰尾翳，下鸠尾，散于腹，实则腹皮痛，虚则痒搔。《灵枢经》曰：缺盆之中，任脉也，名曰天突。其□动脉人迎，足阳明也。

---

〔1〕募：原作“幕”，据《千金要方》“五脏募：京门、巨阙……”改。

〔2〕脘：原作“腕”，据《千金要方》“六腑募：中极、关元、日月、天枢、中脘……”改。下同。

〔3〕脘：原作“脉”，据上文改。

〔4〕一：原脱，据文义补。

〔5〕会：原作“中”，据文义改。

〔6〕脉：原作“阳”，据《奇经八脉考·任脉》改。

督脉之图

督脉者起于下极之腧，并于脊里，上至风府入脑，上巅，循额，至鼻柱，属阳脉之海也。中行凡二十七穴。

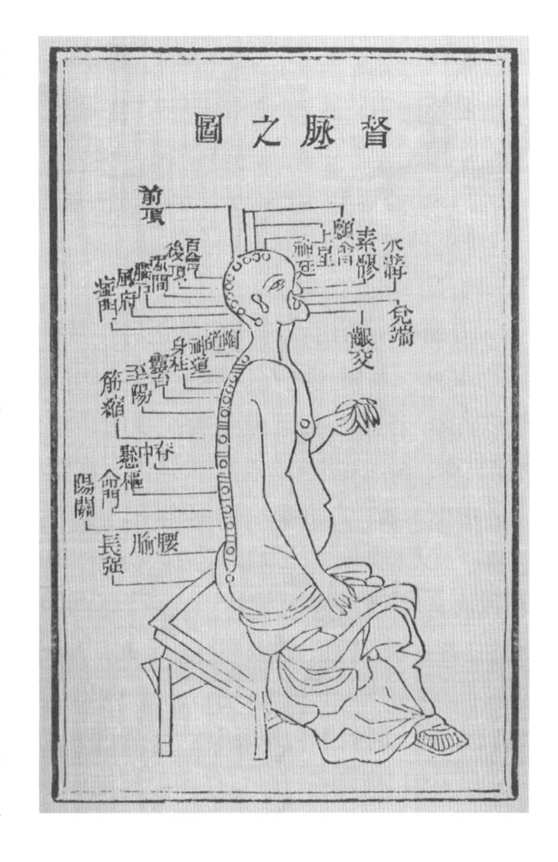

鼻柱下：

素髎一穴。在鼻柱上端。

水沟一穴。一名人中，在鼻柱下人中，督脉、手阳明之交会，上唇取之。

兑端一穴。在唇上端。

龈交一穴。在唇内齿上，督、任二脉之会。

额上行：

神庭一穴。直鼻上入发际五分，督脉、足太阳、阳明三脉之会。

上星一穴。在神庭后入发际一寸。

囟会一穴。在上星后一寸五分。

前顶一穴。在囟会后一寸五分。

百会一穴。一名三阳五会。在前顶一寸五分，顶中央旋毛中陷，容豆，督脉、太阳之会交。

顶后至项：

后顶一穴。一名交冲。在百会后一寸五分。

强间一穴。一名大羽。在后顶后一寸五分。

脑户一穴。一名迎风，一名合颅。在枕骨上，强间[1]后一寸五分，督脉、足太阳之会。

风府一穴。一名舌本。入项发际一寸，脑户后一寸五分，项大筋内宛宛中。

哑[2]门一穴。

背脊下：

大椎[3]一穴。在第一椎上陷中，三阳、督、任所发。

陶道一穴。在项大椎节下间，督脉、足太阳之会。俯而取之。

〔1〕间：原脱，据文义补。

〔2〕哑：原作“瘂”，同“哑”。

〔3〕椎：原作“顀”，同“椎”。下同。

身柱一穴。在第二椎节下间。俯而取之。

神道一穴。在第五椎节下间。俯而取之。

灵台一穴。在第六椎节下间。俯而取之。

至阳一穴。在第七椎节下间。俯而取之。

筋缩一穴。在第九椎节下间。俯而取之。

脊中一穴。在第十一椎节下间。俯而取之。禁不可灸，令人伛偻。

悬枢一穴。在第十三椎节下间。俯而取之。

命门一穴。在第十四椎节下间。俯而取之。

阳关一穴。在第十六椎节下间。俯而取之。

腰腧一穴。在第二十一椎节下间。

长强一穴。在脊骶端。

濒湖李时珍曰：督乃阳脉之海。其脉起于肾下胞中，至于少腹，乃下行于腰横骨围之中央，系尿孔之端。男子循茎下至篡[1]，女子络阴器，合篡[2]间。俱绕篡后屏翳穴前阴、后阴之间也。别绕臀至少阴，与太阳中络者合少阴。上股内廉，由会阳在阴尾尻骨两旁，各二穴贯脊，会于长强穴。在骶骨端与少阴会，并脊里上行，历腰腧二十一椎下、中枢十椎下、筋缩九椎下、至阳七椎下、灵台六椎下、冲道五椎下、身柱三椎下、陶道大椎下、大椎一椎下，与手足三阳会合。上哑门项后入发际五分，会阳维，入系舌本，上至风府顶后入发际一寸大筋内宛宛中，会足太阳、阳维，同入脑中。循脑户在枕骨上、强间百会后三寸、后顶百会后一寸半上巅，历百会顶中央旋毛中、前顶百会前一寸半、囟会百会前三寸，即囟门、上星囟会前一寸，至神庭囟会前[3]二寸，直鼻上入发际五分，为足太阳、督脉之会，循额中，至鼻柱，经素髎鼻柱头也、水沟即人中，会手足阳明。至兑端在唇上端，入龈交上齿龈中，与任脉、足阳明交会而终，凡三十一穴。督脉别络，自长强走任脉者，由小腹直上，贯脐中央，贯心，入喉，上颐，环唇，上系两目之下中央，会太阳于目内眦睛明穴见阴跷下，上额，与足厥阴同会于巅，入络于脑。又别自脑下项，循肩胛[4]，与手足太阳、少阳会于大杼，第一椎下两旁去脊中一寸五分陷中，内挟[5]脊抵腰中，入循膂[6]络肾。《难经》曰：督脉、任脉四尺五寸，共合九尺。

《灵枢经》曰：颈中央之脉，督脉也，名曰风府。

张洁古曰：督者，都也，为阳脉之都刚。任者，妊也，为阴脉之妊养。

王海藏曰：阴跷、阳跷，同起跟中，乃气并而相连。任脉、督脉，同起中极之下，乃水沟而相接。

---

〔1〕篡：原作“幕”，据《奇经八脉考·督脉》改。

〔2〕篡：原作“纂”，据改同上。下同。

〔3〕前：原脱，据改同上。

〔4〕胛：原作“脾”，据改同上。

〔5〕挟：原作“侠”，据改同上。

〔6〕膂：原作“齐”，据改同上。

滑伯仁曰：任、督二脉，一源二歧，一行于身之前，一行于身之后。人身之有任、督，犹天地之有子、午，可以分，可以合。分之以见阴阳之不离，合之以见浑沦之无间。一而二，二而一者也。

濒湖又曰：任督二脉，人身之子午也。乃丹家阳火阴符升降之道，坎水离火交媾之乡。故魏伯阳《参同契》云：上闭则称有，下闭则称无。无者以奉上，上有神德，居此两孔穴，法金气亦相须。崔希范《天元入药镜》云：上鹊桥、下鹊桥，天应星，地应潮。归根窍，复命关，贯尾闾，通泥丸。《大道三章直指》云：修丹之士，身中一窍，名曰元牝。正在干之下，坤之上，震之西，兑之东，坎离交媾之乡，在人身天地之正中入脉，九窍、十二经、十五络联辏，虚间一穴，空悬忝珠。医书谓之任、督二脉。此元气之所由生，真息之所由起。修丹之士不明此窍，则真息不生，神化无基也。俞琰注《参同契》云：人身血气往来循环，昼夜不停，医书有任、督二[1]脉，人能通此二脉，则百脉皆通。《黄庭经》曰：皆目心内运天经，昼夜存之自长生。天经，吾身之黄道，呼吸往来于此也。鹿运尾闾，能通督脉；龟纳鼻息，能通任脉。故二物皆长寿。此数说，皆丹家河车妙旨也，而药物火候自有别传。

海藏又曰：张平叔言，铅乃北方正气，一点初生之真阳，为母，母其虫为龟，即坎之二阴也、地轴也。一阳为蛇，天根也。阳生为子，藏之命门，元气之所系，出入于此。其用在脐下，为天地之根，元牝之门，通厥阴，分三歧，为三车一念之非。降而为漏，一念之是守而成铅，升而接离，补而成干，阴归阳化，是以还元。至虚至静，道法自然，飞升而仙。

王启元曰：脑户乃督脉、足太阳之会故也。

骨　数

人有三百六十五节，按周天三百六十五度。男子骨白，妇人骨黑。

髑髅骨：男子自项及耳并脑后，共八片蔡州人有九片。脑后横一缝当正，直下至发际，别有一直缝。妇人只六片，脑后横一缝当正，直下无缝。

牙有二十四，或二十八，或三十六。胸前骨三条，心骨一片状如钱大。

项与脊骨各十二节。自项至腰，共二十四椎骨，上有一大锤骨。人身项骨五节，背骨十九节，合之得二十有四。是项之大锤，即在二十四骨之内。锤，音垂。

肩井及左右饭匙骨各一片。

左右筋骨，男子各十二条，八条长，四条短。妇人各十四条。

---

〔1〕二：原作“一”，据《奇经八脉考·督脉》改。

男女腰间各有一骨，大如掌，有八孔，作四行样。手脚骨各二段，男子左右手腕及左右臁筋骨边皆有髀骨妇人无，两足膝头各有顩骨隐在其间，如大指大。手脚板各五缝，手脚大拇指并脚第五指各二节，余十四指并三节。

尾蛆骨若猪腰子，仰在骨节下。男子者，其缀脊处凹，两边皆有尖瓣如棱角，周布九窍。妇人者，其缀脊处平直，周布六窍，大小便处各一窍。

筋　络

足太阳之筋，起于足小指，上结于踝，斜上结于膝。其别者，结于腨腘中，结于臀上，挟斜上顶。其支者，入结舌本。其直者，结于枕骨，上头下颜，结于鼻。其支者，为目上纲，下结于頄。

足少阳之筋，起于小指、次指，结外踝，结于膝下。其支者，上走髀。前者，结于伏兔，后者，结于尻。其额角交巅，上下走颔，结于鸠。

足阳明之筋，起于中二指，结于跗，上加辅骨，上结于膝，上髀枢，上胁属脊。其直者，循伏兔，上结于髀，聚于阴器，上腹而布至缺盆，上颈挟口，合于頄下，结于鼻，上合于太阳。太阳为目上纲，阳明为目下纲。

足太阴之筋，起于大指之端，上结于内踝。其直者，络于膝，循阴股，结于髀，聚于阴器，上腹，结于脐，循腹里，散于胸中，着于脊。

足少阴之筋，起于小指之下，斜走内踝之下踵，上于内辅之下，循阴股，结于阴器，循脊内，上至项，结于枕骨，与足太阳之筋合。

足厥阴之筋，起于大指之上，结于内踝，上循胫上，结内辅之下，上循阴股，结于阴器，络诸筋。

手太阳之筋，起于小指之上，结于腕，上循臂，结于肘，入结于腋下。其支者，上绕肩胛，循颈，结于耳后完骨。其支者，入耳中。直者，出耳，上属目外眦。

手少阳之筋，起于小指、次指之端，结于腕，上循臂，结于肘，上肩，走颈。其支者，入系舌本。其支者，上曲牙，循耳前，属目外眦。

手阳明之筋，起于大指、次指之端，结于腕，循臂，结于肘，上臑，结于髃。其支者，绕肩胛，挟脊。

手太阴之筋，起于大指之上，结于鱼，上循臂，结肘中，上臑，入腋下，出缺盆，结髃上，下结胸里，散贯贲下，抵季肋。

手厥阴之筋，起于中指，结于肘，上臂阴，结腋下，挟胁。其支者，入腋，散胸中，结于臂。

手少阴之筋，起于小指之内，结于锐骨，上结肘，入腋，挟乳里，结于胸中，下系于脐。

气血说

休宁汪氏曰：人身之所恃以生者，此气耳。源出中焦，总统于肺，外护于表，内行于里，周通一身，顷刻无间，出入升降，昼夜有常，曷尝病于人哉？及至七情交致，吾志妄发，乖戾失常，清者化而为浊，行者阻而不通。里失护卫而不和，里失营运而弗顺。气本属阳，反胜则为火矣。人身之中，气为卫，血为营。《经》曰：营者，水谷之精也。调和五脏，洒陈于六腑，乃能入于脉也。生化于脾，总统于心，藏受于肝，宣布于肺，施泄于肾，灌溉一身。目得之而能视，耳得之而能听，手得之而能摄，掌得之而能握，足得之而能步，脏得之而能液，腑得之而能气，出入升降，濡润宣通，靡不由此也。饮食日滋，故能阳生阴长，取汁变化而赤为血也，注之于脉，充则实，少即涩。生旺则六经恃此长养，衰竭则百脉由此空虚。血盛则形盛，血弱则形衰。血者，难成则易亏，不可不谨养乎。

分行外功诀

心功

凡行功时，先必冥心，息思虑，绝情欲，以固守神气。

身功

盘足坐时，宜以一足跟抵住肾囊根下，令精气无漏。

垂足平坐，膝不可低，肾子不可着在所坐处。凡言平坐、高坐，皆坐于榻、椅上。

凡行功毕，起身宜缓缓舒放手足，不可急起。

凡坐宜平直其身，竖起脊梁，不可东倚西靠。

首功

两手掩耳，即以第二指压中指上，用第二指弹脑后两骨作响声，谓之鸣天鼓。却风池邪气。

两手扭项，左右反顾肩膊，随转二十四次。除脾胃积邪。

两手相叉抱项后面，仰视，使手与项争力。去肩痛目昏。争力者，手着力向前，项即着力向后。

面功

用两手相摩使热，随向面上高低处揩之，皆要周到。再以口中津唾于掌中擦热，揩面多次。凡用两手摩热时，宜闭口鼻气。摩之能令皱斑不生，颜色光润。

耳功

耳宜按抑，左右多数。谓以两手按两耳轮，一上一下摩擦之。所谓营治城郭，使人听彻。

平坐，伸一足，屈一足，横伸两手，直竖两掌向前，若推门状。扭头项左右各顾七次。除耳鸣。

目功

每睡醒且勿开目，用两大指背相合擦热，揩目十四次，仍闭住，暗轮转眼珠，左右七次，紧闭少时，忽大睁开。能保炼神光，永无目疾。一用大指背向掌心擦热，亦可。

用大指背曲骨重按两眉旁小穴三九二十七遍，又以手摩两目颧上及旋转耳行三十遍，又以手逆乘额，从两眉间始，以入脑后发际中二十七遍，仍须咽液无数。治耳目，能清明。

用手按目之近鼻两眦即眼角，闭气按之，气通即止。常行之，能洞观。

跪坐，以两手据地，回头用力视后面五次，谓之虎视。除胸臆风邪，亦去肾邪。地，一作床。

口功

凡行功时必须闭口。

口中焦干，口苦舌涩，咽下无津，或吞唾喉痛，不能进食，乃热也。宜大张口，呵气十数次，鸣天鼓九次，以舌搅口内，咽津，复呵复咽，候口中清水生，即热退脏凉。又或口中津液冷淡无味，心中汪汪，乃冷也。宜吹气温之，候口中有味，即冷退脏暖。

每早口中微微呵出浊气，随以鼻息吸清气咽之。

凡睡时，宜闭口，使真元不出，邪气不入。

舌功

舌抵上腭，津液自生，再搅满口，鼓漱三十六次，作三口吞之，要汩汩有声在喉。谓之漱咽，灌溉五脏，可常行之。

齿功

叩齿三十六遍，以集心神。

凡小便时，闭口紧咬牙齿。除齿痛。

鼻功

两手大指背擦热，揩鼻三十六次。能润肺。

视鼻端默数出入息。

每晚覆身卧，暂去枕，从膝弯反竖两足向上，以鼻吸纳清气四次，又以鼻出气四次，气出极力后，令微气再入鼻中收纳。能除身热背痛。

手功

两手相叉，虚空托天，按顶二十四次。除胸膈邪。

两手一直伸向前，一曲回向后，如挽五石弓状。除臂腋邪。

两手相捉为拳，捶臂膊及腰腿，又反手捶背上各三十六次。去四肢胸臆邪。

两手握固，曲肘向后顿掣七次，头随手向左右扭。治身上火丹疙瘩。

两手作拳，用力左右虚筑七次。除心胸风邪。

足功

正坐，伸足低头如礼拜状，以两手用力攀足心十二次。去心包络邪。

高坐，垂足，将两足跟相对扭向外，复将两足尖相对扭向内，各二十四遍。除两脚风邪。

盘坐，以一手捉脚指，以一手揩脚心涌泉穴。湿、风皆从此出。至热止后，以脚指略动转数次。除湿热，健步。

两手向后据床跪坐一足，将一足用力伸缩，各七次，左右交换。治股膝肿。

徐行，手握固，左足前踏，左手摆向前，右手摆向后。右足前踏，手右前左后。除两肩邪。

肩功

两肩连手左右轮转，为转辘轳，各一十四次。先左转，后右转，曰单辘轳；左右同转，曰双辘轳。

调息神思，以左手擦脐十四遍，右手亦然。复以两手如数擦胁，连肩摆摇七次，咽气纳于丹田，握固，两手复屈足侧卧。能免梦遗。

背功

两手据床，缩身曲背，拱脊向上十三举。除心肝邪。

腹功

两手摩腹移行百步。除食滞。

闭息，存想丹田火自下而上，遍烧其体。

腰功

两手握固，拄两胁肋，摆摇两肩二十四次。除腰肋痛，并去风邪。

两手擦热，以鼻吸清气，徐徐从鼻放出，用两热手擦精门。即背下腰软处。

肾功

用手兜裹外肾两子，一手擦下丹田，左右换手，各八十一遍。诀云：一擦一兜，左右换手。九九之数，其阳不走。

临睡时，坐于床，垂足，解衣闭息，舌抵上腭，目视顶门，提缩谷道，如忍大便状，两手摩擦两肾腧穴各一百二十次。能生精固肠，除腰痛，稀小便。

以上分列各条，随人何处有患，即择何条行之。或预防无患之先者，亦随人择取焉。大抵世人以经营职业者，既不暇行，倚恃壮盛者，又不肯行，直至体气衰惫，终不及行，为可惜也。

内　功〔1〕

前列按摩导引之既行之于外矣，血脉俱已流畅，肢体无不坚强，再能调和气息，运而使之降于气海，升于泥丸，则气和而神静，水火有既济之功，方是全修真养，其它玄门服气之术，非有真传口授，反无益而有损。今择其无损有益之调息及黄河逆流二诀，随时随地可行，以助内功，附录于后〔2〕。

此为分行外功者，指出内功，知所选择，其实已备十二段中。每日于暇时，不必拘定子午，择一片刻之间，使心静神闲〔3〕，盘足坐定，宽解衣带，平直其身，两手握固，闭目合口，精专一念，两目内视，叩齿三十六声，以舌抵上腭，待津生时，鼓漱满口，汩汩咽下，以目内视，直送至脐下一寸二分丹田之中。

再以心想目视丹田之中，仿佛如有热气，轻轻如忍大便之状，将热气运至尾闾，从尾闾升至肾关，从夹脊双关升至天柱，从玉枕升泥丸，少停，即以舌抵上腭，复从神庭降下鹊桥重楼，降宫脐轮气穴丹田。

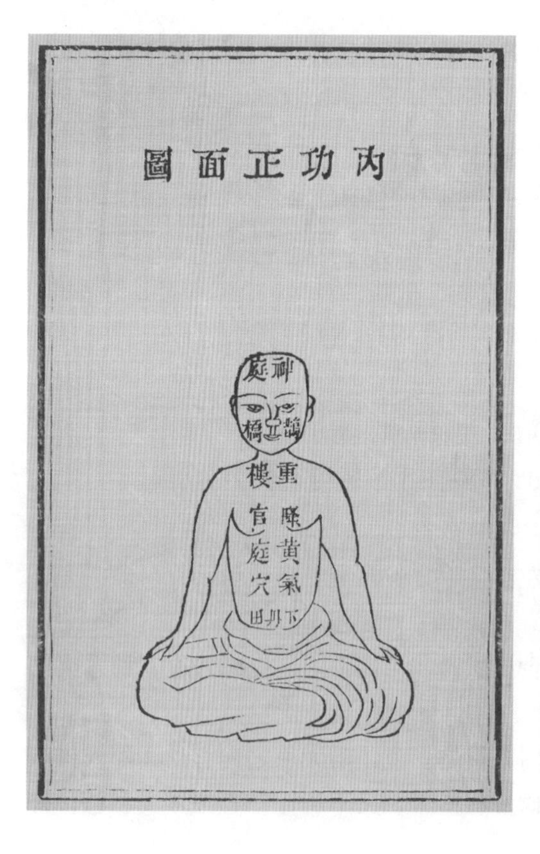

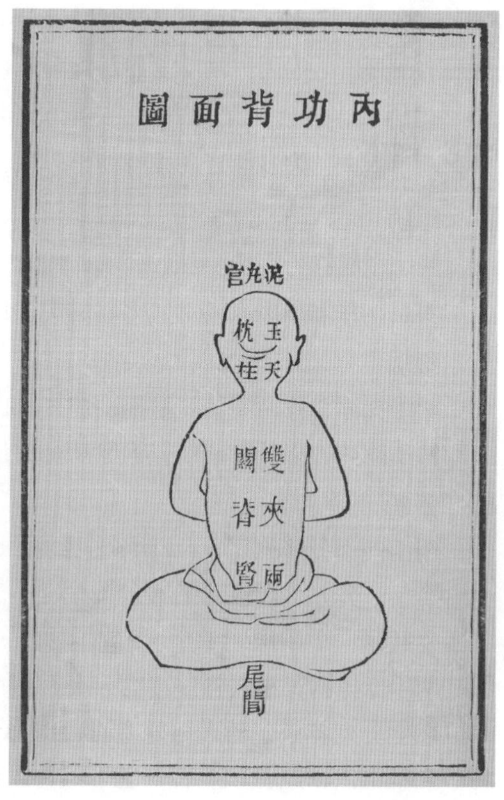

〔1〕内功：原无此标题，据正文内容补出。
〔2〕后：原作“右”，与《卫生要术》三种版本均同，据文义按“左”字改。
〔3〕闲：原作“间”，与《卫生要术》三种版本均同，据文义改。

按古仙有言曰“夹脊双关透顶门，修行径路此为尊”，以其上通天谷，下达尾闾，要识得此为心肾来往之路，水火既济之乡。欲通此窍，先要存想山根，则呼吸之气渐[1]次由泥丸通夹脊，透混元，而直达于命门。盖谓常人呼吸，皆从咽喉而下，至中脘而回。若至人呼吸，由明堂而上至夹脊，而流于命门。此与前说稍异。然咽津为自己之气从中而出，故存想从尾闾升至泥丸；而古仙则吸天地之气，由山根而泥丸直达命门也。

五脏辨病[2]

凡五脏受病之因，辨病之误，免病之诀，分类摘录。俾于未病之先，知所敬惧，方病之际，知所治疗。而脾胃为养生之本，当于饮食间加慎焉。

心脏形如未开莲蕊，中有七孔三毛，位居背脊第五椎，各脏皆有系于心

属火，旺于夏四、五月，色主赤，苦味入心。外通窍于舌，出汁液为汗，在七情主忧乐，在身主血与脉，所藏者神，所恶者热。面赤色者，心热也；好食苦者，心不足也；怔忡善忘者，心虚也。心有病，舌焦苦喉，不知五味，无故烦躁，口生疮作臭，手心足心热。

肝脏形如悬匏，有七叶，左三右四，位居背脊第九椎，乃背中间脊骨第九节也

属木，旺于春正、二月，色主青，酸味入肝。外通窍于目，出汁液为泪，在七情主怒，在身主筋与爪，所统者血，所藏者魂，所恶者[3]风。肝有病，眼生蒙翳，两眼角赤痒，流冷泪，眼下青，转[4]筋，昏睡，善恐，如人将捕之。面色青者，肝盛也；好食酸者，肝不足也；多怯者，肝虚也；多怒者，肝实也。

脾脏形如镰刀，附于胃，运动磨消胃内之水谷

属土，旺于四季月，色主黄，甘味入脾。外通窍于口，出汁液为涎，在七情主思虑，在身主肌肉，所藏者志，所恶者湿。面色黄者，脾弱也；好食甜者，脾不足也。脾有病，口淡不思食，多涎，肌肉消瘦。

肺脏形如悬磬，六叶两耳，共八叶。上有气管，通至喉间。位居极上，附背脊第三椎，为五脏华盖

属金，旺于秋七、八月，色主白，辛味入肺。外通窍于鼻，出汁液为涕，在七情主喜，在身主皮毛，所统者气，所藏者魄，所恶者寒。面色淡白无血色者，肺枯也；右颊赤者，肺热也；气短者，肺虚也；背心畏寒者，肺有邪也。肺有病，咳嗽气逆，

---

〔1〕渐：原作“暂”，与《卫生要术》三种版本均同，据文义改。

〔2〕五脏辨病：原无此标题，据正文内容补出。

〔3〕者：原脱，与《卫生要术》三种版本同，据文义补。

〔4〕转：原作“筋”，据《卫生要术》改。

鼻塞不知香臭，多流清涕，皮肤燥[1]痒。

肾脏形如刀豆，有两枚，一左一右，中为命门，乃男子藏精、女子系胞处也。位居下，背脊第十四椎，对脐附腰

属水，旺于冬十、十一月，色主黑，咸味入肾。外通窍于耳，出汁液为津唾，在七情主欲，在身主骨与齿，所藏者精，所恶者燥。面色黑悴者，肾竭也；齿动而痛者，肾火[2]也；耳闭耳鸣者，肾虚也；目睛内瞳子昏者，肾亏也；阳事痿而不举者，肾弱也。肾有病，腰中痛，膝冷脚痛，或痹，蹲起发昏，体重骨酸，脐下动风牵痛，腰低屈难伸。

神仙起居法

行住坐卧处，手摩肋与肚。心腹痛快时，两手腹下踞。
踞之彻膀腰，背拳摩肾部。才觉力倦来，即使家人助。
行之不厌频，尽夜无穷数。岁久积功成，渐入神仙路。

易筋经十二图[3]

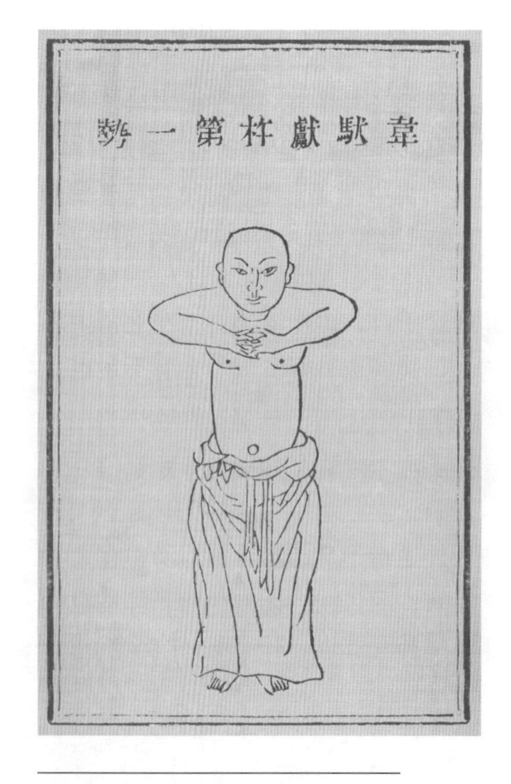

韦驮献杵第一势

立身期正直，环拱手当胸。气定神皆敛，心澄貌亦恭。

[1] 燥：原作“躁”，与《卫生要术》三种版本同，据文义改。
[2] 火：原作“炎”，据《卫生要术》改。
[3] 易筋经十二图：原无此标题，据正文内容，参照《卫生要术》改。

韦驮献杵第二势

足指挂地，两手平开。心平气静，目瞪口呆。

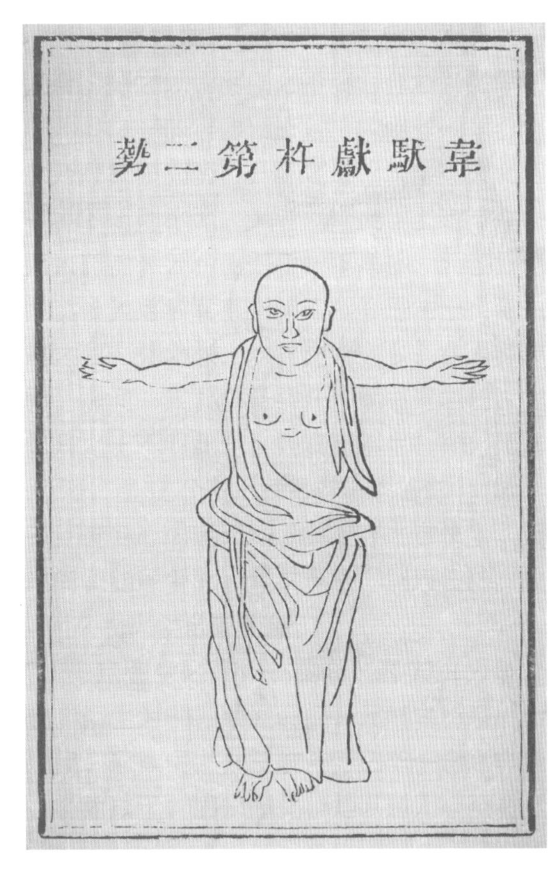

韦驮献杵第三势

掌托天门目上观，足尖着地立身端。力周腿肋浑如植，咬紧牙关不放宽。

舌可生津将腭抵，鼻能调息觉心安。两拳缓缓收回处，用力还将挟重看。

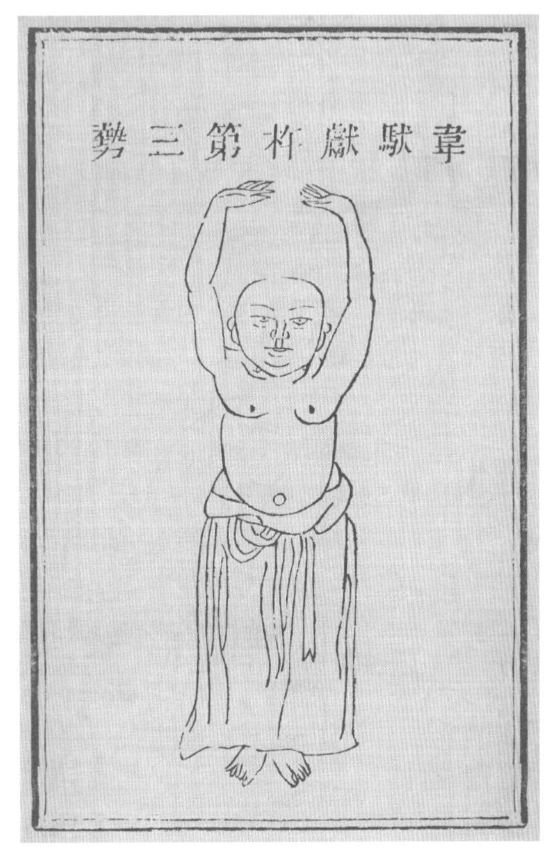

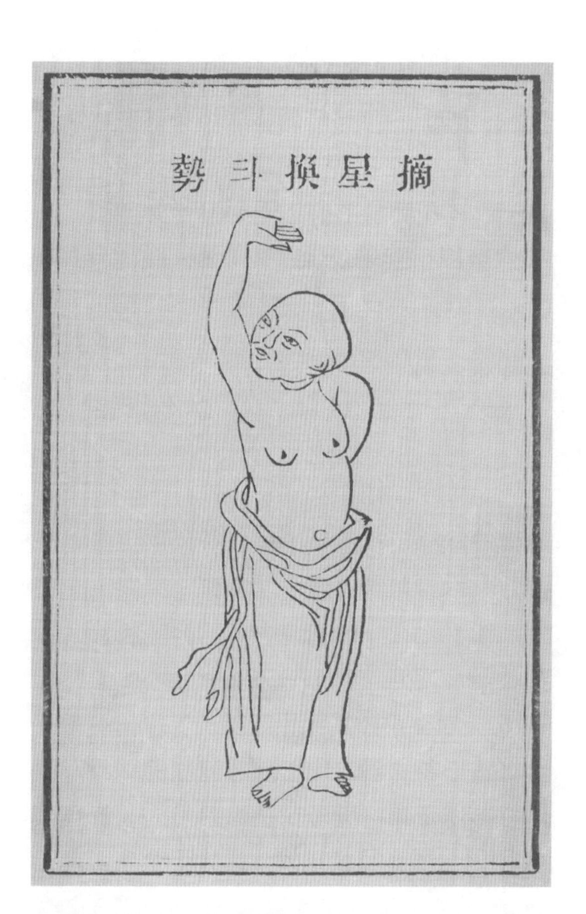

摘星换斗势

只手擎天掌覆头，更从掌内注双眸。鼻端吸气频调息，用力收回左右侔。

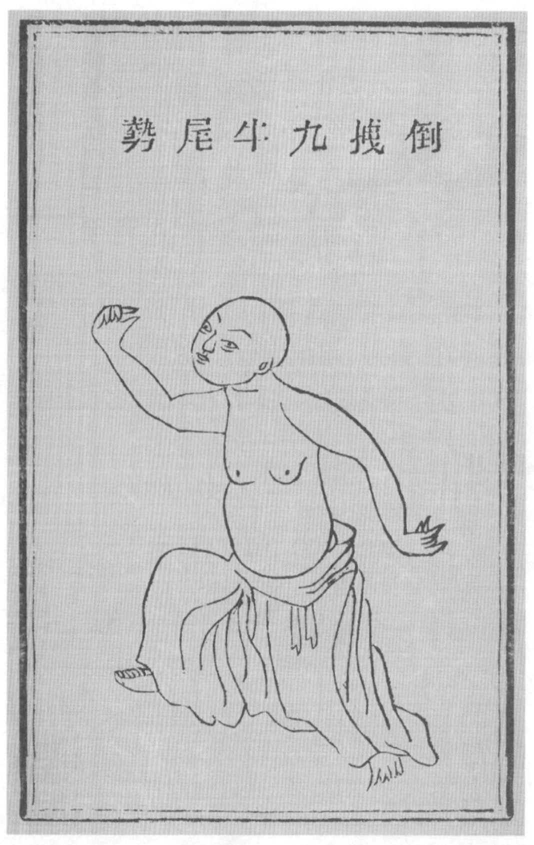

倒拽九牛尾势

两腿后伸前屈，小腹运气空松。用力在于两膀，观拳须注双瞳。

出爪亮翅势

挺身兼怒目，推手向当前。用力收回处，功须七次全。

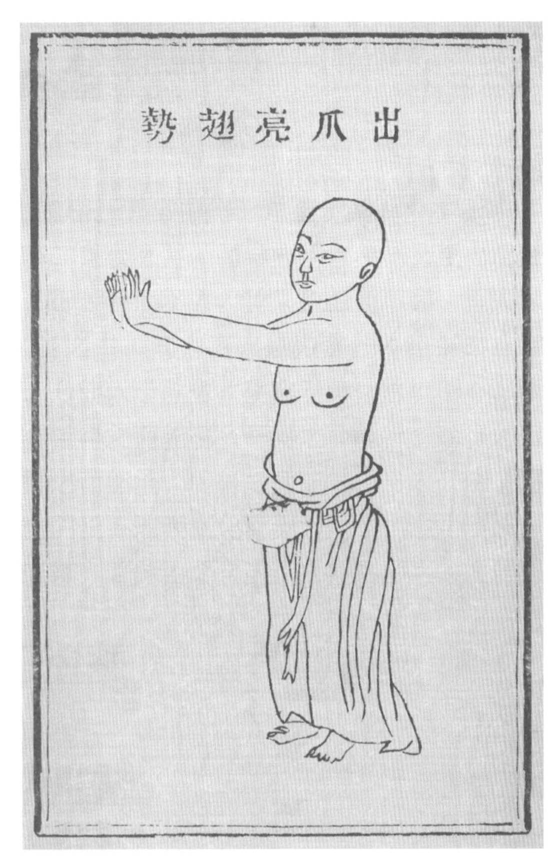

九鬼拔马刀势

侧首弯肱，抱顶及颈。自头收回，弗嫌力猛。左右相轮，身直气静。

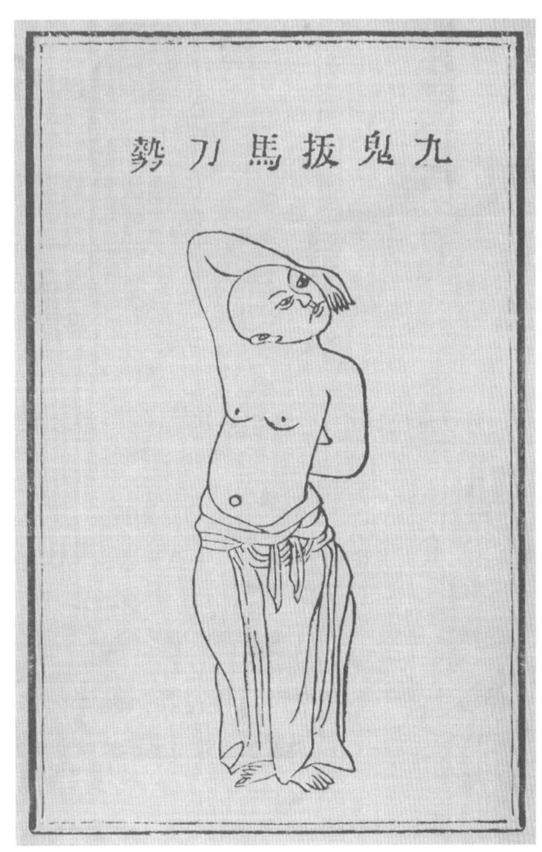

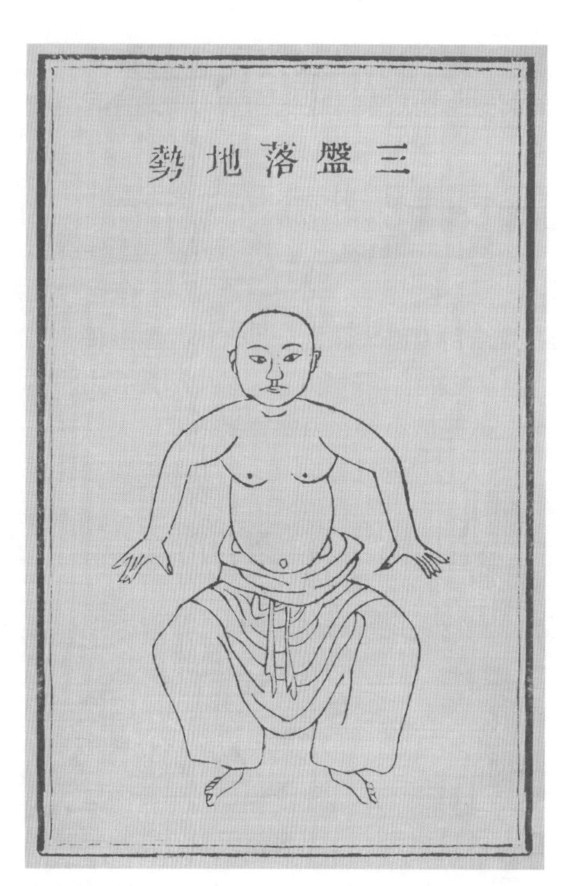

三盘落地势

上腭坚撑舌，张眸意注牙。足开蹲似踞，手按猛如拏。

两掌翻齐起，千斤重有加。瞪睛兼闭口，起立足无斜。

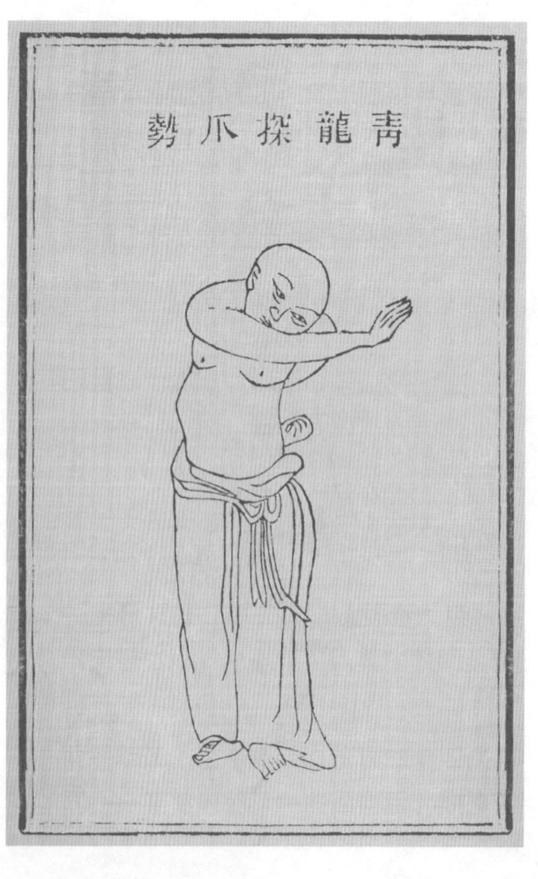

青龙探爪势

青龙探爪，左从右出。修士效之，掌平气实。

力周肩背，围收过膝。两目注平，息调心谧。

卧虎扑食势

两足分蹲身似倾，屈伸左右腿相更。昂头胸作探前势，偃背腰还似砥平。

鼻息调元均出入，指尖着地赖支撑。降龙伏虎神仙事，学得真形也卫生。

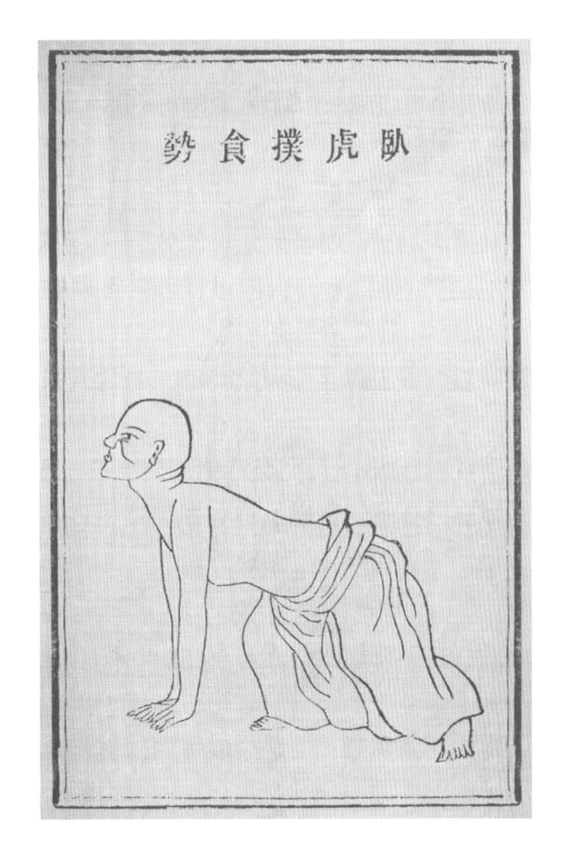

打躬势

两手齐持脑，垂腰至膝间。头惟探胯下，口更啮牙关。

掩耳聪教塞，调元气自闲。舌尖还抵腭，力在肘双弯[1]。

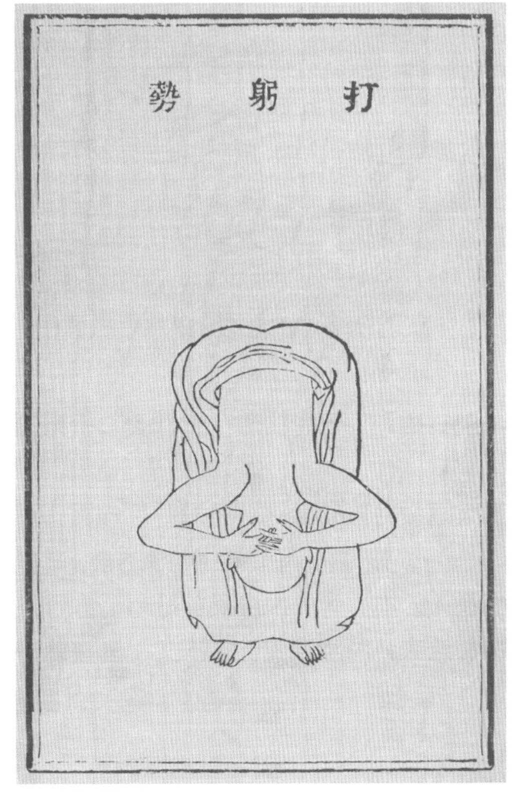

〔1〕舌尖还抵腭，力在肘双弯：《内功图说》本与《易筋经图说》本，此十字均为最后一句。

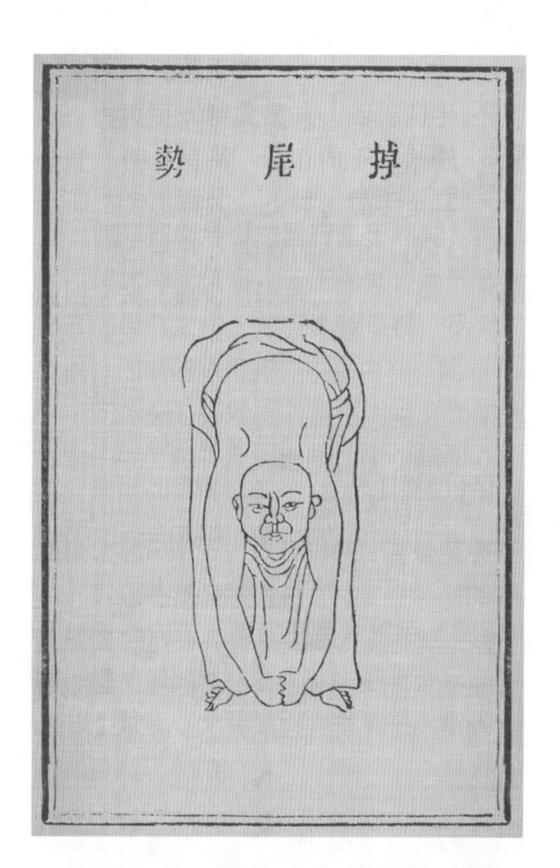

掉尾势

膝直膀伸，推手自地。瞪目昂头，凝神壹志。

起而顿[1]足，二十一次。左右伸肱，以七为志。

更作坐功，盘膝垂眦。口注于心，息调于鼻。

定静乃起，厥功维备。

总考其法，图成十二。谁实贻诸？五代之季，达摩西来，传少林寺。有宋岳候，更为鉴识，却病延年，功无与类。

却病延年法

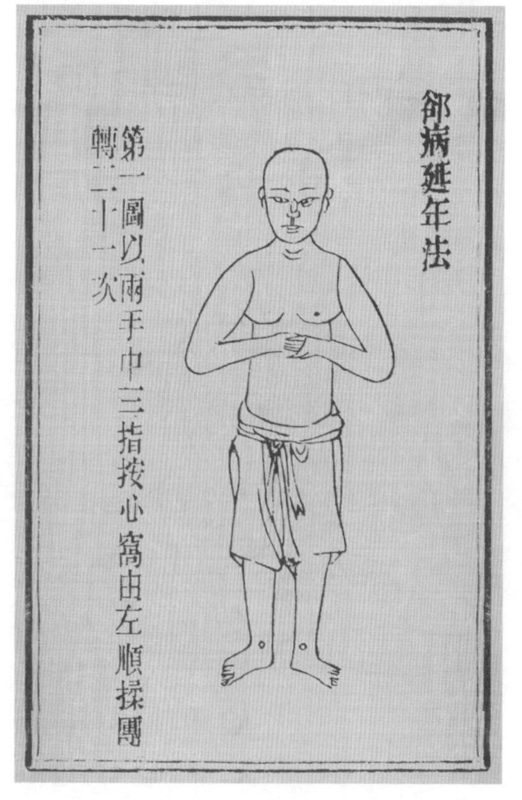

第一图

以两手中三指按心窝，由左顺揉，团转二十一次。

---

〔1〕顿：原作“头”，据《卫生要术》改。

第二图

以两手中三指，由心窝顺揉而下，且揉且走，揉至脐下高骨为度。

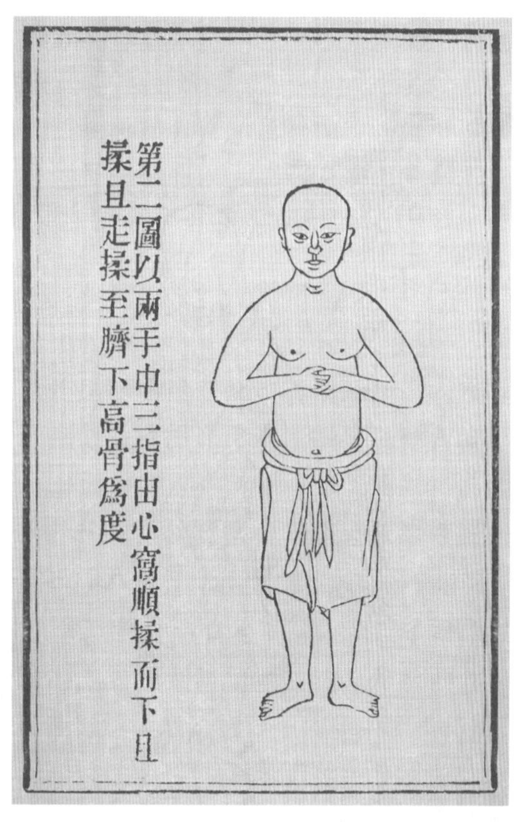

第三图

以两手中三指，由高骨处向两边分揉而上，且揉且走，揉至心窝两手交接为度。

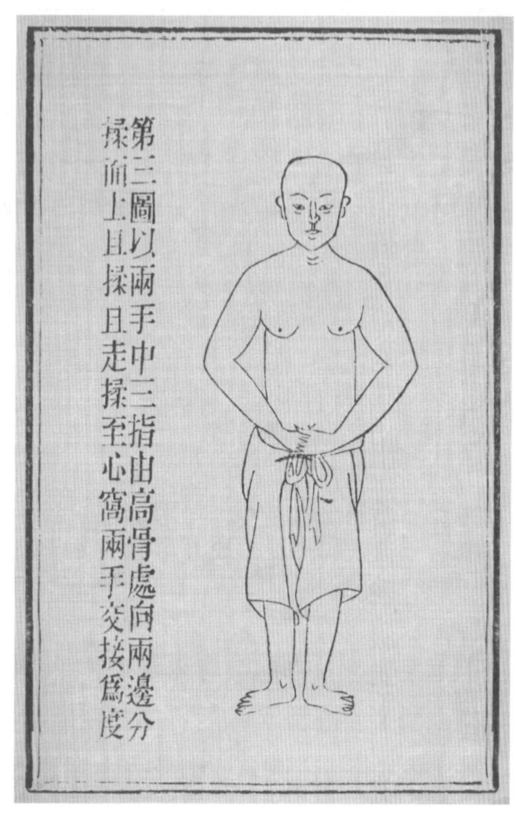

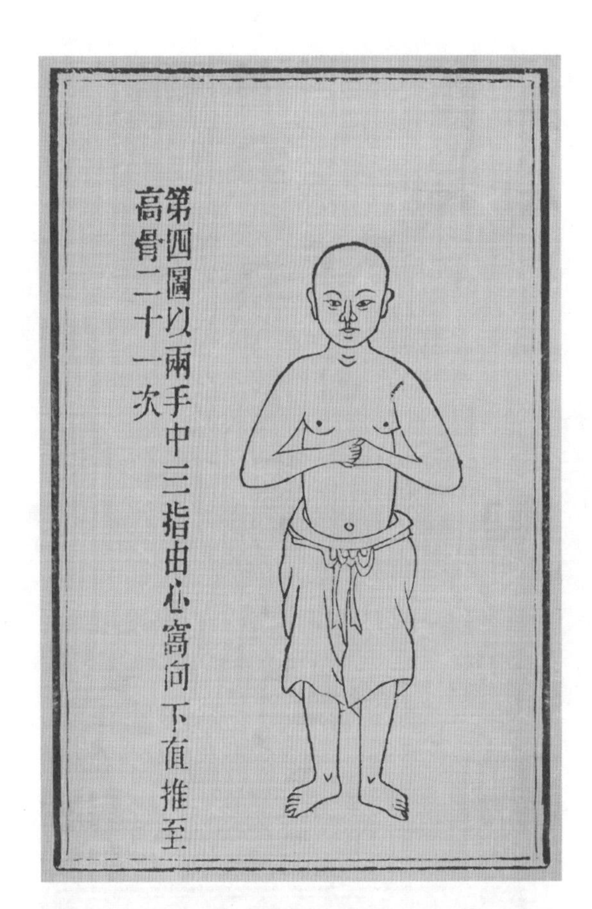

第四图

以两手中三指，由心窝向下直推至高骨，二十一次。

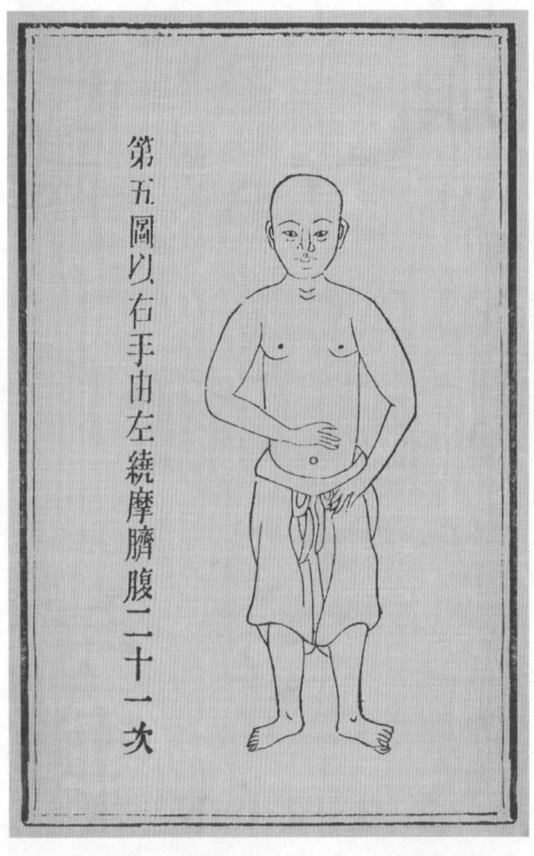

第五图

以右手由左绕摩脐腹，二十一次。

第六图

以左手由右绕摩脐腹，二十一次。

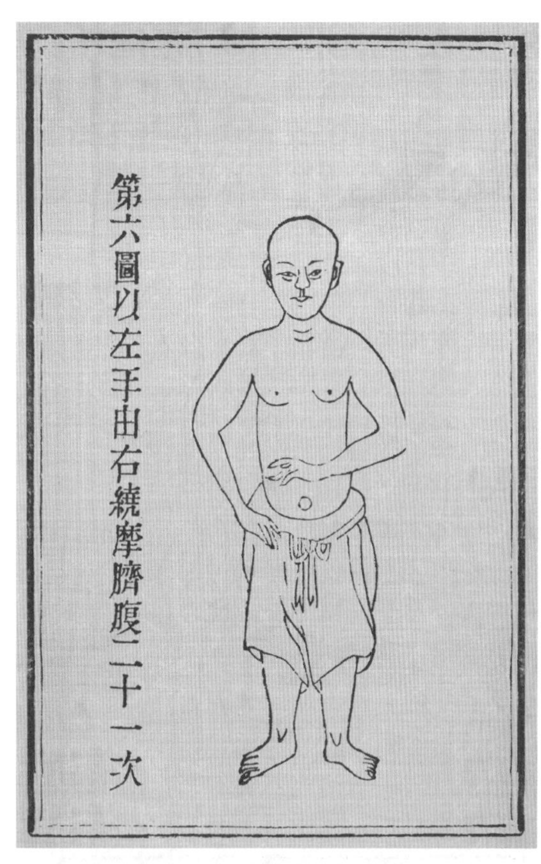

第七图

以左手将左边软胁下腰肾处，大指向前，四指托后，轻捏定。用右手中三指，自左乳下直推至腿夹，二十一次。

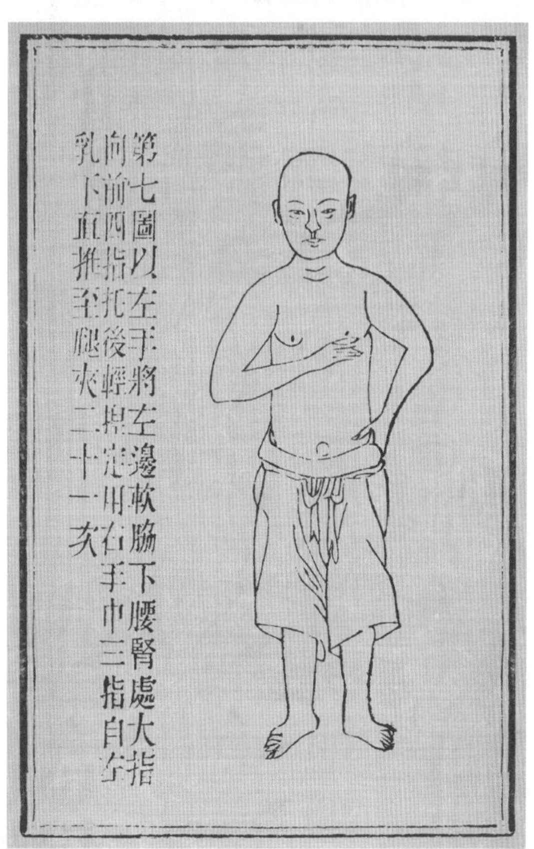

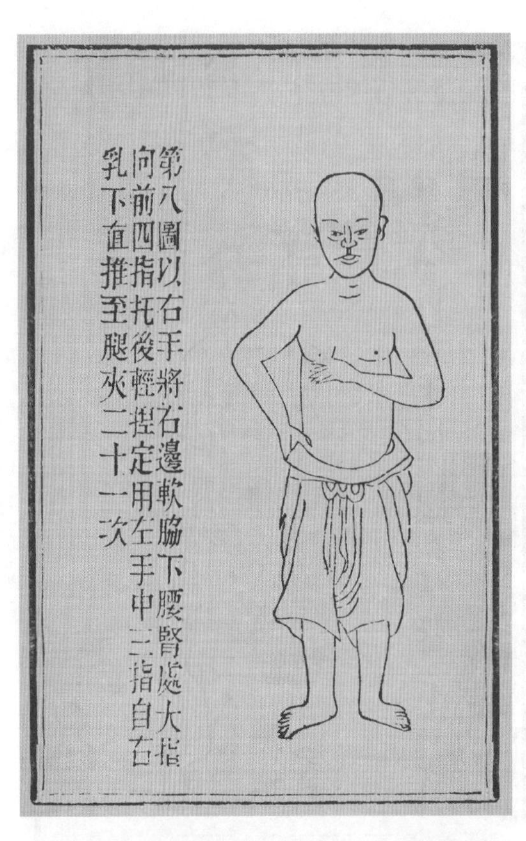

第八图

以右手将右边软肋下腰肾处，大指向前，四指托后，轻捏定。用左手中三指，自右乳下直推至腿夹，二十一次。

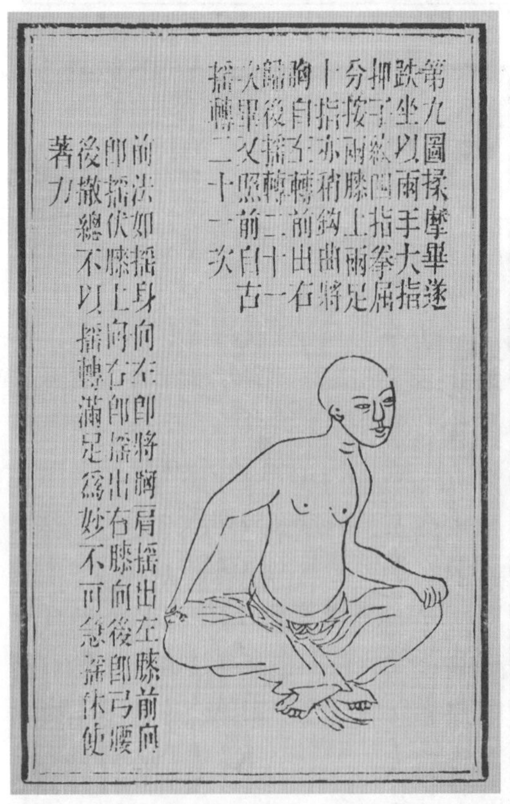

第九图

揉摩毕，遂趺[1]坐，以两手大指甲子纹，四指拳屈，分按两膝上。两足十指亦稍钩曲，将胸自左转前，由右归后摇，转二十一次。毕，又照前自右摇转二十一次。

前法如摇身向左，即将胸肩摇出左膝，向前[1]即摇伏膝上，向右即摇出右膝，向后即弓腰后撤。总不以摇转满足为妙，不可急摇，休使着力。

〔1〕趺：音 fū。趺坐，即盘腿打坐。

凡揉腹时，须凝神净虑，于矮枕平席正身仰卧，齐足屈指，轻揉缓动，将八图挨次做完为一度。每逢做时，连做七度。毕，遂起坐，摇转二十一次。照此，清晨睡醒时做为早课，午申做为午课，晚间临睡时做为晚课，日三课为常。倘遇有事，早晚两课必不可少。初做时，一课二度。三日后，一课五度。再三日后，一课七度。无论男妇皆宜，惟孕者忌之。

全图说

全图则理备，化生之微更易见也。天地本乎阴阳，阴阳主乎动静。人身一阴阳也，阴阳一动静也。动静合宜，气血和畅，百病不生，乃得尽其天年。如为情欲所牵，永违动静。过动伤阴，阳必偏胜；过静伤阳，阴必偏胜。且阴伤阳无所成，阳亦伤也；阳伤而阴无所生，阴亦伤也。既伤矣，生生变化之机已塞，非用法以导之，则生化之源无由启也。揉腹之法，以动化静，以静运动，合乎阴阳，顺乎五行，发其生机，神其变化。故能通和上下，分理阴阳，去旧生新，充实五脏，驱外感之诸邪，消内生之百病，补不足，泻有余，消长之道，妙应无穷，何须藉烧丹药？自有却病延年之实效耳。

〔1〕向前：原作“前向”，《卫生要术》三种版本同，据文义乙转。

校后记

《卫生易筋经》是收有多种保健功法的导引著作，厘为上、下两卷。上卷是原题达摩著之《易筋经》，下卷为来章氏所辑，内容取清代潘霨所撰《卫生要术》之导引功法为主，约汇成于光绪元年（1875年）。

一、作者与成书

由于此书的内容属两书内容的合编，作者亦并非一人。其中，《易筋经》作者与成书的考证可参照本丛书之《易筋经》的校后记，《卫生要术》作者与成书的考证可参照本丛书之《卫生要术》的校后记。为了方便读者，现附录于下。

1.《易筋经》作者与成书

《易筋经》原题为“西竺达摩祖师著”。这是明显的伪作，已有很多学者就此进行多种考证，言之凿凿，在此仅就三序略作分析，其余不再赘言。

《易筋经》沈本有三个序，每个序中都记录一个关于此书传承的情节相似而互不相继的传奇故事。该书第一个“序”署为“唐贞观二年季春三月三原李靖序”。其云此书为菩提达摩住在少林寺时所作，书成后藏于石壁之中，后因石壁被风雨毁坏，少林寺僧在修葺石壁时得到此书。书皆西竺文，寺僧未能读通，只能各得大概，则“各逞己意，演而习之，落于技艺，遂失于佛真正法门”。后来有一位僧人，坚持寻访西竺高僧般剌密谛，将全文译成汉文。但此僧未曾回到少林寺，“不知所终”。后来，徐洪客于海外得此书，传于虬髯客，再传于李靖。此序殆不足信。既然少林高僧“不知所终”，如何得知“徐洪客于海外”所得即此书哉？后来为李靖所得，且其认为此书妙义“世所未闻，谨序其由，俾知颠末”，既为翻刻推广，又为何其后任何书目中均无记载？

第二个“序”署为“宋绍兴十二年鄂镇大元帅少保岳麾下弘毅将军汤阴牛皋鹤九甫序”。云牛皋在一次出征返京途中，忽遇一“状貌奇古，类阿罗汉相”的游僧，其自称是岳飞的武功师傅，让牛皋转交一函书给岳飞，言毕飘然而去。后岳飞被害，牛皋将此书藏于嵩山。序中只字未提李靖将军之事，也看不出其书与达摩祖师有何干系。不仅如此，序中所称“泥马渡河”乃后世小说中的传奇故事情节，不可能出自宋人之口。

第三个“序”署为“海岱游人记”。此序开篇即给出了确切的时间，“顺治辛丑年，天下一统，四海晏然，道途无梗，予得游吟海岱之间”。“顺治辛丑”为顺治十八年（1661年），清皇朝的统治至此已趋稳定，即将迎来“康乾盛世”，故呈现出“天下一统，四海晏然，道途无梗”的局面。所以，此君才得以“游吟海岱之间”，而自命为“海岱游人”。所谓“海岱”，海，指渤海；岱，指泰山。海岱即今山东省渤海至泰山之间的地带。

此序应该是三个序中最为可信者。首先“海岱游人”乃无名之士，不足以成为作伪者托名。其二，此序中提到的年份，与沈藏本的年份很相近。其三，虽然海岱游人又编了一个难以取信的神僧传书故事，但锤击腹肚、绳卵曳轮、数壮者不能撼等功夫，在习武之佼佼者中应该是可见的。序中两处提到“中原”，以之与长白、西竺相对，很可能是“海岱游人”自关外见到习武高人，访得已在关外流传的此书，并为之作序而使之广为流传。将三序对照而看，更可看出前二序作伪之端倪。序三中谈到此功法的妙用有九，其中“多男灵秀五，房战百胜六”，这如何可能是菩提达摩所传之佛门法律?

其次，三序中此书的流传完全不相延续：唐代李靖得此书，之后泥牛入海；宋代牛皋重新从西竺神僧手中得此书，竟有李靖序，然后又被藏于嵩山；清初海岱游人却并非从嵩山得此书，而是再次得之于西竺僧人之手，而其中又竟有牛皋序。

综上所述，此书三序，唯“海岱游人”之序无过多神秘色彩。其所得之书原存二序，托古伪作，纰漏百出，该书真正的作者已难考证。

诚如上述，书前二序，其伪固不待言。该书海岱游人序提到的最晚年号为“顺治辛丑”（1661 年），可知其最早成书不会早于 1661 年。又该书后所附之《易筋经问答》中提到“自鸣钟”，这也是该抄本年代上限为明末清初的证据。自鸣钟自西洋传教士利玛窦带入中国，清代已比较多见。至于其下限，从该书不避讳“玄”字来看，此抄本当为康熙前半期所抄。顺治辛丑到康熙中才三十多年，因此，抄本的年代与实际成书年非常接近。其成书之下限当在康熙中期，约 1692 年。

2.《卫生要术》作者与成书

《卫生要术》作者潘霨，清代官吏，字伟如（一作蔚如），号韡园居士，江苏吴县人。生于清嘉庆二十年（1815 年），卒于光绪二十年（1894 年），终年七十九岁。曾历任兵部右侍郎，都察院右副都察使，湖北、江西、贵州巡抚。潘氏精于医，历官所至，常以医济民，广施良药治辄有效。咸丰五年（1855 年）七月应召至京进寿康宫视脉，治愈孝成皇后的风疾，名噪于时。亦精养生术，于导引健身尤有研究。所著医书有《卫生要术》（1858 年）一卷、《女科要略》一卷、《霍乱吐泻方论》一卷。此外，尝编辑刊刻医书《韡园医学》六种（包括徐大椿的《伤寒论类方》四卷、陈修园的《医学金针》八卷、吴尚先的《理瀹外治方要》二卷、王维德的《外科证治全生集》四卷、葛可久的《十药神书》一卷及潘氏本人的《女科要略》《灵芝益寿草》两种（包括徐大椿的《慎疾刍言》与陆懋修的《世补斋不谢方》），并增辑刊行徐大椿的《古方集解》与陈修园的《医学易通》。

潘霨于咸丰八年（1858 年）为此书所写的序中说：“人之生死，病之轻重，必先视元气之存亡”。因此，“与其待疾痛临身，呻吟求治，莫若常习片刻之功，以防后来之苦。虽寿命各有定数，而体气常获康强于平时矣。”所以，他采取江西丰城徐鸣峰（即徐文弼）之《寿世传真》中的部分内容，加以删增，撰成《卫生要术》一书。内容包括导引、按摩、内功、外功，均为“尽人可行，随时可作，功简而赅，效神而速”者，以求读者“能日行一二次，无不身轻体健，百病皆除”。

3. 下卷辑者来章氏

《卫生易筋经》下卷明确署为“来章氏辑”（见图1）。但来章氏生平无可考证。此前有过多位学者曾考证过“来章氏辑本”。除了《卫生易筋经》之外，来鹿堂本《易筋经》等其他多种版本也有载有“来章氏辑”之下卷。唐豪先生提到“道光三年后咸丰八年前出版的来章氏辑本《易筋经》”周伟良先生云：“该辑本分上、下卷，具体刊刻时间未明”张学海先生提到来章氏辑本的刻本来鹿堂本，但他只见该本残卷（下卷），认为上卷可能会给出刊刻时间。笔者所见天津中医药大学图书馆藏来鹿堂本为上、下两卷全本，其书牌记上并未给出刊刻时间（见图2）。

张学海考证，来鹿堂创办者张鹏飞生于乾隆四十八年（1783年），卒于咸丰五年（1855年），现存来鹿堂刻本之刻板多成于道光年间，来鹿堂本《易筋经》应该是这一时期的产物。他说：“对照道光二十五年来鹿堂所刻《近四科同馆试

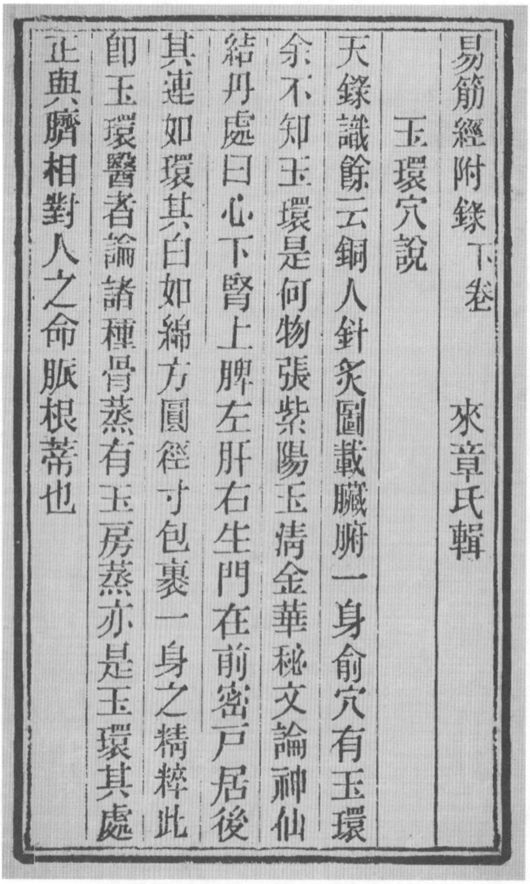

易筋經附錄下卷　來章氏輯
玉環穴說
天籙識餘云銅人針灸圖載臟腑一身俞穴有玉環
余不知玉環是何物張紫陽玉清金華秘文論神仙
結丹處曰心下腎上脾左肝右生門在前密戶居後
其連如環其白如綿方圓徑寸包裹一身之精粹此
即玉環醫者論諸種骨蒸有玉房蒸亦是玉環其處
正與臍相對人之命脈根蒂也

图1 《卫生易筋经》下卷首页

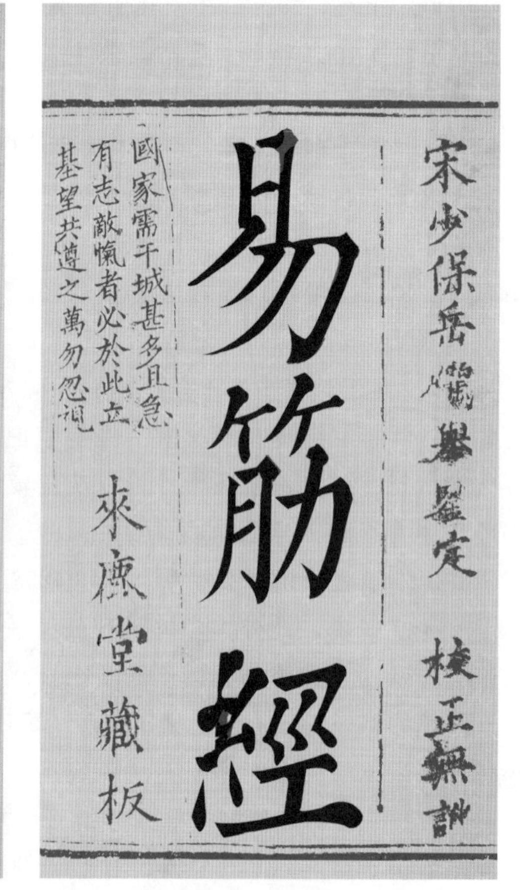
宋少保岳鵬舉鑒定　校正無訛
易筋經
國家需干城甚多且急
有志敵愾者必於此立
基望共遵之萬勿忽視
來鹿堂藏板

图2 来鹿堂本《易筋经》牌记书影

帖鸣盛集》一书，从尺寸、版式、字体、墨色、内页用纸甚至书皮等要素来看，都非常近似，应该可以看做是同时期的产品。”

基于来鹿堂本中“寧”字异写作“甯”，避清宣宗道光皇帝旻宁讳，可以判断为道光年间或其后的刻本。因此，笔者同意张先生的以上判断，来鹿堂刻本应该是道光晚期的刻本。此与唐豪来章氏辑本出于道光年之说亦基本吻合。

据此，也可以推测来章当为清代道光间人。

二、主要内容与特点

《卫生易筋经》分为上、下两卷。上卷是原题达摩著之《易筋经》，内容与本丛书所收录其他两种的《易筋经》大致相同。下卷为来章氏所辑，也称为《易筋经附录》（见前图1）。这个部分既称为“附录”，又署为“来章氏辑”，应该为来章氏所加，而不是《易筋经》原本的内容。包括玉环穴说、经验药方等五个处方、木杵木槌图、任脉之图（下为诸穴解说）、督脉之图（下为诸穴解说）、骨数、筋络、气血说等。

此书最值得注意的是集中了多种练功法。上卷提到易筋经功法、外壮神力八段锦、十二段锦。其中，《易筋经》功法是在独特筋膜理论指导下的守中揉捣打功，强调早、中、晚一日三行，持之以恒。揉、捣、打等不同功法有严格的序次关系，必须先内后外，先任后督，先壮后勇，循序渐进。十二段锦为从八段锦八种坐式功法发展过来的十二式坐式功法，配有十二幅图。

下卷，即附录部分，包括外功、内功、易筋经十二图与却病延年法等多种强体功法。外功，除心功主要指安定情绪之外，其他均是以身体各部器官及部位为名，运动或被动运动相应器官或部位的成套动作，包括耳功、目功、口功、舌功、齿功、鼻功、（外）肾功与身功、首功、面功、手功、足功、肩功、背功、腹功、腰功等十六种，以文字为主，没有练功图。内功，指存想运气，叩齿津漱，配有两幅行气示意图。易筋经十二图，包括十二式立式动功，每一式都包括一整套的动作，配有十二幅图。却病延年法，共九式，为八种立式自我按摩法加上最后一种坐式运动导引组成，配有九幅图。此外，还有“五脏辨病”一篇，简述心、肝、脾、肺、肾的生理病理。

以上强体功法图中，“易筋经十二式”应该是此书最为重要的内容。与此前两书名包含有“易筋经”三字的同类著作——《易筋经》与《易筋洗髓二经》相比，均有很大不同。

沈氏本《易筋经》约为清康熙早年抄本，书中没有练功图。至清道光二十三年癸卯（1843年）友竹山房藏板本《易筋洗髓二经》，载有十三幅图，其中包括二幅用具图，三幅他人帮助行功图。可称作为练功法图的有八幅，分别为拉、抓、按、揪、拧、推、举、提八法图，总称为“外壮八段锦”，实际上与八段锦坐功图基本相同。下面试举二例（见图3~6）。

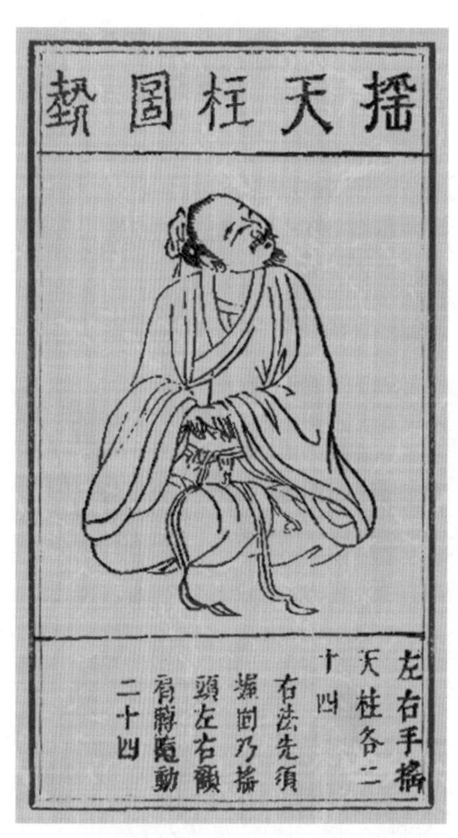

搖天柱圖勢
左右手搖天柱各二十四
右法先須握固乃搖頭左右顧肩膊隨動二十四

图3　遵生八笺 八段锦 – 摇天柱图势

八法按式第三

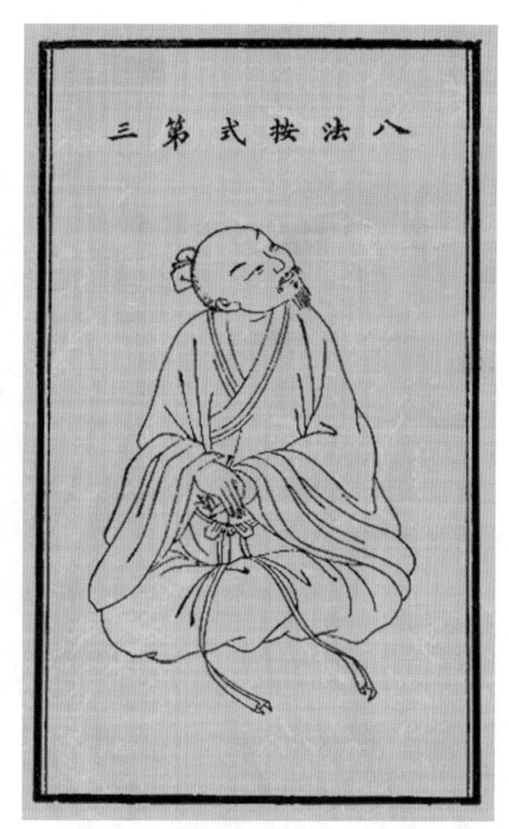

图4　易筋洗髓二经 – 按式第三图

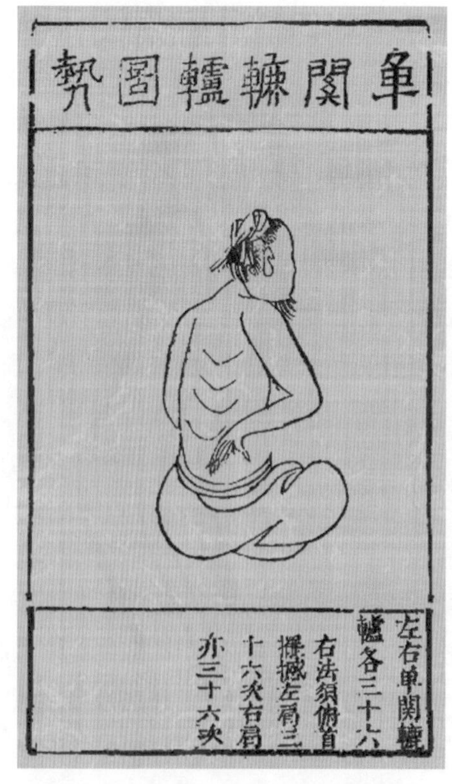

图5　遵生八笺 八段锦 – 单关辘轳图势

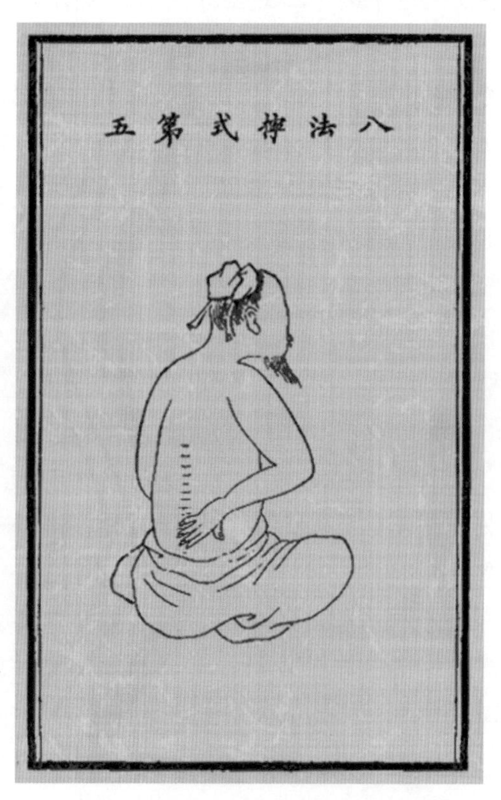

图6　易筋洗髓二经 – 拧式第五图

然而，本书中虽然也提到“外壮八段锦”，但略去了图形。在上卷中，给出的“十二段锦”中基本包括了“八段锦”的内容。但是，附录中的“易筋经十二式”已经完全脱离了八段锦与十二段锦的坐式功法，是另外的一种立式动功。与清咸丰戊午（1858 年）《卫生要术》中的“易筋经十二图”一脉相承。下面试举例二例（见图 7~10）。

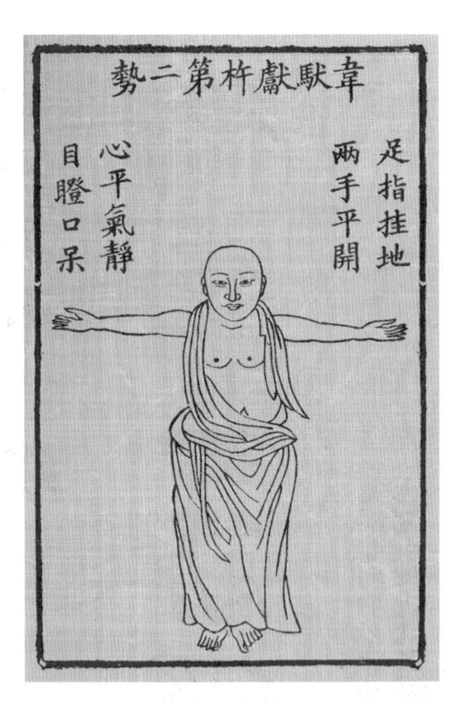

图 7　卫生要术—易经十二图 – 第 2 式

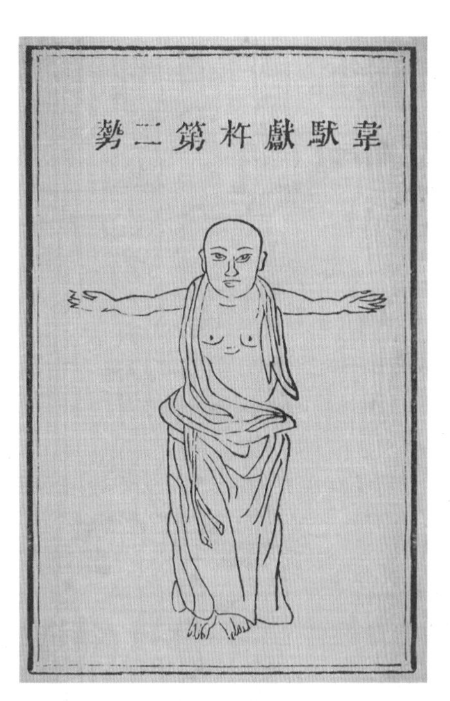

图 8　卫生易筋经—易经十二式 – 第 2 势

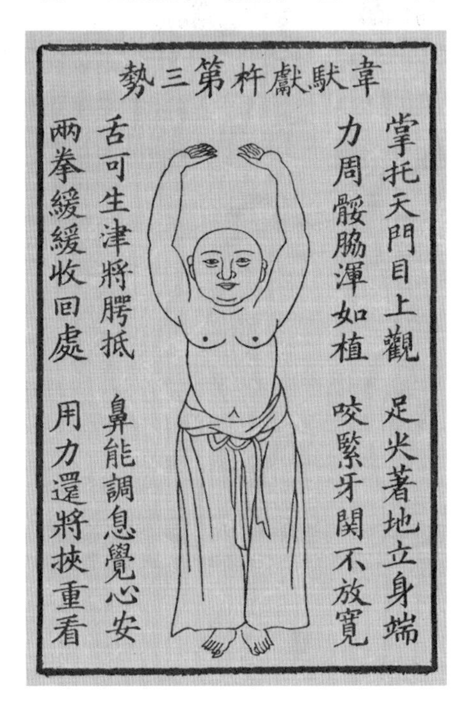

图 9　卫生要术—易经十二图 – 第 3 式

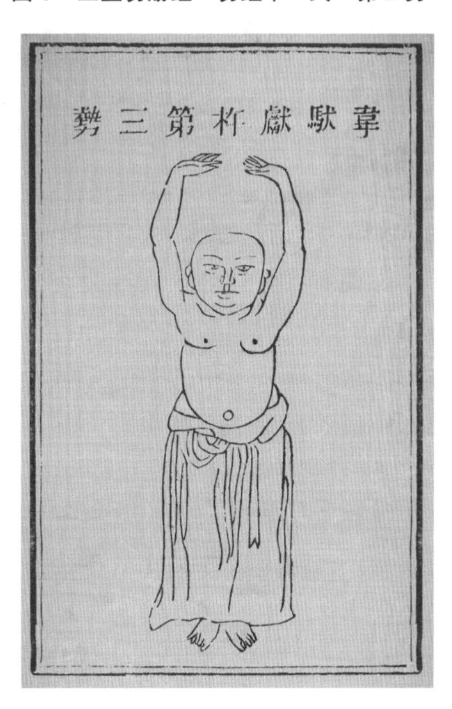

图 10　卫生易筋经—易经十二式 – 第 3 势

三、本次校点的相关说明

本次校点以清光绪元年（1875 年）刻本为底本。此本扉页刻有“板存河南藩库厅宋官署，豫省聚文斋刻字铺刷印”字样（见图 11）。以清光绪丙申（1896 年）文成堂本《卫生易筋经》为主校本（见图 12），以清道光二十三年（1843 年）友竹山房刻《易筋经》本及清咸丰八年（1858 年）《卫生要术》为旁校本。

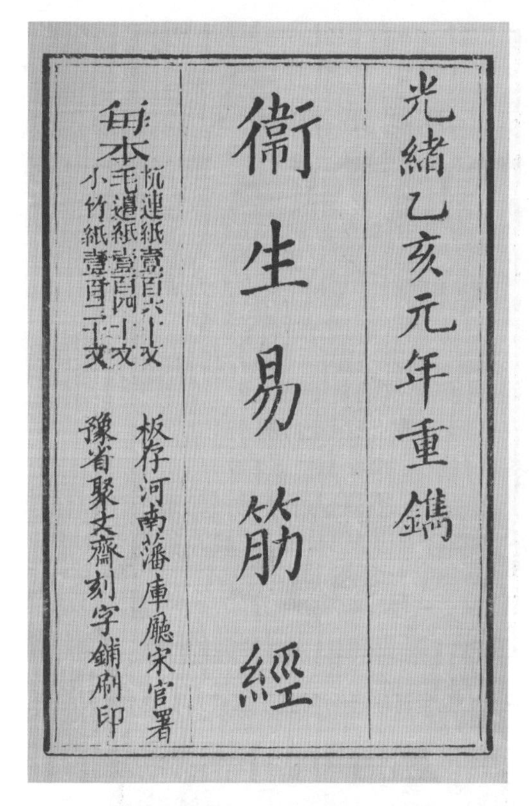

图 11　《卫生易筋经》河南藩库厅本牌记书影

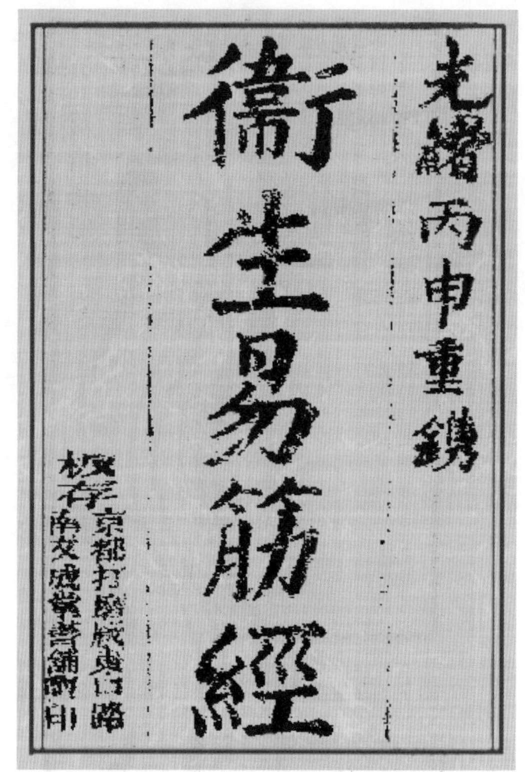

图 12　《卫生易筋经》文成堂本牌记书影

《易筋经》版本很多，本丛书从笔者过眼之四十余种相关版本中选择了最具代表性三种版本进行校点。关于此书的作者、成书及传承等问题，一直都因为难以考定，显得有些扑朔迷离而成为许多学者研究的重点。作为一篇校后记，肯定不能将相关的所有问题，逐一展开。感兴趣的读者，或可参阅本人已经公开发表在杂志上的《易筋经》相关考证文章。如：2013 年发表在《中医杂志》的第 53 卷第 20 期的《〈易筋经〉最早传本：日本藏“沈校本”考订》；2013 年发表的《中华医史杂志》中第 43 卷第 6 期的《经眼〈易筋经〉传本的避讳与抄刻年考》；2015 年发表在《北京中医药大学学报》的第 38 卷第 10 期的《〈易筋经〉序跋源流演变的研究》；2015 年发表在《中华医史杂志》中第 45 卷第 5 期的《古本〈易筋经〉图考》。

张志斌

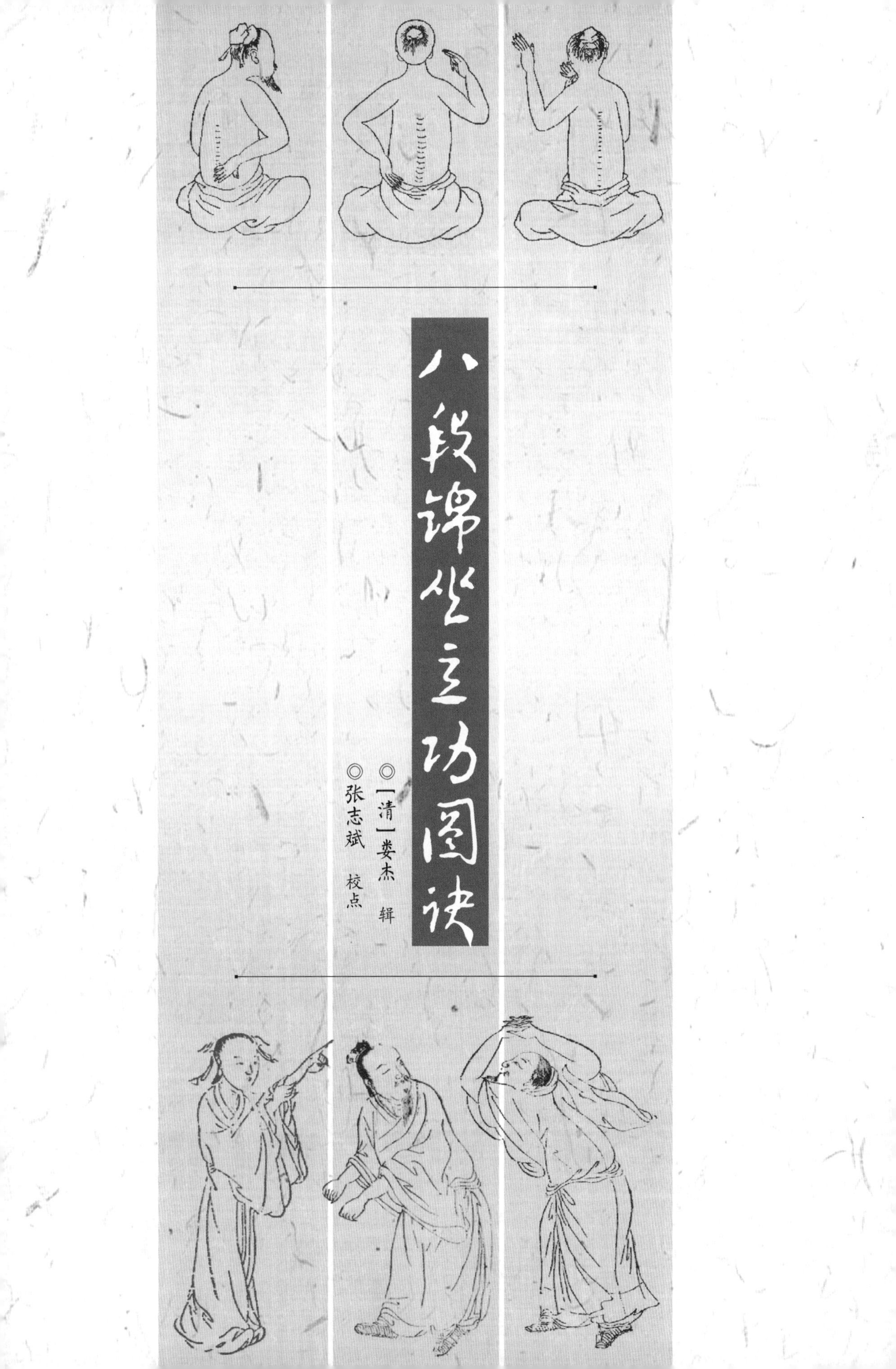

八段锦坐立功图诀

◎［清］娄杰 辑

◎张志斌 校点

内容提要

《八段锦坐立功图诀》不分卷，为养生导引专著，清代娄杰辑。书中收录了两套导引锻炼功法，一套为八段锦坐功，一套为八段锦立功。前者大致为静功，有八个主要的动作，都为坐式，故称为“坐功”。重在养心，以冥心宁神、杜绝妄念为要，体力上的消耗不大。后者为动功，除了八个主要动作之外，尚有十个过度动作，都为立式，故称为“立功”。强调养心的同时重在炼形，动作必须连贯流畅，体力上的消耗较大。两种功法可以同时练习，也可以单独练习，但无论炼哪种功法，都必须持之以恒，形成规律。八段锦是一种较好的强身导引法，至今仍为广泛应用。

此书现仅存孤本清光绪二年丙子（1876 年）芳草轩藏板刻本，本次校点以此为底本。

吕[1] 序

盖闻体正肤充，身之肥也。有自心安神，泰年之永也，可期夐乎尚矣。至若服药求仙，饵芝得道，草木恐无其灵，金石反罹其毒，又何取焉？夫动静贵乎交养气血，取其相资。苟调制之有方，乃刚柔之兼克。是术也，即身而具，从心不踰，俯仰屈伸有其节，雨旸寒燠不为灾。时而上下其手，抗坠咸宜；时而高卑其睿，周旋悉中。具旋乾转坤之力，有阳开阴阖之功，喜占勿药，效岂中医。方本出于青囊，妙即同乎丹诀。谨志数言，聊资一噱。

光绪丁丑上元前二日谨斋吕慎修拜序

〔1〕吕：原无，为示两序之区别，整理时加。

自[1] 序

昔欧阳文忠公论养生之旨曰："以自然之道，养自然之生，惟不戕贼夭阏，以尽其天年，为得圣心自养心道。"善哉，言矣！顾彼圣心者，清心寡欲，节饮食，慎记居，筋骸有束，气体必克，谓无戕贼夭阏可已。今之人，放浪其形骸，惊乱其心志，物欲牵引，夜气牿亡。以求自然养生之道，吾知其难也。夫人心劳则气滞，气滞则形伤。既不能如圣人之德性坚定，以养浩然之气，将惟是调摄其气体而疏畅[2]其形神，则导引之法，庶几近之。然导引亦不易言也。习之善，可以延年。习之不善，亦足致疾。其道虽微，其术亦不可不择焉。杰幼多病，尝从山左徐君学八段锦立功。习之数年，颇有明效。又从浙西费丈得八段锦坐功图说。其间俯仰屈伸，皆有矩度。然非平矜释躁[3]，不能会其精微。杰笔研之暇间一揣摩，辄觉异常畅适。苟得三昧黄老之秘，当不足言。惜役入尘劳，未遑致力，客窗无事，爰为合辑成编，付之剞劂，以广两君嘉惠之心，而为习养生者他山之助。若有道之士，固知无所取焉。

光绪丙子[4]秋八月山阴娄杰识

〔1〕自：原无，为示两序之区别，整理时加。
〔2〕畅：原作"鬯"，通"畅"。
〔3〕躁：原作"躁"，同"躁"。
〔4〕光绪丙子：即1876年。

凡例六则

坐功旧有图说，然所传间多异同。兹刻悉就《尊生八笺》青莱真人原本校定。其有他说可采者，另于图内缀录一二，以备参考。

立功原诀，即“两手托天理三焦”云云，词既太俚，作法又未明晰。今将歌诀略为润色，并依坐功例，增以图说，细为疏注，以公同志。

立功八正式外，尚有出手入手十式。权以天干系目，用便稽核。至各式中有应停顿者，凡应停者，初习停三息，渐习渐加，愈久愈妙，其各正式尤宜多停数刻。有宜直接下式者，说中虽已著明，仍于应停各式上加一墨圈，庶使学者对图摩效，一望而知。其各正式图，则加双圈以别之。

坐功与立功不同。坐功重在养心。立功重在炼形。坐功以杜绝妄念为要，习之无所苦而颇不易致。立功以高下如法为要，初习四肢不免酸痛，然两三月后，便可纯熟。此坐立功之大校也。

功夫作法虽于图中细注，终难详尽。总之“齐整自然”四字，足以蔽之。要在学者善于领会耳。

坐立两功，一动一静，足可相辅，故为合刻。学者或专习，或并习，各听其便。然必立定课程，每日几次，以不间断为妙。

目　录

八段锦坐立功图诀

八段锦坐立功图诀

山阴娄寿芝　手辑

芳草轩藏板

八段锦坐功

青莱真人　著

八段锦法乃古圣相传，一日之间，得有身闲心静处，便可随行。行时口中不得出气，惟鼻中微放清气，行之久久，自能蠲疾除病，渐觉身轻。能勤苦不怠，则仙道不远矣。

“握固”二字，人多不考。盖趺坐时，以左脚后跟曲顶肾茎根下动处，不令精窍漏泄云尔。

第一叩齿集神式

此法先须闭目冥心，盘坐握固，静思集神，叩齿三十六次。又两手向项后，数九息，勿令耳闻。乃移手各掩耳，以第二指压中指，击弹脑后二十四次。

凡坐要竖起脊梁，腰勿软，身勿倚靠。

第二撼摇天柱式

此法先须握固，乃摇头左右顾，肩膊随动二十四次。

第三舌搅漱咽式

此法以舌搅口齿，并左右颊三十六次，待津液生，再漱三十六转，至盈口，分作三口，如咽硬物咽之。

咽津要汩汩有声，瞑目暗视，所咽津液直送至脐下丹田。

第四手摩肾堂式

此法以鼻引清气一口咽之，少顷，搓手令热，后摩肾堂三十六次。仍收手握固，再咽清气一口，想心火下烧丹田，觉极热，行后法。

肾堂即精门，在腰后两边极软处。

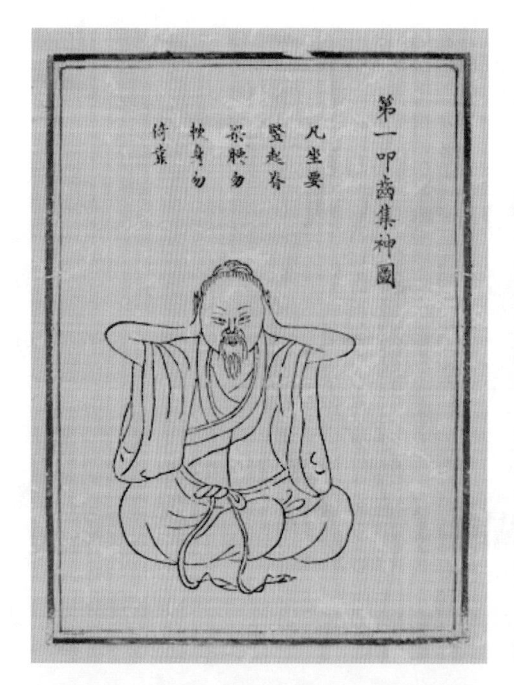

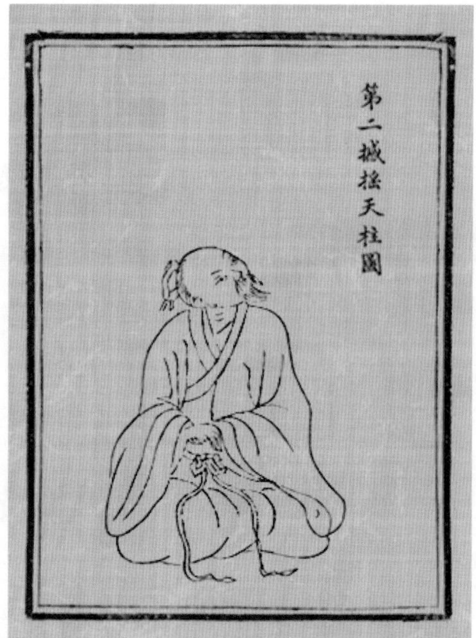

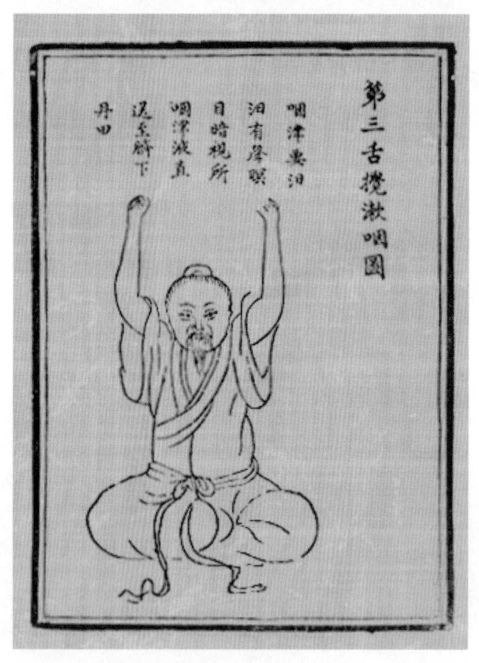

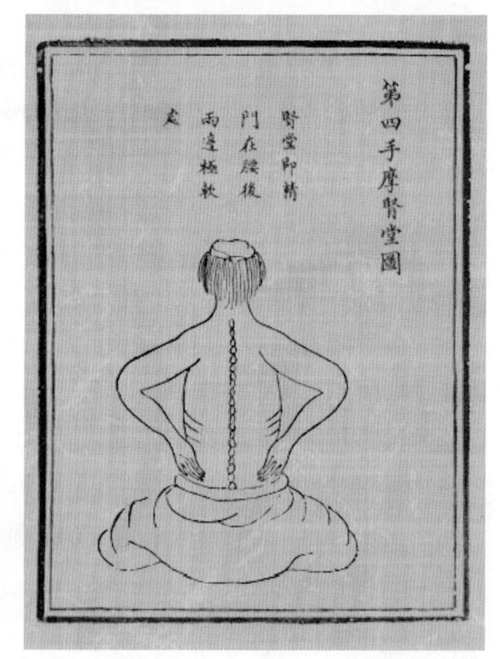

第五单关辘轳式

此法须俯首，摆撼左肩三十六次，右肩亦三十六次。

第六双关辘轳式

此法两肩并摆撼，至三十六数，想火自丹田，透双关，入脑户，鼻引清气一口，后伸两脚。

第七托天按顶式

此法两手相叉，向上托空，按顶各九次。

托要用力，如重石在手，腰身俱极力上耸。

第八俯首钩攀式

此法以两手向前攀脚心十二次，乃收足端坐，候口中津液生，再漱再吞，一如前法。

摆肩并身二十四次，再转单、双辘轳各二十四次，想丹田火自下而上，遍烧身体，静坐少顷。此为八段毕。

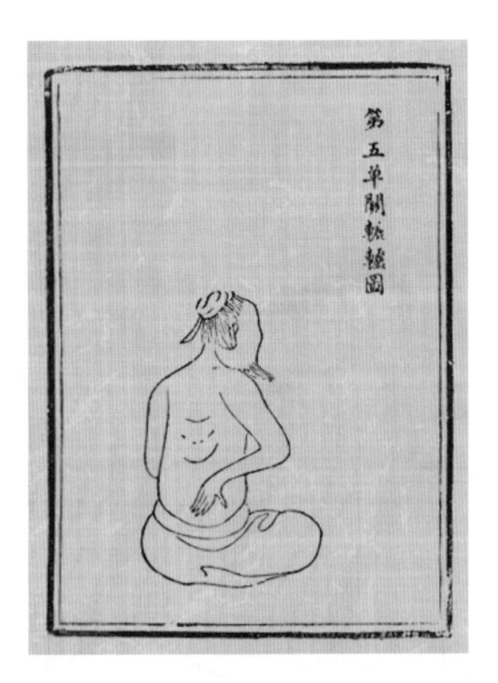

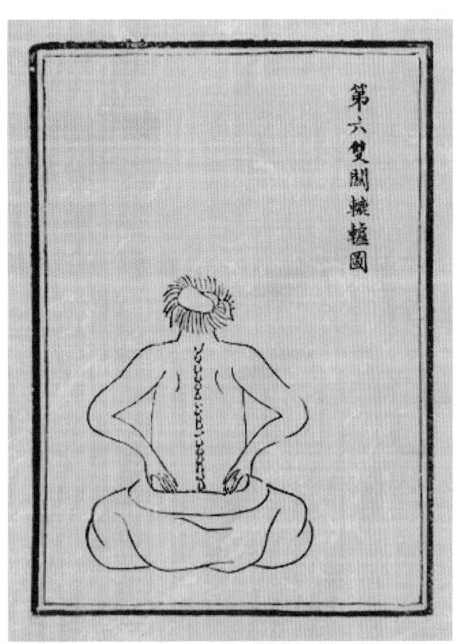

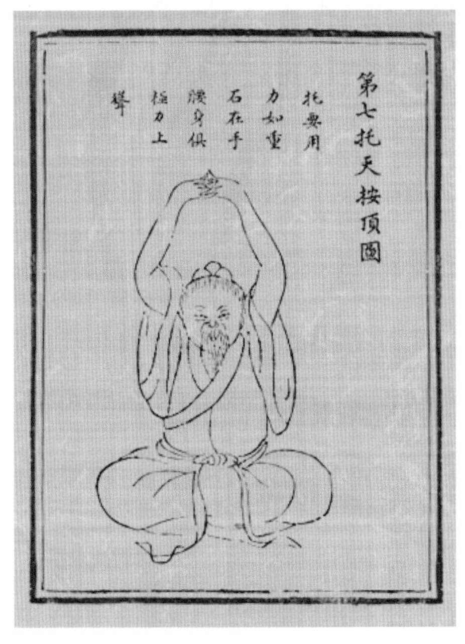

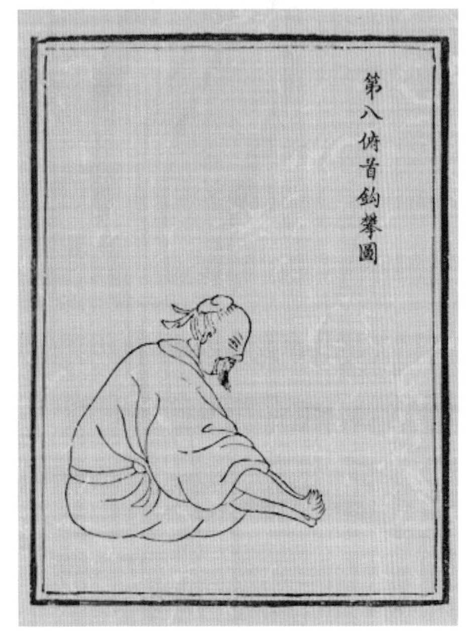

八段锦立功

山阴娄杰　述

歌诀

手把碧天擎擎天式，雕弓左右鸣关弓式。鼎冯单臂举举鼎式，剑向半肩横负剑式。

擒纵如猿捷猿蹲式，威严似虎猛虎踞式。更同飞燕急飞燕式，立马告功成立马式。

甲字式

平身正立，静息凝神，并足垂肩，凸胸凹腹。凡立身作势，胸腹皆须如此。两臂微开，手心向地，指尖朝身，然后开两踵足跟，开两趾足指，再开两踵、两趾，再开两踵，使足尖微抱，自始至终，两足如此，不可移动。立定为甲字式。

小臂直，大臂微斜，手掌平，指尖离身寸许，微向后胯[1]。

乙字式

前式少停，随提手至耳后，掌心向前，为乙字式。

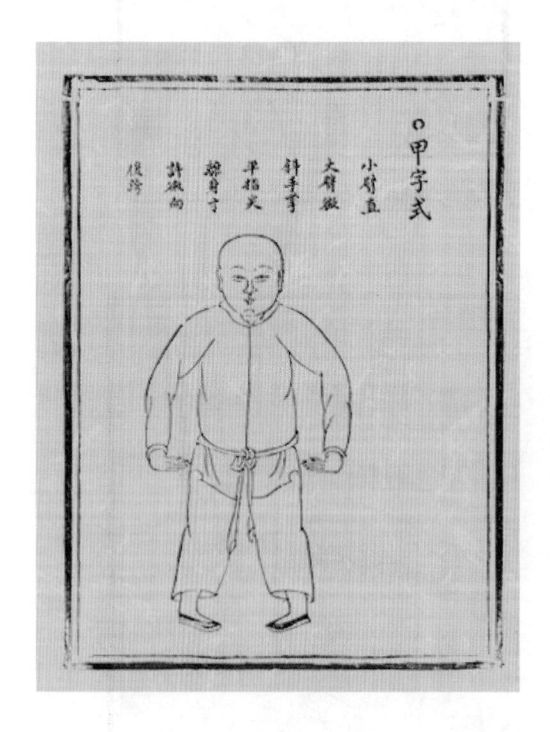

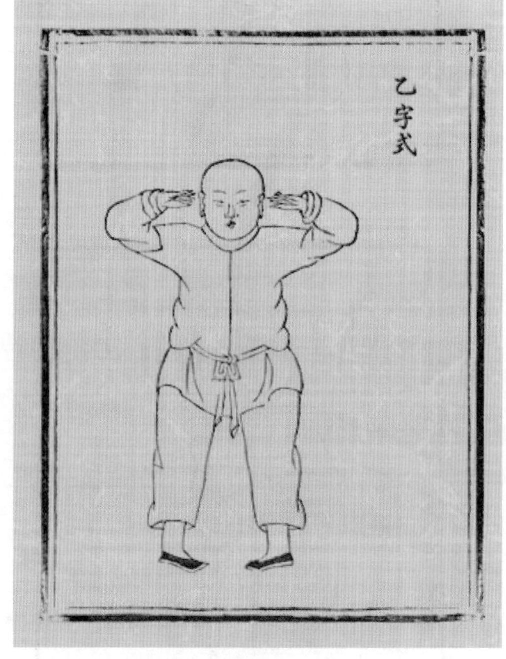

〔1〕胯：原作“跨”，据文义改。下同。

丙字式

行至前式，即以指尖抹耳，尽力向前推出，就势下蹲，为丙字式。

蹲须身子挺直，胯与膝平，如坐马式，两臂要直，其宽窄高下视肩为准，手掌要平，指尖微跷，十指相对，约离二三寸。

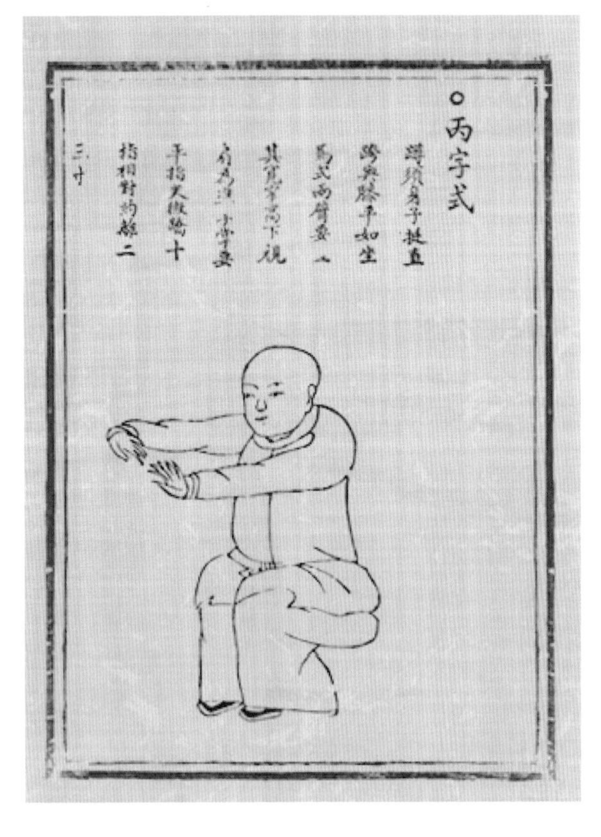

丁字式

前式少停，两手展开，向下抱拢，臂直指屈，如掀巨石，为丁字式。

两掌相对，手指[1]朝上。

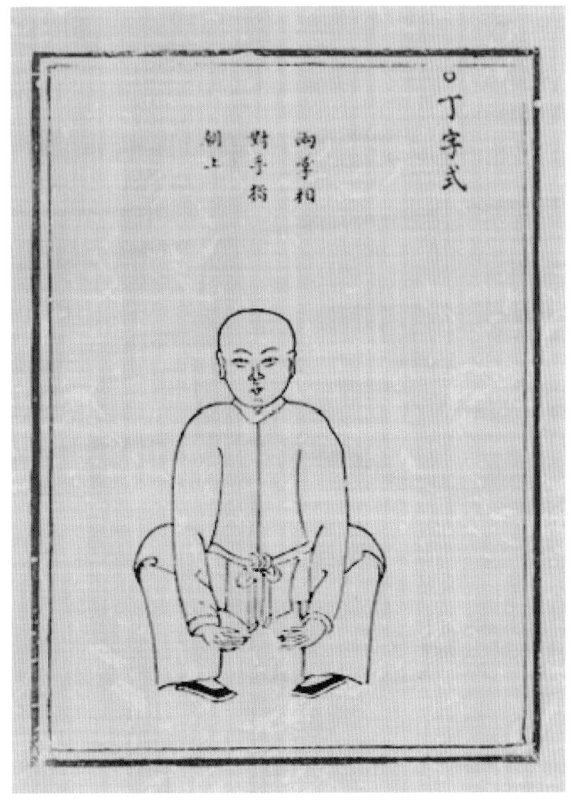

〔1〕指：疑为“心”之误。

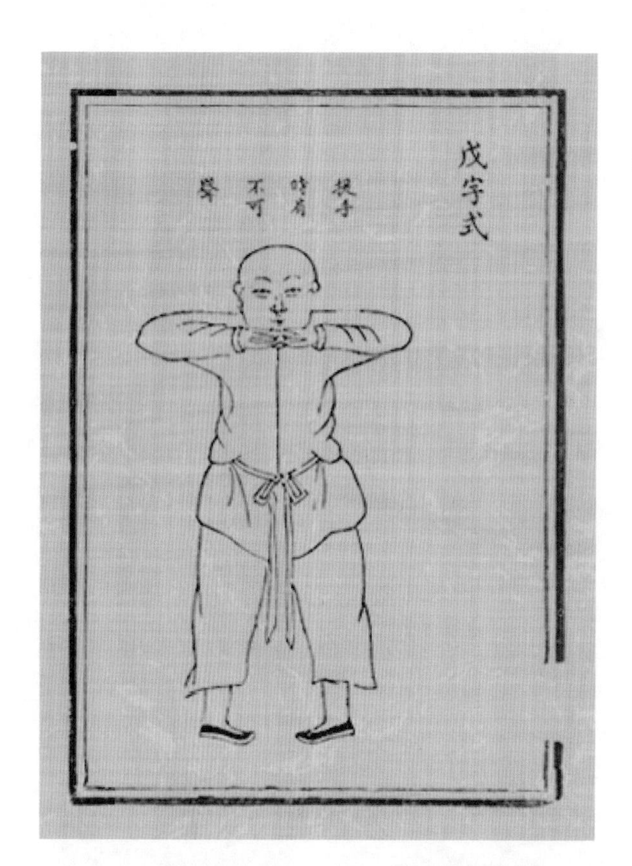

戊字式

前式少停，缓缓将手上提，就势起身，手提至口，为戊字式。

提手时，肩不可耸。

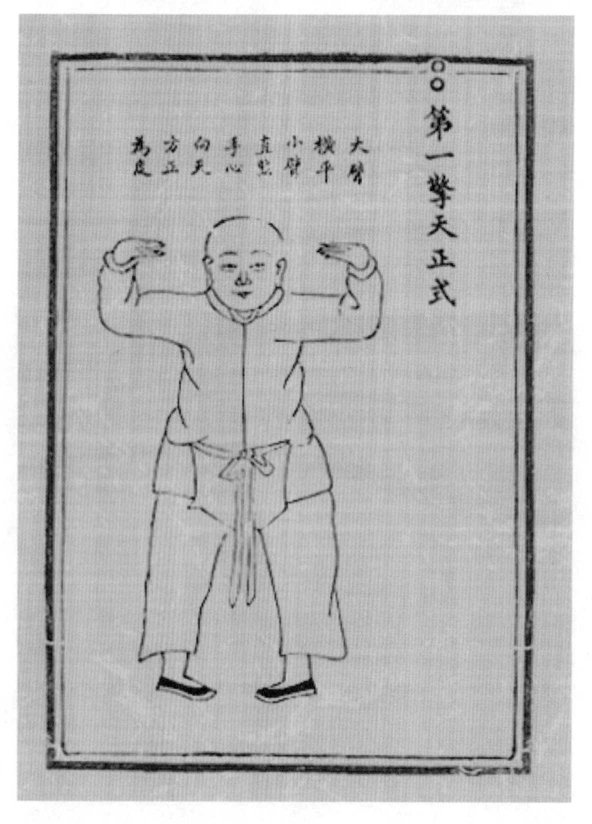

第一擎天正式

行至前式，随翻手向上，两手分开，十指遥遥相对，为擎天式。

大臂横平，小臂直紧，手心向天，方正为度。

己字式

前式少停，翻手对额，十指微屈，如攀重物，为己字式。

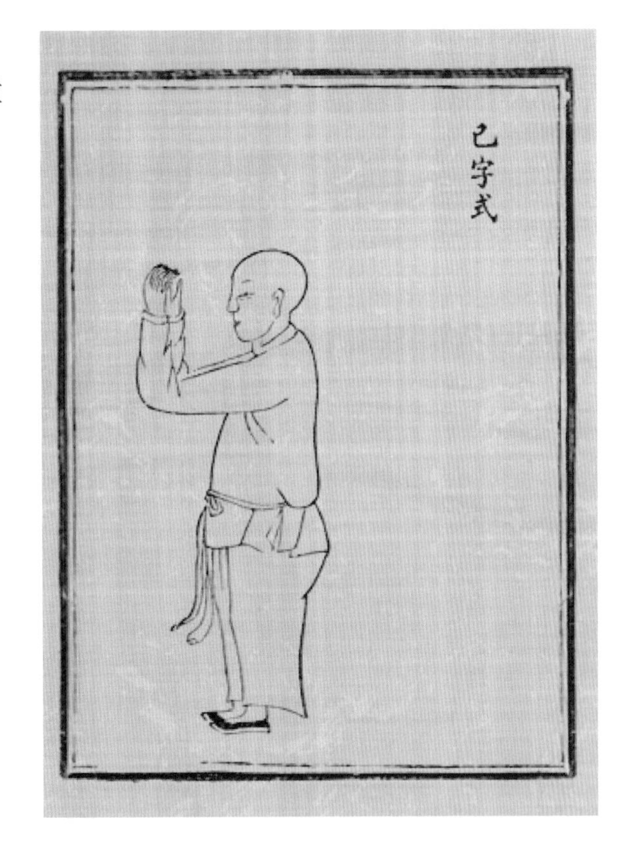

庚字式

由前式下攀至颊，翻手外推，蹲身如丙字式，接行丁字、戊字式，俟提手至口，翻掌下按，气亦随手下降，为庚字式。此为一段毕。

两臂直，十指尖相对，约离二寸。

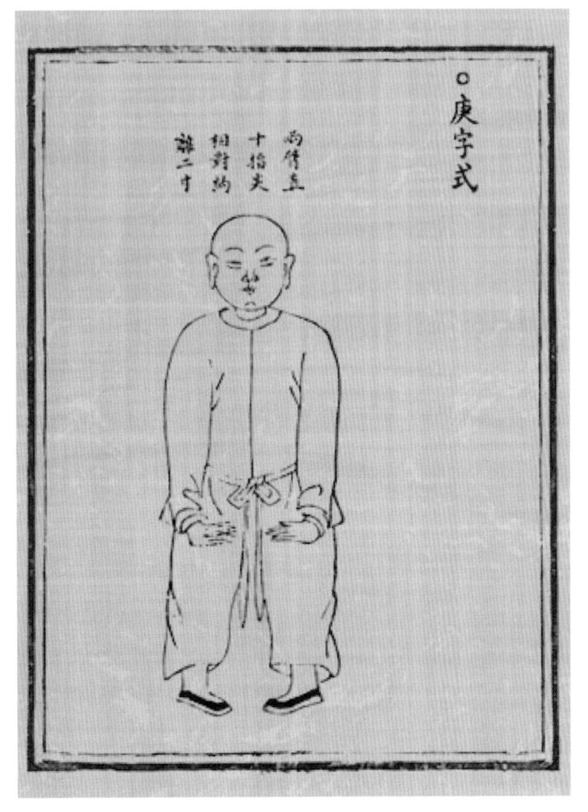

第二關弓正式
兩臂要平
左射目注
左手右射
目注右手

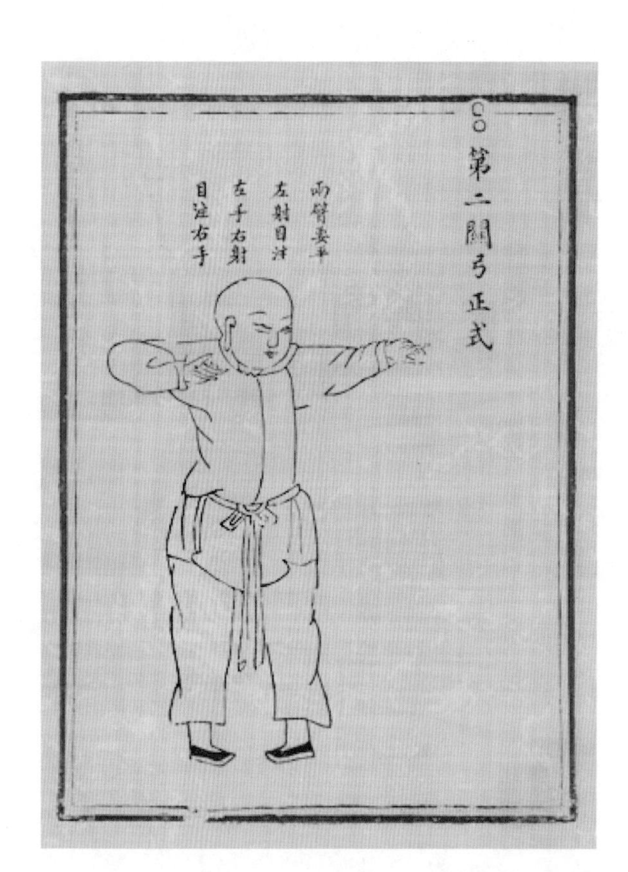

第二关弓正式

由庚字式两手平抬，转首左顾，左手推出，右手弯曲，状如关弓，少停，回首向右，纾右臂，屈左臂，如前为关弓式。

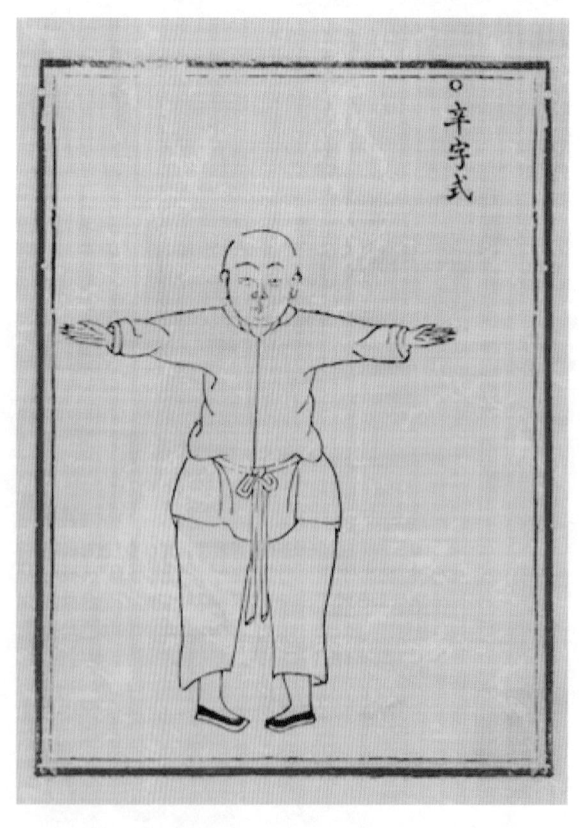

辛字式

前式少停，正身纾臂，掌心向前，为辛字式。随即提手至耳后，如乙字式，接行丙、丁、戊、庚四字式。此为二段毕。

第三举鼎正式

由庚字式转戊字式，提手至口，左手翻上，右手翻下，指皆微屈，尽力举按，使两手背上下遥对，为举鼎式。

胸要少挺，目微上视。

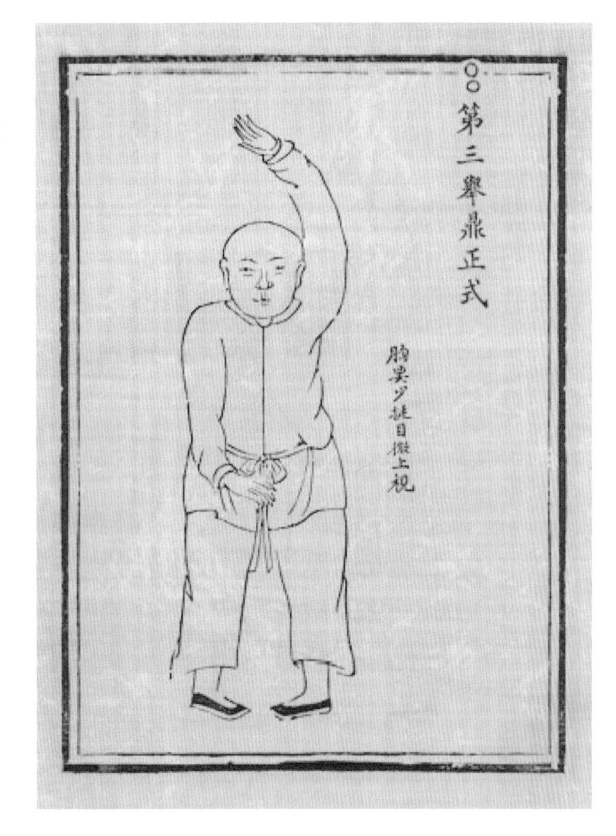

壬字式

前式少停，两手猛翻，缓缓凑合，就势下蹲，为壬字式。随即起身，右手上，左手下，举按如前。至此，举鼎式方毕。仍归壬字式，两手凑合，翻掌外推，蹲身如丙字式，接行丁、戊、庚三字式。此为三段毕。

翻掌时，目注上手。

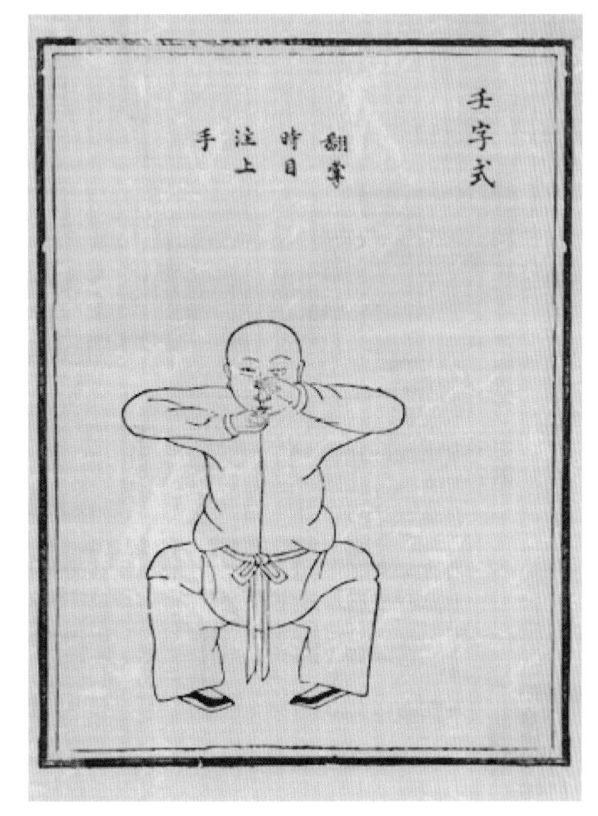

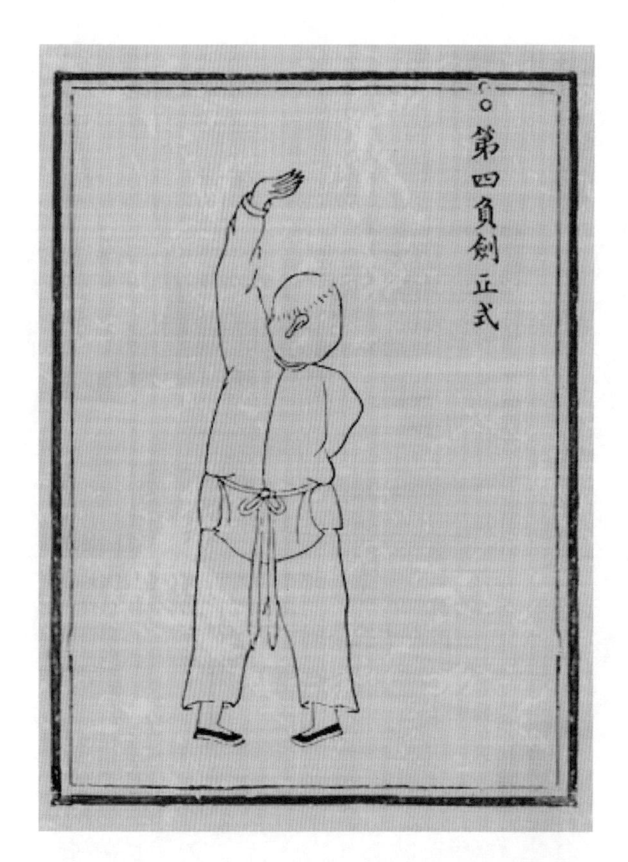

第四负剑正式

由庚字式左臂背转，右臂轮上，回首向左后顾右踵，少停，转身，左臂上，右臂下，回首向右，顾左踵如前，为负剑式。少停，正身纾臂，作辛字式，接行乙、丙、丁、戊、庚五字式。此为四段毕。

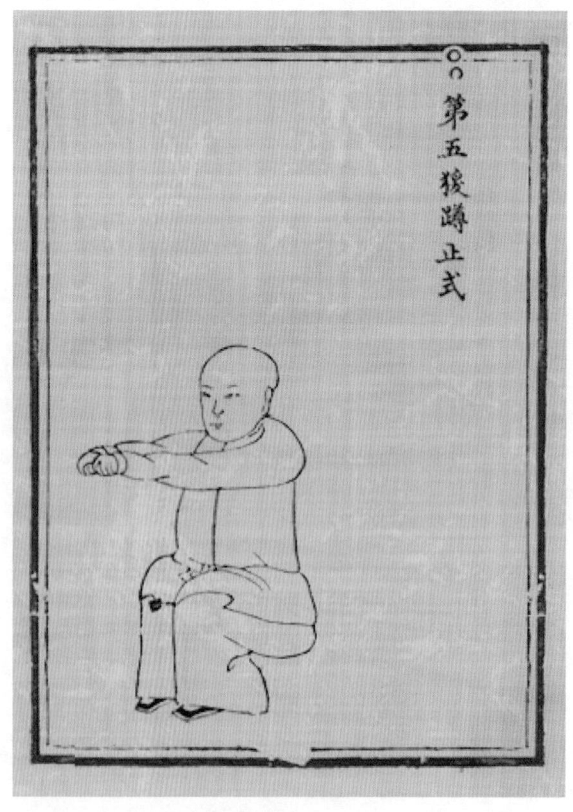

第五猿蹲正式

由庚字式转戊字式，提手至口，紧握两拳，就势下蹲，掌心朝下，用力向前抵出，随翻手舒掌，握回至胸，复转拳抵出如前。如是三抵纾掌，收回至口，翻手外推如丙字式，接行丁、戊、庚三字式。此为五段毕。

癸字式

由庚字式转戊字式，提手至口，八指交叉，翻掌，尽力上举，为癸字式。

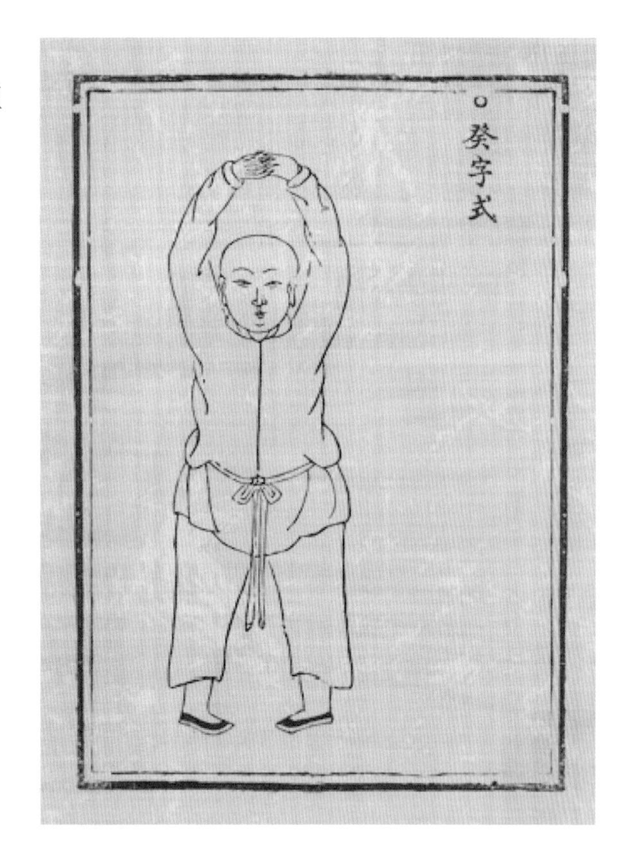

第六虎踞正式

前式略顿，弯身下按，初按可至膝下，渐习渐低，至地为度。为虎踞式。少停，缓起，两手分开，上提至口，随复下蹲，转掌外推，如丙字式，接行丁、戊、庚三字式。此为六段毕。

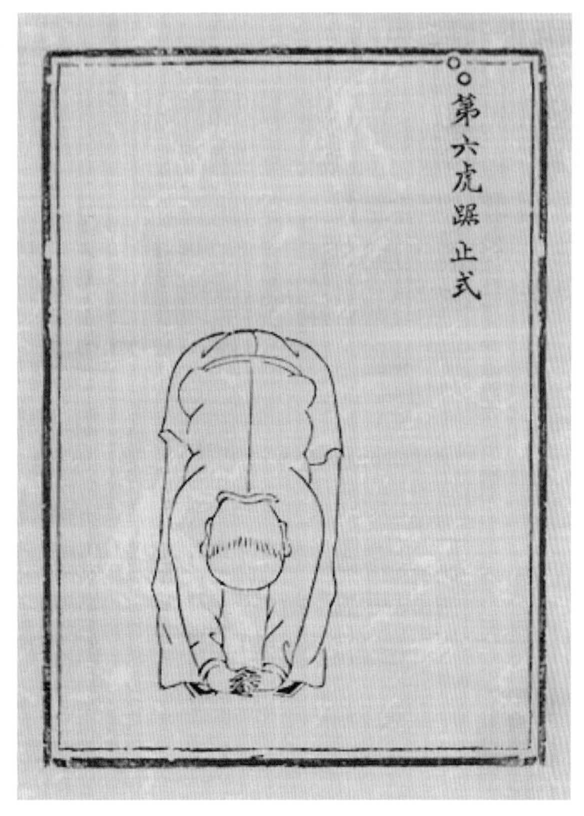

第七飞燕正式

由庚字式转戊字式，随将两手分开，使与肩平，掌心向下，微微后仰，为飞燕式。少停，提手至耳后，如乙字式，接行丙、丁、戊、庚四字式。此为七段毕。

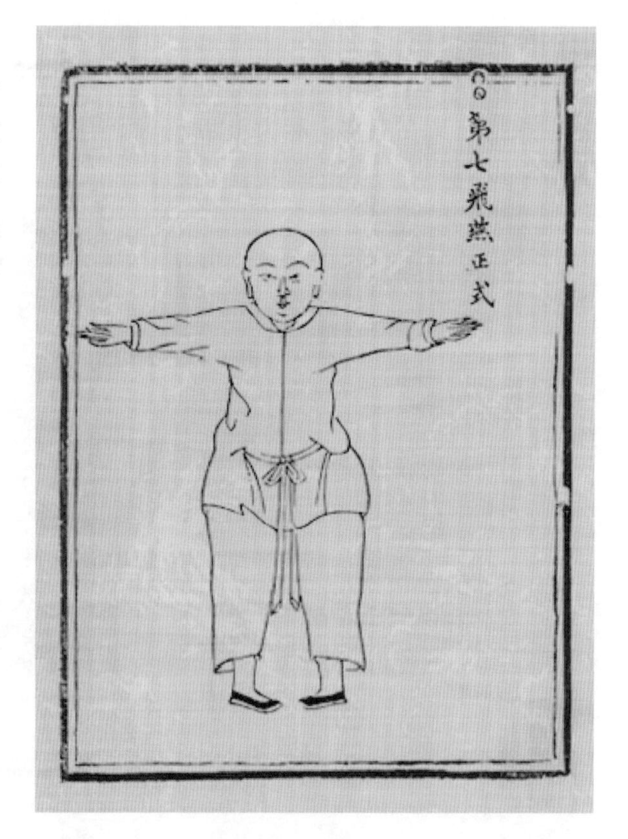

第八立马正式

就庚字式足跟离地，用力下顿三次，为立马式。顿毕，闭目调息，缓放两臂，略略行动，然后左足右踢，右足左踢，又两足各外踢，皆十数下。复以两手前后摔动十数下。此为八段毕。

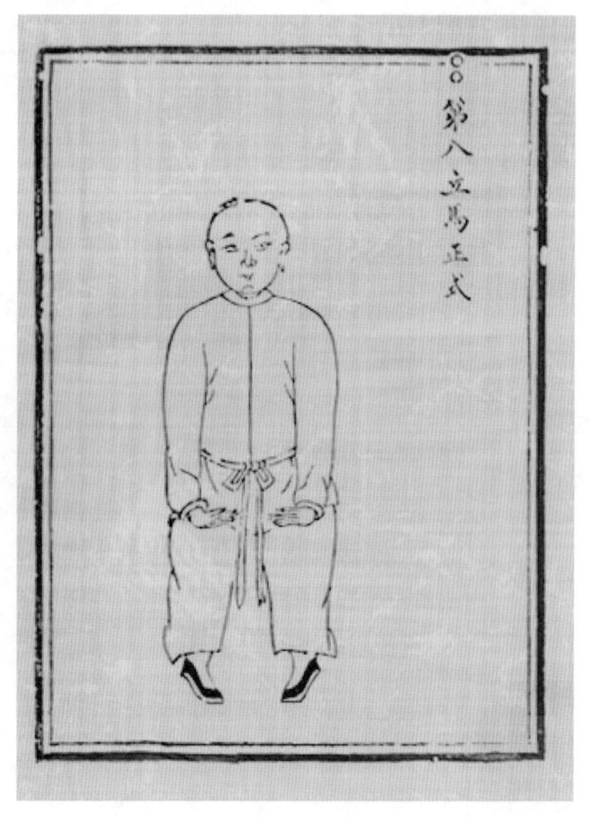

校后记

《八段锦坐立功图诀》不分卷，为养生导引专著，清代娄杰编辑。

一、作者与成书

娄杰，字受之（或作“寿芝”），山阴（今浙江绍兴）人。其较为知名的著作是《温病指南》，取吴鞠通《温病条辨》之说，参叶天士、薛生白等诸家之说，删繁就简，分证立方而成。据其自序中云，娄氏因年幼多病，先从山左徐氏学八段锦立功，习之数年，颇有明效。又从浙西费氏得八段锦坐功图说，其间俯仰屈伸，皆有矩度。经娄杰本人尝试，觉得很有效用，因此将两书合辑成编，并付之剞劂，以助养生人士所用。

二、主要内容与特点

书中收录了两套导引锻炼功法，一套为八段锦坐功，一套为八段锦立功。前者大致为静功，有八个主要的动作，分别为叩齿集神、撼摇天柱、舌搅漱咽、手摩肾堂、单关辘轳、双关辘轳、托天按顶、俯首钩攀八式，都为坐式行功，故称为“坐功”。此套功法重在养心，以冥心宁神、杜绝妄念为要，虽有部分肢体的动作，但各式动作之间没什么联系，体力上的消耗不大。后者为动功，除了擎天正式、关弓正式、举鼎正式、负剑正式、猿蹲正式、虎踞正式、飞燕正式、立马正式八个主要动作之外，尚有以天干命名的十个过度动作，都为立式行功，故称为“立功”。这套功法在强调养心的同时重在炼形，动作必须连贯流畅，有些动作需要重复操练，有些动作也有一定的难度，体力上的消耗比较大。本书凡例对两种功法做出很好的解释：“坐功与立功不同。坐功重在养心，立功重在炼形。坐功以杜绝妄念为要，习之无所苦而颇不易致。立功以高下如法为要，初习四肢不免酸痛，然两三月后，便可纯熟。”两种功法可以同时练习，也可以单独练习，但无论练哪种功法，都必须持之以恒，形成规律。八段锦是一种较好的强身导引法，至今仍为广泛应用。

三、本次校点的相关说明

此书现仅存孤本清光绪二年丙子（1876 年）芳草轩藏板刻本，此本现藏于中国中医科学院图书馆，字体娟秀清晰，图像简洁生动，线条流畅，本次校点以此为底本。

张志斌

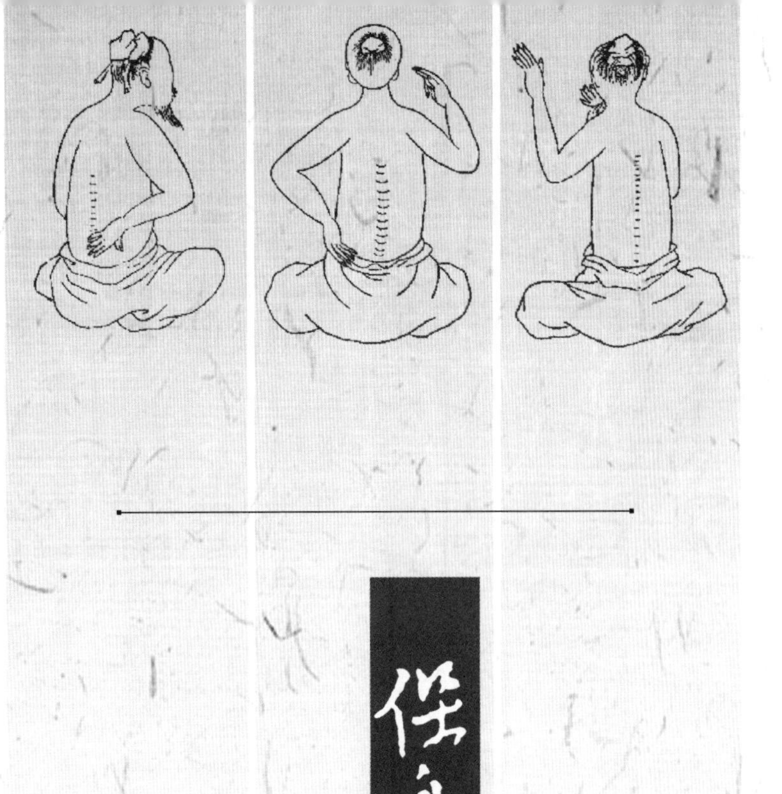

保身良法

◎[清]方开 传

◎[清]颜伟 编绘

◎张志斌 校点

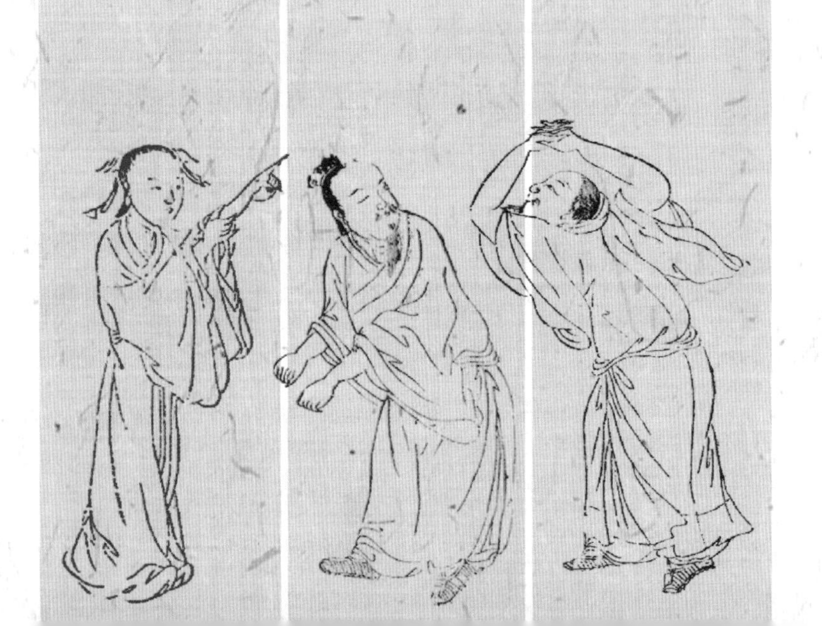

内容提要

《保身良法》不分卷，为清代的养生导引专著，由方开传，颜伟编绘。又名《万病回春》。这套功法，共有九段简单易行的动作，配有九幅图。前八段动作，均以平卧位行功，以两手在腹部自我揉摩为主，主要手法有揉与推两种。第九段功法，改为坐位，双手按膝，最大幅度地前后左右转动腰部。据称病者行此功可愈疾，无病者行此功可强身延年。书末附有《十二时摄生法》共一百八十三个字，根据一天中的十二个时辰，提出生活起居的建议。

现存有清光绪六年庚辰（1880年）广东聚德堂重刊单行本，本次校点以此为底本。

序

燕台方道者[1]，不知纪年。偕之游者，辄言与其祖父相习，约近百年人物也。多力，声如钟，七尺挺坚，撼之若铁。戏者以长绳系其腕，令十余人拽之后，引手十余人掣而前，以二指钩二人，悬而起。行如飞，追者莫能及。常一刻往通州市饼，行四十余里归，饼犹炙手，人皆称为地仙云。余少多疾，药饵导引，凡可愈疾者，无不遍访。后始识方君，凡游戏玩弄之术，试其技能者，不具述。第求其却病之主。方君曰：吾道之妙，医不假药，体乎易简之理，合乎运行之数，天以是而健行，人以是而延生，岂第却病已乎？乃语以揉搓腹一法，细推其道，妙合阴阳，中按节度，余循习行之，疾果渐减，后以此法语亲交中病者，无不试有奇效。即方君之瑰奇伟异，群目为神仙中人者，亦率由此。余不敢自秘，绘图列说，付之剞劂，以广其传。既不昧平日之所得力，亦欲世人共登寿域云尔。

雍正乙卯[2]仲秋既望长白颜伟识[3]

余幼年好武，喜操练，凡有益于筋骨气血者，无不习之。虽为躯壳起见，然年已七十有一，耳目手足卒无衰老之状，每一思之，快然自足。曰：此无病之福也。向非加意保身，安能有此乐哉？惟于四十九岁，官树村，汛时奔走，劳心太甚，至患失眠。迄今二十余年，遍访医方调治，竟未能愈。兹得朴之冉公所藏方仙延年法，朝夕定心闭目，调息守中，如法课之，作为性命之工。未及两月，患已若失。每晚课毕，间能彻夜酣睡，次日精神爽朗，行数十里，脚力更觉轻健。于是将此法命子晸抄录数册，传与素识之患虚痨及停饮者，无不愈。由是索取者日繁，笔墨难于应付，即将原本重为缮写详校，付梓以广其传。俾壮老无病者获此可以延年，有病者即可速愈，举斯世共享延年无病之福，岂非大快事耶？

道光辛丑[4]夏四月金台韩德元跋[5]

咸丰庚申[6]冬月燕山宋炘如重刊

〔1〕燕台方道者：《颐身集》作“方老人，名开，新安人”。

〔2〕雍正乙卯：即雍正十三年，1735年。

〔3〕雍正乙卯仲秋既望长白颜伟识：原作“雍正乙卯仲秋既望重刊”，位于下一署名之前，据《颐身集·九转延年法》知此段为雍正乙卯长白颜伟之序，据改并前移。

〔4〕道光辛丑：即道光二十一年，1841年。

〔5〕道光辛丑夏四月金台韩德元跋：原脱，据《颐身集·九转延年法》知此段为道光辛丑金台韩德元之跋，据补。

〔6〕咸丰庚申：即咸丰十年，1860年。

《孝经》云：身体发肤，受之父母，不敢毁伤。则保身之道有不容缓者。庚辰秋，毗陵龚君怀英同客岭南，以延年法图说见示，实足为身心性命之助用。付手民以公同好，并将十二时摄生之法刊附于后。

光绪六年[1]瀛洲姚嘉荣识

〔1〕光绪六年：即光绪庚辰，1880年。

目　录

第一图

以两手中三指按心窝，由左顺揉，团转二十一次。

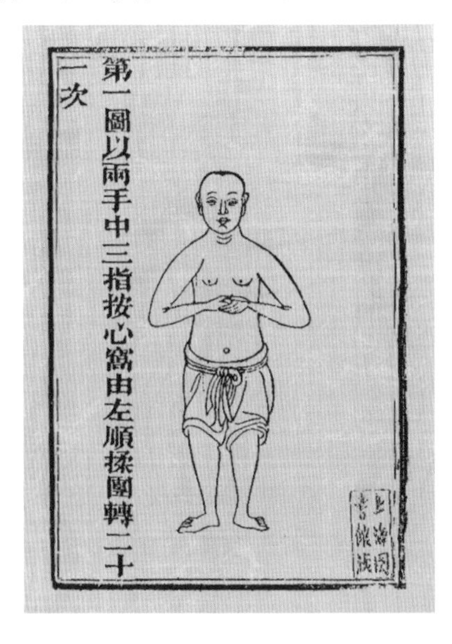

第二图

以两手中三指，由心窝顺揉而下，且揉且走，揉至脐下高骨为度。

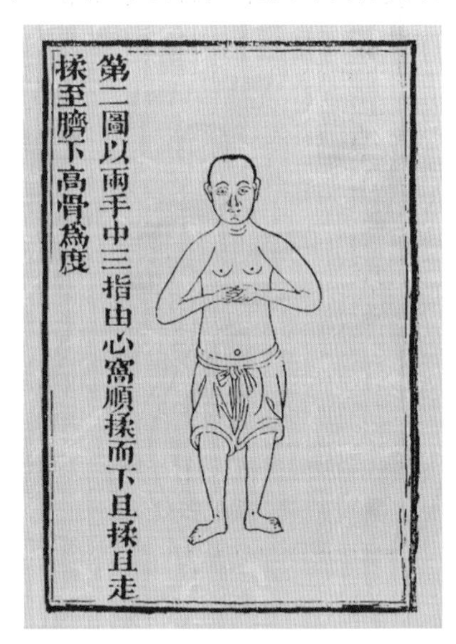

第三图

以两手中三指，由高骨处向两边分揉而上，且揉且走，揉至心窝两手交接为度。

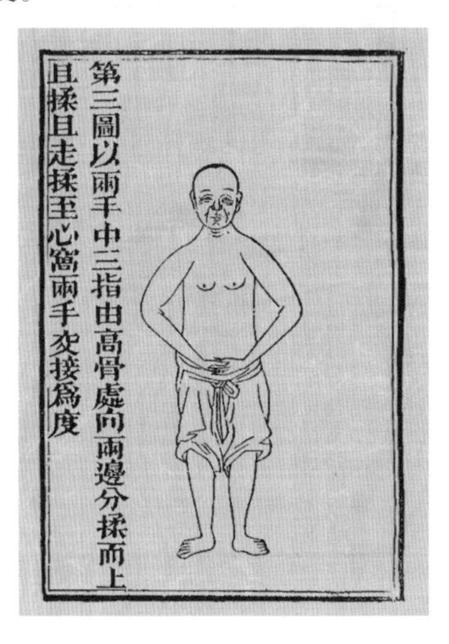

第四图

以两手中三指，由心窝向下直推至高骨，二十一次。

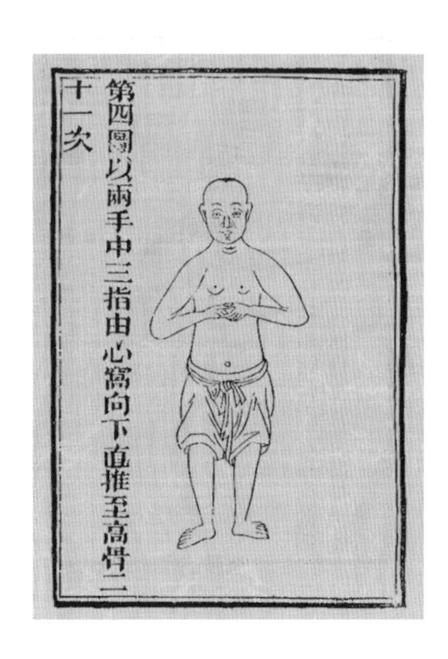

第五图

以右手由左绕摩脐腹，二十一次。

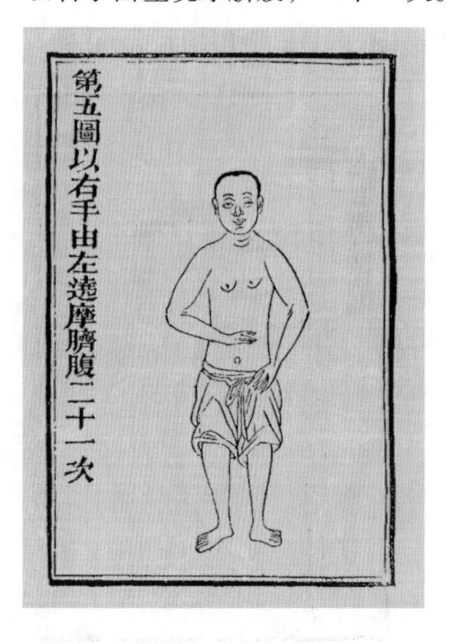

第六图

以左手由右绕摩脐腹，二十一次。

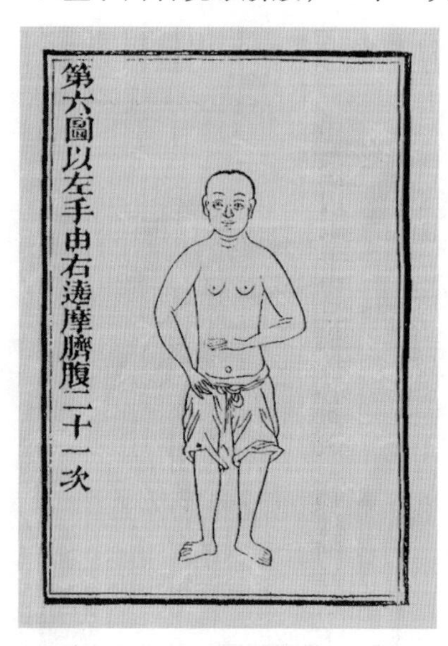

第七图

以左手将左边软肋下腰肾处，大指向前，四指托后，轻捏定。用右手中三指，自左乳下直推至腿夹，二十一次。

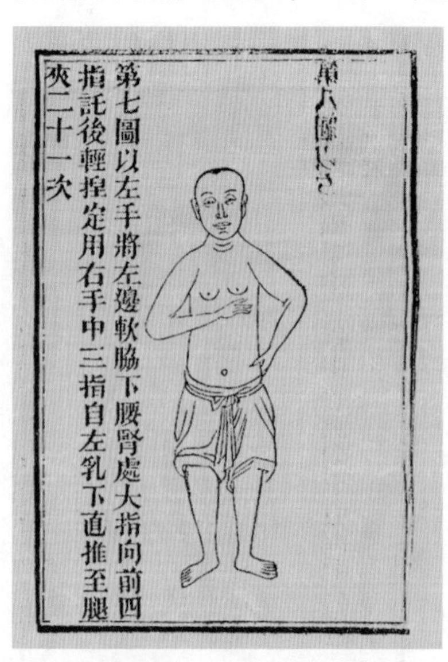

第八图

以右手将右边软肋下腰肾处，大指向前，四指托后，轻捏定。用左手中三指，自右乳下直推至腿夹，二十一次。

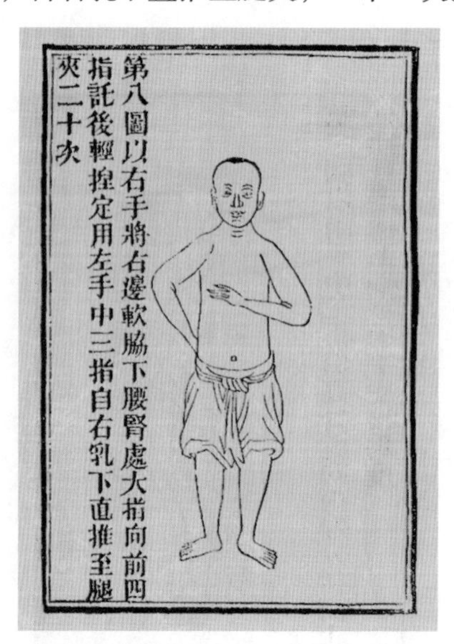

第九图

揉摩毕，遂趺[1]坐，以两手大指押子纹，四指拳屈，分按两膝上。两足十指亦稍钩曲，将胸自左转前，由右归后，摇转二十一次。毕，又照前自右摇转二十一次。

前法如摇身向左，即将胸肩摇出左膝，向前[2]即摇伏膝上，向右即摇出右膝，向后即弓腰后撤。总以摇转满足为妙，不可急摇，休使着力。

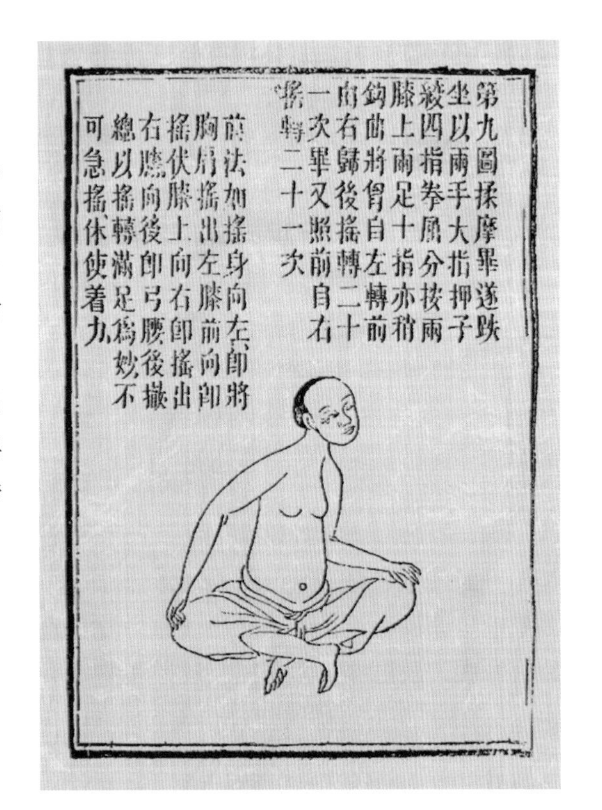

全图说

全图则理备，化生之微更易见也。天地本乎阴阳，阴阳主乎动静。人身[3]一阴阳也，阴阳一动静也。动静合宜，气血和畅，百病不生，乃得尽其天年。如为情欲所牵，永违动静。过动伤阴，阳必偏胜；过静伤阳，阴必偏胜。且阴伤而阳无所成，阳亦伤也；阳伤而阴无所生，阴亦伤也。既伤矣，生生变化之机已塞，非用法以导之，则生化之源无由启也。揉腹之法，以动化静，以静运动，合乎阴阳，顺乎五行，发其生机，神其变化。故能通和上下，分理阴阳，去旧生新，充实五脏，驱外感之诸邪，

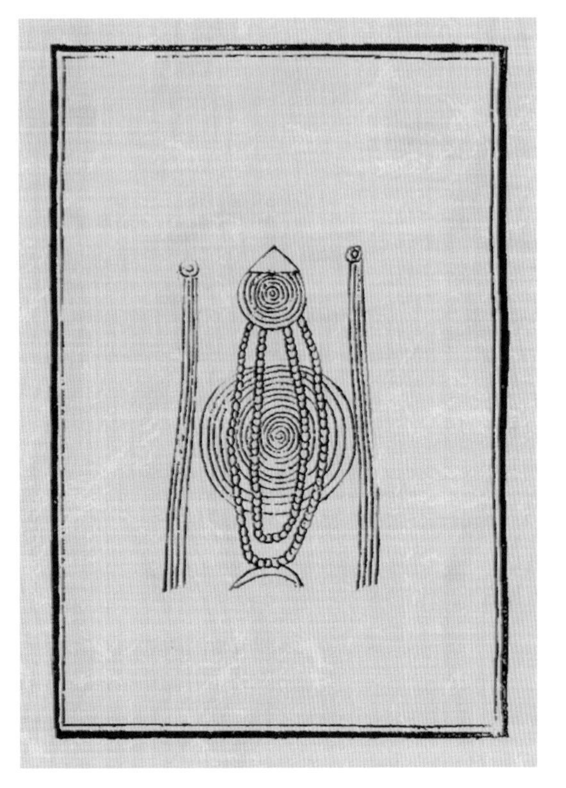

〔1〕趺：音 fū，原作“跌”，据《卫生要术》改。趺坐，即盘腿打坐。

〔2〕向前：原作“前向”，几种版本均同，据文义乙转。

〔3〕身：原作“生”，据《颐身集》改。

消内生之百证，补不足，泻有余，消长之道，妙应无穷，何须借药烧丹？自有却病延年之实效耳。

凡揉腹时，须凝神净虑，于矮枕平席，正身仰卧齐足，屈指轻揉缓动，将八图挨次做完为一度。每逢做时，连做七度。毕遂起坐，摇转二十一次。照此，清晨睡醒时做为早课，午中做为午课，晚来临睡时做为[1]晚课，日三课为常。倘遇有事，早晚两课必不可少。初做时，一课三度；三日后，一课五度；再三日后，一课七度。无论男妇皆宜，惟孕者忌之[2]。

附：十二时摄生法

丑时醒来，依图先课。寅时刻，拥坐呵浊一二，摩面，熨目，揉耳，鸣鼓，数各七七。叩齿漱津，由渐加增。卯，量寒温，静坐明窗，饮百沸汤，栉沐，食粥，徐行，摩腹。辰巳课儿，或理家政，欢然就事。午餐洁美，熟暖适可，起行百步，潜摩水土，汲水煎茶，稍饮勿过，倦行八图。未时就案，读书吟诗，或共闲行，勿以劳苦。申时点心，弄笔临帖。酉时晚餐，小饮陶然，一日课程，如法即止。戌时篝灯，漱口濯足，复看诗书，更阑就寝，擦涌泉，烧苍术。亥子揉腹，安睡侧身，屈上足，睡心眼，勿想去来，是为摄生至宝。

板存粤东省城学院前聚德堂刷印

〔1〕为：原脱，据《颐身集》补。

〔2〕男妇皆宜，惟孕者忌之：《颐身集》作“冗忙不可间断”。

校后记

《保身良法》（又名《万病回春》）为清代的养生导引专著，由方开传，颜伟编绘，姚嘉荣增补重刊。颜氏初刊于清雍正十三年（1735年），姚氏重刊于清光绪六年（1880年）。

一、作者与成书

方开，约生活于清代康熙、雍正年间，新安人氏（今治属安徽徽州）。据《保身良法》雍正十三年（1735年）颜伟序称，此时方开已近百岁，身高七尺，声如洪钟，体力超人，十指可强拽十人前进，二指可悬空钩起两个人，且行走如飞，无人能追及。方氏认为导引之妙，"医不假药，体乎易简之理，合乎运行之数，天以是而健行，人以是而延生，岂第却病已乎？"本书记载的这一套延年却病的揉腹方法，就是方开传给颜氏的。

据薛清录主编的《全国中医古籍总目》记载："《万病回春》一卷，又名《延年九转法》〔清〕方开撰，白颜伟编绘。"其中"白颜伟"之名有误。据咸丰二年（1852年）之《颐身集·延年九转法》刻本所载初刊颜序，卷前署有"新安方开手辑、汉阳叶氏校刊"，后有"长白颜伟识"，因此，"长白"应该是地名，治属今吉林省长白县。而"颜伟"才是其姓名。颜伟自谓，少多疾病，凡可愈疾之药饵导引，无不遍访。自从认识方开之后，从其学习了揉搓腹部的这一套导引功法。经过锻炼，疾病减而去除。后传给亲朋好友之有病者，均得到很好的效果。因此为之绘图列说，付印以广其传。

增补重刊者姚嘉荣，瀛洲（今治属安徽省绩溪县）人氏，生平不详。据其重刊序称，其书来自于毗陵（今治属江苏省常州市）人氏龚怀英。因与之同客岭南，龚出示此书，姚氏见而认为"实足为身心性命之助用"，因此将"十二时摄生法"增补于书末，付梓出版。

二、主要内容与特点

《保身良法》不分卷，为清代的养生导引专著，由方开传，颜伟编绘。又名《万病回春》。该书乃是咸丰二年（1852年）《颐身集·延年九转法》的增补本。其主要内容为"延年九转法"。这套功法，共有九段简单易行的动作，配有九幅图。前八段动作，均以平卧位行功，以两手在腹部自我揉摩为主，主要手法有揉与推两种。第九段功法，改为坐位，双手按膝，最大幅度地前后左右转动腰部。据称病者行此功可愈疾，无病者行此功可强身延年。书末增附《十二时摄生法》。该增订本现存有清光绪六年庚辰（1880年）广东聚德堂重刊单行本，本次整理以此为底本。

《保身良法》的主要内容非常简单，就是一套共有九段动作的功法，配有九幅图。动作没有难度，简单易行。前八段动作，均以平卧位行功，以两手在腹部自我揉摩为主，包括团揉、上下揉、绕脐左向揉，绕脐右向揉，以及从上往下的推法等。第九段功法，改为坐位，双手按膝，最大幅度地前后左右转动腰部。据称病者行此功可愈疾，无病者可强身延年。这一套功法虽然也强调“妙合阴阳，中按节度”，但其特点在于不要求练功者配合吐纳漱津，是一种很单纯的自我按摩健身法，很适合于一般民众学习使用。

书末附有《十二时摄生法》，凡一百八十三个字，根据一天中的十二个时辰，提出生活起居的建议，内容承袭明末石室道人的《二六功课》，但更为简洁。

三、本次校点的相关说明

此书以《保身良法》为名而以单行本的形式刊行于世，现在惟存清光绪六年（1880年）广东聚德堂刻本，封面题书名为《保身良法》，书口则署为《万病回春》。根据此书的内容，此法不仅可以愈疾，也可以强身，并非仅能使“万病回春”，故封面之名更为契合。且《万病回春》另有其书，乃明代龚廷贤之名著，以此为名，则极易混淆二书。故本次整理，以《保身良法》为书名。

《保身良法》之包括九段导引动作在内的主体部分，在清代曾多次刊行，现在也尚有数种版本存世。

其一，从颜伟序中可见，方氏所传，颜伟绘编及刊刻此书，当为初刻，时为清雍正十三年（1735年），但现在已见不到初刻本。其二，从道光辛丑（1841年）金台韩德元“跋”中可见，韩氏于此年，亦曾“将原本重为缮写详校，付梓以广其传”。但此本现在亦已不存。其三，咸丰二年（1852年），此书被叶志诜辑校之《颐身集》收入，书中既保存了颜伟之“序”，也保存了韩德元之“跋”，现存有广东抚署刻本。其四，咸丰八年（1858年），此书被潘蔚辑校之《卫生要术》收入，被称为“却病延年法”，删去了“序”与“跋”，现存有咸丰八年（1858年）初刻本。此外《卫生要术》的两个异名版本《内功图说》与《易筋经图说》，也均收有“却病延年法”，前者今存光绪八年本，后者今存民国石印本。其五，《卫生易筋经》，也收有“延年却病法”。同样删除了“序”与“跋”，还删除了最后一张全图说之示意图。现存有光绪元年（1875年）本。

《全国中医古籍总目》对此书版本记载为：“《万病回春》一卷，又名《延年九转法》。……（1）清咸丰二年壬子（1852年）广东抚署刻本；（2）清光绪六年庚辰（1880年）广东聚德堂刻本来（封面题保身良法）；（3）见《颐身集》。”其中的咸丰二年（1852年）广东抚署刻本，实即《颐身集》本，既非单行本，也完全没有提到《万病回春》之书名。不能以《万病回春》著录，更不能误成（1）与（3）两种版本。

本次以清光绪六年（1880年）广东聚德堂刻本为底本，以清咸丰二年壬子（1852年）《颐身集》广东抚署刻本为主校本，以清咸丰八年（1858年）《卫生要术》为旁校本进行校点。

张志斌

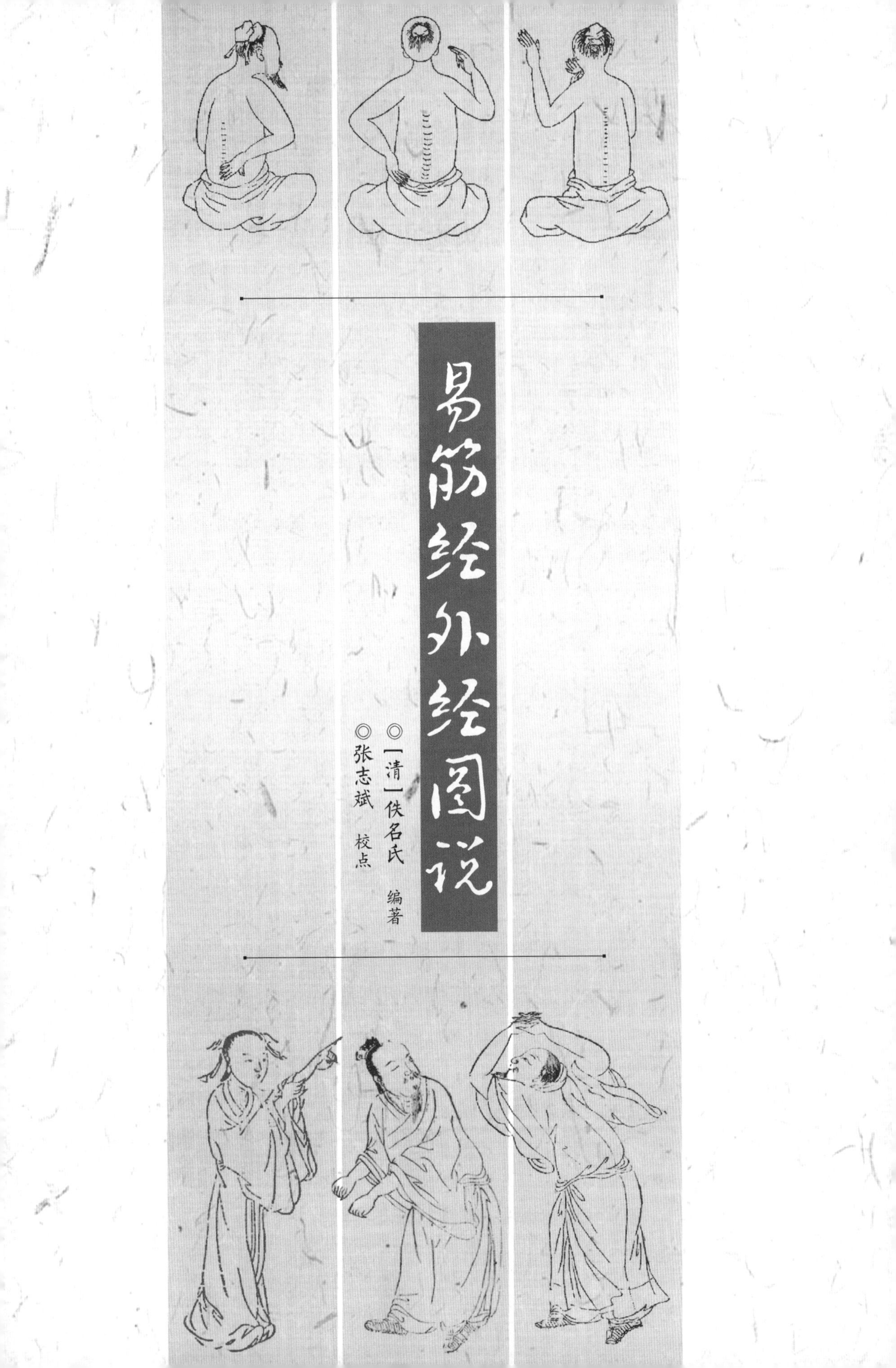

易筋经外经图说

◎[清]佚名氏　编著
◎张志斌　校点

内容提要

《易筋经外经图说》不分卷，是导引动功图专著。其书包括两个部分，第一部分为“外壮练力奇验图”，附有十二图，每一图为一个动作，均重复49次。图上有动作说明，每图还配有动作分解。此十二图，实际只为易筋经外经的第一式，炼功目的在于强壮身体。第二部分为“八段锦口令手法式样”，名曰八段锦，实际与八段锦坐功没有任何关系。这是八组类似体操的连贯动作，八组动作的节拍不一样，但都可以随着“一二三四”的口令来行功，练功的目的在于强体却病。

此书仅存光绪己酉（即宣统元年，1909年）新镌善成堂板刻本，本次校点以此为底本。

目　录

易筋经外经图说

易筋经外经图说

光绪己酉新镌善成堂板

外壮练力奇验图

凡行外壮功夫，须于静处，面向东立，静虑凝神，通身不必用力，只须使其气贯两手。若一用力，则不能贯两手矣。每行一式，默数四十九字，接行下式，毋相间断。行第一式，自觉心思法则俱熟，方行第二式。速者半月，迟者一月，各式俱熟，其力自能贯上头顶。此练力练气，运行易筋脉之法也。务须严谨有恒，戒酒戒色，日夜行五次七次，工无间断，食饭四五顿，专心练习至百日，能长千斤之力。此指少壮者言也。即软弱无力之人，亦可练到五六百斤力。倘年老精气不足者，肯如法操练，日行二三次，亦能健食延年，除一切疾病，真神妙也。

第一式

面向东立，目上视，两脚站平，宽与肩齐，不可参差，两手垂下，肘微曲，掌背朝上，掌心朝下，指尖仰翘朝前，默数四十九字，每数一字，指想朝上翘，掌想朝下按。如此四十九翘，四十九按。四十九宫也。

易筋经式样图说。

第一图：一曰立正；二曰双手插腰；三曰两脚离开；四曰两手向上翘；五曰两脚靠拢；六曰双手放下。用法从前。

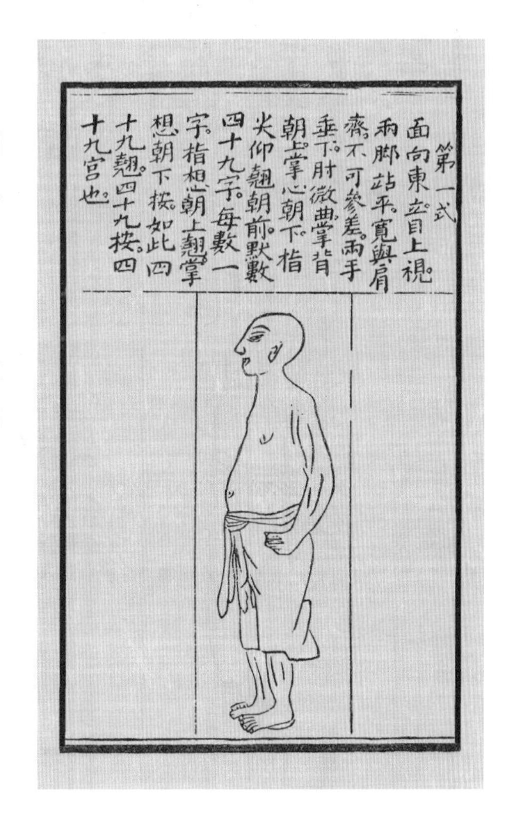

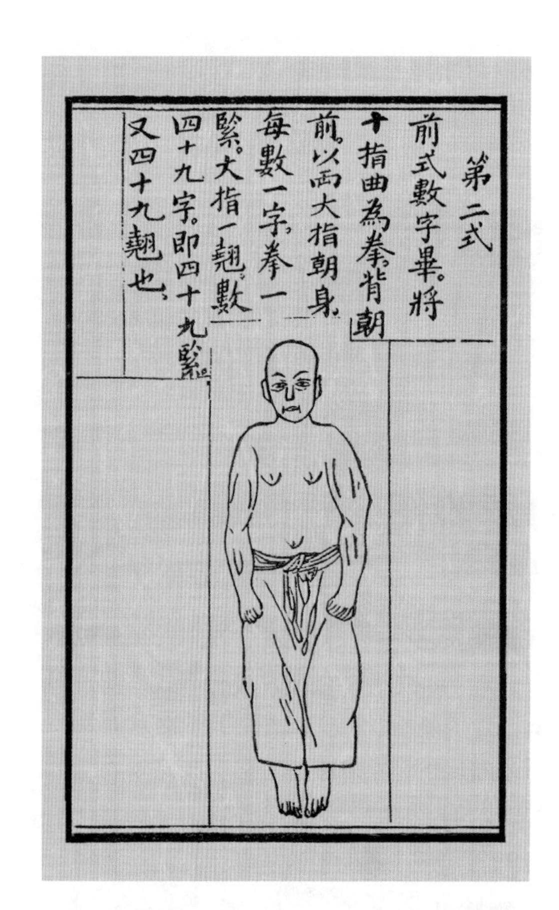

第二式

前式数字毕，即将十指曲为拳，背朝前，以两大指朝身，每数一字，拳一紧，大指一翘，数四十九字，即四十九紧，又四十九翘也。

第二图：一曰两手攒拳数一；双手插腰；双手放下。用法从前。

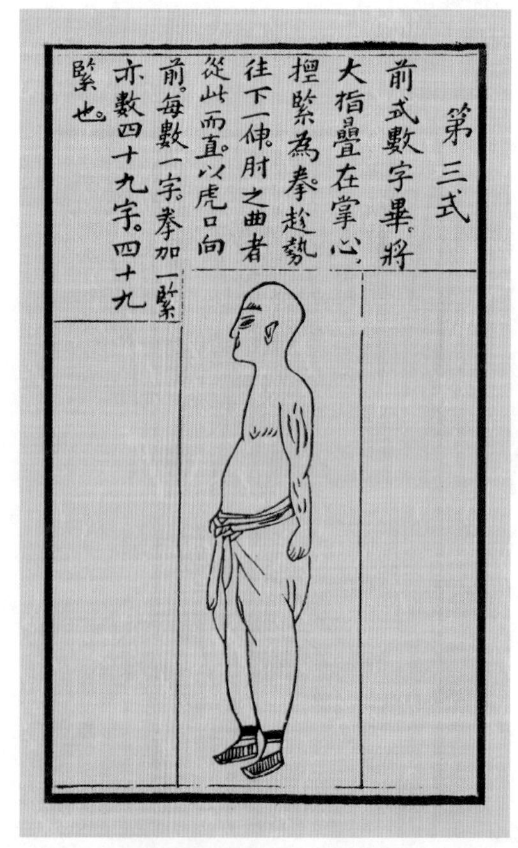

第三式

前式数字毕，将大指叠在掌心，捏紧为拳，趁势往下一伸，肘之曲者，从此而直。以虎口向前，每数一字，拳加一紧，亦数四十九字，四十九紧也。

第三图：一曰两手向上攒拳数一；二两拳伸直；三双手插腰；四双手放下。用法从前。

第四式

前式数字毕，将两臂平抬，拳伸向前，与肩平齐，两肘微曲，虎口朝上，拳掌相离尺许，数一字，拳一紧，数四十九字。

第四图：一曰两拳向前伸数一攒拳；二两拳搭于两肩之前；三两拳向前伸。双手插腰数一；二双手放下，稍息。用法从前。

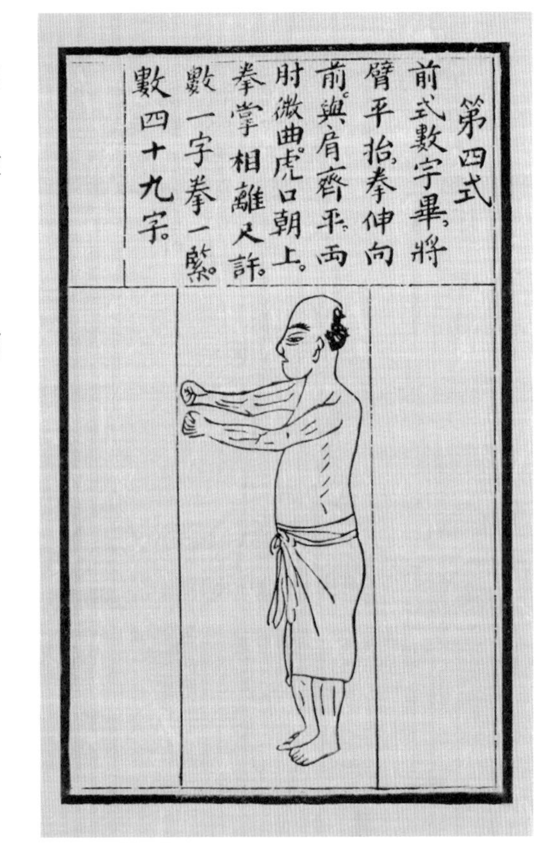

第五式

前式已毕，即接此式。将两臂竖起，虎口朝后，手不可贴头，拳紧如前，四十九字。

第五图：一曰立正，两拳向上伸数一二；两拳向上伸数一二；两拳落在两肩之前，两拳向下分开，稍息。用法从前。

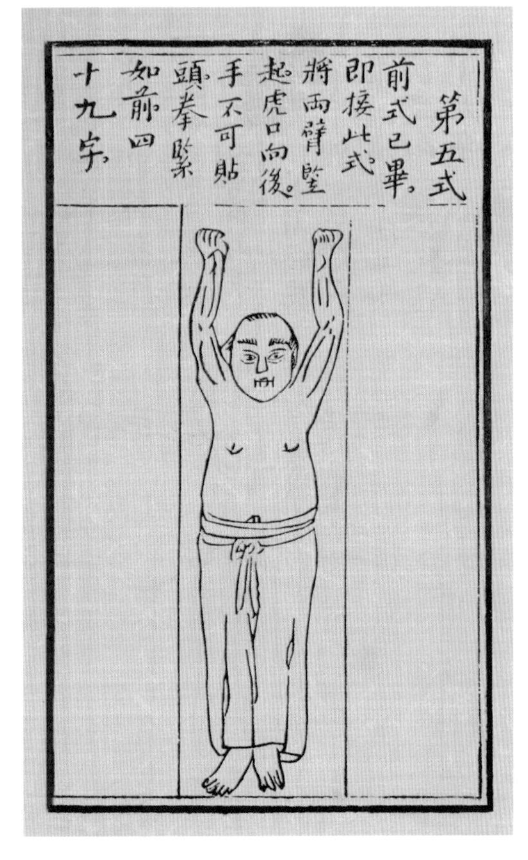

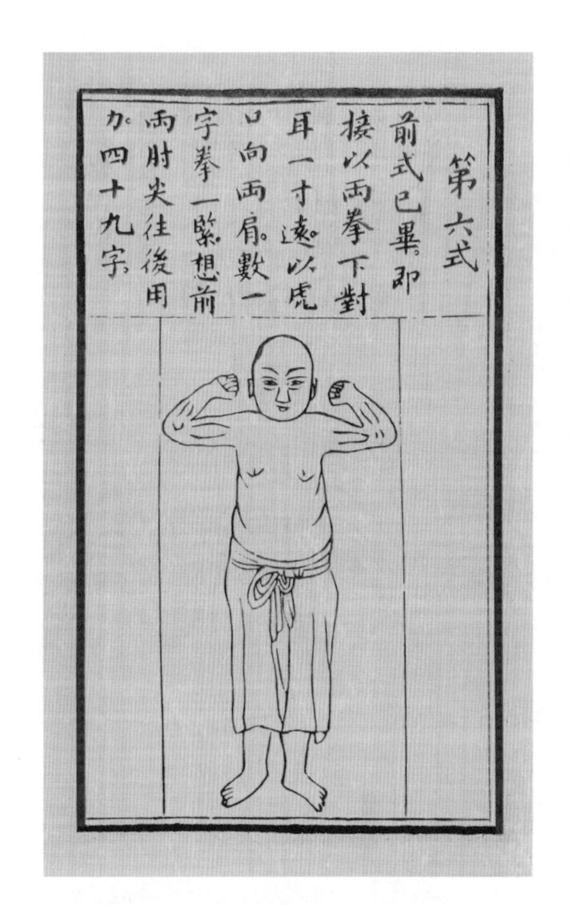

第六式

前式已毕，接以两拳下对耳，一寸远，以虎口向两肩，数一字，拳一紧，想前两肘尖往后用力，四十九字。

第六图：一曰立正，两脚离开，两拳向上伸数一两拳伸至两耳为止，二手心朝前，两拳向两耳，相距之远近一寸为止；两拳向下伸数一两拳搭于两肩之前，二两拳向下伸；两脚靠拢，稍息。用法从前。

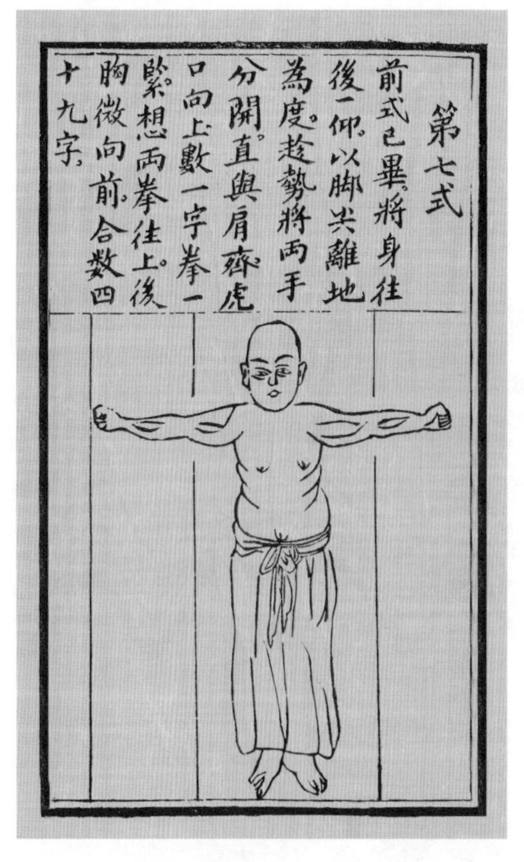

第七式

前式已毕，将身往后一仰，以脚尖离地为度，趁势将两手分开，直与肩齐，虎口向上，数一字，拳一紧，想两拳往上后，胸微向前合，数四十九字。

第七图：一曰立正，两脚离开，两拳向左右伸数一两拳搭于两肩之前，二两拳向左右伸直；两拳向下伸数一二，两手向下伸直，两脚靠拢。用法从前。

第八式

前式既毕，将两手收回，两拳向前台对，与第四式相同，而不同者，手直肘下微曲，拳对相近，只离五六寸远，数一字，拳一紧，亦合四十九字。

第八图：一曰两拳向前伸数一搭于两肩之前，二两拳向前伸直，两拳相距之远近等于两肩之宽窄。用法从前。

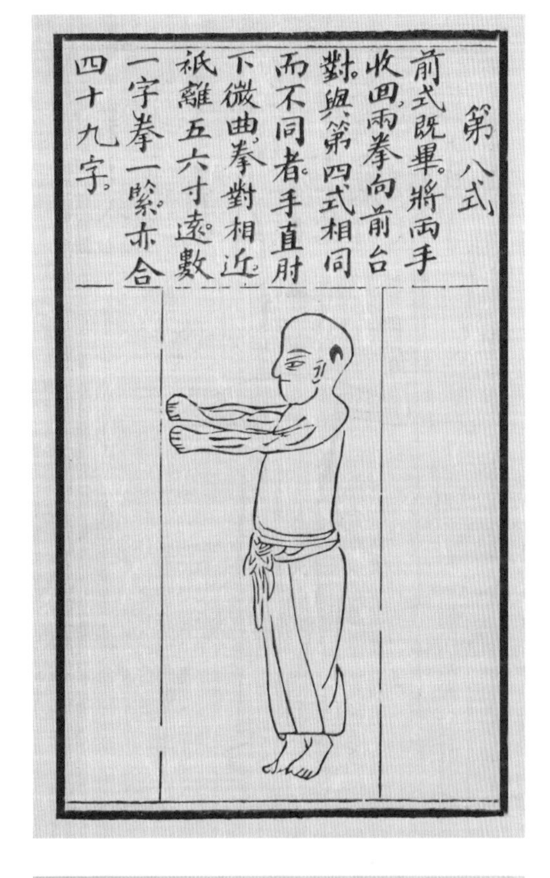
第八式
前式既畢。將兩手
收回。兩拳向前台
對。與第四式相同
而不同者。手直肘
下微曲。拳對相近
祇離五六寸遠。數
一字拳一緊。亦合
四十九字。

第九式

前式已毕，将两拳掌收回，两乳之上些，抬起，即翻拳掌向前，起对鼻准头，拳背、食指大骨节，去鼻下二三分，数一字，拳一紧，合四十九字。

第九图：两拳向嘴左右伸数一两拳搭于两肩之前，二两拳手心朝前，虎口朝下；两拳对鼻尖，左右相距一寸为止。用法从前。

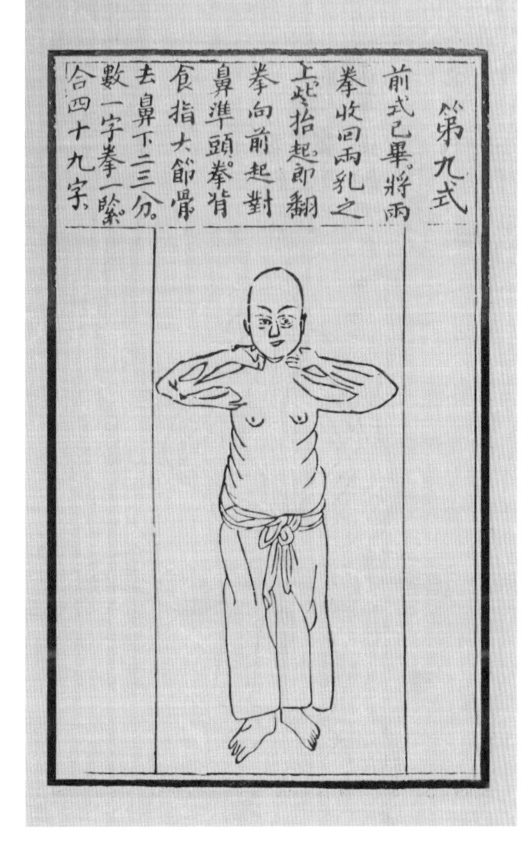
第九式
前式已畢。將兩
拳收回兩乳之
上些抬起。即翻
拳向前起對
鼻準頭。拳背
食指大節骨
去鼻下二三分。
數一字拳一緊
合四十九字

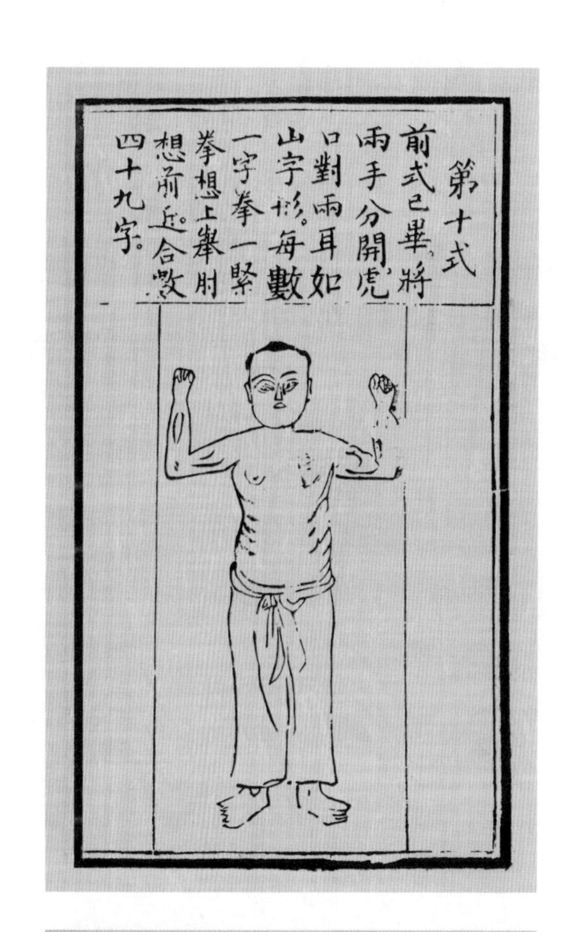

第十式

前式已毕，将两手分开，虎口对两耳如山字，每数一字，拳一紧，想上举肘，想前后，合四十九字。

第十图：一两拳向伸数一两拳搭于两肩之前；二两拳向上伸，手心朝前，虎口对两耳如山字形为止。用法从前。

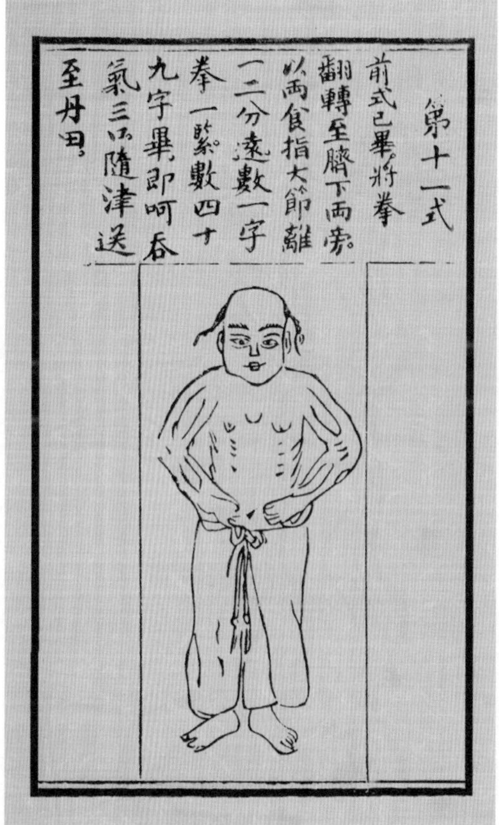

第十一式

前式已毕，将拳翻转至脐下两旁，以两食指大节离一二分远，数一字，拳一紧，数四十九字毕，即呵吞气三口，随津送至丹田。

第十一图：一两拳向肚前伸数一搭于两肩之前；二两拳至于肚脐为准。用法从前。

第十二式

此尾也。吞气毕，不数字，两手松开，手垂下，手掌齐向上三端与肩平，端时脚后跟微起，以助其力，如端重物之状。再拳三举，肘也往下三札。左右足先左后右三跌，收足全功。

第十二图：一两手向前伸数一搭于两肩之前；二两手向前伸直，等于两肩之宽窄，又手插腰数一二；双手放下，稍息。用法从前。

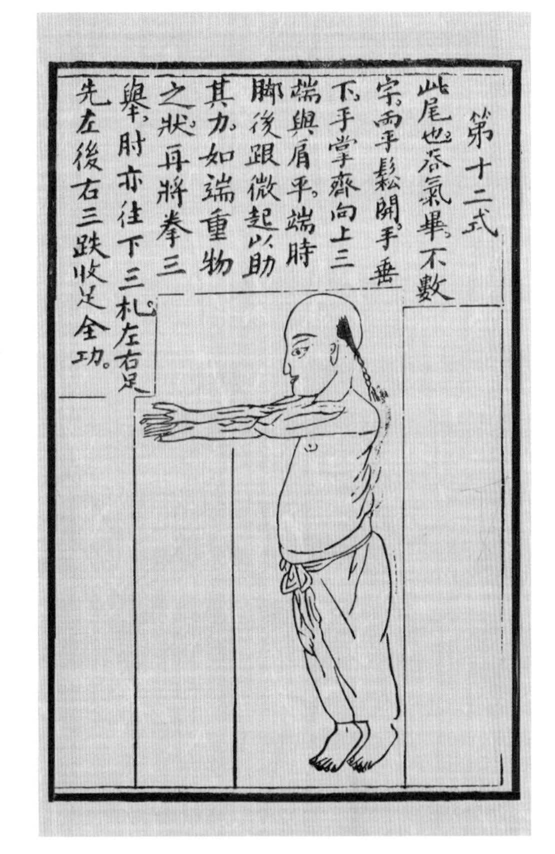

八段锦口令手法式样

第一式　两手托天理三焦

口令：一曰立正，两手靠拢向前伸。数一手心朝里，十指相交；二手虎口向下，手心朝外；三两手向上，手心朝上，两肘左右相距两耳一寸为度；四又手插腰；五又手放下，稍息。

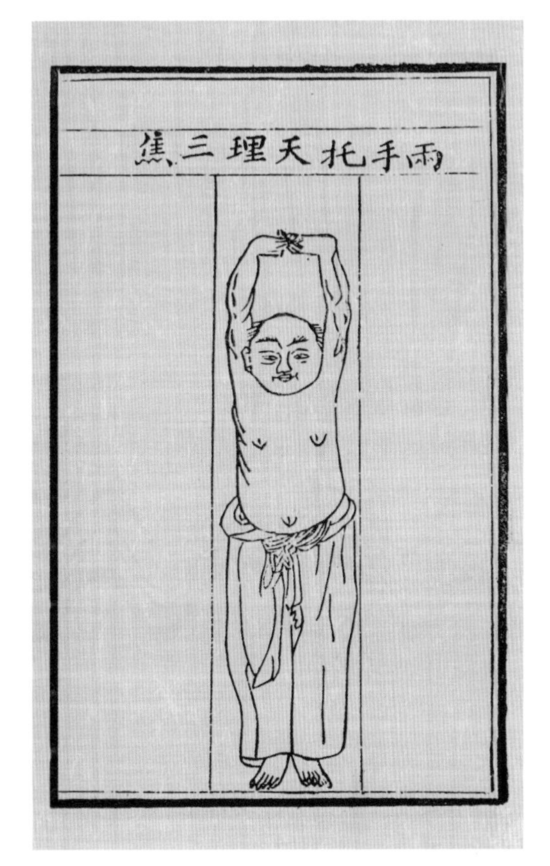

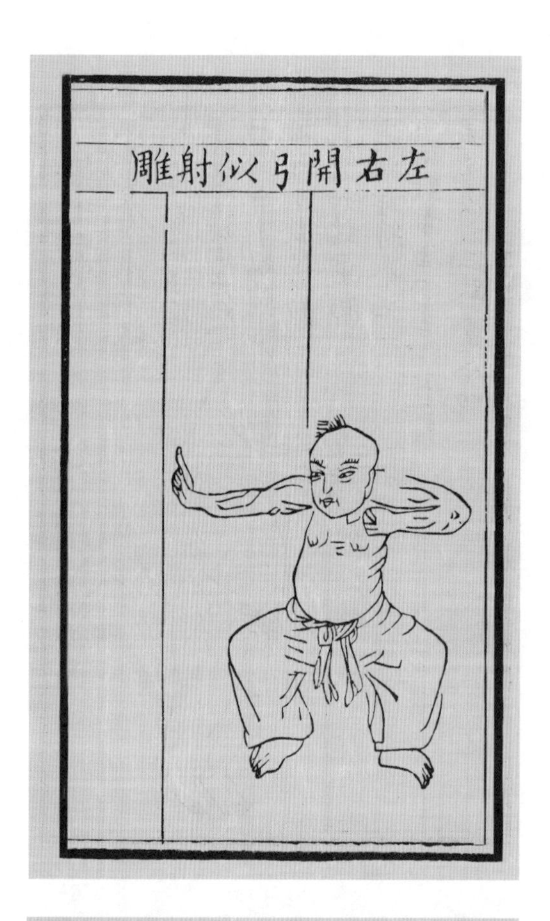

第二式　左右开弓似射雕

口令：一曰立正；二两脚离开；三两腿向下弯；四两脚向前伸；五双手向左摩；六两手向前伸，七双手向右摩；八两手向前伸；九双手插腰；十两腿直起；十一两脚靠拢；十二双手放下，稍息。

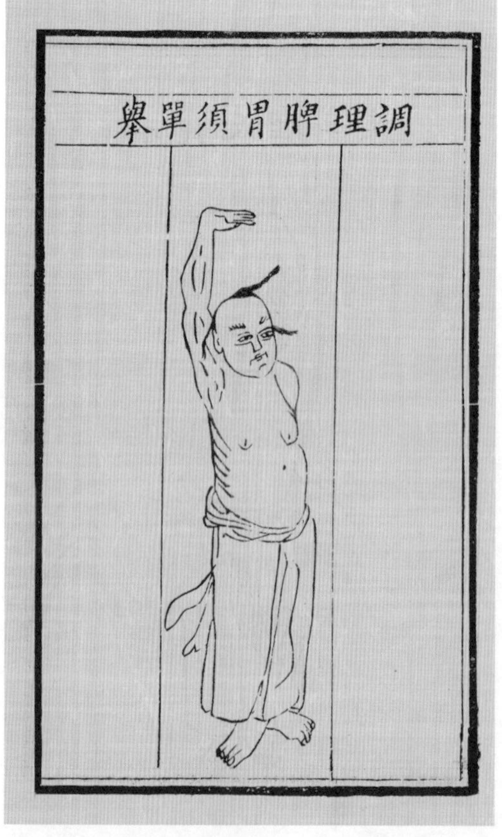

第三式　调理脾胃须单举

口令：一曰立正；二右手向上，左手向后背；三换手，左手向上，右手向后背；四双手各归原位，仍然立正式。

第四式　五劳七伤望后瞧

口令：一曰两手向前翻，两手心朝前；二头向左摩；三眼向后看；四向前看；五头向右摩；六眼向后看；七向前看；八两手靠拢。稍息。

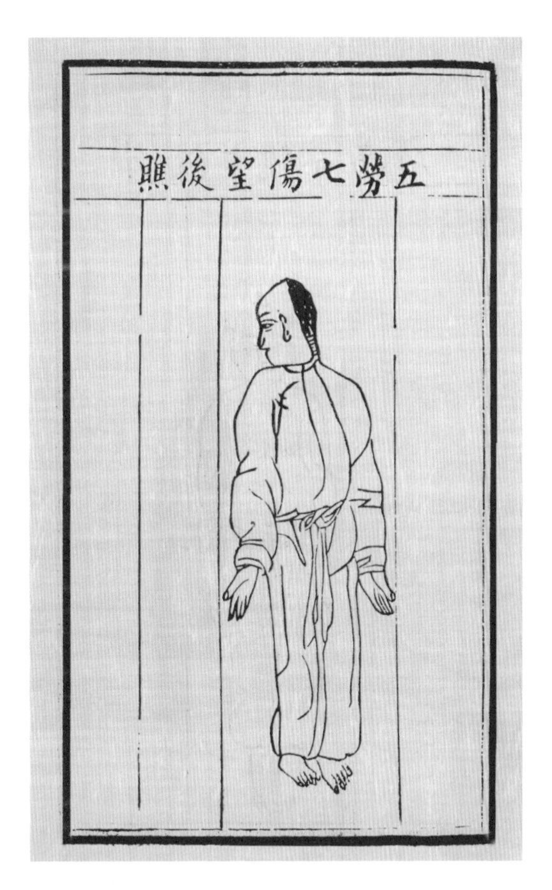

第五式　摇头摆尾去心火

口令：一曰立正；二两脚离开；三双手插腰，两腿向下弯；四两手向下伸，置于腿上，手指至于膝盖上；五上身向前探；六头向左右摇；七两脚靠拢。稍息。

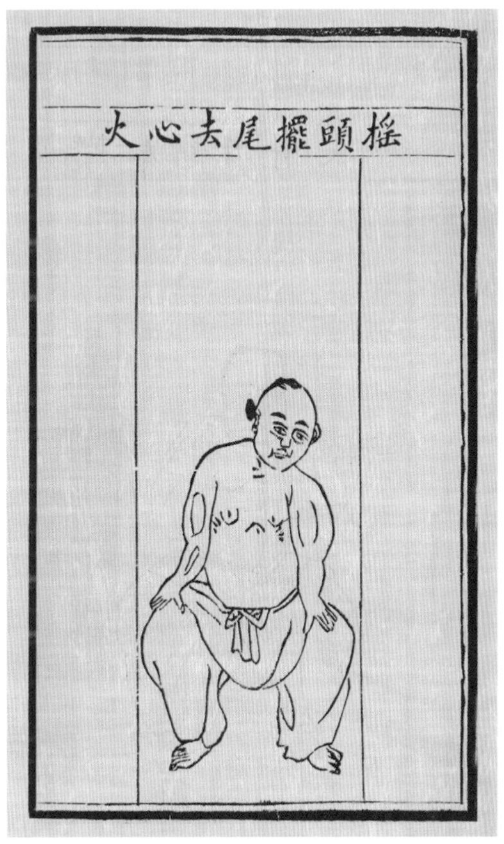

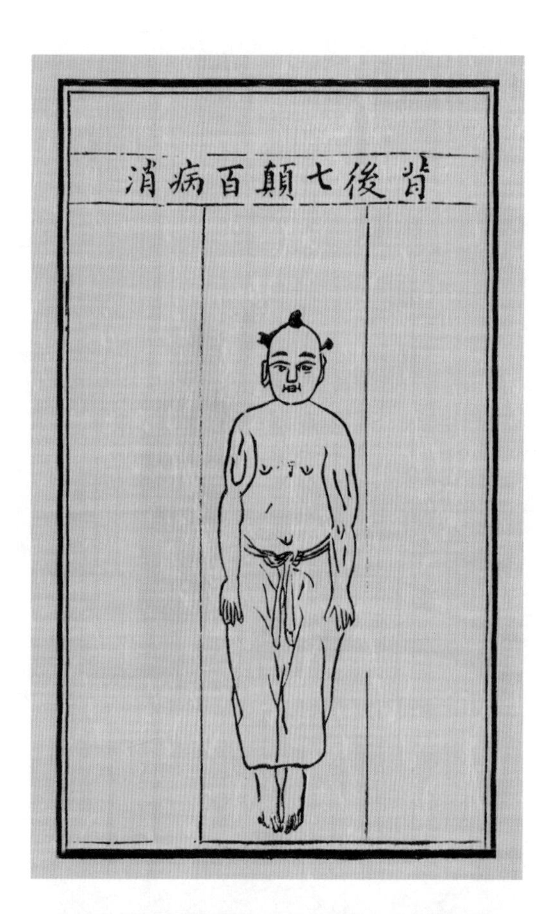

第六式　背后七颠百病消

口令：一曰立正；二两手靠拢向下伸，两手要直，手心贴于大腿；三两脚跟提起；四向下落。连喊七次为止。稍息。

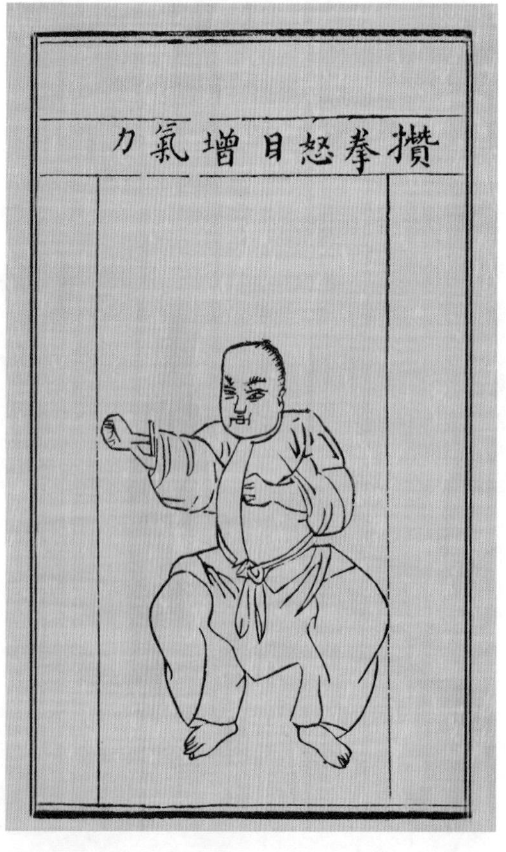

第七式　攒拳怒目增气力

口令：一曰立正；二两脚离开；三双手插腰数一；二左手向前右手向后；三右手向前左手向后；四双手插腰，直起；五双手放下；六两脚靠拢。稍息。

第八式　两手攀足固肾腰

口令：一曰立正；二两脚离开；三两手向下摩，摩至脚尖为止；四头抬起，面向前看；五直起立正式；六两脚靠拢。稍息。

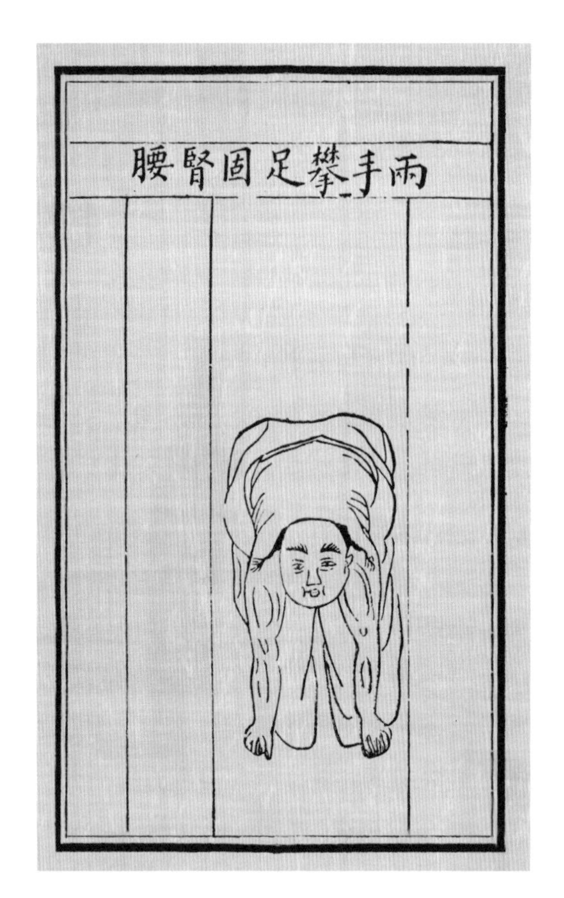

校后记

一、作者与成书

《易筋经外经图说》不分卷，是导引动功图专著。此书作者或题（西竺）达摩大师撰，或题佚名。由于现存此书最早也是清晚期的刻本，当以后者为是。

二、主要内容与特点

此书包括两个部分，第一部分为“外壮练力奇验图”，附有十二图，每一图为一个动作，均重复四十九次。图上有动作说明，每图还配有动作分解。此十二图，实际只为易筋经外经的第一套，练功目的在于强壮身体。相同的功法，此前见于成书于光绪九年（1883年）郑官应的《中外卫生要旨》中。在彼书中，“易筋经”包括三套动作，第一套十二式，与本书所载相同。此外还有第二套、第三套各五式。

第二部分为“八段锦口令手法式样”，名曰八段锦，实际与八段锦坐功或八段锦立功都没有关系。这是八组类似体操的连贯动作，八组动作的节拍不一样，但都可以随着“一二三四”的口令来行功，练功的目的是强体却病。这一套功法，为本书首载，此前未见载于其他书籍。

三、本次校点的相关说明

此书仅存两种晚清刻本，本次校点以相对较早的光绪己酉（即宣统元年，1909年）善成堂板刻本为底本。

张志斌

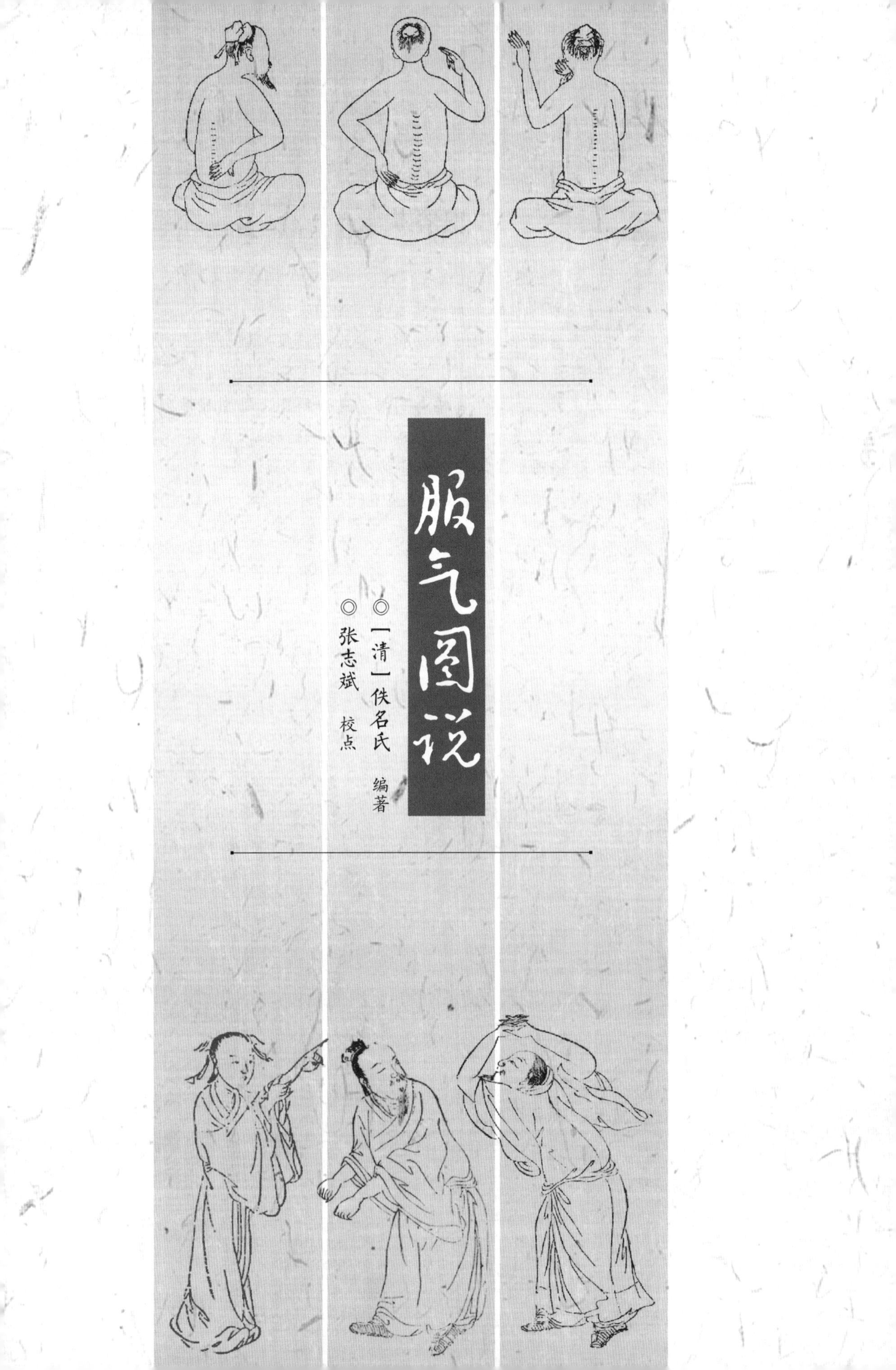
服气图说
◎［清］佚名氏 编著
◎张志斌 校点

内容提要

《服气图说》不分卷，作者佚名，约成书于清代光绪癸未（1883年），是一部养生导引运动的专著。此书卷首有“行功次序”一段，以各种功法的名称，排列出七套动作，有些功法需反复进行。第二部分是“凡例”，实际上是行功的方法与注意点，并对此书的成书与刊行做了一些介绍。第三部分是本书的主体，即六十四幅导引动功的分解图，每图都带有功法名称及文字说明。其特点是动作描述明确精准，分解详细入微，因此具有很强的可操作性，根据图形，可行一整套动态的导引功法。

本书现存两种光绪刻本，现以光绪己丑（1889年）刻本为底本进行校点。

目　录

服气图说

服气图说

行功次序

一、骑马式、望月、舒气。

二、骑马式、武功头、望月。

三、骑马式、武功头、望月、舒气。

四、骑马式、武功头、伏膝、站消、捞月。

五、骑马式、武功头、伏膝、站消、打谷袋、捞月。

六、骑马式、武功头、巡头、玉带、垂腰、提袍、幞头、搔面、朝笏、伏膝、站消、捞月。

七、骑马式、武功头、巡手七式、偏提、正提、伏膝、站消、打谷袋、捞月。

凡　例

吞气最为行功紧要，天气与炼炁不同，炼炁不得法，多有痰率先火滞之患，此则至简至易，毫无流弊。凡吞气须正立，平视，将口张大，自有本身真气在内，微吸吞下，如吃茶状。初吞无声，久则有声，可以直至丹田，引火归原。张口时不可太小，小则有风吸入，风能伤人。

行功宜避疾风、暴雨、雷电，皆天地之怒气。又忌汗秽不正之气。宜在高爽明净室中，不可当风。

每日卯、午、酉三时，行功三次，不可间断，或因有事耽延。即以初起空腹先行卯功，中饭前为午功，日入时为酉功，或以初起、临卧之时为卯酉，其中间一次，随时皆可。总宜空腹行之，气方流通。饱则气滞，转致有伤。图中六十四式，不过二刻，俱可行完，并不为难。

吞气时，头不可仰，仰则火上升，不可俯，俯则气下陷。若疲乏时，一行功，精神即时爽健。

行功无论有病无病，皆不宜服药，反足满气。虽风劳鼓脑等证，行功之后，无不全愈。每日行功，必须三次，若只行二次，或多行至四次，皆不相宜。行时不可用力，总要出于自然。

行功之初，宜戒酒色。三月后，可以不忌。如身体虚弱之人，酒色必须戒绝。

此功妇女、老人、幼孩皆可行。妇女行之，可以终身无难产之患，膂力勇健，可与男子同。老人可与少壮无异。

初行平和架，其吞气七口。十日后加武功头式，左右各一遍，吞气六口。又过十日，加武功头式，左右各一遍，吞气六口。又过十日，加武功头式，左右各一遍，吞气六口。计武功头式三遍，其吞气十八口。又过十日，加伏膝式，左右各三遍，其吞气六口，改平和架中之望月式为捞月式，除去前舒气式。又过十日，加站消式，左右各一遍，吞气六口。又过十日，再加站消式左右各一遍，吞气六口。其计八十日，其吞气积四十九口，然后行打功。

打功，用连壳粟谷装入长圆小布袋内。布袋以双层蓝布为之，长约一尺八九寸，粗约围圆三四寸，如褡腰式，一头有底，一头开口。将粟谷装入袋内，筑令结实，约长八九寸，用红头绳从筑实之处扎紧，所余空袋约剩一半，以为手执之柄。粟谷约重二斤，办小气弱者稍减之。打功先左后右，手足四面俱要打到。

先从左手胳膊、左曲瞅顺打至左手心中指尖止，此为左手里面。又从左臂膊左胳肘顺打到左手背中指尖止，此为左手外面。又从左腋胑起，顺打至左小指侧止，此为左手下面。又从左肩胛起顺打到左手大指侧止，此为左手上面。

左手四面打毕，接打左足。先从左肋左胁起，顺打到小腹左，及左腿面、左膝、左臁肕、左脚面，左趾止，此为左足前面。又从左腋胑下起斜打左腰眼，至左外踝，转至左小趾侧止，此为左足外面。又从左血盆骨下起，顺打到肚腹左，即从胁腹之际横打到肚腹右，换左手持袋，由右横打至肚腹左，右手掩护外肾，左手再自小腹左打起，从左腿里面打至左脚踝，左脚趾侧止，此为左足里面。又两手执袋冒顶，打左脊膂二十下，即用左手持袋，反手打左脊膂下，挨次至左腰眼，将手一转，顺打至左臀、左腿左曲瞅、左腿肚，左脚跟止，此为左足后面。

左足四面打完，接打右手、右足，亦如前法。打时须自上至下，密密顺打，不可脱漏，亦不可逆打。如有脱漏，不可补打，总须一气顺行。凡打时，必先吞气一口，共吞气十六口。连前，共吞气六十五口。行打功一两月之后，添巡手七式，吞气四口。又过十日，再添偏提式吞气六口、正提式吞气三口。又过十日，再添薛公站式，吞气三口。又过十日，再添列肘式，吞气六口。其吞气二十二口，连前六十五口，通共吞气八十七口，方是第一段功完。

此卷所载六十四图，只是入门第段功夫，若尽其所传，不下千余式。初行第一段，百病俱除，精神倍长，尚有第二段、第三段、第四段，计两年可以行完。功成之后，百脉贯项，气力千钧，不仅如《易筋经》所云“骈指可贯牛腹，侧掌可断牛颈”已也。然就此六十余式，行之不辍，即可却病延年。大都病在脏腑者，服药可以疗治，病在筋络，服药不能旁通。欲使筋络贯舒，血气无滞，非行此不为功。现今行之有效者其众，惟一所授之人，得之黔中口授，并无其书。以其近于道家“胎息导引”之言，故不欲以其法传，且不欲以其姓名著。而其法实有裨于养生，爰就其口授者，绘图作说，付之剞劂，分者同人。以共登仁寿之域云尔。

六十四图〔1〕

平和架骑马式一〔2〕

平身正立，两足离开与两肩一般宽窄，两手掌朝上平摊，与腰相平，不工可靠实。

平和架骑马式二

承上式，两手翻转，手背朝上，仍与腰平。

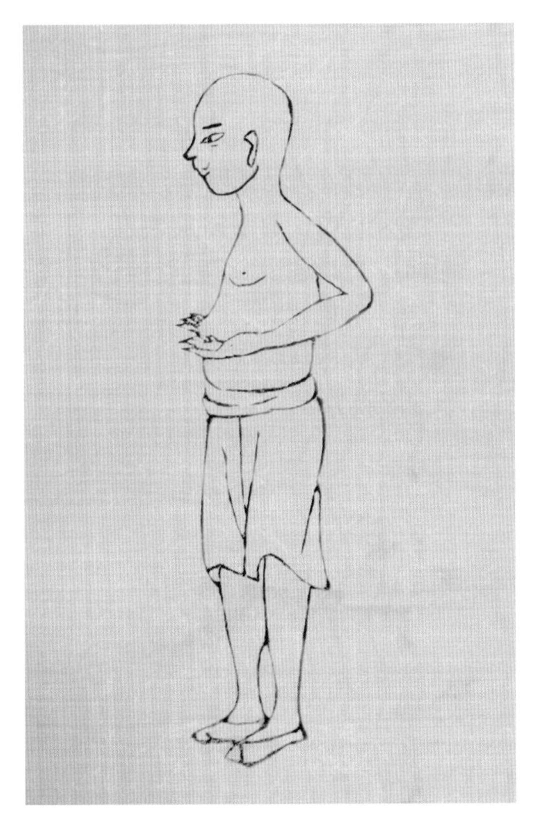

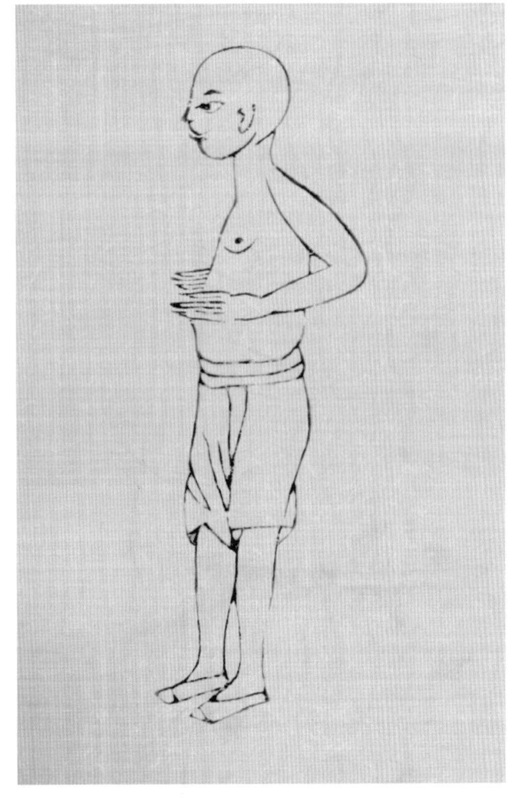

〔1〕六十四图：原无此标题，整理时加。
〔2〕一：原各同名式无序号，整理时加。下同。

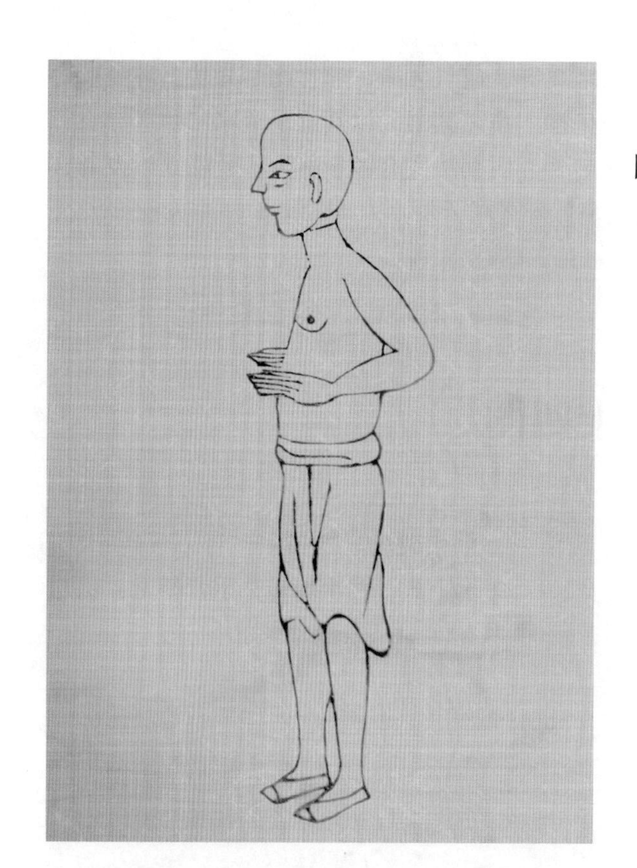

平和架骑马式三

承上式，两手从旁平摩作一圆圈，如摩托顶之状。

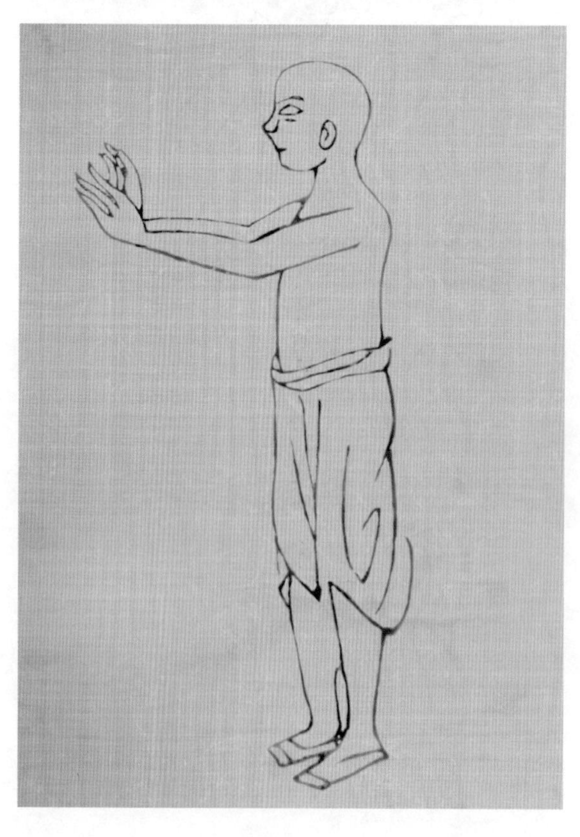

平和架骑马式四

承上式，两手向前伸直，手心向前，十指朝上，高下与乳平。吞气二，略定片时，约三呼吸，以后凡吞气后，目视无论左右上下，皆以三呼吸为率。

平和架骑马式五

左足横开一步，左膝典，左脚斜，右腿直，右脚亦直，左手驻在大腿前面上，大指指向后，右手由耳后绕下五指撮拢，指尖向后作雕手。

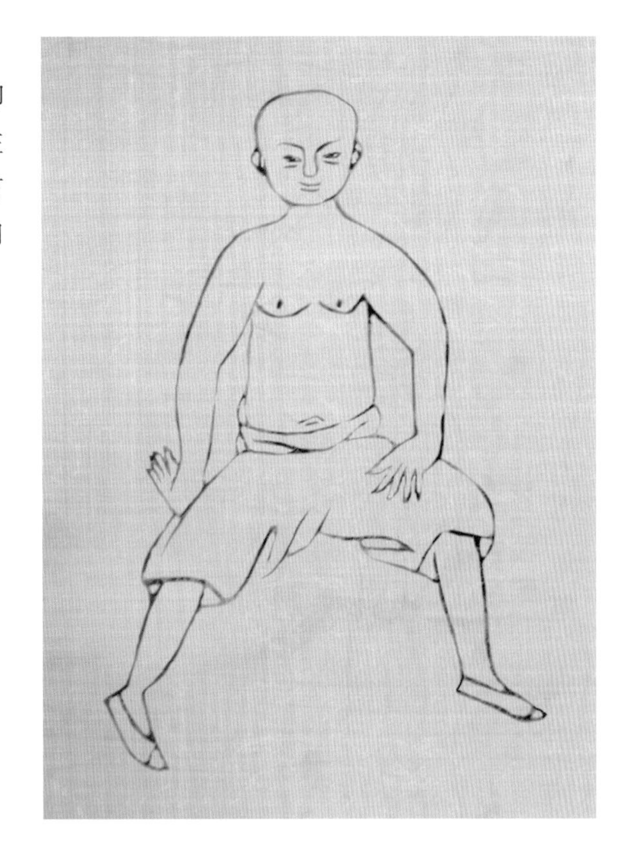

平和架望月式

承上式，举起左手与目相平，五指虚抟，大指与小指对食指与无名指与中指，微昂，手心空，可容茶碗。盖先以目视左手，高低转回，正面吞气一口后，转头左视左手大指、食指之间。右亦相同，左右各三次，共吞气六口。

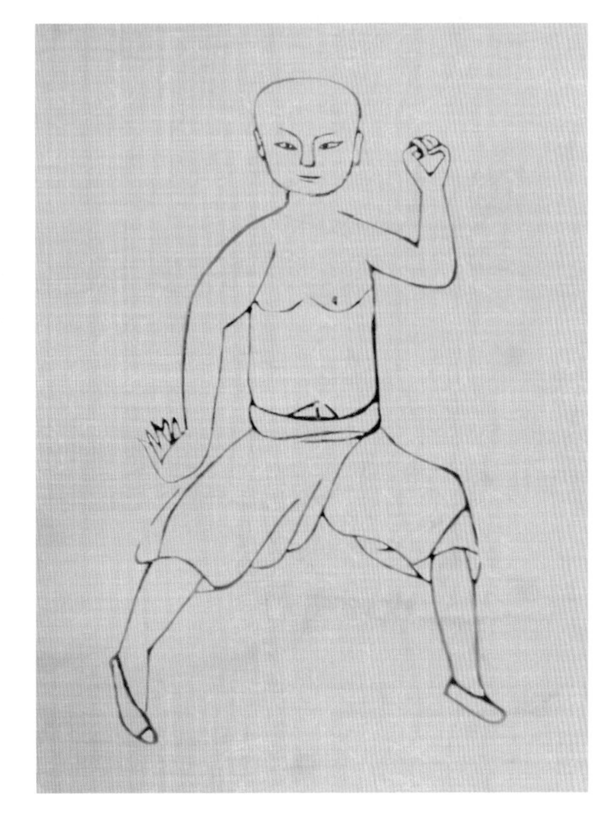

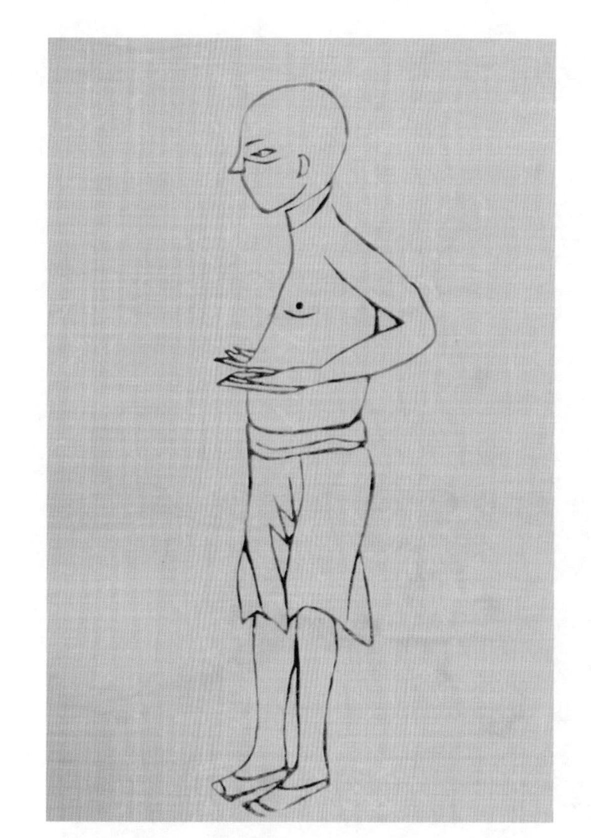

平和架舒气式一

此与骑马初式相似，但仰掌平摊。

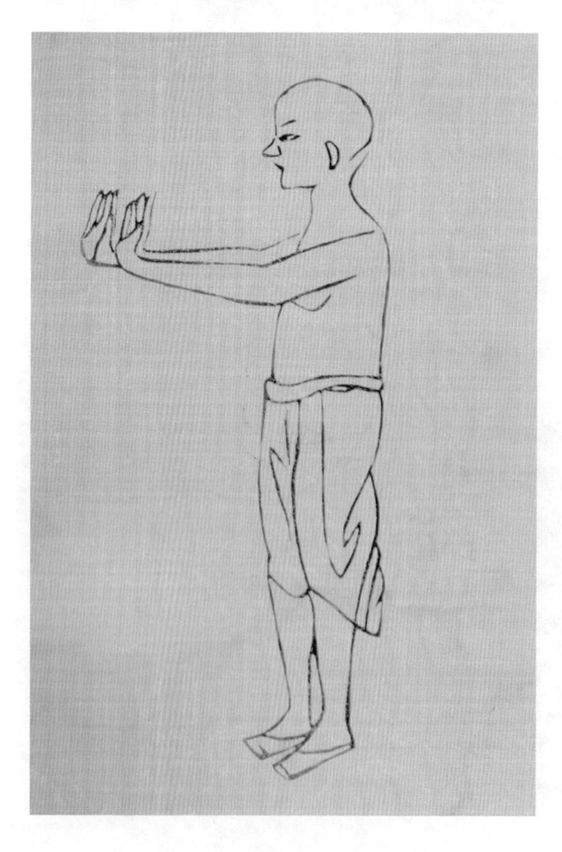

平和架舒气式二

承上式，将两掌反转，推直与骑马末式相似，不吞气。

武功头初式

左足曲，右足直，左手叉在大腿面上，大指向后，右手由耳后绕下作雕手。正面吞气一口，转头左视。

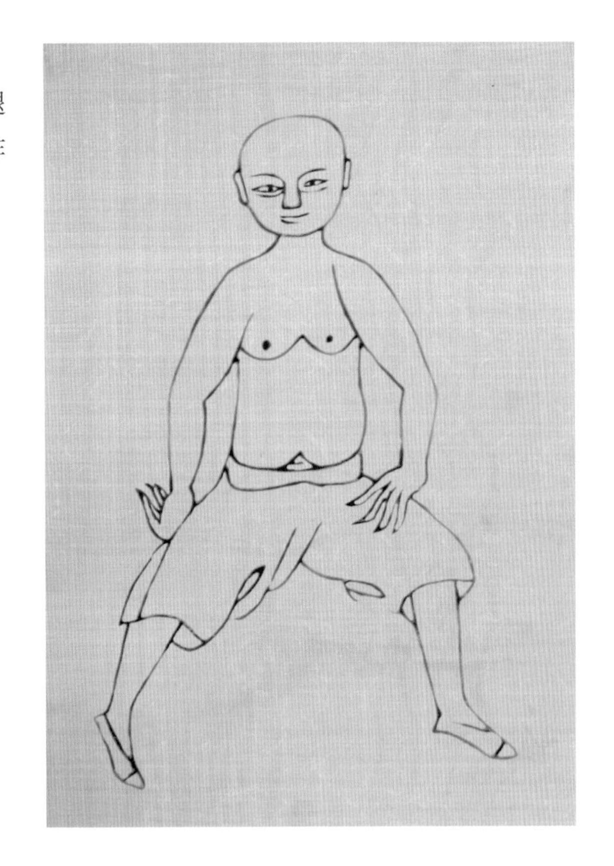

武功头二式一

承上式，将右[1]腿之左手向左伸直，手背朝上。

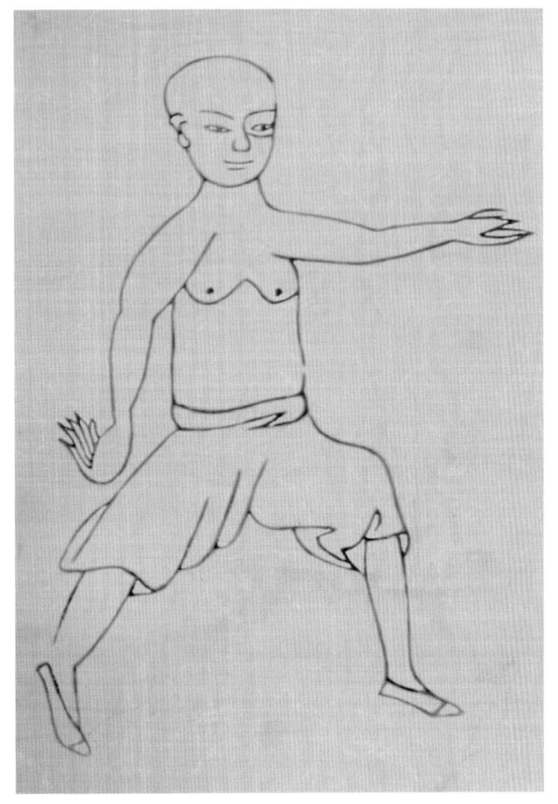

〔1〕右：原作“叉”，据文义改。

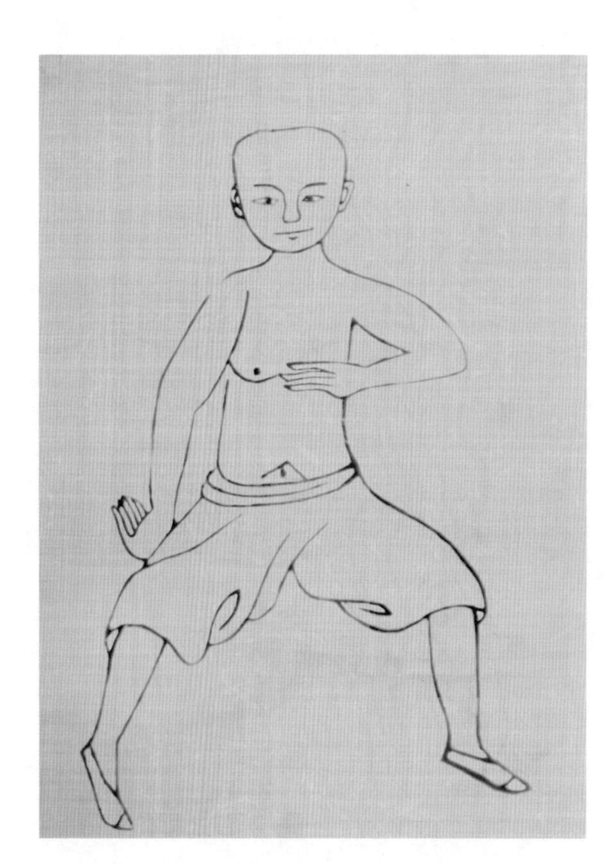

武功头二式二

承上式，随势将手收回，平胸，又伸直，又收回，来回两次。

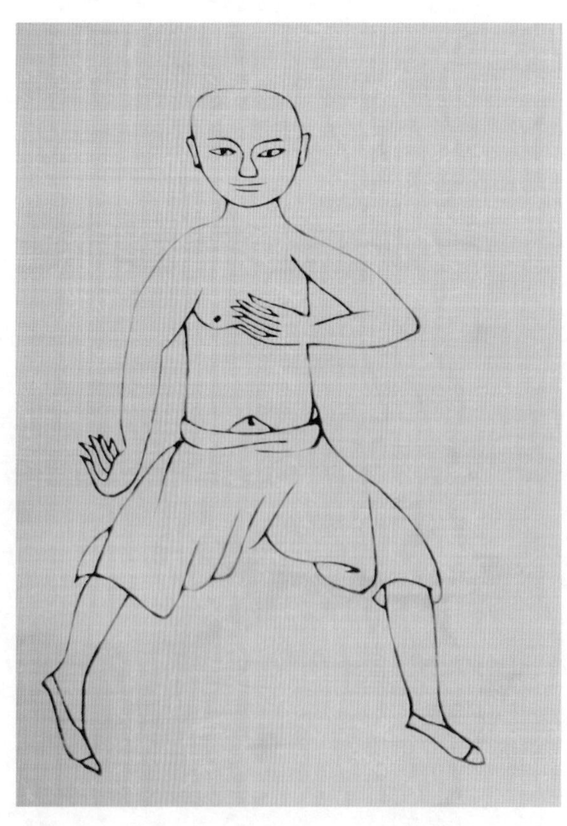

武功头二式三

承上式，将平胸之手一转，大指在上，四指在下，掌心对胸，吞气一口。

武功头二式四

承上式，又将手一转，大指在下，中指在上，转头左视。

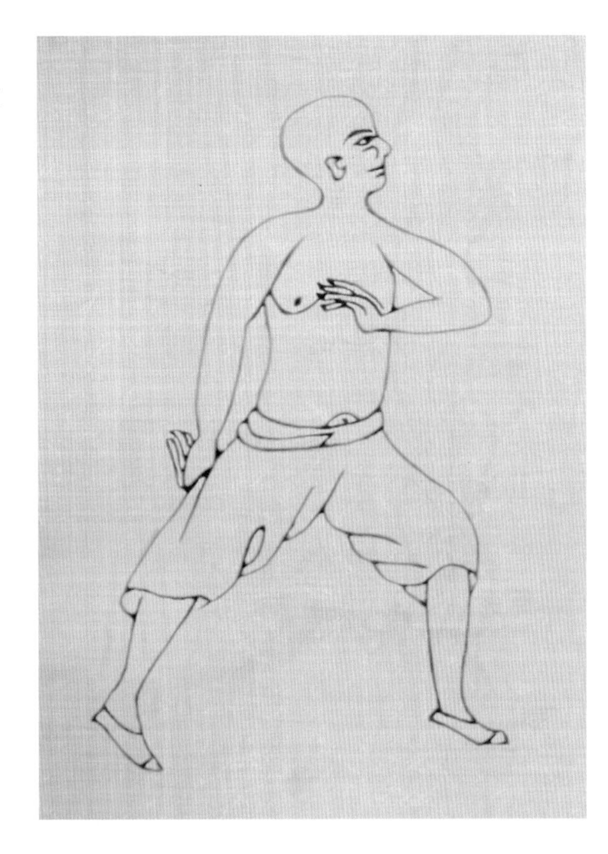

武功头三式一

承上式，将对胸之手由耳后仰掌向左伸出。

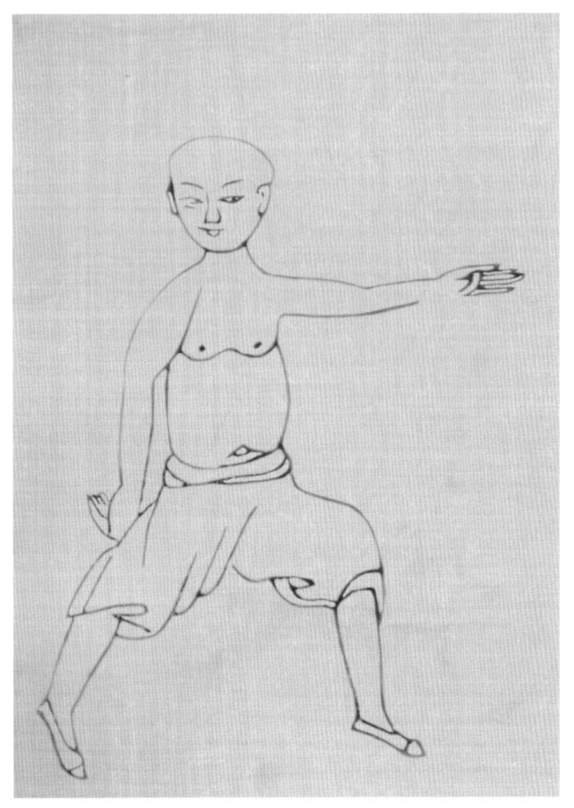

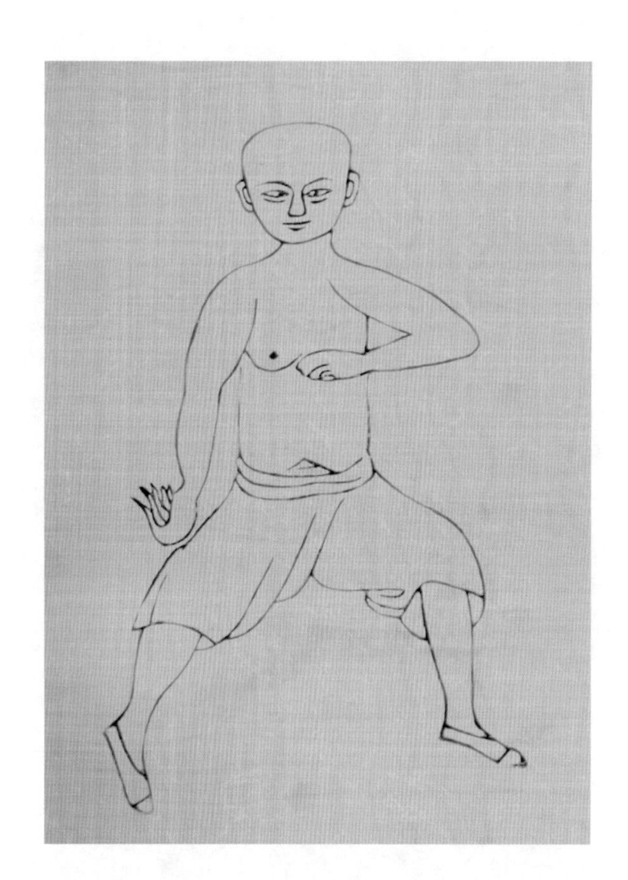

武功头三式二

承上式，随势由耳后收回握拳平胸，手背向上，吞气一口。转头左视，右亦相同。左右各三次，共吞气十八[1]口。

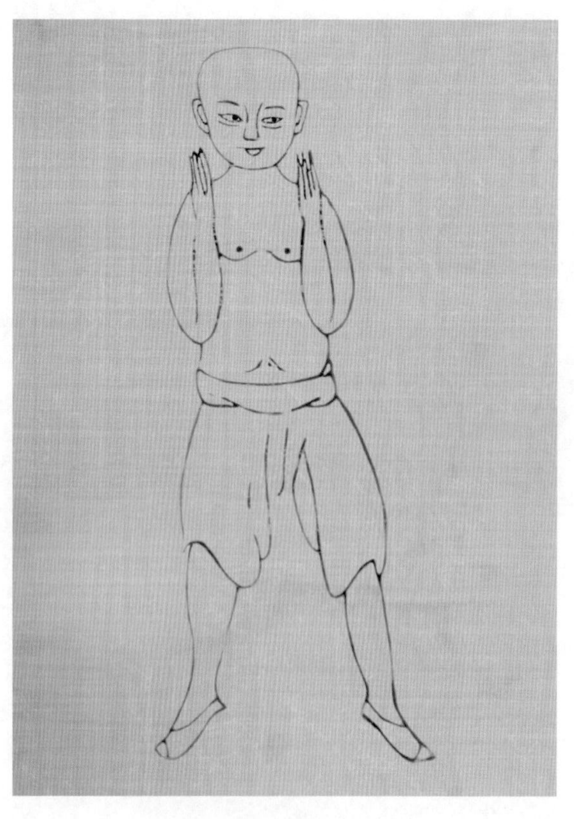

巡手式

平身正立，两足离开一尺五六寸，两胳肘向前，平伸两手，两手腕直竖，五指散开，两掌相对。

〔1〕十八：疑为“六”之误。

玉带式

承上式，两掌分开，由耳后按下，推至腰间，约与脐平，十指尖两边遥对，如叉腰状，约离身三寸许，吞气一口。

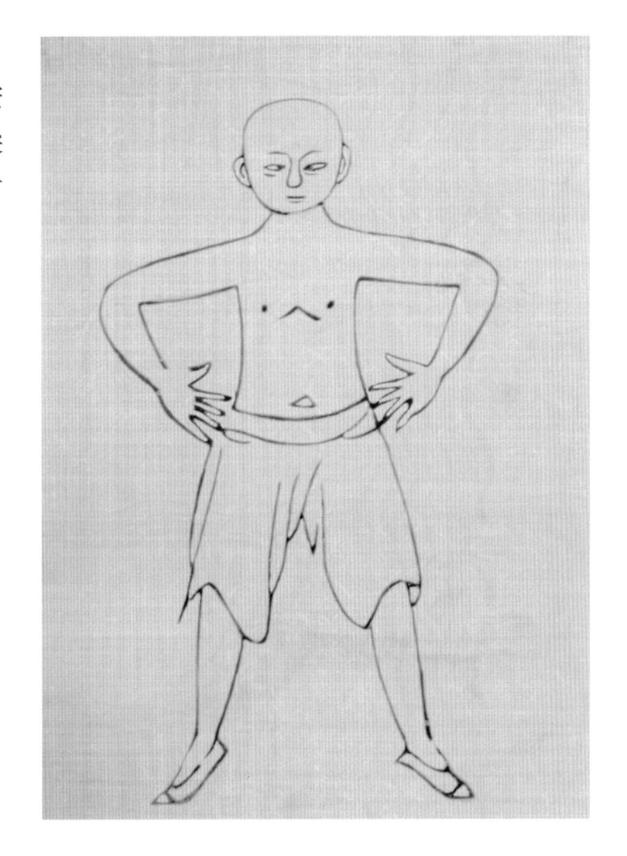

垂腰式

承上式，将两手握拳，对腰，手背朝下，正面吞气一口。

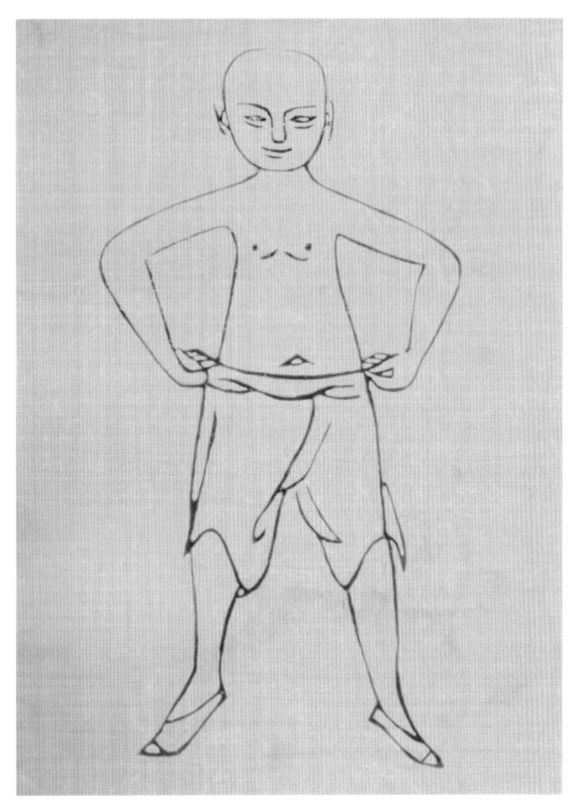

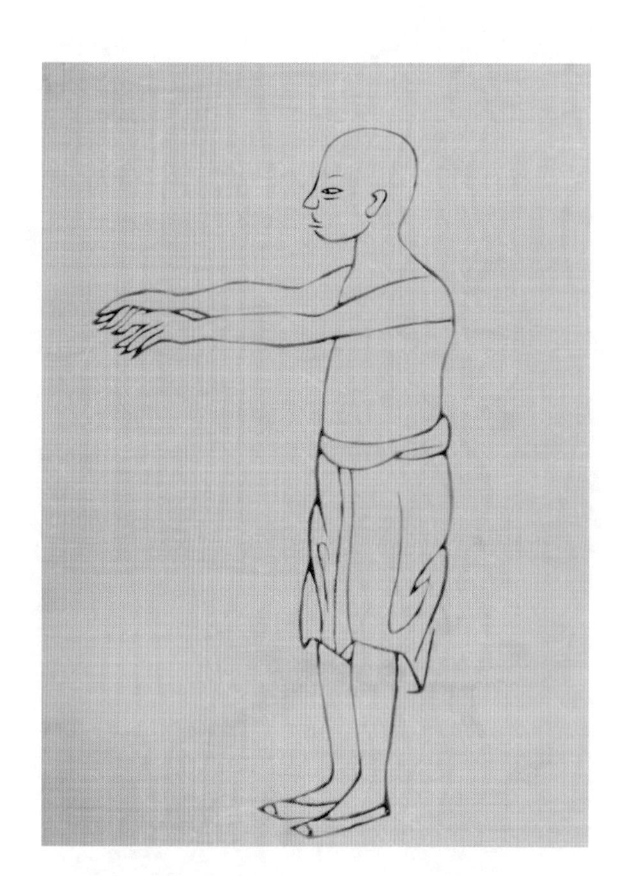

提袍式

承上式，两拳放开，由胁下转出，即覆掌向前平伸，如提物状，正面吞气一口。

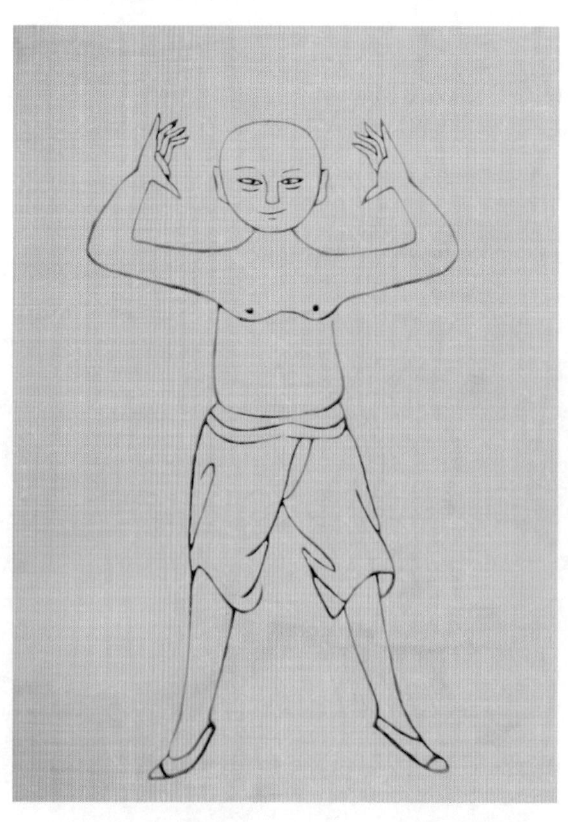

幞巾式

承上式，将两手分开，由胁下转出头上，两手与头相离七八寸许，掌向外，十指散开，指尖斜对，大指尖重下，与目相平。

搔面式一

承上式，两手掌面前一并齐，住颌颏下，两小指相挨，两胳肘相挨，随势上伸过额。

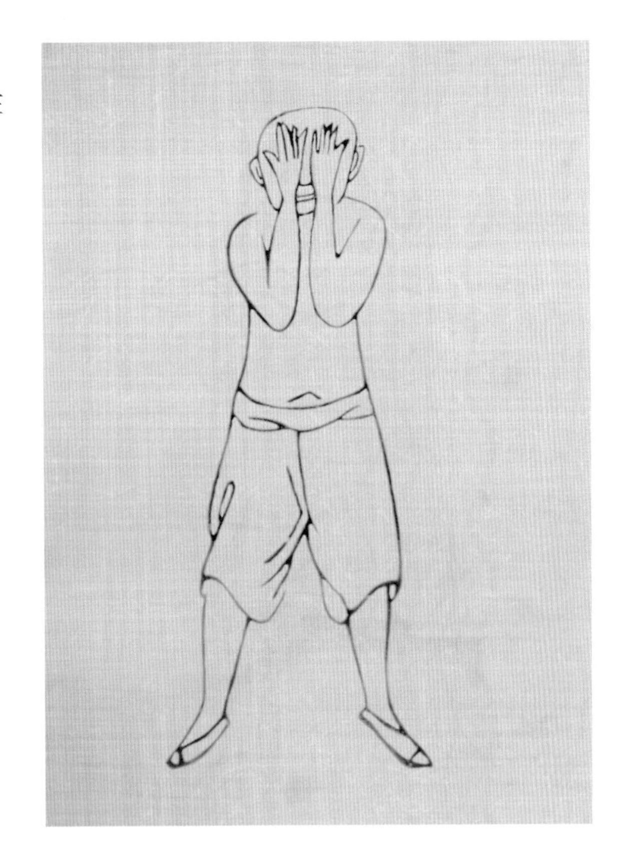

搔面式二

承上式，十指渐钩握拳，住颌颏下，复将十指散开，两大指相并，伸手过额，又将小指梢并，十指渐钩握拳，仍住颌颏下。腕肘俱要贴紧。

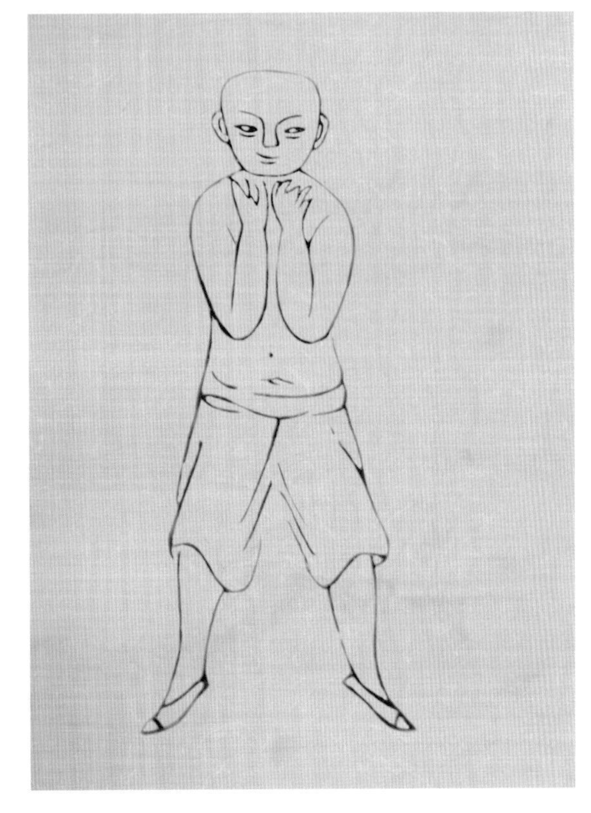

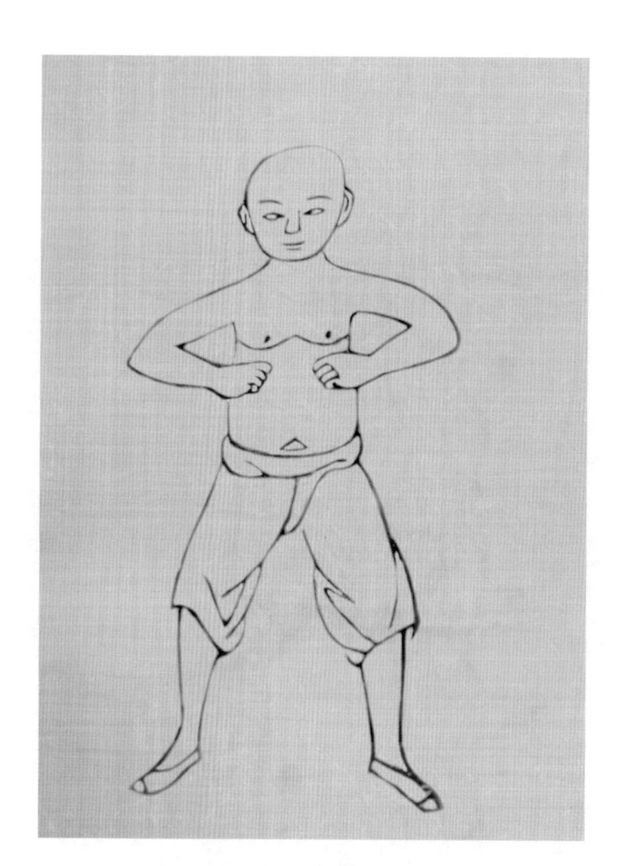

朝笏式

承上式，将两拳拉开，与肩膀相平，圆如抱物之状。手背朝上，两拳遥对，相离一尺八九寸，正面吞气一口。

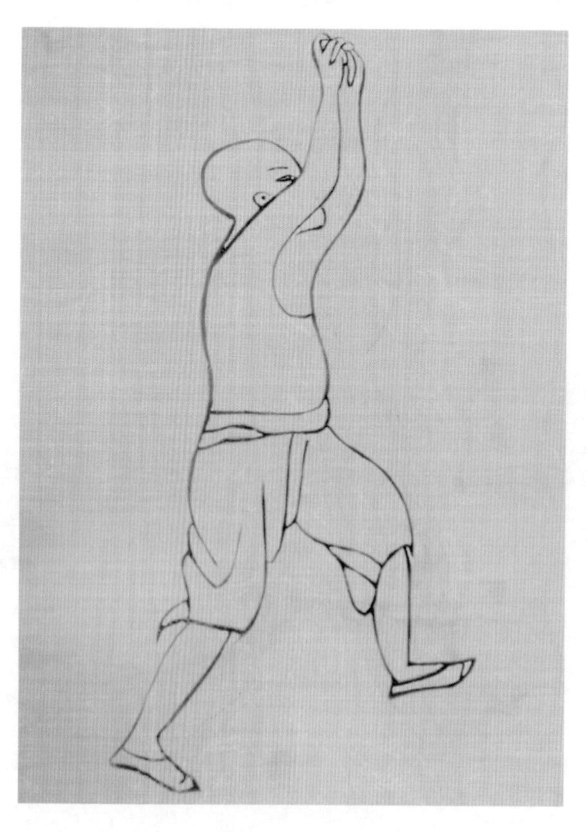

偏提式一

侧身斜立，左足曲，右足直，两手交叉，用力上举过头。

偏提式二

承上式，渐次弯腰，如打恭状，至脚背，随反掌下按，仍合拱提起，在膝颏之间，用力一捧，身腰随直。

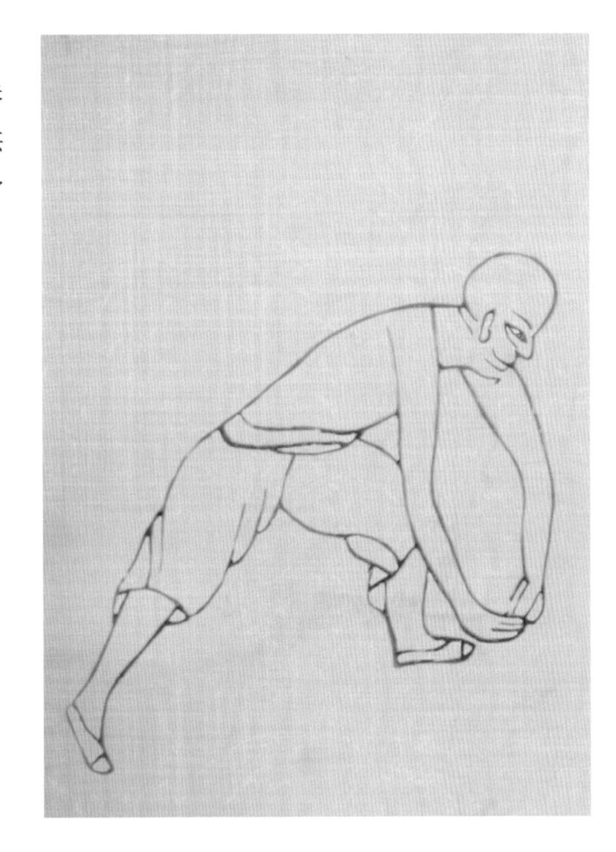

偏提式三

承上式，将两手分开，由耳后一绕，握拳曲肘作圈式，两拳遥对，相离一尺八九寸，手背朝上，吞气一口。右亦相同，左右各三次，共吞气六口。

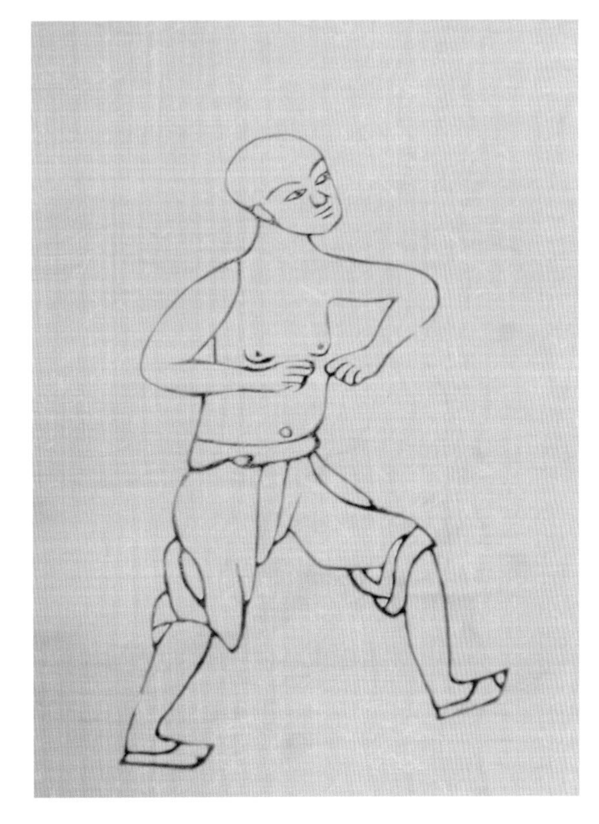

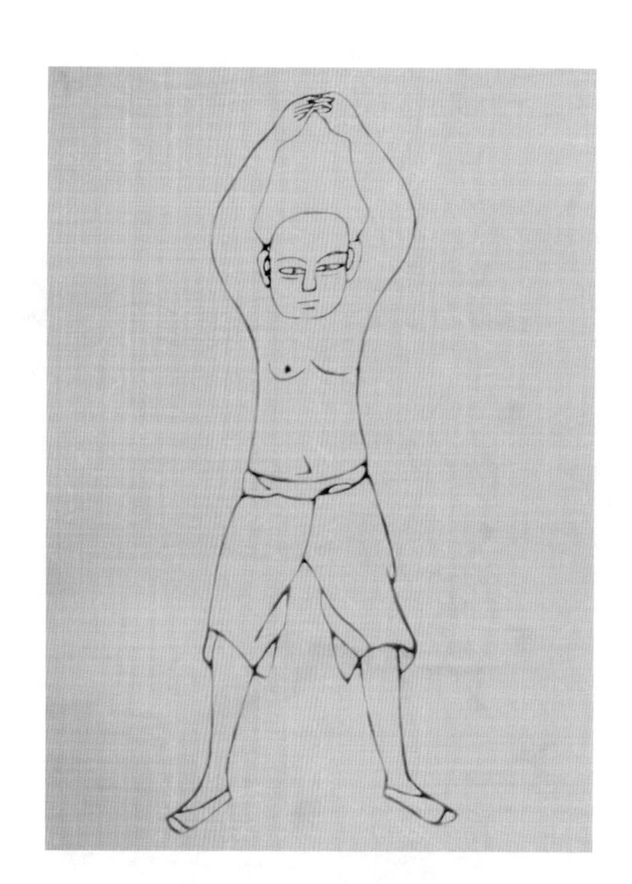

正提式一

两脚正立，相离一尺五六寸，两手交叉上举过项。

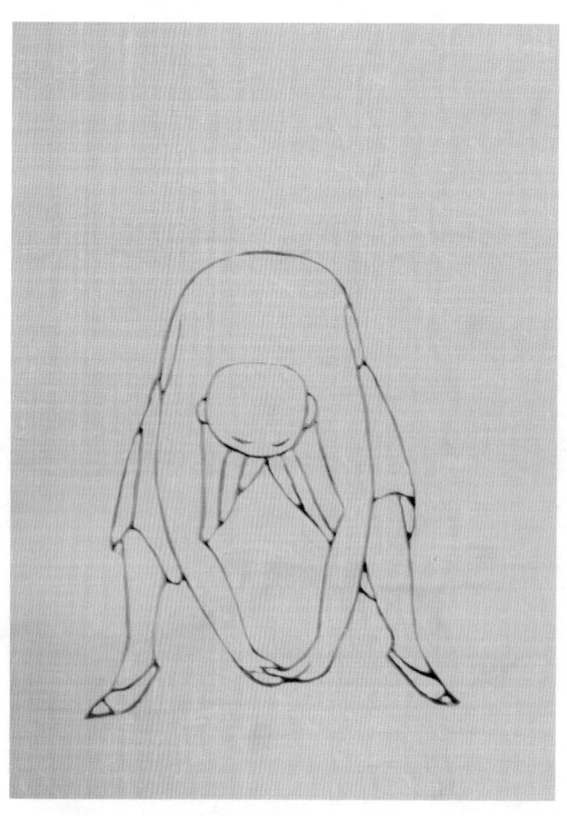

正提式二

承上式，渐次弯腰，如作揖状至地，随反掌下按，仍合拱提起，约与腰平，用力一捧，腰身随直。

正提式三

承上式，将手分开，耳后一绕握拳，两肘圆如抱物，两拳相离一尺八九寸，正面吞气一口，正面三次，共吞气三口。

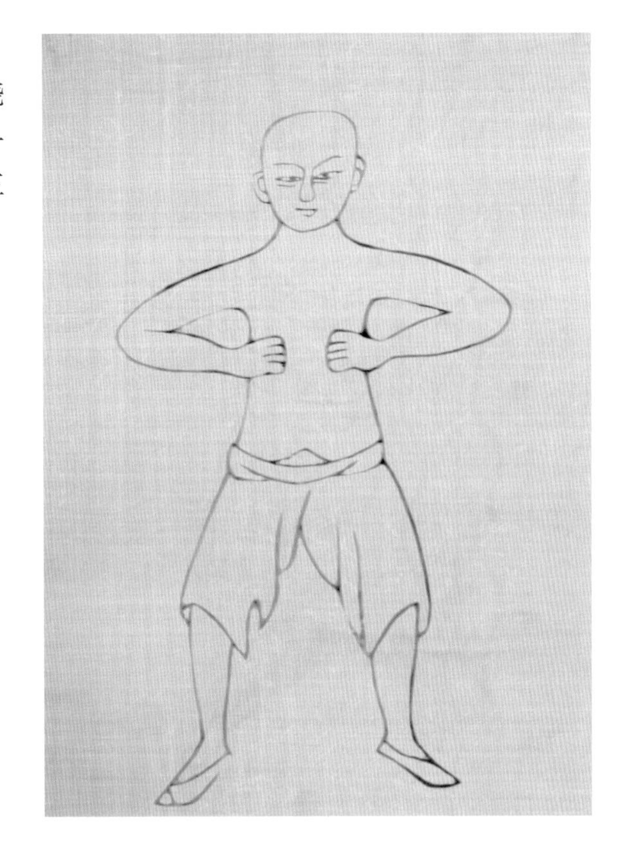

薛公站式一

承上式，两拳伸开，十指伸直，由耳后绕下，平乳。

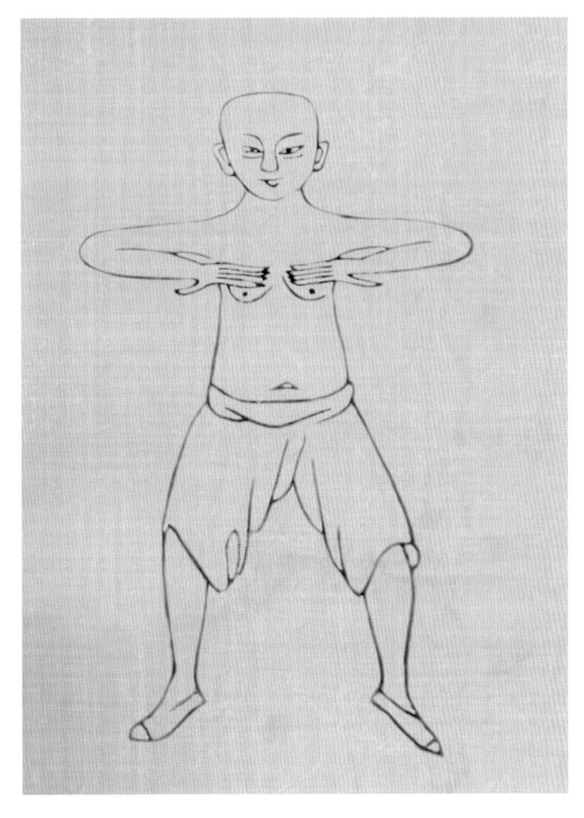

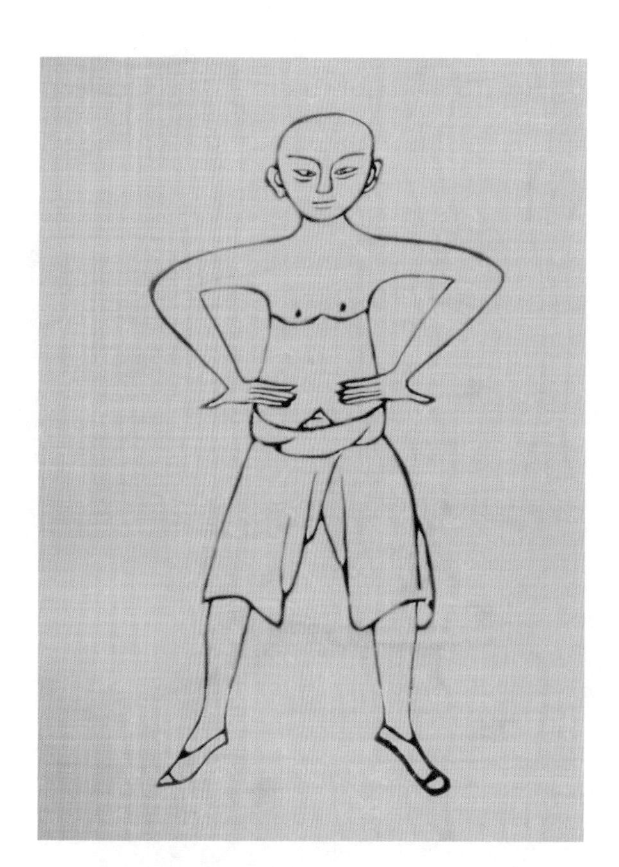

薛公站式二

承上式，下按到脐，由平乳到平脐一气顺下，并不停留，到平脐时方暂停。

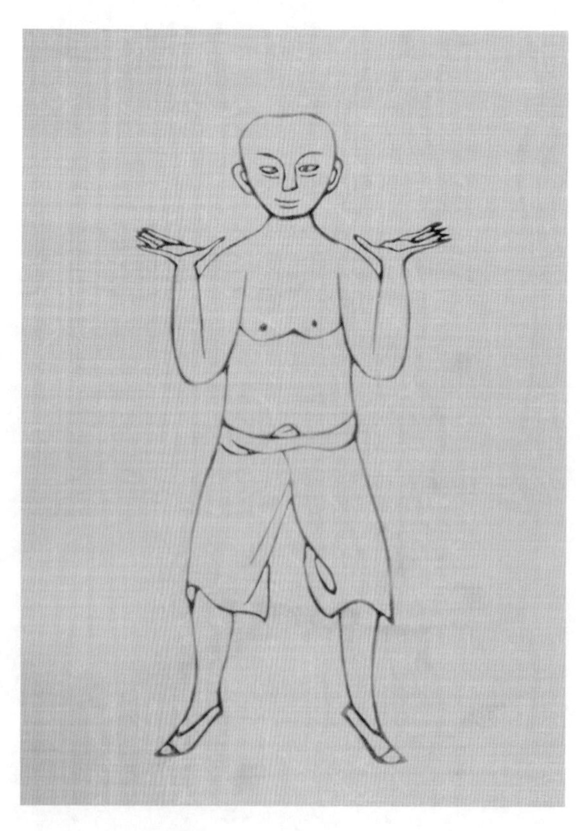

薛公站式三

承上式，两手一转，由胁下绕出，仰掌平托与两肩齐，手要端正，各离头四五寸，两大指在肩之前，其余四指皆伸开在肩后。

薛公站式四

承上式，两手合并，与颔颏下相平，两手小指紧挨，掌心朝上，腕肘贴紧。第一次仰掌，两小指相并上伸。

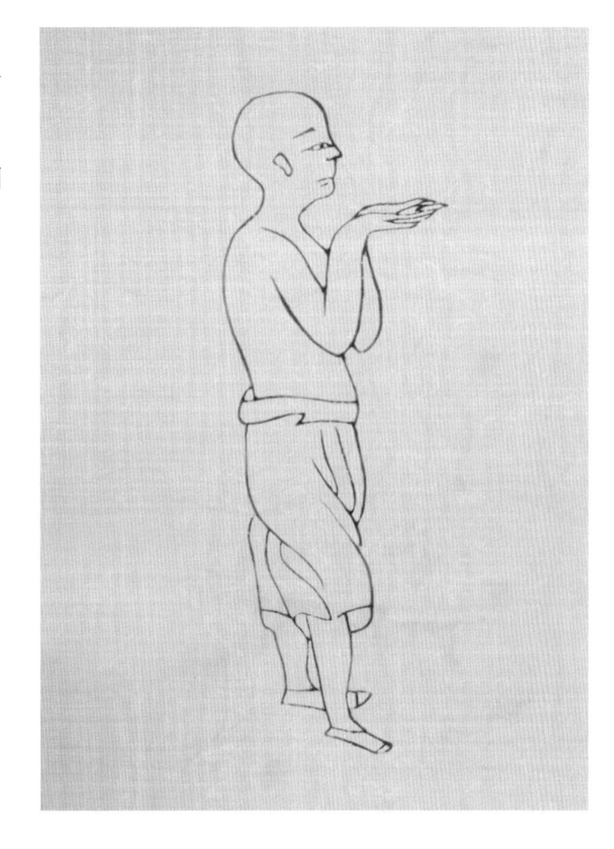

薛公站式五

承上式，两拳放开，仰掌朝上，两大指相挨。第一次仰掌，两在指相并伸上。

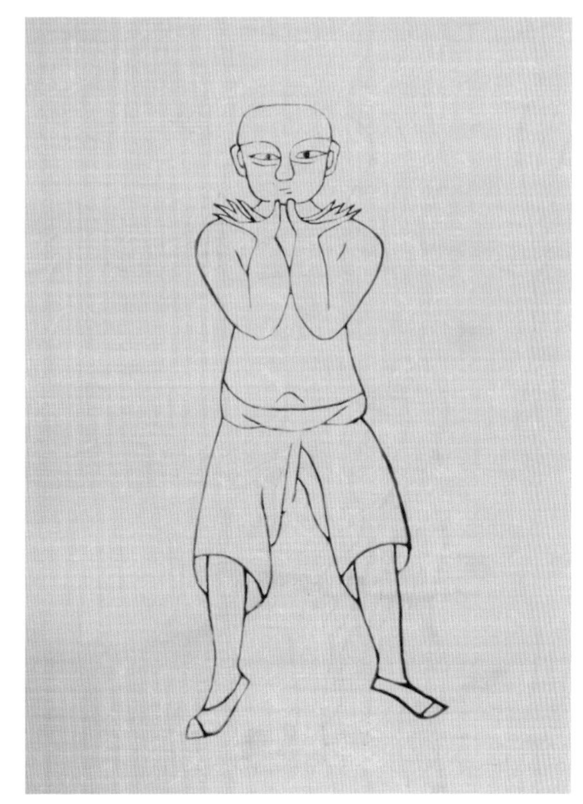

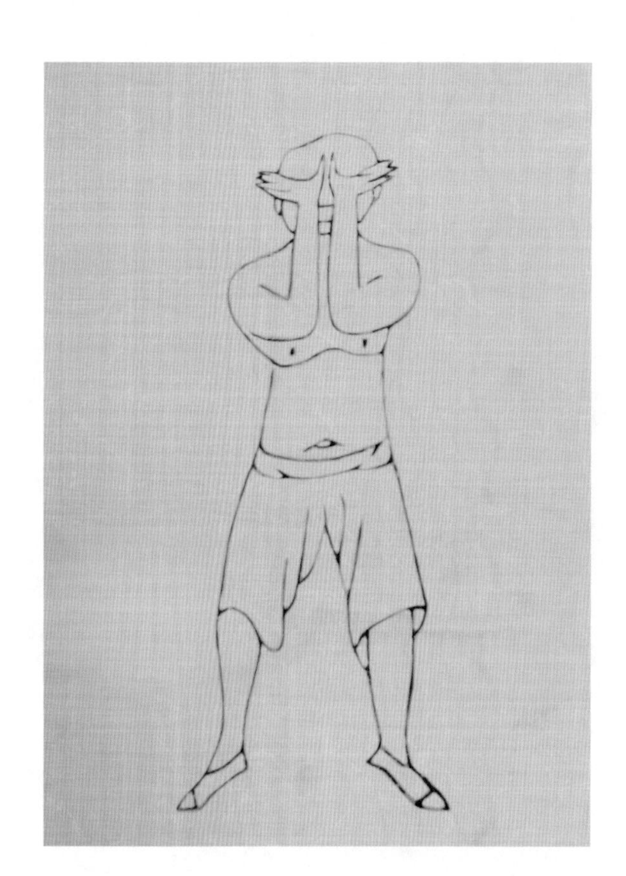

薛公站式六

承上式，仰托过额，小指相并，顺势从额上抓下，据拳，仍与颔颏平，复舒拳，又如初势，仰掌，小指相并，仰托过额。

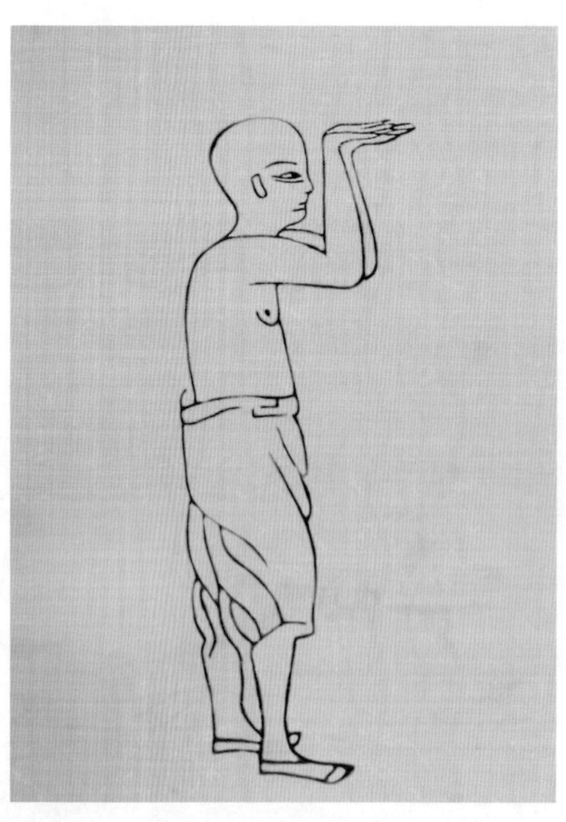

薛公站式七

承上式，仰托过额。

薛公站式八

承上式，十指渐钩握拳，与颔颏相平。

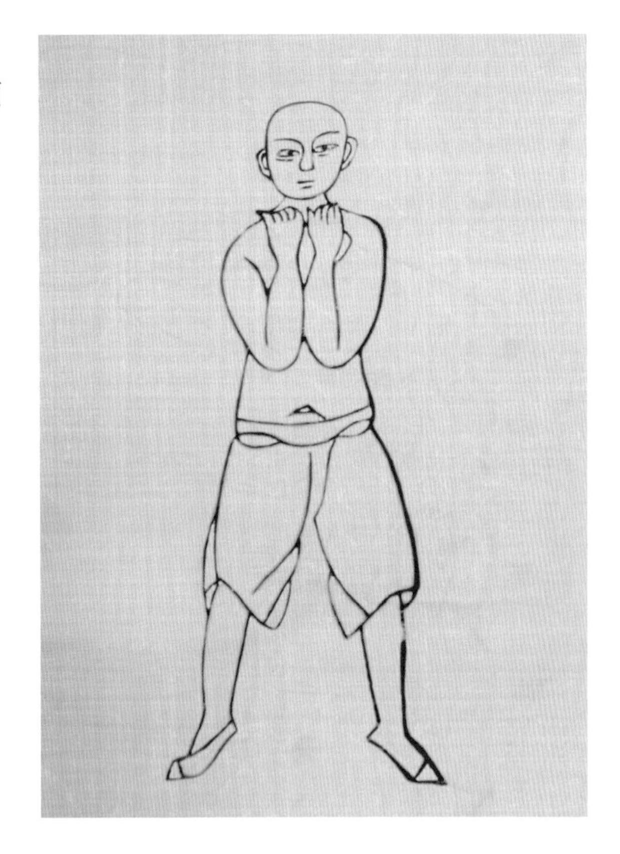

薛公站式九

承上式，将两小指相并，顺势自额上抓下，握拳，仍住颔颏下，复舒拳，又如初势，仰掌，小指相并，仰托过额。第三次仰掌，两小指相并上伸。

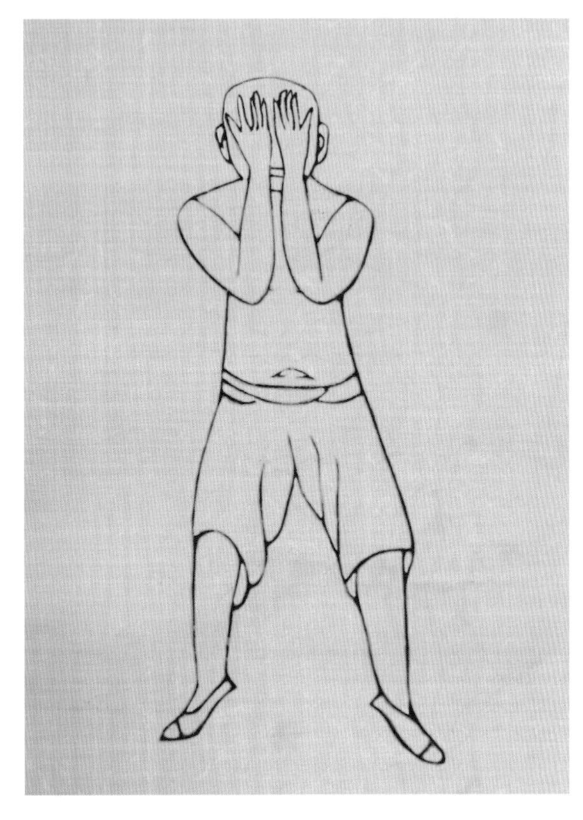

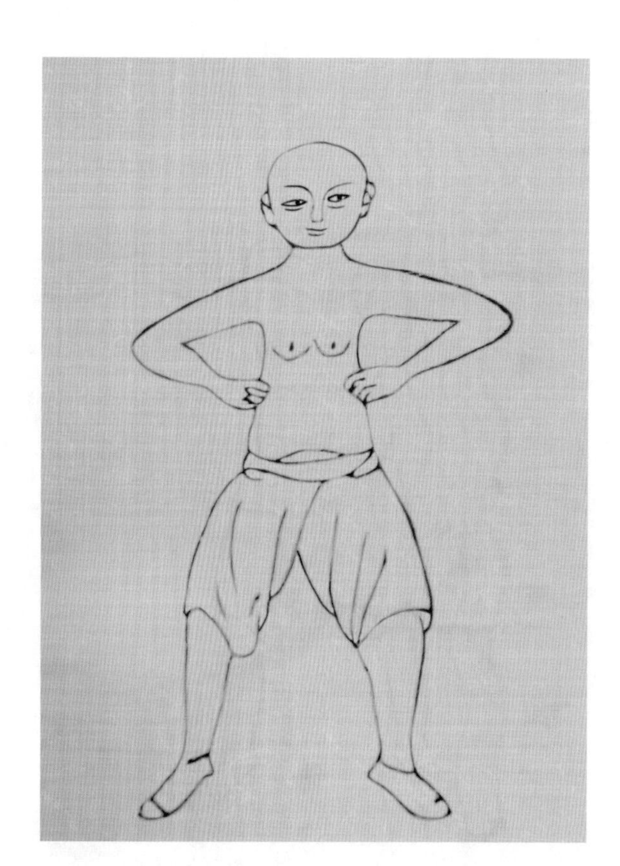

薛公站式十

承上式，十指抓下，握拳平列，圆如抱物状，两拳相离一尺八九寸，吞气一口，共三次，吞气三口。

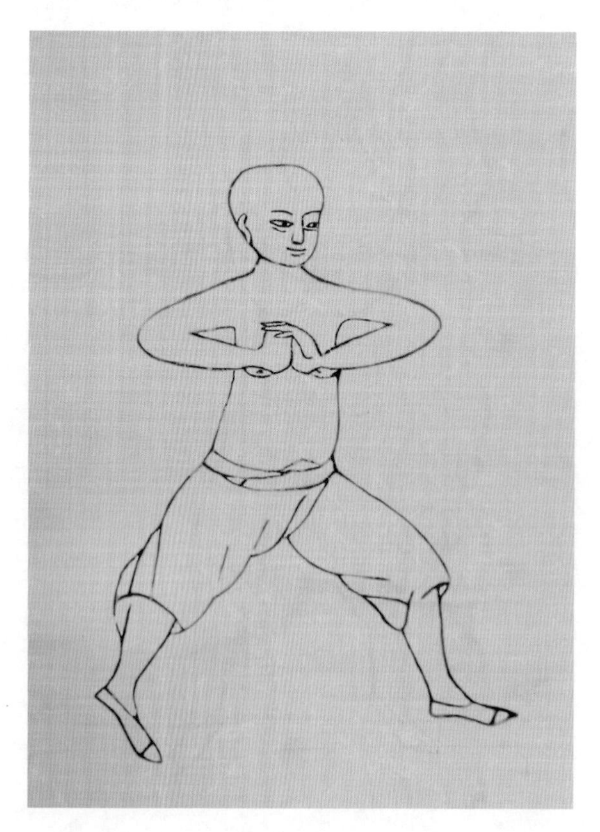

列肘式一

右足曲，右足直，右手握拳，左手掌包住右拳。

列肘式二

承不式，左胳肘向左一送，随即搞撤回，将身蹲下，左足伸直，右足曲，左手仍包住右拳，右胳肘上抬。

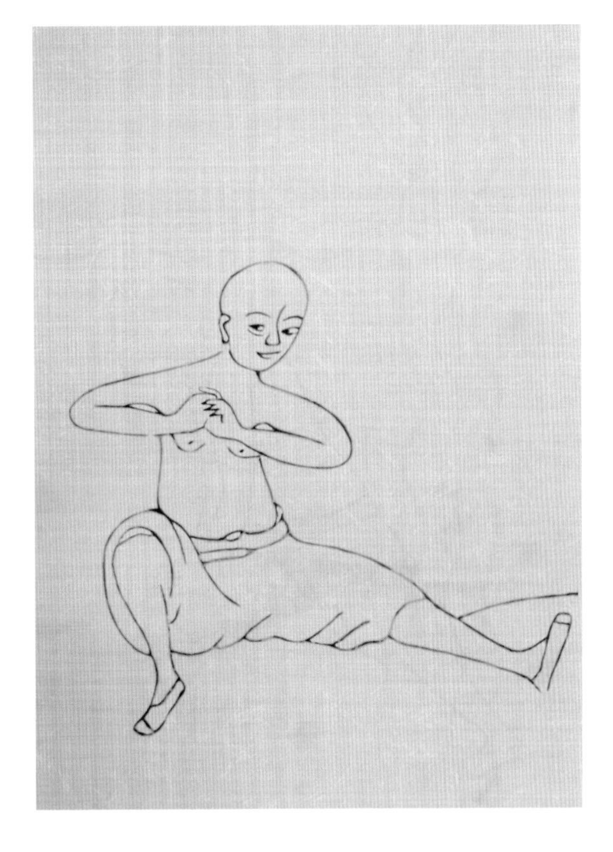

列肘式三

承上式，自随起，左足弯，右足直，身向左探，吞气一口。右胳肘随势上抬，眼望左，左脚前六寸许，右亦相同。左右各三次，共吞气六口。

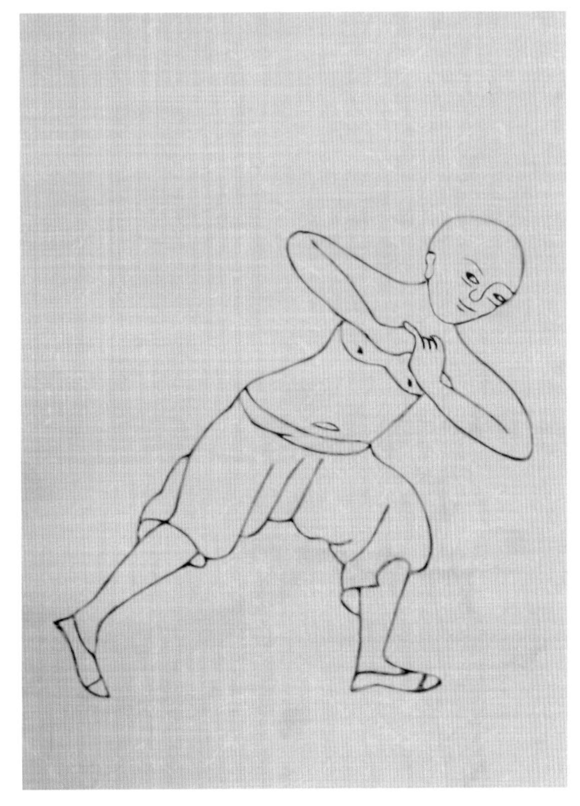

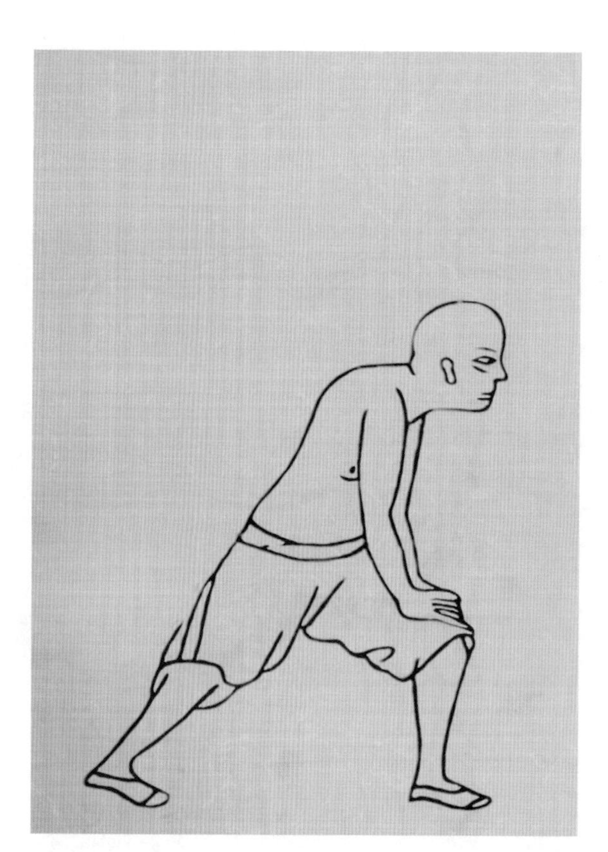

伏膝式

左足曲，右足直，右手按在左腿上，离膝盖二寸余，左手加右手上，直侧而俯，面向左平视，吞气一口。背拱项直，眼下视足尖前六寸许，右亦相同。左右各三次，共吞气六口。

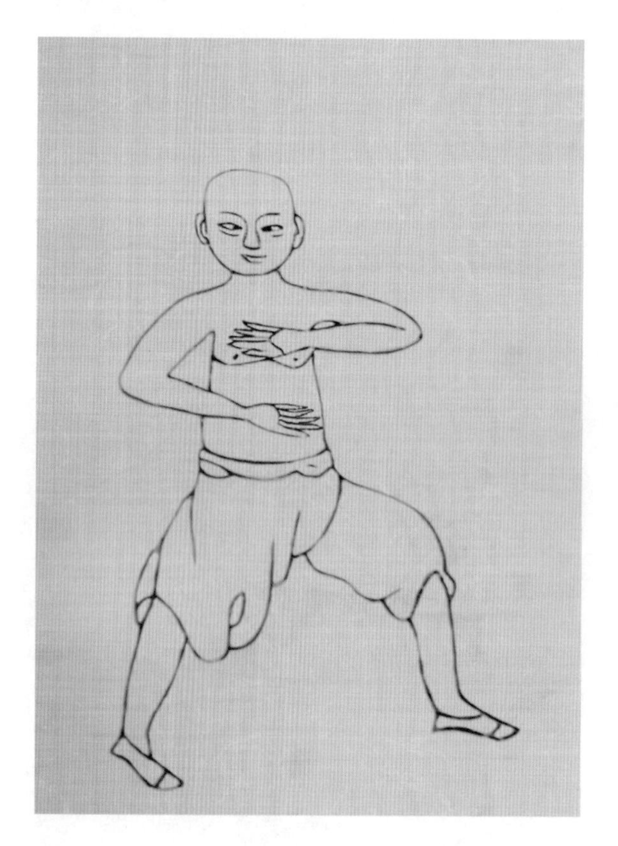

站消式窝里炮一

左足曲，右足直，左手覆掌平心口，大指在内，右手仰掌平脐，小指在内，指皆开直。

站消式窝里炮二

承上式，两手各顺势横拉，握拳，左拳平乳，约离八九寸，大指在内，右拳平胁，约离寸余，大指在外，正面吞气一口，转头左视。

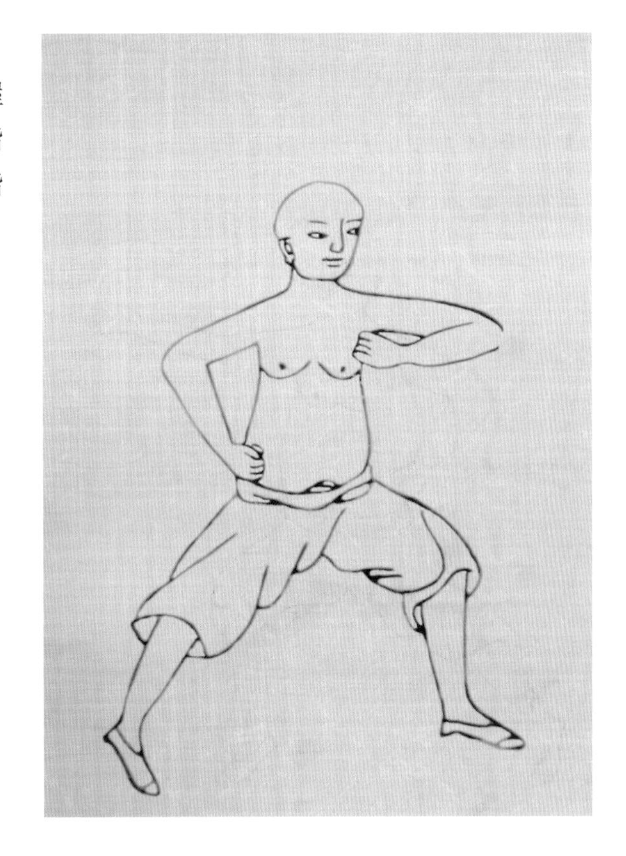

站消式冲霄炮

承上式，将左拳放开，自下往上一绕，随即握拳，向上竖立，拳与额角相平，正面吞气一口，转头视左手寸口。

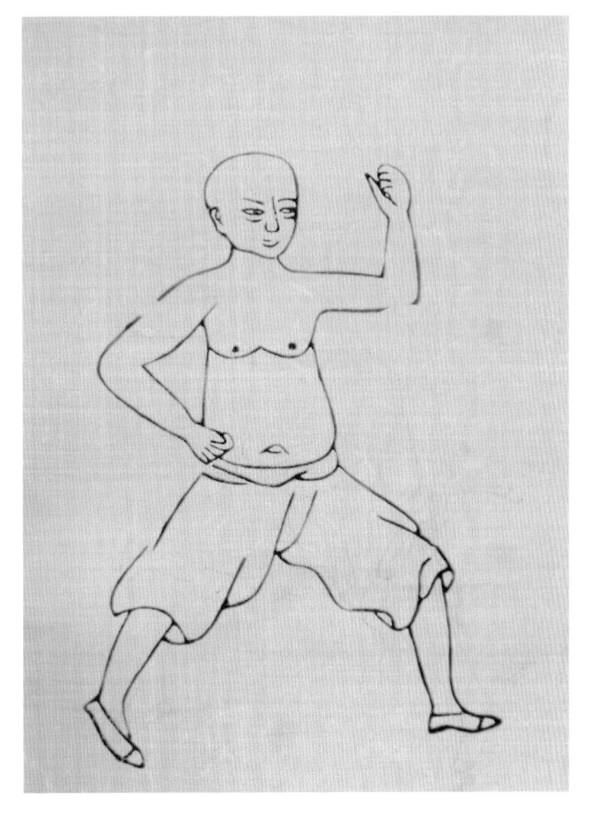

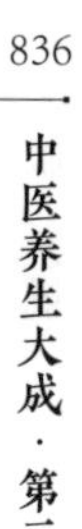

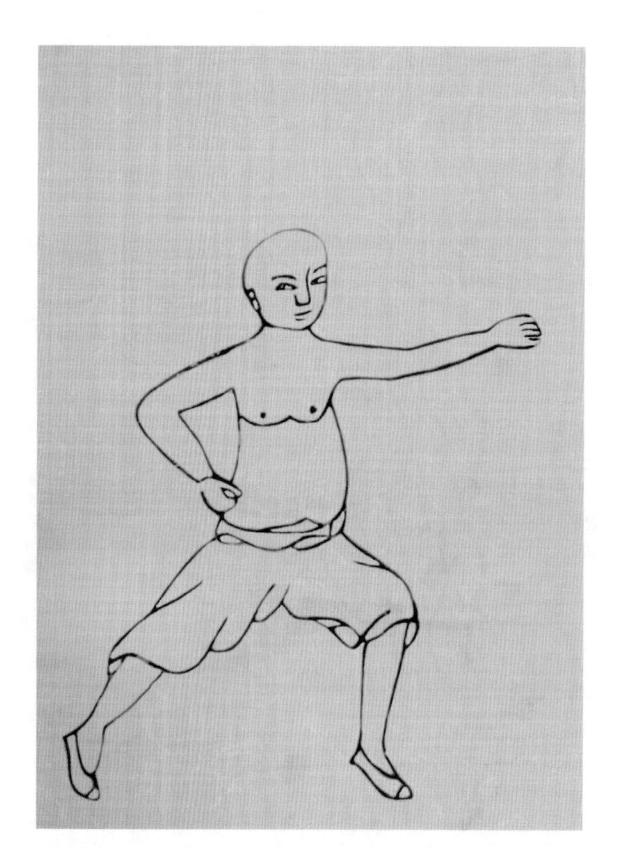

站消式穿心炮

承上式，左手放开，竖掌由耳后一转，即握拳向左伸直，手背朝上，正面吞气一口。转头左视，右亦相同。左右各三次，共吞气十八口。

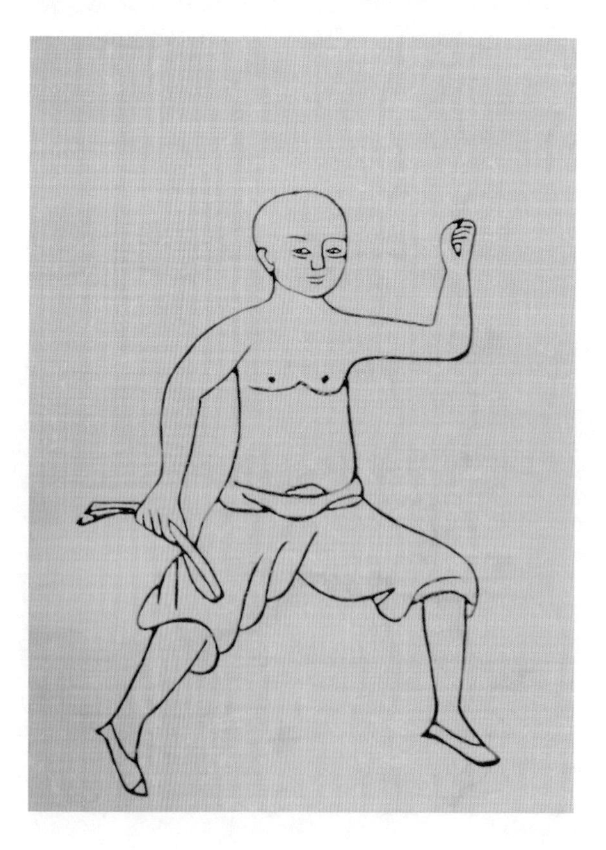

打谷袋式冲天炮一

左足曲，右足直，右手持袋，左手由胁下一绕，握拳曲肘上竖，吞气一口。

打谷袋式冲天炮二

承上式，右手持袋从左胳膊左曲脉密密顺打至左手心、手指，约十余下。此找左手里面，每打时须一顺打下，不可逆打。如打时或有脱漏之处，不可补打。

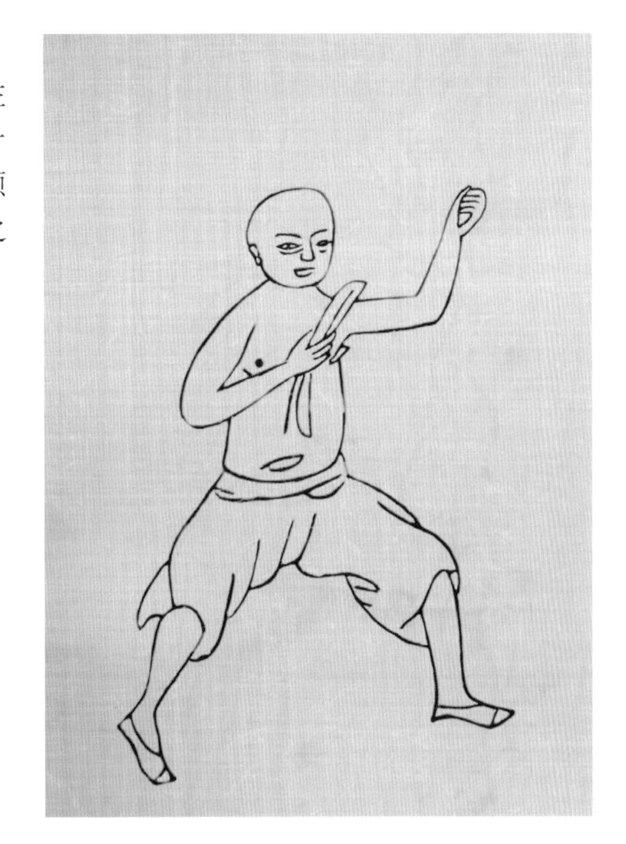

打谷袋式穿心炮

左拳放开，由耳后一转，即握拳向左伸直，拳背朝上，吞气一口。右手持袋，从左臂膊左胳打至左手背、左手中指。此打左手外面。

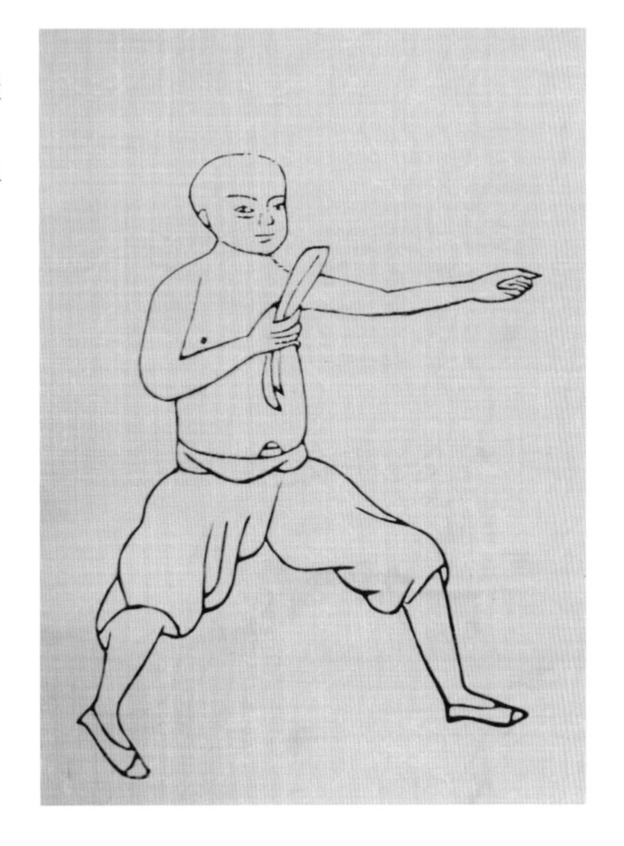

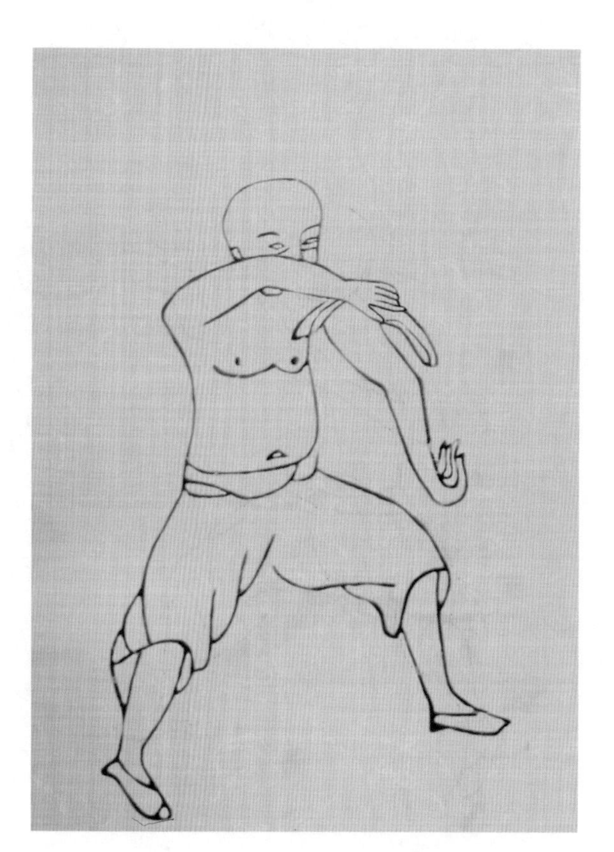

打谷袋式雕手一

左手向耳后绕过作雕手，吞气一口。右手持袋，由左腋胑起，顺打到左小指侧止。此打左手下面。

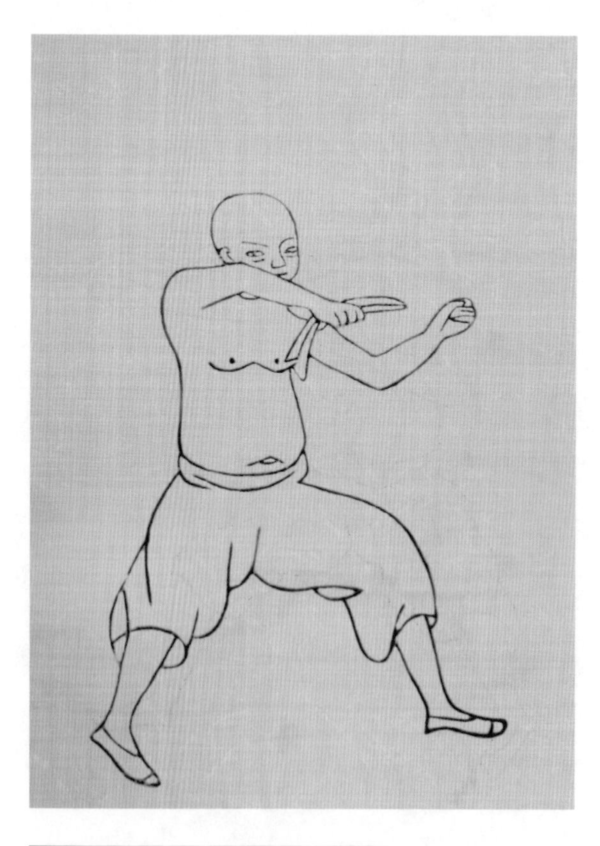

打谷袋式小冲天炮

左手一转即握拳，上竖作冲天炮式而稍低，吞气[1]一口。

〔1〕气：原脱，据文义补。

打谷袋式扛鼎一

将左手从胁下一转，握拳，尽力上举直伸，大指在后，吞气一口。仰面，目视上举之拳。

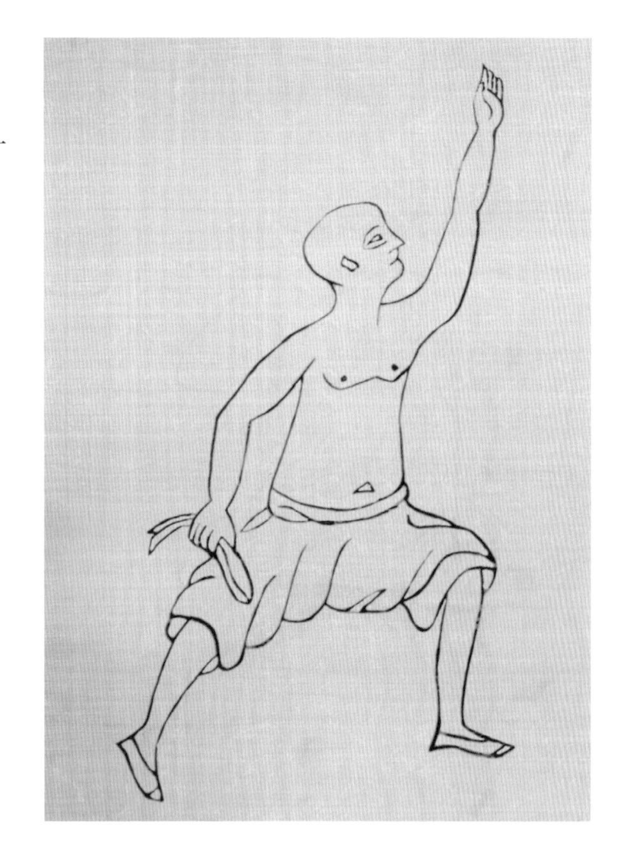

打谷袋式扛鼎二

承上式，右手持袋，从左肋左胁起，顺打至小腹左，及左腿面、左膝、左臁肕、左脚面、左趾止。此打左足前面。

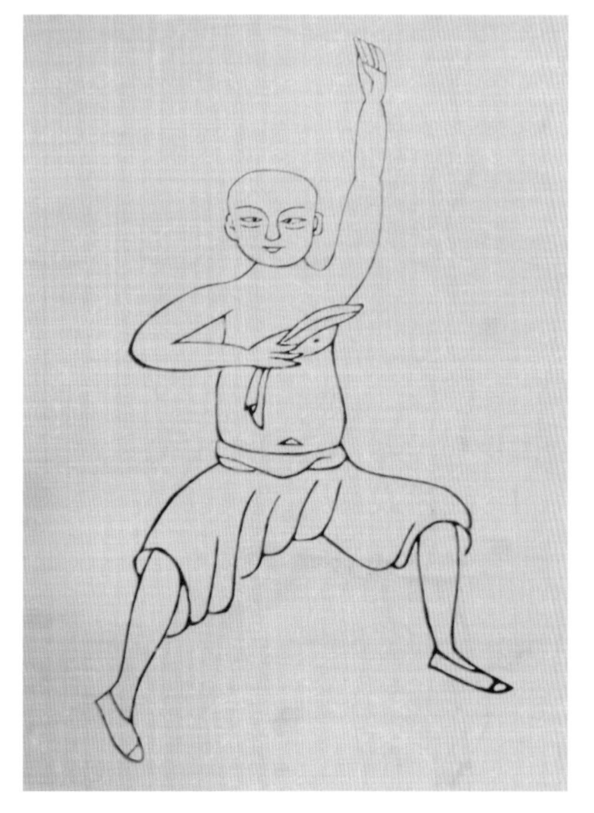

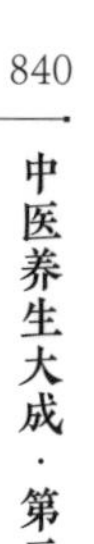

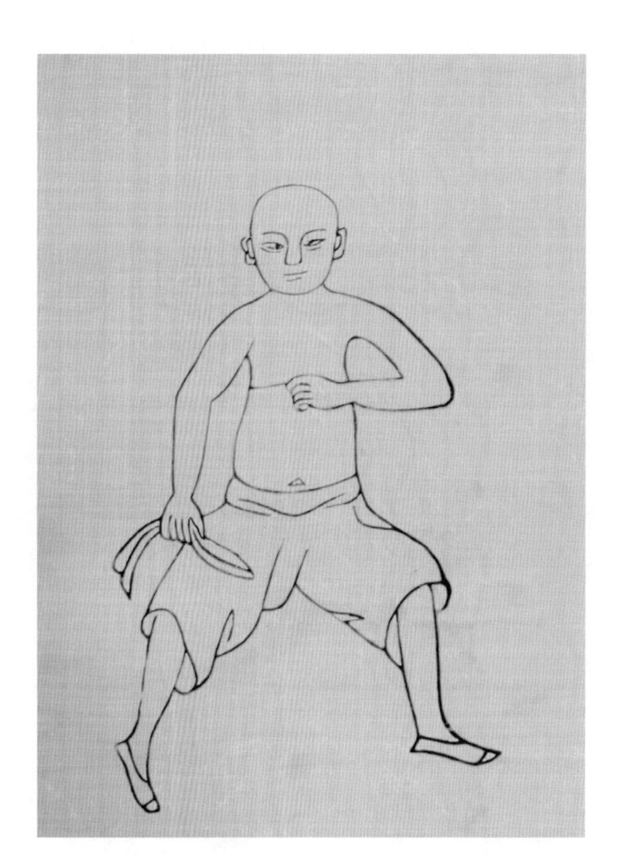

打谷袋式盘别

左拳放开，由耳绕下，即曲肘握拳平胸，吞气一口。肘微抬起，右手持袋从左腋胑下起，斜打至左腰眼、左外踝，转至左小趾侧止。此打左足外面。

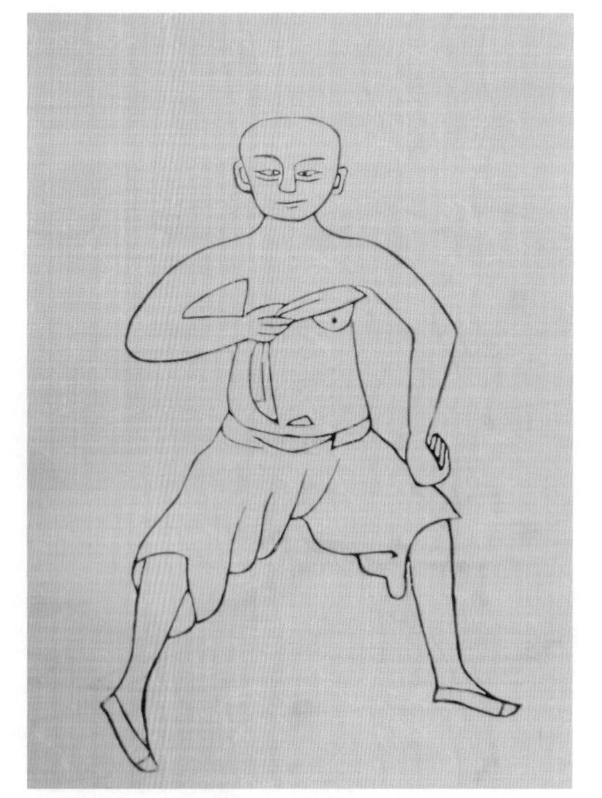

打谷袋式雕手二

左拳放开，由耳后一转，作雕手，吞气一口。右手持袋，从左血盆骨下起，顺打至肚腹左，即从胁腹之际，横打至肚腹右，换左手持袋，由右横打至肚腹左，右手护掩护外肾，左手再自小腹左打起，从左腿里面打至左脚趾，如腹中有病，多打数遍。此打左足里面。

打谷袋式伏膝一

左足曲，右足直，右手执袋，按左腿中间，左手亦校于袋上，吞气一口。

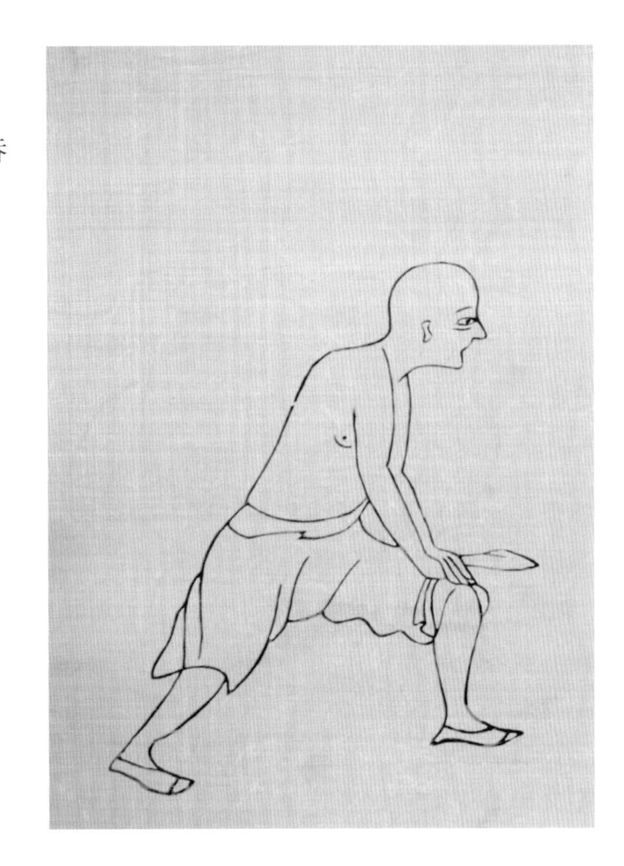

打谷袋式伏膝二

承上式，两手执袋，冒顶找左脊膂二十下，不可打着中间脊背。

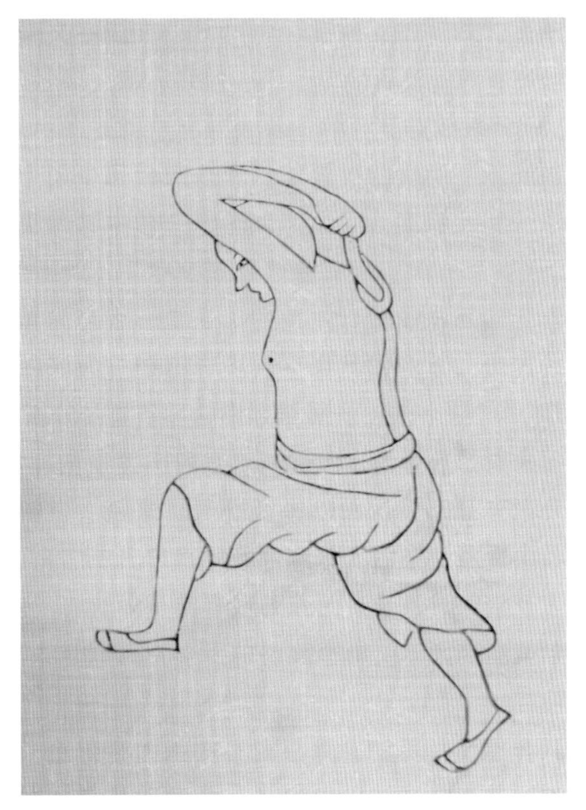

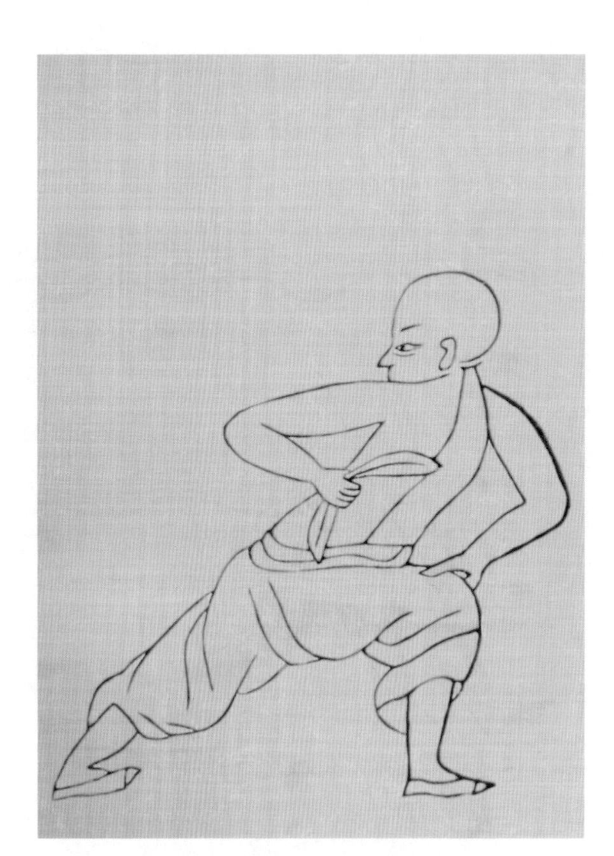

打谷袋式伏膝三

承上式，左足伸，右足曲，右手又在右腿上，大指在后，身往后斜倚，眼视左膝，左手持袋，后手打左脊膂下，挨次至左腰眼，将手一转，顺打左臀、左腿、左曲脷、左腿肚、左脚跟止。此打左足后面。左足四面打完，接打右手、右足，亦如前法。

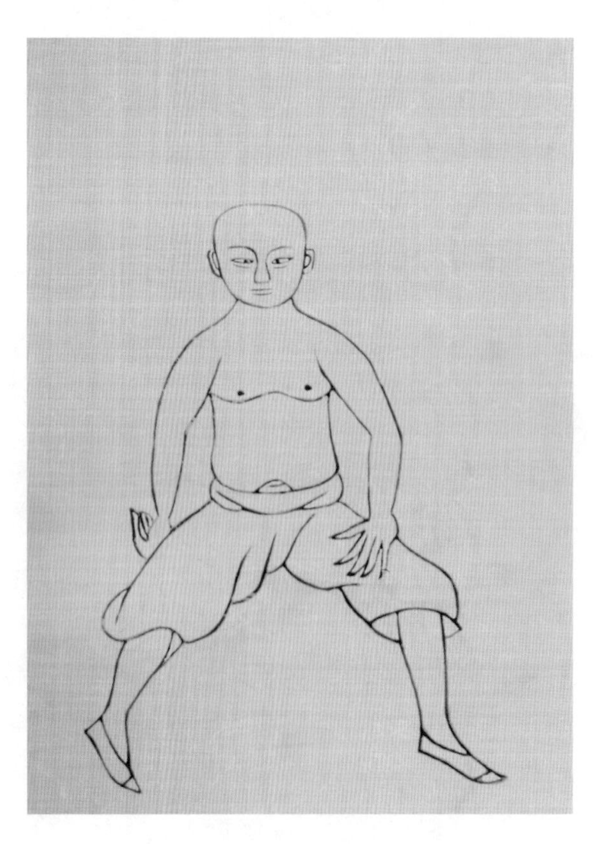

海底捞月式一

左手又在腿面上，右手作雕手。

海底捞月式二

承上式，左手由耳后一转，仰掌向左伸出。

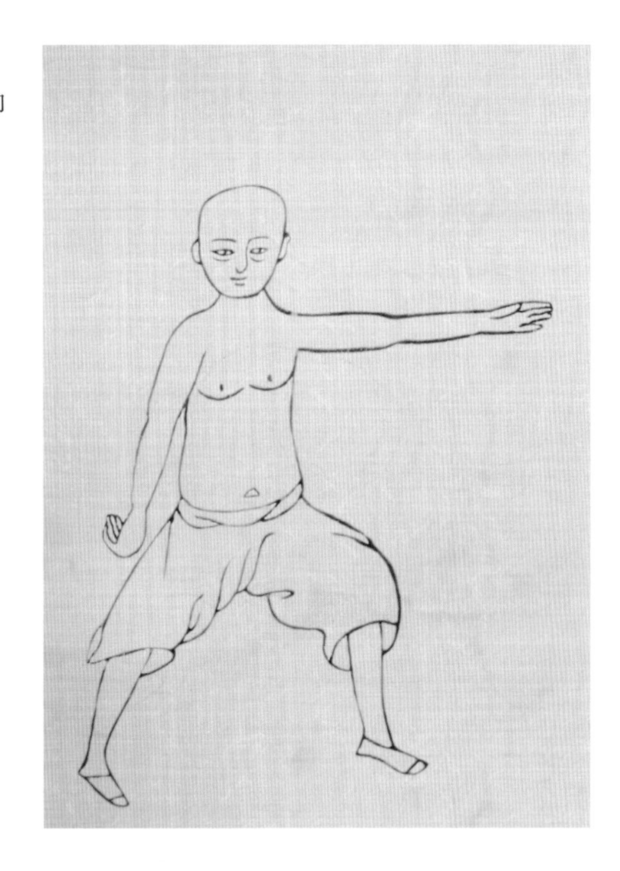

海底捞月式三

承上式，将手一转，手背朝上。

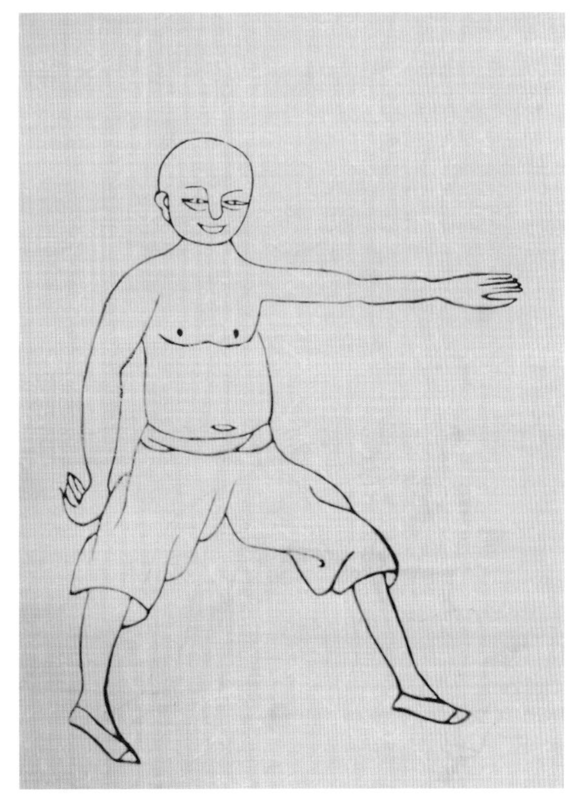

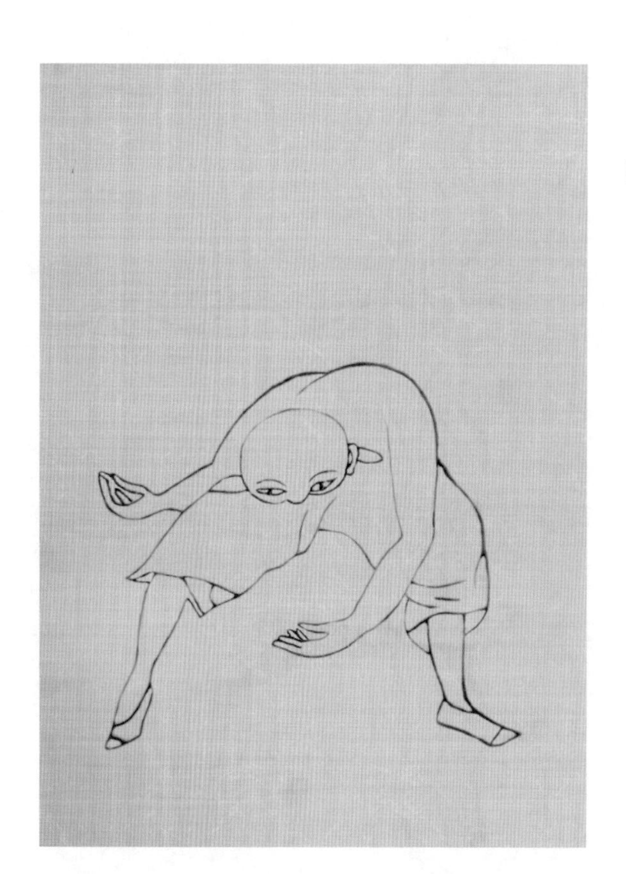

海底捞月式四

承上式，作捞月之状，头俯腰曲，自左捞至右，腰身随起。

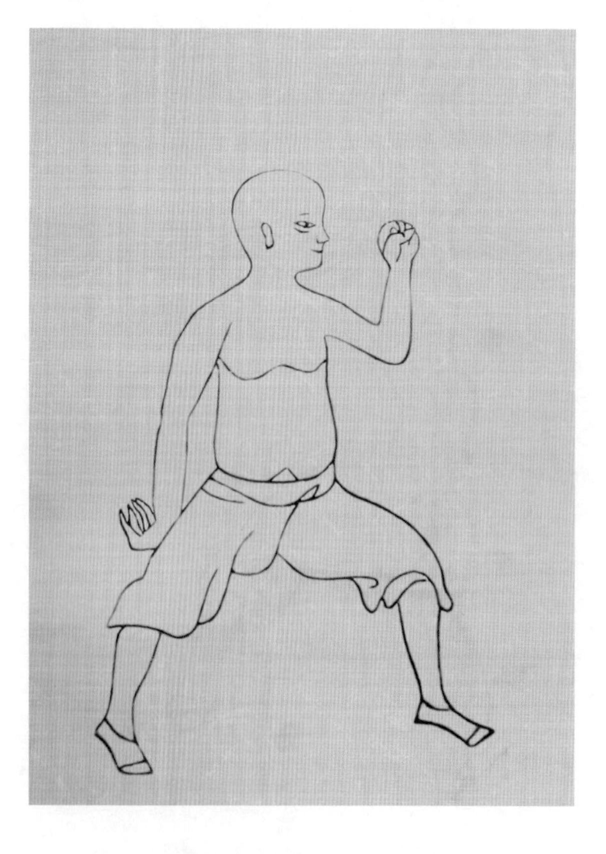

海底捞月式五

承上式，捞起仍在左边作望月之式，吞气一口。目视左手大指、食指之间。右亦相同。左右各三次，共吞气六口。

以上六十四式，共吞气八十七口，第一段功毕。

校后记

《服气图说》不分卷，作者佚名，约成书于清代光绪癸未（1883年），是一部养生导引运动的专著。

一、作者与成书

此书作者佚名，包括传授者与刊行者均隐名不署。据本书“凡例”中说：此书“现今行之有效者其众，惟一所授之人，得之黔中口授，并无其书。以其近于道家‘胎息导引’之言，故不欲以其法传，且不欲以其姓名著。而其法实有裨于养生，爰就其口授者，绘图作说，付之剞劂，分者同人”。说明，此套功法的传授者与刊刻者均认同其养生健体的效果，却不愿意被看作为道家中人，因此，可传可刻，但不愿在书中署名。

二、主要内容与特点

《服气图说》的确是一本以图为主的导引著作，说是“图说”，名副其实。此书文字部分很少，卷首有“行功次序”一段，以各种功法的名称，依次排列出七套动作，有些功法需反复进行。第二部分是“凡例”，实际上是行功的方法与注意点，并对此书的成书与刊行做了一些介绍。认为练功必须持之以恒，每日练功三次，早起与睡前各一次，当为定法，而白天的一次一般在中午饭前行功，但也可根据实际情况，有所机动，唯必须空腹行之。行功宜避疾风、暴雨、雷电及汗秽不正之气，宜在高爽明净室中，不可当风。此功无论男女老幼均可行之。功法最为关键的两种是吞气与打功。吞气极为简单易行，只须张大嘴巴，微吸一口气，如咽茶般吞下即可。打功，指的是用双层蓝布依专门尺寸做成的石袋来敲打身体表面，必须按照书中所给出的次序，从左到右，从上往下，顺势敲打，不能逆行或漏打。

第三部分是本书的主体，即六十四幅导引动功的分解图，每图都附有功法名称及文字说明。其特点是动作描述明确精准，分解详细入微，因此具有很强的可操作性，根据图形，可行一整套动态的导引功法。

三、本次校点的相关说明

曾有人将此书认同于《易筋经》，《中国中医古籍总目》将《易筋经义服气图说》记载为一种书。实际上，这是《易筋经义》与《服气图说》二书合刻本。虽然《服气图说》中记载的打功与《易筋经》介绍的功法有几分相似，其实有着明显的不同。此既无《易筋经》之石杵石槌捣打法，二者用石袋敲打的顺序与方法也不相同。更可作为依据的是，本书“凡例”有云：“此卷所载六十四图，只是入门第段功夫，若尽其所传，不下千余式……计两年可以行完。功成之后，百脉贯项，气力千钧，不仅如《易筋经》所云‘骈指可贯牛腹，侧掌可断牛颈’已也。”显然，此书与《易筋经》不是同一种书。

本书现存两种光绪刻本，现以光绪己丑（1889 年）刻本为底本进行校点。

张志斌

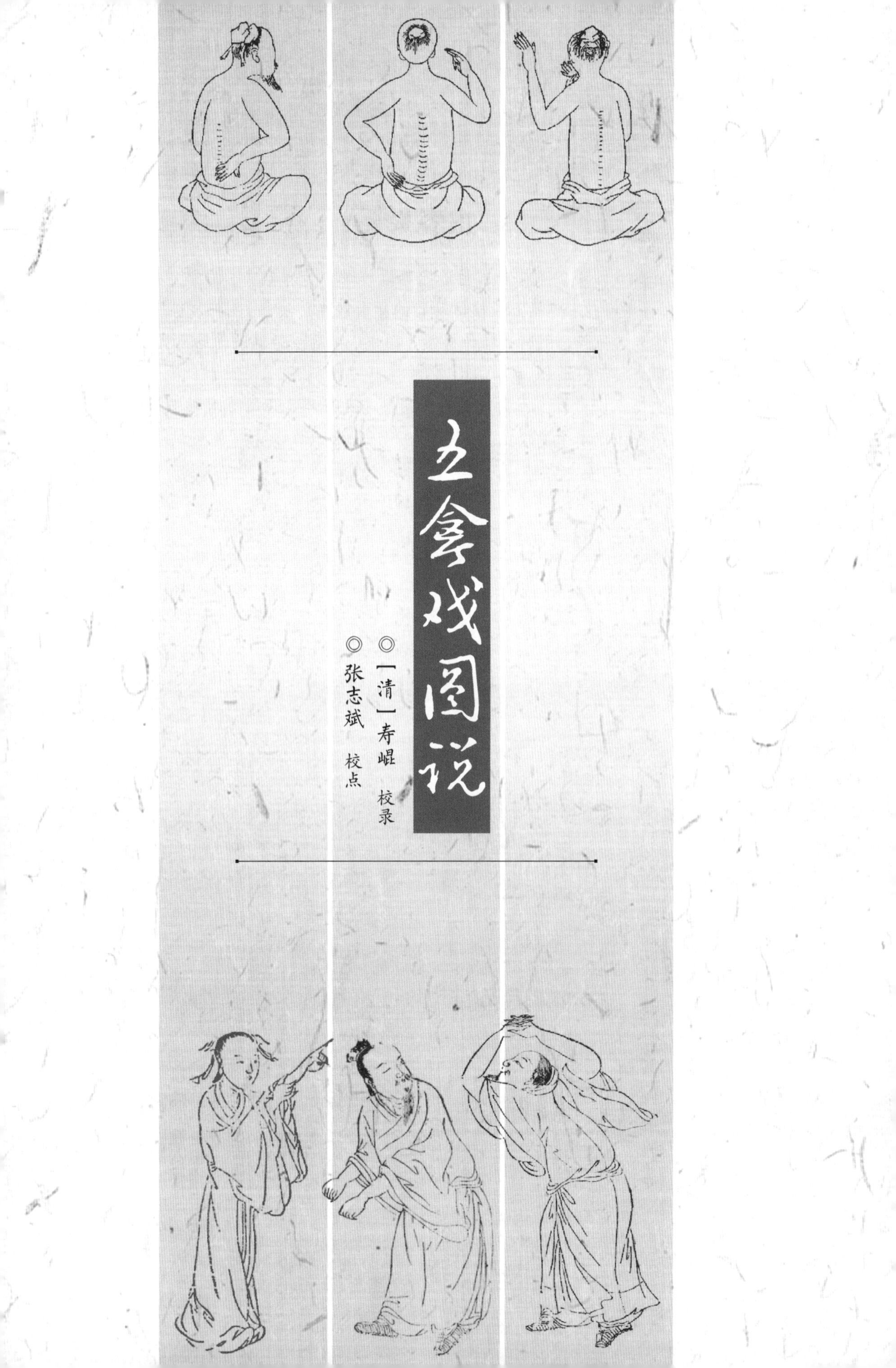

五禽戏图说

◎[清]寿崐　校录

◎张志斌　校点

内容提要

《五禽戏图说》不分卷，由清代寿崐校录，为养生导引专著。此书篇幅很小，不足千文。包括五段模仿动物的导引锻炼功法，分别为虎势、鹿势、熊势、猿势、鸟势，附有五幅导引图，图中人物为女性，均为站立式行功，相传是魏晋时华佗所创。

本次校点以寿崐《五禽戏图说》清刻本为底本，以《万育仙书》明代天爵堂刻本为校本予以校点。

重刻五禽戏图说序

蒙庄有言：熊经鸟伸为寿而已矣。盖谓像〔1〕飞走炼形气亦意大养生一善术也。汉华佗习五禽戏以授吴普等，厥有图说。殆祖述漆园绪余，历世既久，鲜有传本，藏书家亦不收，知者弥罕。余访求有年，书肆了无售者。岁癸丑，薄游岐下邑，宋氏者插架颇富，因访焉。宋叟出五兽图相示，图作女子像，像虎鹿熊猿鸟，缀以说，附《九皇丹经》中。实即所谓五禽戏者。受而读之，意欣欣如获重宝，转惧其即于湮没也，爰校录数过，付梓以垂永久。抑余惟禽者，鸟兽总名也。兹图为兽四，为鸟一，不宜偏属兽，宜仍旧名《五禽戏》云，是为序。

山阴寿崐

〔1〕像：原作“象”，据文义改。下同。

原 序

昔谯国华佗常语弟子吴普、樊阿曰：人体欲得劳动，但不当使极耳。人身常摇动，则谷气消，血脉流通，诸病不生。人犹户枢不朽是也。吾有一术，名曰五禽戏。一曰虎，二曰鹿，三曰熊，四曰猿，五曰鸟，能除疾病，兼利手足，以常导引。体中不快，因起作一禽之戏，遣微汗出即止，以粉涂身，即身体轻便，腹中思食。吴普行之，年九十余，耳目聪明，牙齿坚完，饮食如少壮也。观其舞势，作用与此图法无异。然导引诸脉，何分男女？久久行持，岂曰延年益寿哉？

目　录

一虎势舞工

低头，握拳，如战虎发威势。两手如提千金重物，缓缓起来，切莫放松。平身，吞气一口入腹，使神气自[1]上而下，觉腹内如雷鸣。行三五次，则精神和畅，气血周流，万病消除矣。

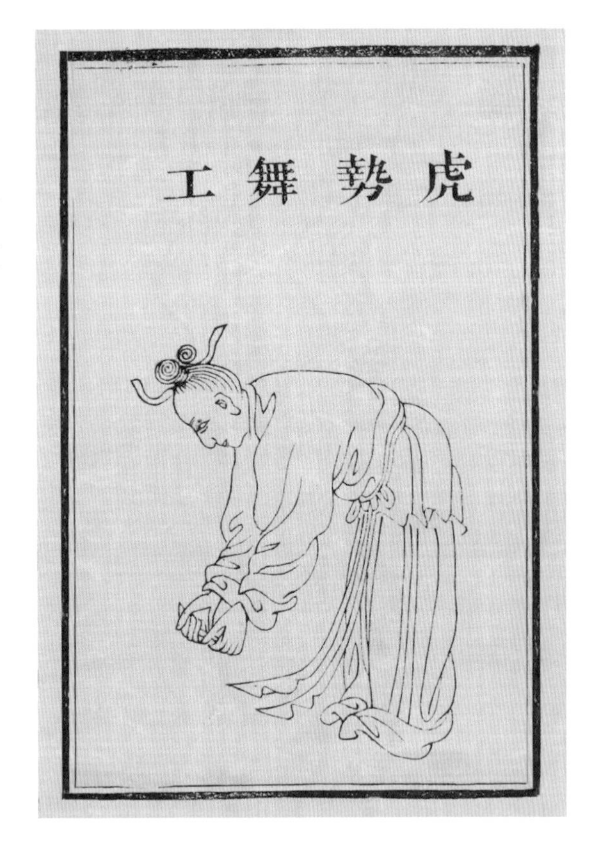

二鹿势舞工

握拳，低头，如鹿回顾尾间势。平身缩肩，立住，脚尖着地，脚跟相对夹脊天柱，使通身皆振动。行三五次，即能气血周流通百脉。

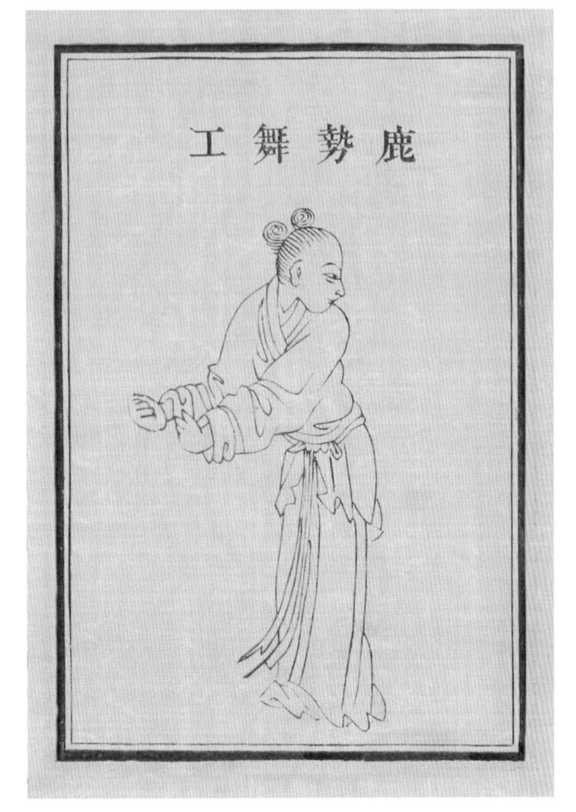

〔1〕自：原作“至”，据文义改。

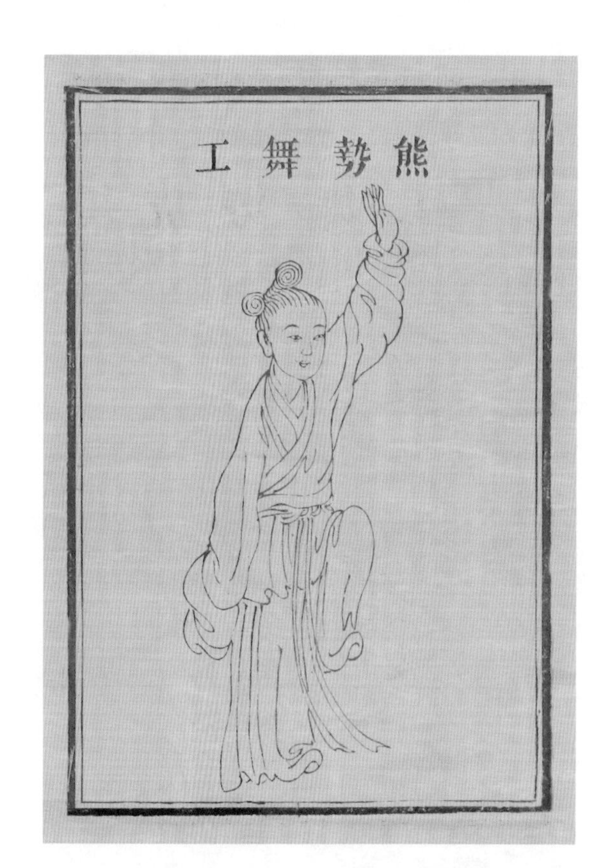

三熊势舞工

两手握拳，如熊身侧而起之势，左右张手，摆脚，必须前后立定，使气血归于两旁，胁肋骨节皆响。行三五次，即能舒骨安神活血也。

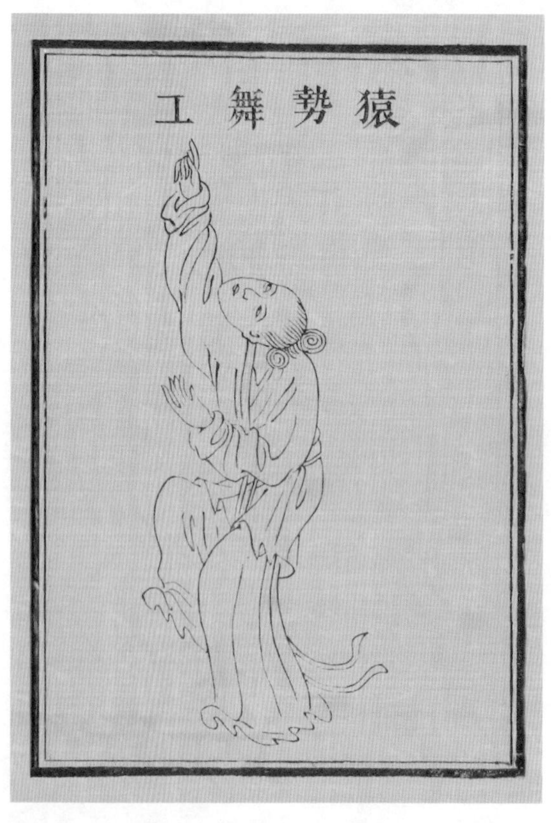

四猿势舞工

如猿爬树[1]，一手抱树，一只手如摘果，一脚如上树，一脚脚跟着地，转身更换，宜固神息，咽送三五，汗出罢舞。

〔1〕如猿爬树：原脱，据《万育仙书》补。

五鸟势舞工

如鸟立地欲飞之势，吸尾闾之气，朝昆仑仰面，躬身，两手如飞翅，凝神聚顶。日行三五次，治头目诸病，升肾水，降心火，化经断赤，万病消除。

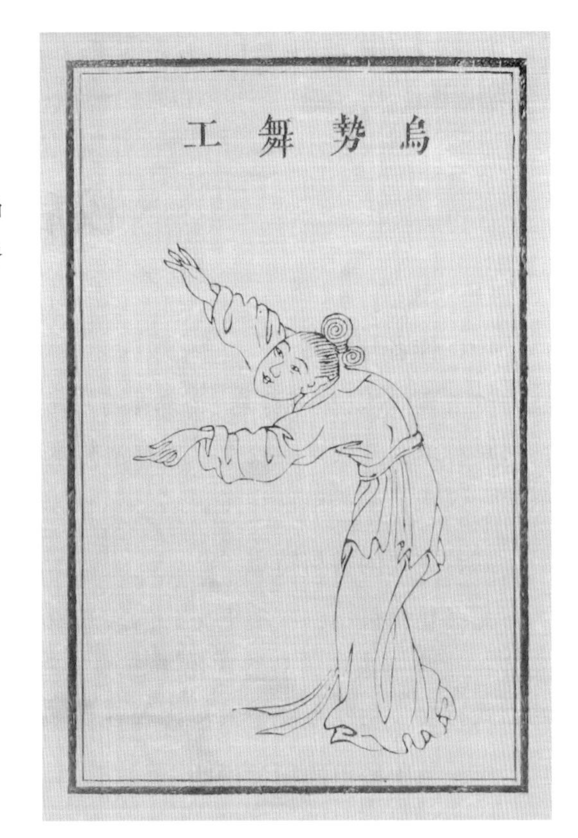

校后记

一、作者与成书

《五禽戏图说》不分卷，为养生导引专著。原著者不详，相传是魏晋时华佗所创。此书单行本由清代寿嵋校录，现存清刻本，刊刻年不详。寿嵋，山阴（今浙江省绍兴市）人氏，生平难以详考。

二、主要内容与特点

此书篇幅很小，不足千文。包括五段模仿动物的导引锻炼功法，分别为虎势、鹿势、熊势、猿势、鸟势，附有五幅导引图，图中人物均为女性，五段动作均为站立式行功，动作难度不大，比较容易掌握。

三、本次校点的相关说明

自明代开始，“五禽戏”功法就可以在多种导引书中见到。据现存古籍看，最早见明嘉靖乙丑（1565年）罗洪先所编之《卫生真诀》，现存明嘉靖乙丑（1565年）序抄本。其次为明万历六年（1578年）周履靖集《赤凤髓》，现存以明万历二十五年丁酉（1597年）荆山书林刻《夷门广牍》本。再次为明代曹无极（若水）订定的《万育仙书》，现存明代天爵堂刻本。此三部明代著作中的五禽戏图像人物均为男性，动作与清代《五禽戏图说》相同，而说明文字略有差别。

本次校点以寿嵋《五禽戏图说》清刻本为底本，以《万育仙书》明代天爵堂刻本为校本予以校点。

张志斌

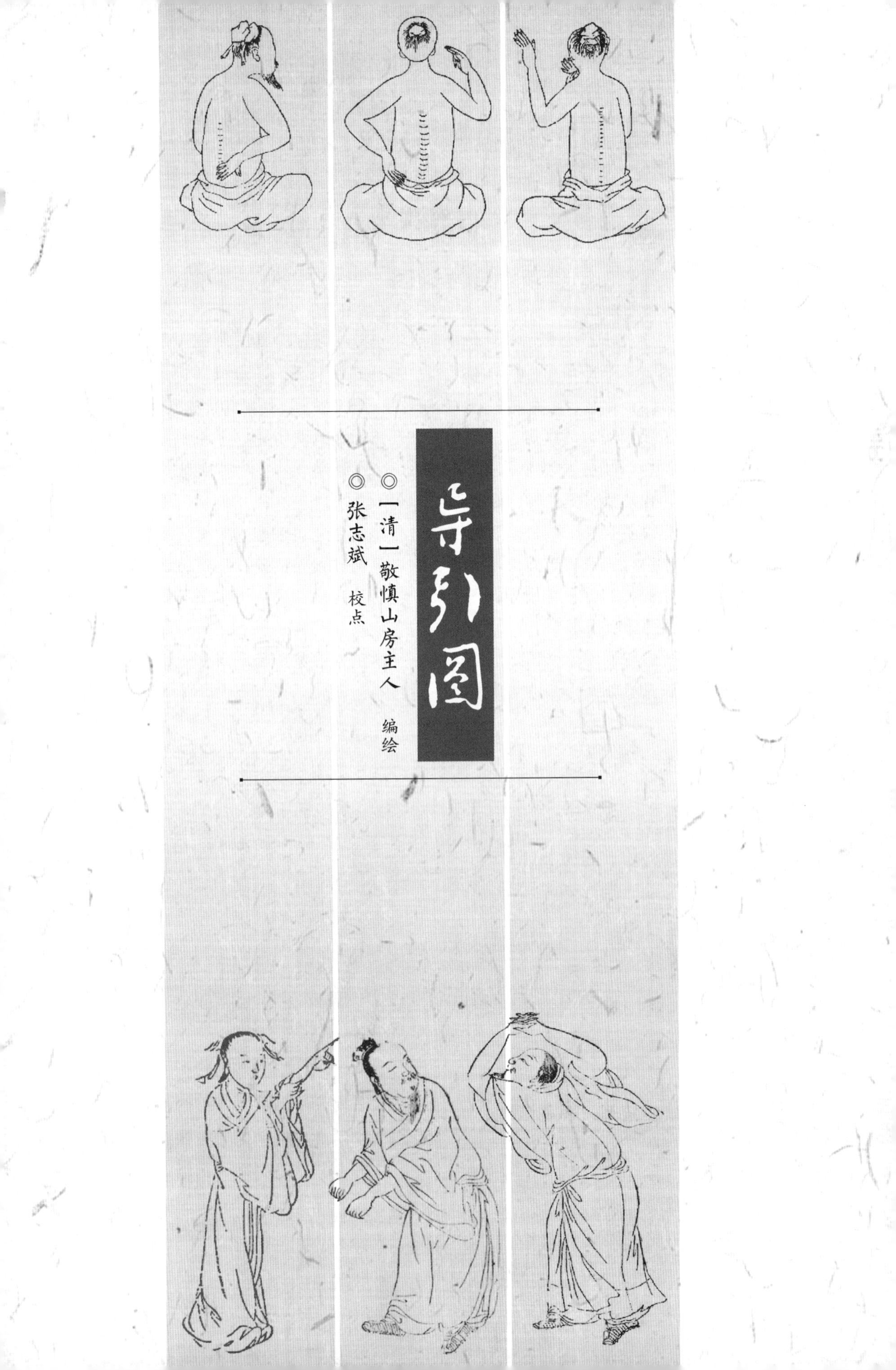

导引图

〔清〕敬慎山房主人 编绘

张志斌 校点

内容提要

《导引图》是一部绘制精美的彩色导引图书，共有二十四幅图，图示二十四种导引功法。

这些导引功法按其作用，大致可以分为两大类。一类具有治病作用，共十六图，占全部导引图的三分之二。有：运阳种子、止劳嗽、运湿肿、散气运食、止遗精、退寒热、舒气释郁、助元气功、壮气延年、诸经却病、理头目、理腰疾、运腹痛、健脾补肾、理瘀血、补失力等。另一类具有强身作用，共八图，占全部导引图的三分之一。分别为：炼元神、养血脉、养心、养正气、炼元精、养元真、融会正气、充气血等。

每一图绘有一个人像对动作要领进行形象示范，并配有简短的文字对全部动作进行说明。这些文字说明，均以设问开始，明确提出该套功法的作用。彩图精细，文字娟秀，图文相配，功法自明，是一本实用性、艺术性都很强的导引图书。

本次影印的《导引图》取中国中医科学院图书馆所藏原本重新扫描作为底本。此为孤本，据文义校改。

目　录〔1〕

〔1〕目录：原无，整理时据正文补。

运阳种子[1]

或问：子不能得如何？曰：宜选子日子时而卧。以两手拗头，两股过脐而运阳刚之气，以荣精科，乃种子之妙道也。

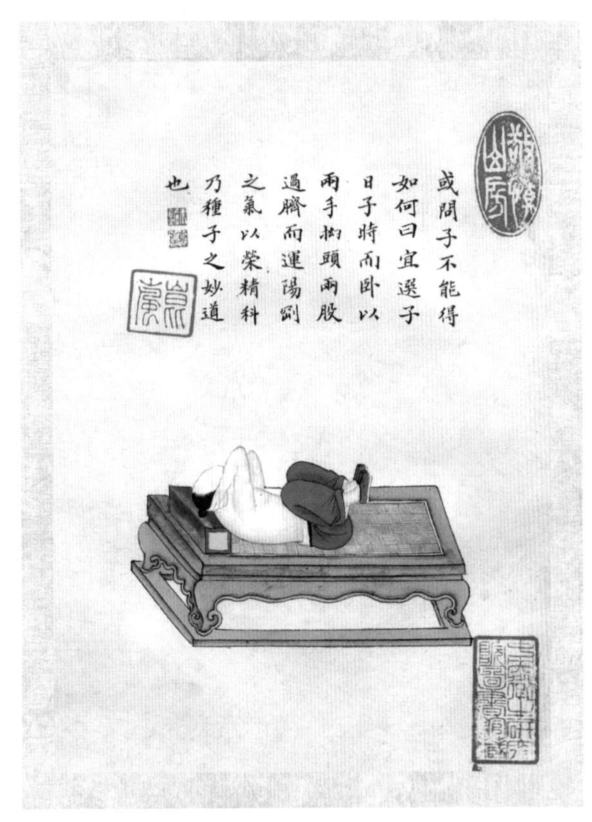

助元气

或问：元气不足如何？曰：宜曲肱而枕，一手按命门，挽足跟抵谷道，运片时，则水火交济，立助其阳。

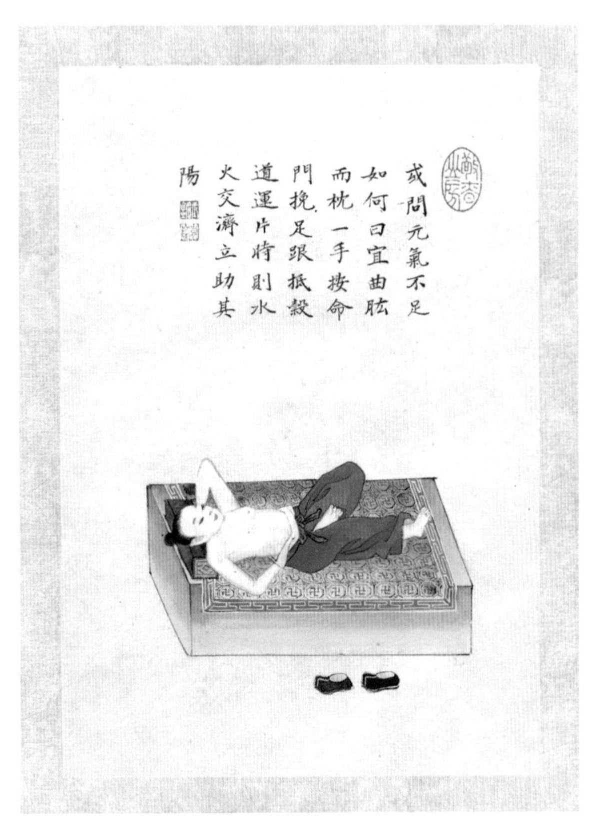

---

〔1〕运阳种子：原书无图名，整理者为便于阅读按原书图解文字加入。下同。

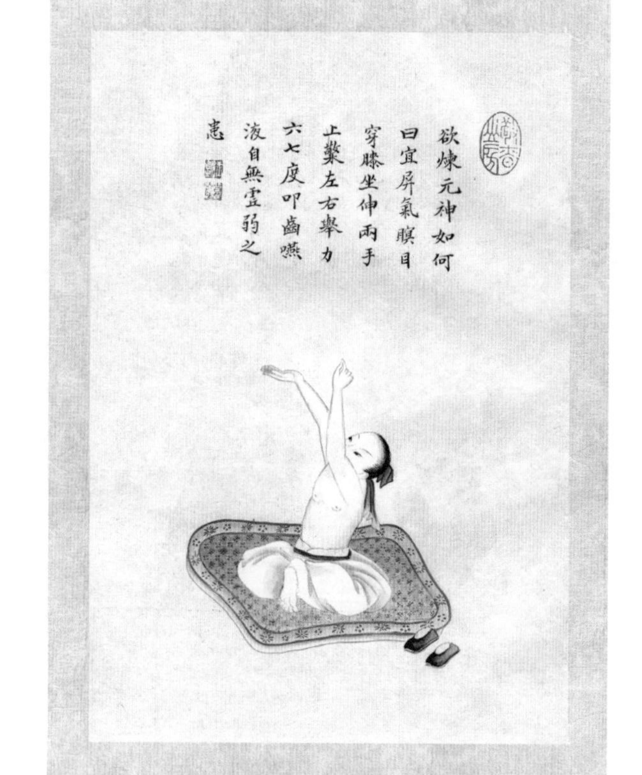

炼元神

欲炼元神如何？曰：宜屏气瞑目，穿膝坐，伸两手上擎[1]，左右举力六七度，叩齿咽液，自无虚弱之患。

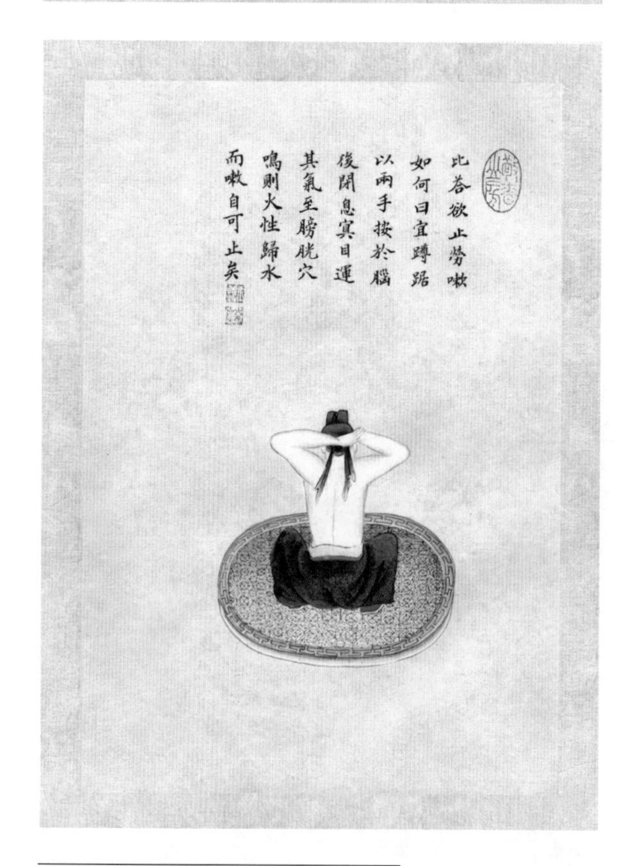

止劳嗽

比答：欲止劳嗽如何？曰：宜蹲踞，以两手按于脑后，闭息瞑目，运其气至膀胱穴，鸣则火性归水，而嗽自可止矣。

---

〔1〕擎：原作“檠”，据文义改。下同。

运湿肿

或问：湿肿如何？曰：宜屈肢坐，伸两手攀一足，尽左右膝中力，放而复收，俟四肢汗出，是运滞血湿肿之患。

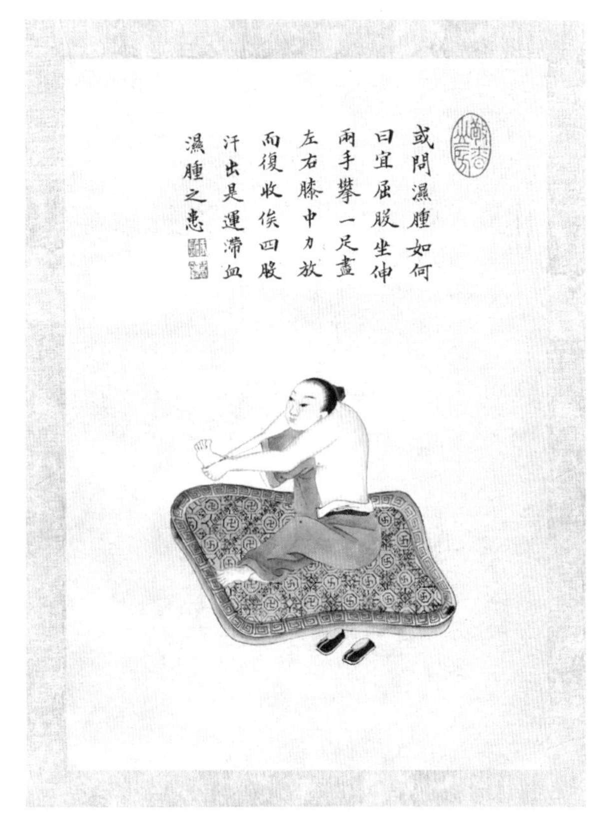

散气运食

或问：感气停食如何？曰：宜平立退步，拗头左右顾，易左右如引弓，以运片时，主散气食之养也。

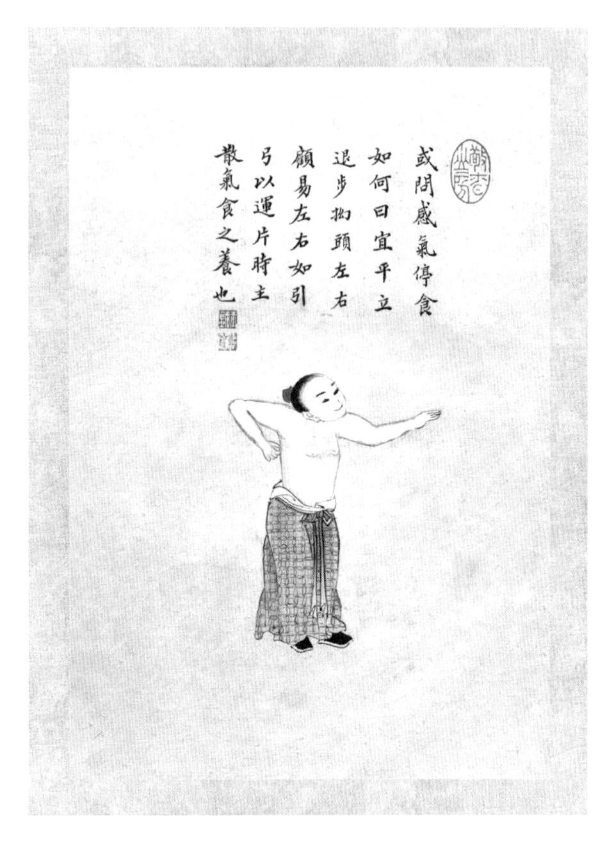

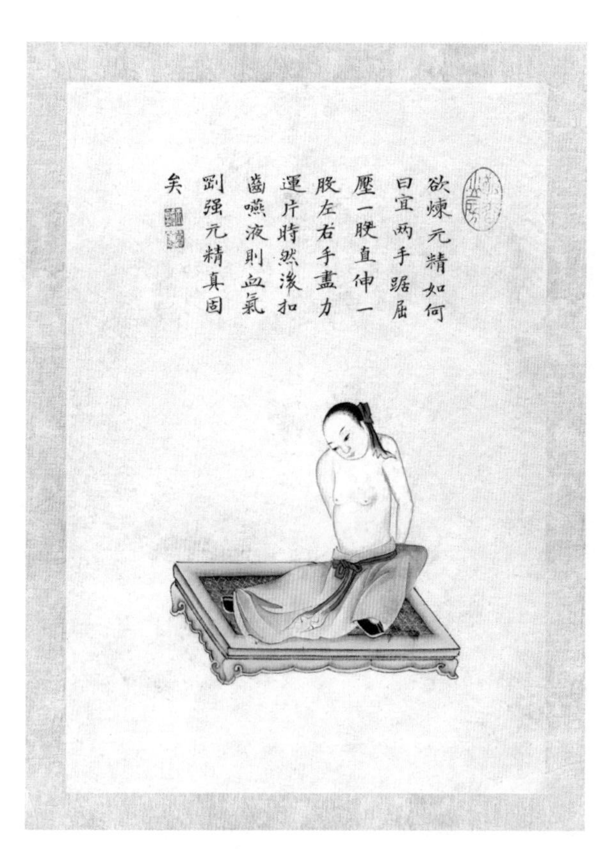

炼元精

欲炼元精如何？曰：宜两手踞屈，压一肢，直伸一肢，左右手尽力运片时，然后叩齿咽液，则血气刚强，元精真固矣。

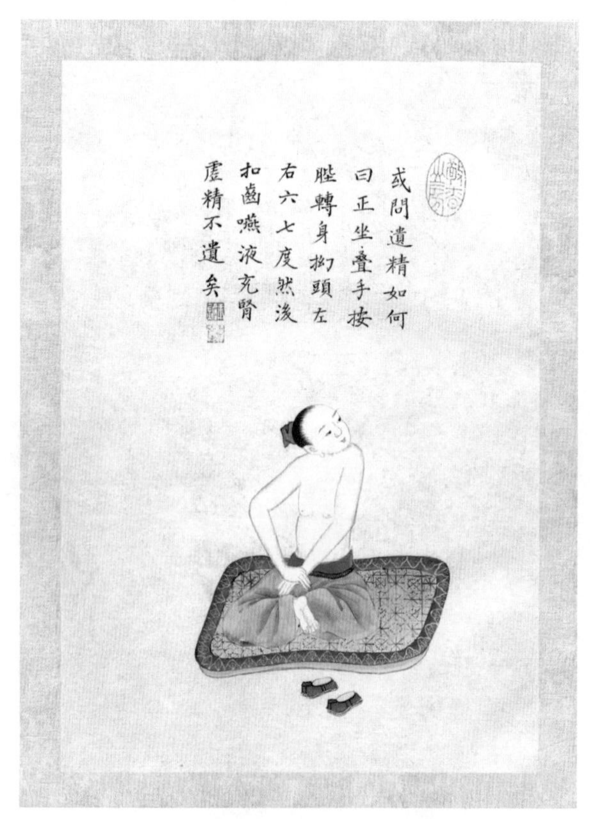

止遗精

或问：遗精如何？曰：正坐叠手按脞，转身拗头，左右六七度，然后叩齿咽液，充肾虚，精不遗矣。

退寒热

或问：寒热攻伐如何？曰：宜穿膝坐，拗头左右顾，以左手尽力托，俟额汗出，充散风气，寒热自退。

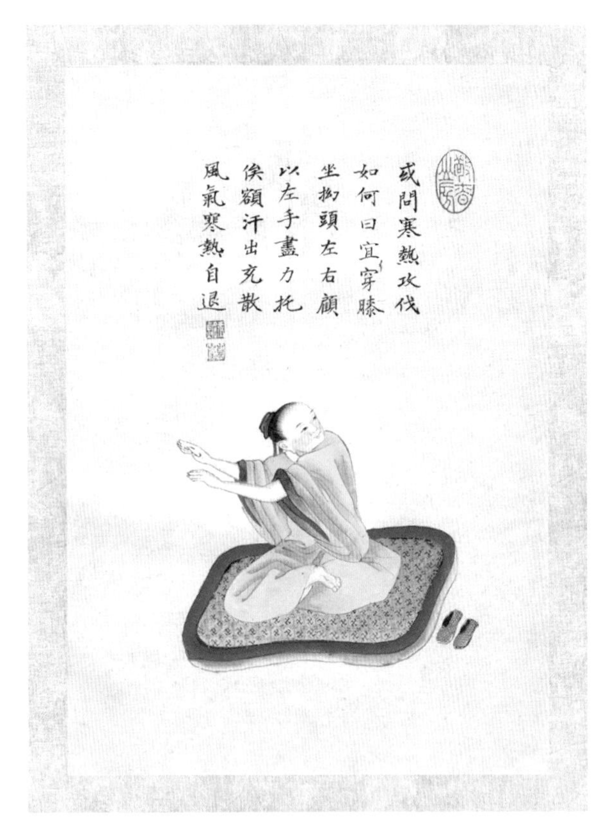

养血脉

欲养血脉如何？曰：宜平立徐步，以两手左右舞，两足左右蹈，运片时，叩齿三十六，养血，瘳手足痿痹不仁。

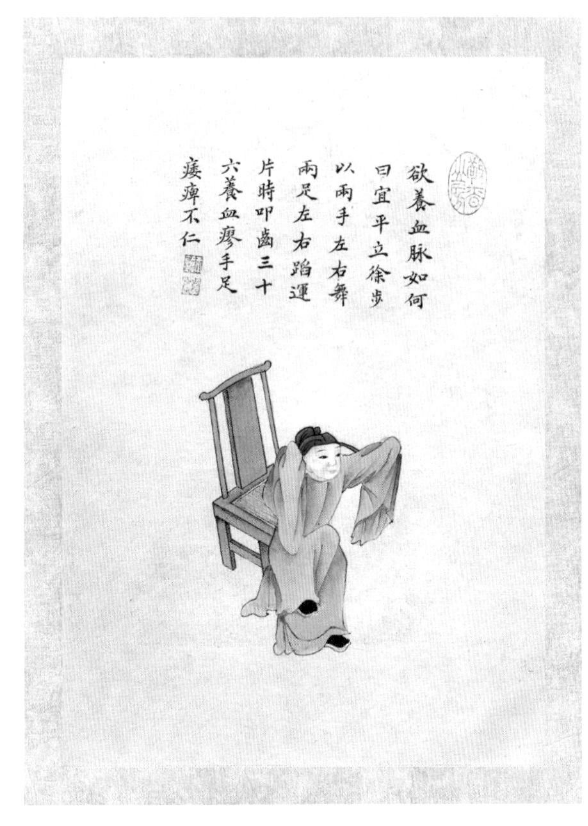

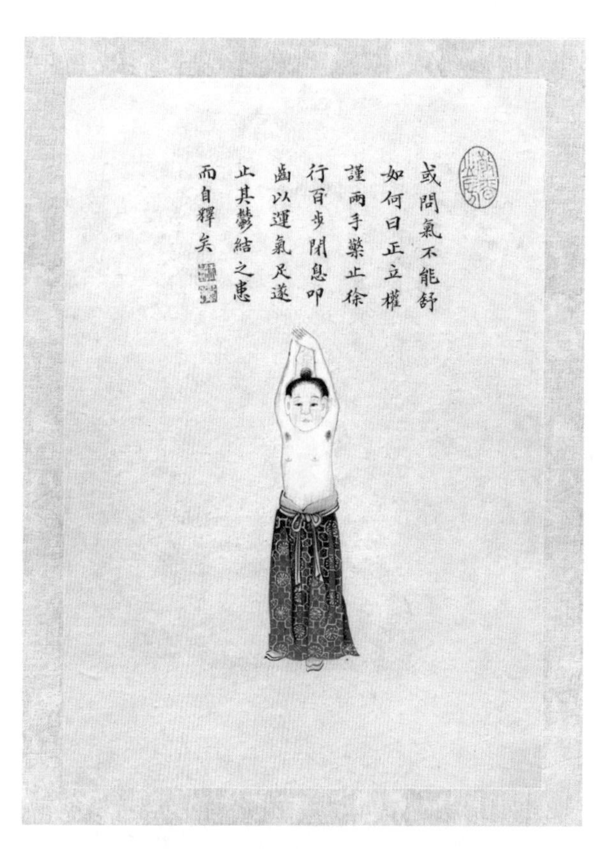

舒气释郁

或问：气不能舒如何？曰：正立权谨，两手擎止[1]，徐行百步，闭息叩齿，以运气足遂止，其郁结之患而自释矣。

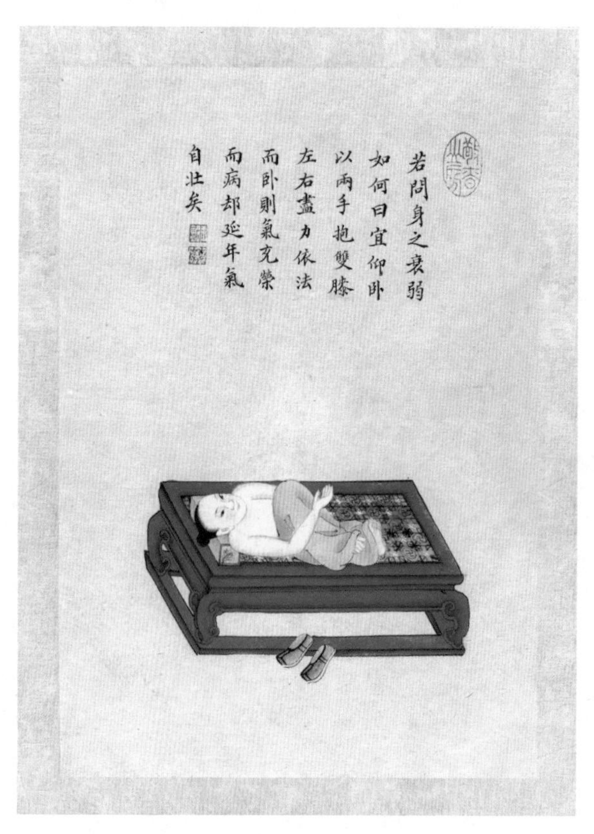

壮气延年

若问：身之衰弱如何？曰：宜仰卧，以两手抱双膝，左右尽力，依法而卧，则气充荣而病却延年，气自壮矣。

〔1〕止：疑为“上”之误。

养 心

诸欲既难戕性，敢问养心如何？曰：屏气虎视，以一手托肾，绝非礼之思，默运片时，能清心寡欲，而得仙道者也。

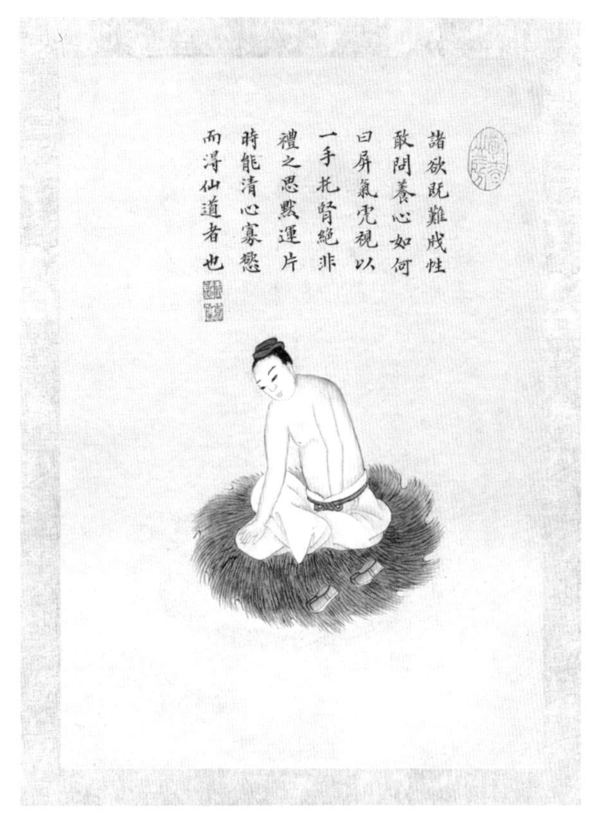

诸经却病

欲诸经却病如何？曰：宜反身而卧，以被缠体，露其手足额，则金木水火土位定而精神气之本固矣。

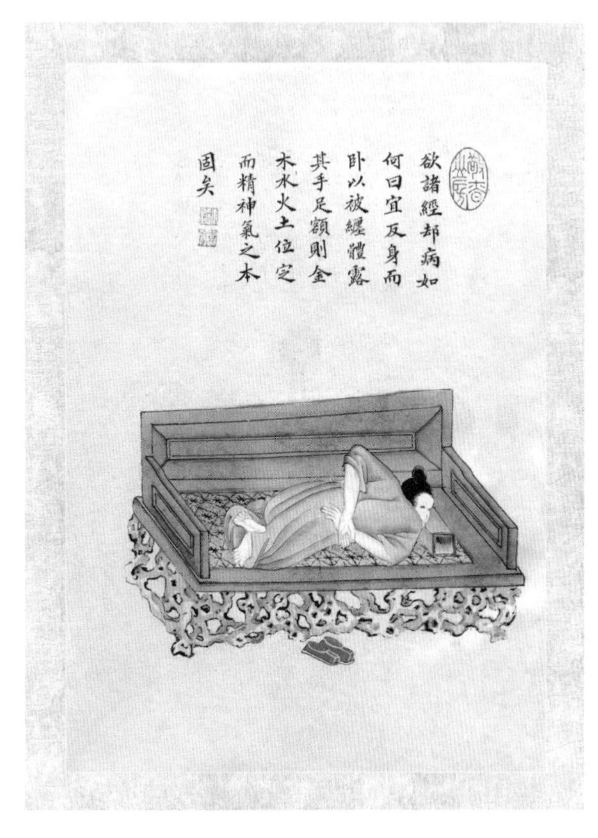

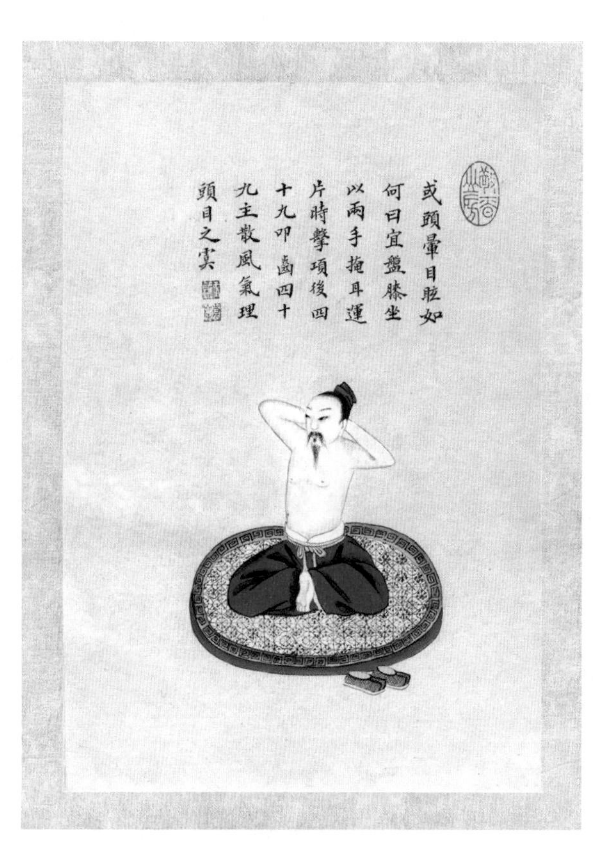

理头目

或头晕目眩如何？曰：宜盘膝坐，以两手掩耳，运片时，击项后四十九，叩齿四十九，主散风气，理头目之虞。

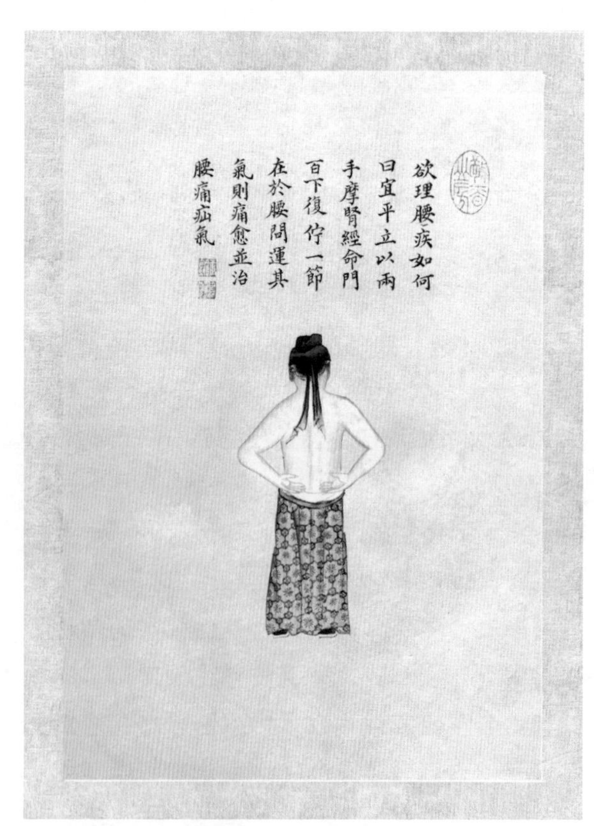

理腰疾

欲理腰疾如何？曰：宜平立，以两手摩肾经命门百下，复伫[1]一节，在于腰间运其气，则痛愈，并治腰痛疝气。

〔1〕伫：音 zhù，此处与“停”同义。

运腹痛

或问：腹痛如何？曰：宜平立，以两手按腹，摩三焦而运气，徐行百步，叩齿三十六，则气和不及矣。

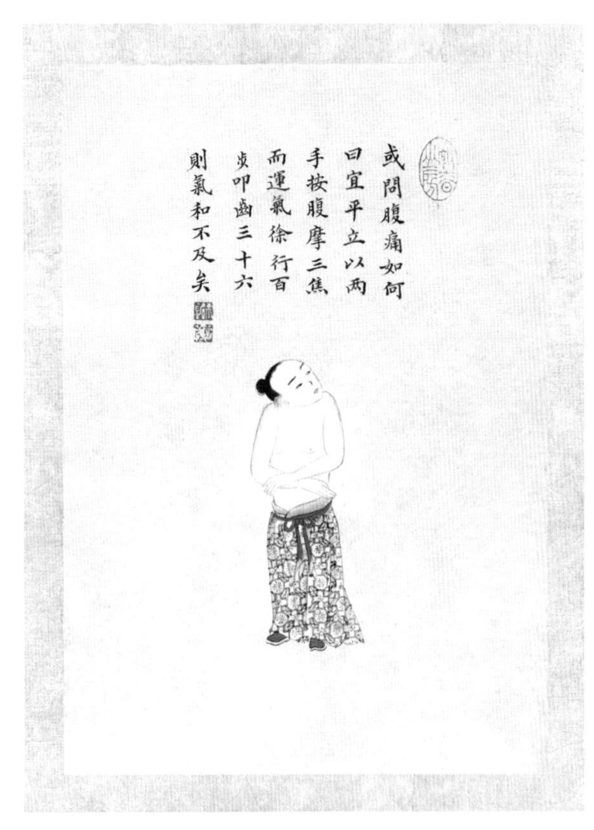

养正气

欲养正气如何？曰：宜穿膝坐，累手按胫，忘言、忘怒、忘乐，闭息默运，叩齿，气足而止，则心自正，诸欲可戕。

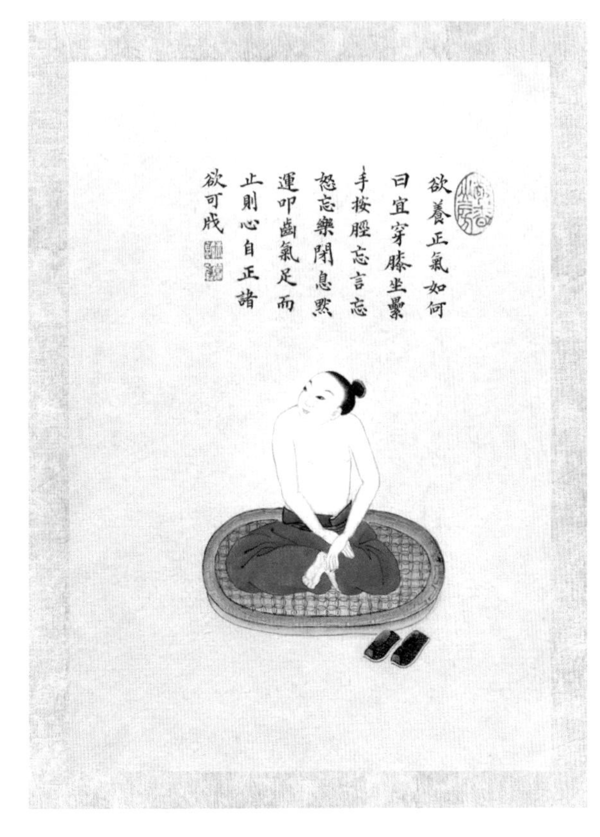

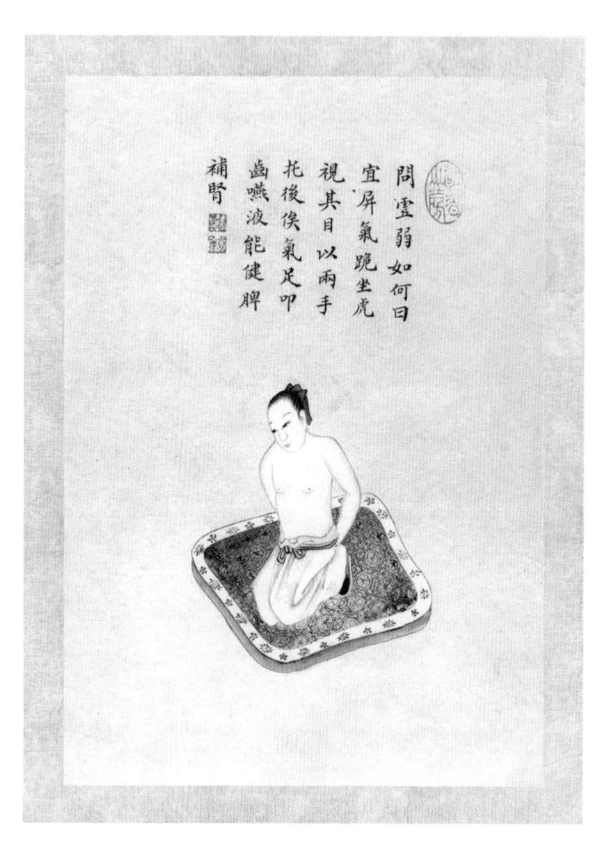

健脾补肾

问：虚弱如何？曰：宜屏气跪坐，虎视其目，以两手托后，俟气足，叩齿咽液，能健脾补肾。

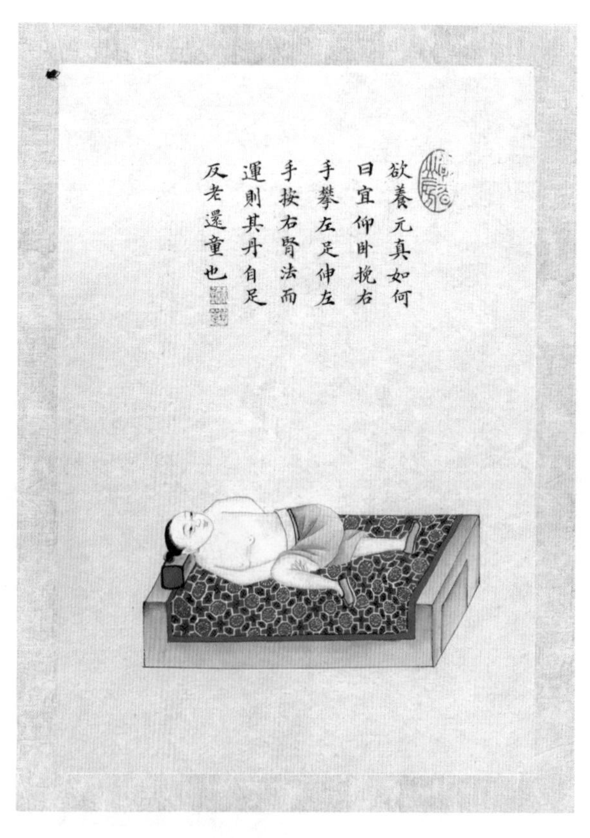

养元真

欲养元真如何？曰：宜仰卧，挽右手攀左足，伸左手按右肾，法而运，则其丹自足，返老还童也。

理瘀血

问：理瘀血如何？曰：宜立，反两手拳捶背四十九，叩齿四十九，能散精肿而血贯通然。

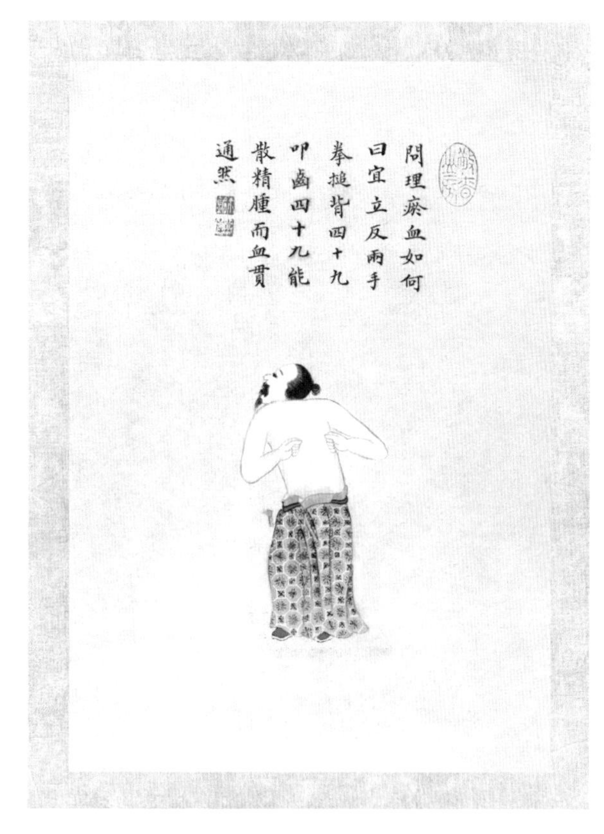

补失力

问：失力如何？曰：宜正坐，使两拳于左右，尽力按膝而运，叩齿咽液，能补神气，力无不足者也。

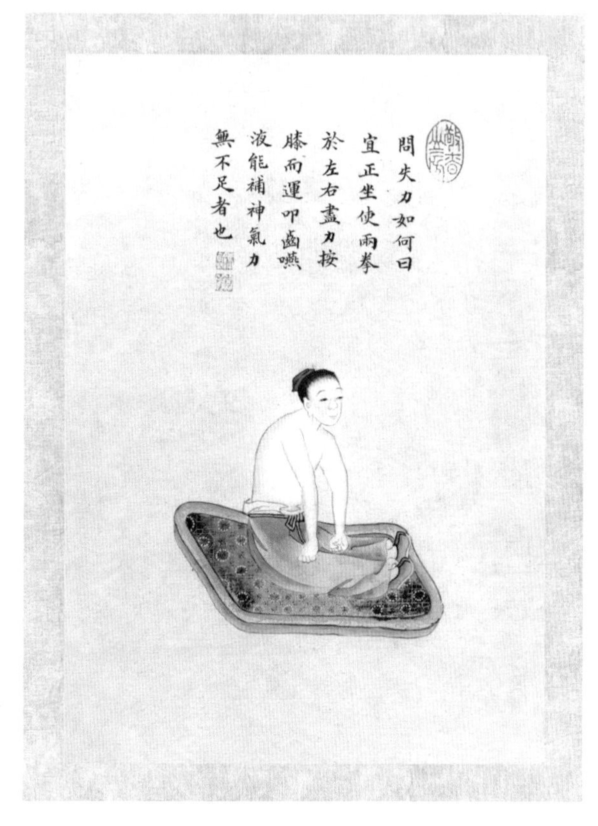

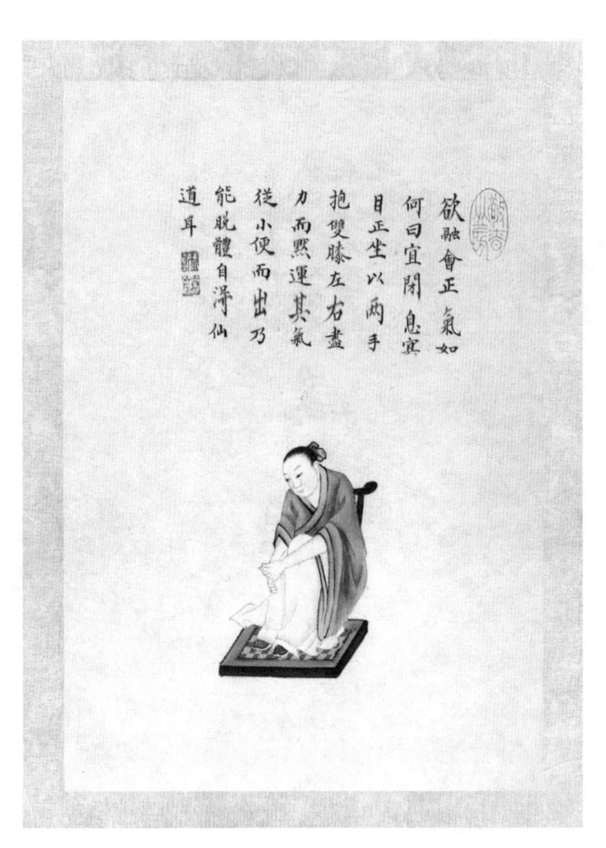

融会正气

欲融会正气如何？曰：宜闭息瞑目，正坐，以两手抱双膝，左右尽力，而默运其气从小便而出，乃能脱体，自得仙道矣。

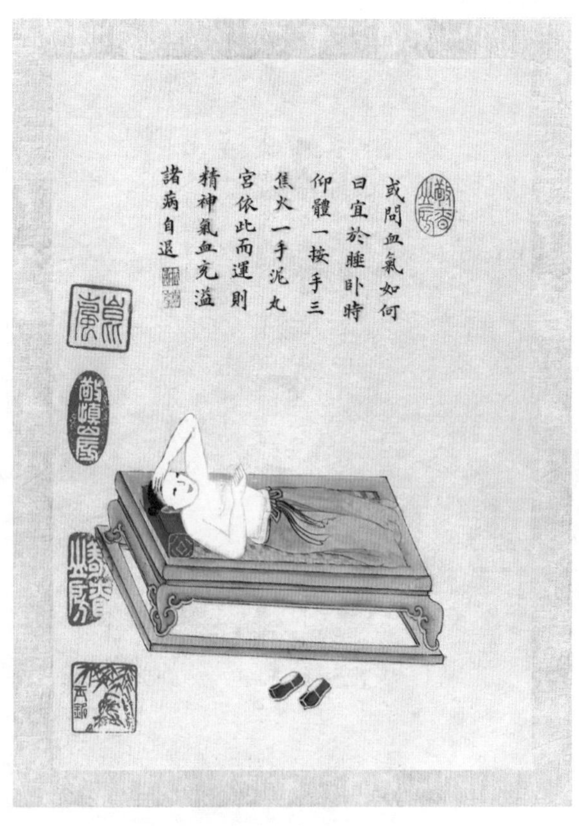

充气血

或问：血气如何？曰：宜于睡卧时，仰体，一按手三焦火，一手泥丸宫，依此而运，则精神气血充溢，诸病自退。

校后记

《导引图》是清代一部日常实用保健导引功法图集，彩色手绘，有图二十四幅，附有文字解说。其中人物形象生动，服饰线条飘逸，古色古香。

一、作者与成书

原图今藏中国中医科学院图书馆，为单幅图装裱成经折装，并非寻常书册形式，无页码、序跋及作者题署。原装书皮为木板，上书“导引图”，字迹与图集内文字不同，当为藏家后加。图中文字解说首尾钤有“敬慎山房”“玉铭”“崑寿”诸印。因此现代多家出版社将该书称之为“敬慎山房导引图”，并称此画集为“敬慎山房主人”汇编或编绘，也有的出版物将“敬慎山房”署为作者。

关于该图集年代，藏馆函套书脊处载“清光绪初年彩绘本”。但遍检原书，未能发现有光绪年号的文字记载。当年做出此鉴定意见的专家没有留下任何文字说明。专家是否依据了绘画颜色材质、纸张以及有无文字旁证，均不可得知。

目前能判断图集年代的主要依据是文字避讳。图集中“目眩”的“眩”字缺末笔，乃避康熙名讳。所以该本为清代抄绘，殆无疑问。但集中仍保留“虚”字，表明不避孔丘之讳，这在清康熙中期以后的书籍中比较少见。由于该本文字不多，难以寻找到更多判断年代的证据。《中国中医古籍总目》著录该图集为“清光绪初彩墨绘刻本”，乃是根据藏馆的意见。其中的“彩墨绘刻本”，实际上就是彩色手绘本，虽有墨线勾描，但当属手绘墨线，并非刻版后敷色。

该图集多见的“敬慎山房”，在清代当为一堂号。收藏或订制的书画、瓷器上书写或钤印堂号，是古代比较多见的形式。绘图者也钤有自己的印鉴，但其位置多在图左下角，与此画集略有不同。清代的堂号，自康熙至道光，使用甚广。“敬慎”是理学用语，清乾隆内府有敬慎堂，清康熙间医家王鸿绪的室名也是敬慎堂。以“山房”为名的堂号，多为书室或僧房，后来也多作为书坊的名称。经查清代书坊名中，有敬慎书室，尚未见敬慎山房。清代雅好收藏古玩珍品的亲贵达官中，多以山房为名。故该图集的“敬慎山房”，可能是某喜好收藏的皇亲贵仕的堂号。“玉铭”“崑寿”或为作者之名与字也未可知。所钤之印乃藏书印，不大可能是绘图人之署名。

原图集由于年代已久，面部等施朱色较多的地方，业已氧化变黑，严重者几难辨其面目。从人物造型、发式及服饰、家具等背景，类似明代形制，而其图工笔重彩，颇类明代传统画院派风格。因此其文字虽然写成于清代，但图形所据原底本，却有可能年代更早。

二、主要内容与特点

《导引图》之二十四幅导引图，每一图均绘有一个生动的人物像，对动作要领进行形象示范，并配有简短的文字说明。这些文字说明，均以设问开始，然后以回答问题的方式，提出一套功法的动作。

古代导引图谱甚多，其中许多具有传承关系，因此雷同或模仿的图甚多。然后今《导引图》的图形，却与前人各种同类书的形象、方法不同。这些图形虽然也偶或会提到“得仙道”之类的话，但整体看来，其内容不具备道家导引书的特点，而更接近医疗养生保健行为。每一功法针对性非常强，可以说是招招都有治疗保健意义。

这二十四套导引功法，按其作用，大致可以分为两大类。一类具有治病作用，用于病人或身体虚弱之人。这一类功法共十六个图，占全部导引图的三分之二。每一套动作都以设问提出明确的治疗目的。例如：针对“子不能得如何？”，提出运阳种子功；针对“元气不足如何？”，提出助元气功。其他还有止劳嗽、运湿肿、散气运食、止遗精、退寒热、舒气释郁、壮气延年、诸经却病、理头目、理腰疾、运腹痛、健脾补肾、理瘀血、补失力等功法。

另一类具有强身作用，用于常人，共八个图，占全部导引图的三分之一。这一类功法又可再分为三类目的。一是用以防病。如炼元神功以“欲炼元神如何”设问，提出此功法的作用在于“自无虚弱之患”；养血脉功，以“欲养血脉如何”设问，提出此功法能“养血，瘳手足痿痹不仁”；充气血功，以“血气如何”设问，提出此功法能使“精神气血充溢，诸病自退”。二是重在宁心除欲。如养心功，以“养心如何”设问，提出此功法“能清心寡欲”；养正气功，以“欲养正气如何”设问，提出此功法能使“心自正，诸欲可伐”。三是强身延年。如炼元精功，以“欲炼元精如何”设问，提出此功法能使“血气刚强，元精真固”；养元真功，以“欲养元真如何”设问，提出此功法能“返老还童”；融会正气功，以“欲融会正气如何”设问，提出此功法能“脱体得仙道”。

原书两类功法图的排列，相互穿插，并无区分。有些功法明显应该排列在一起，但却被隔离开来。鉴于原图集并无页码，故功法排列内在联系不紧密，也可能是装裱时错简导致的错误。

值得注意的是，至明代以降，导引图中十分盛行的仿生及道教影响在本书中几无痕迹，二十四幅图均以强身治病之医疗目的为宗旨，是本书最为突出的内容特色。兼以此书绘图细腻精美，文字清晰娟秀，人物表情雍容淡定，动作示范性很强。虽然原图由于年代较为久远，部分彩绘颜色已经变色发黑，但仍不失为一部艺术性与实用性都很强的导引图书。

三、本次校点的相关说明

本图集只有孤本存于中国中医科学院。但其各种现代印本却不止一种。1997年北京科学技术出版社的《养生气功导引图》（宣纸），即为本图集的影印本。该本保持了经折装形制，但印刷质量很差，且改变了原图长宽比例，导致图形失真。此外北京科学技术出版社、军事医学科技出版社也都出版了该图集的简装本。中医古籍出版社《中医孤本大全》影印了该书，质量较好，对原图自然氧化发黑处进行了加工处理，故色彩艳丽如新。

本次影印的《导引图》取中国中医科学院图书馆所藏原本重新扫描作为底本。由于此为孤本，故只能据文义进行理校。鉴于原图集各图并无名称，故本次文字校点时，为了便于阅读，校点者根据原图文字说明，为各图加上图名。

张志斌

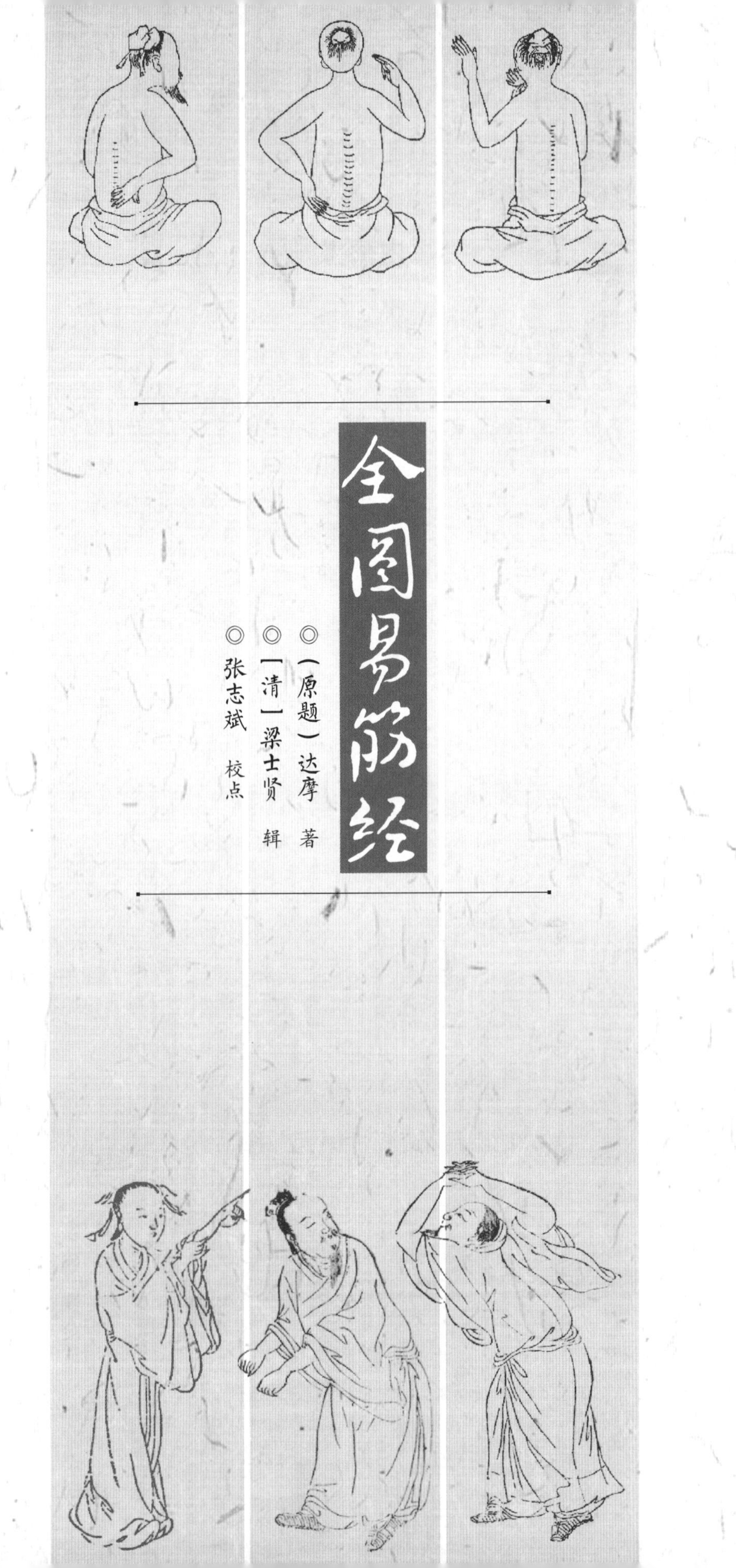
全图易筋经
◎（原题）达摩 著
◎［清］梁士贤 辑
◎张志斌 校点

内容提要

《全图易筋经》不分卷，原题西竺达摩著，梁士贤辑。实际上与《易筋经》原书基本没有传承关系。此书是一部养生导引专著，有两部分内容。第一部分为《易筋图说》，即包括三套调整呼吸、锻炼形体的导引功法。第一套为十二式，附有十二幅图；第二、三套各五式，各附有五幅图。三套共二十二式，每图都带有表明动作要领的文字。《易筋图说》提出的动功，有一定的体力消耗。第二部分为《八段锦》，包括八个坐姿功法，大致为静功，重在养心，以冥心宁神、杜绝妄念为要，体力上的消耗不大。最后还附有两幅睡功图。

此书现存最早的版本是宣统三年（1911 年）大文堂本，本次以此为底本进行校点。

易筋经序

葱岭为山脉之起原，蜿蜒迤逦乃向东分驰。故钟毓之秀，圣贤豪杰多发生于中土。其西南支脉为喜马拉雅山，是山世界最高之山也，介乎西藏、印度之间。印度者，又佛教之所由起也。考后魏孝明帝太和年间，西竺达摩禅师航海东来，住锡于少林寺。其后寺僧于破壁间搜其遗书，得《易筋经》。易筋云者，导引吐纳，熊经鸱顾，引接腰体，动诸关节，以求难老。能令筋内易换，转衰为壮，转弱为强，使引年益寿也。是书虽来自西方，而与我国儒者所言，礼可以固人肌肤之会、筋骸之束，则殊途同归，犹众山之异脉同原耳。达摩为西竺名僧，其术多不传之秘，今世所盛传者，推《易筋经》，真紫府之金丹，玉堂之秘录也。至《八段锦》一书，则修直之学而有穷理尽性之功，亦可与《易筋经》并专不朽云。

宣统三年岁次辛亥季夏朔日存庵主人梁士贤子瑜氏序

目　录

全图易筋经

全图易筋经

西竺　达摩禅师　著
高要　梁士贤子瑜　辑

易筋图说

第一套

第一式

面向东立，首微上仰，目微上视，两足与肩宽窄相齐，脚站平，不可前后参差，两臂垂下，肘微曲，两掌朝下，十指尖朝前，点数七七四十九字，十指尖想往上跷，两掌想往下按，数四十九字，即四十九跷按也。

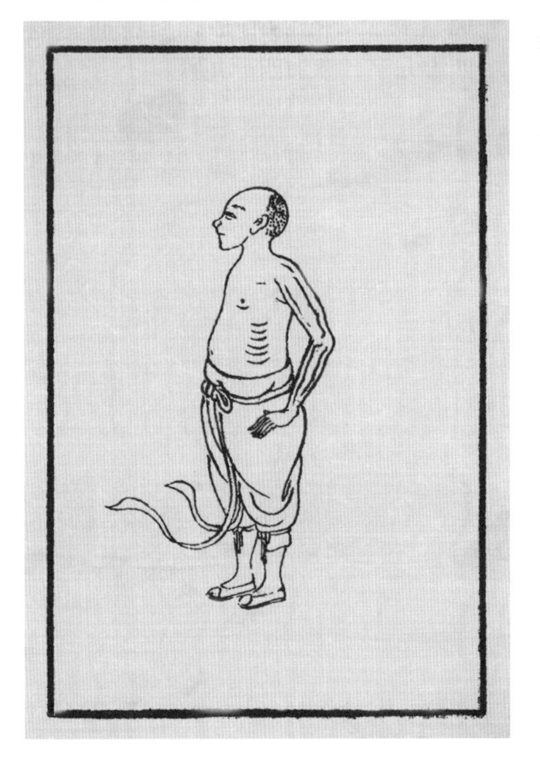

第二式

接前式，数四十九字毕，即将八指叠为拳，拳背朝前，两大指伸开，不叠拳上，两大指跷起，朝身不贴身，肘微曲，每数一字，拳加一紧，大指跷一跷，数四十九字，即四十九紧，四十九跷也。

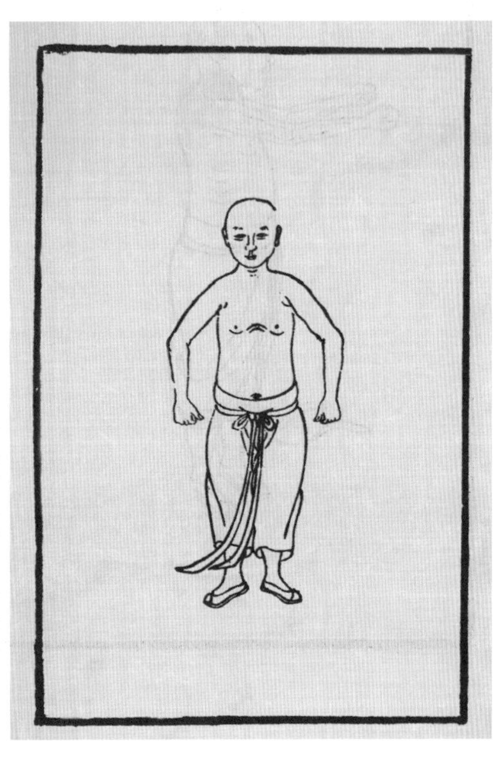

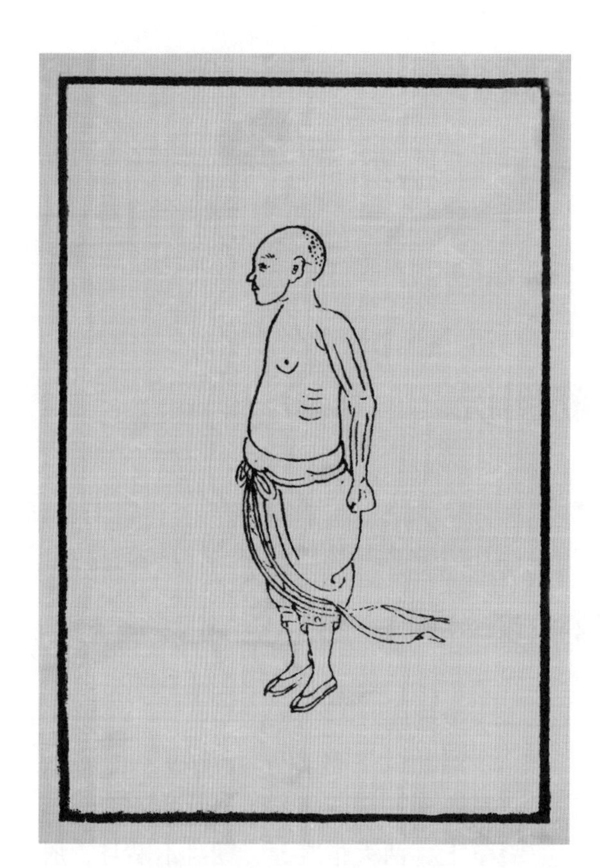

第三式

接前式，数四十九字毕，将大指叠在中指中节上为拳，趁势往下一拧，肘之微曲者，至此伸矣。虎口朝前，数四十九字，每数一字，拳加一紧，即四十九紧也。

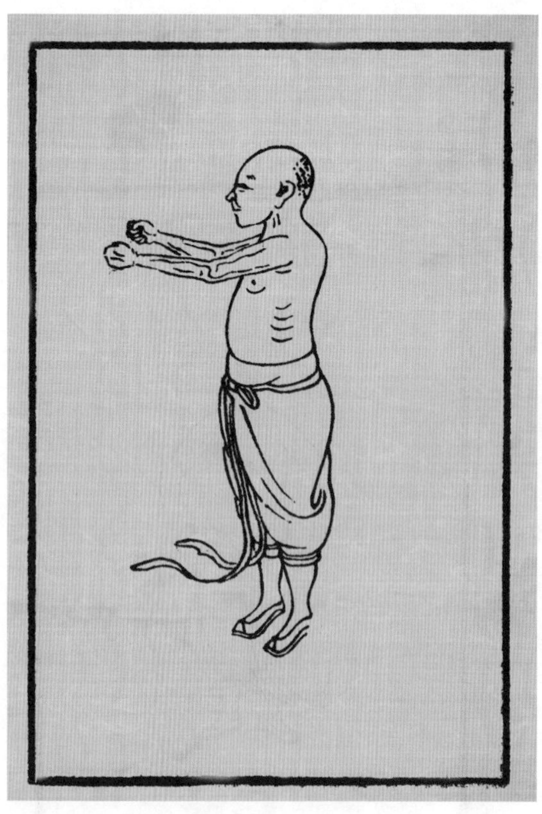

第四式

接前式，数四十九字毕，将两臂平抬起，伸向前，拳掌相离尺许，虎口朝上，拳与肩平，肘微曲，数四十九字，拳加四十九紧。

第五式

接前式，数四十九字毕，将两臂直竖起，两拳相对，虎口朝后，头微仰，两拳不可贴身，亦不可离远，数四十九字，每数一字，拳加一紧。

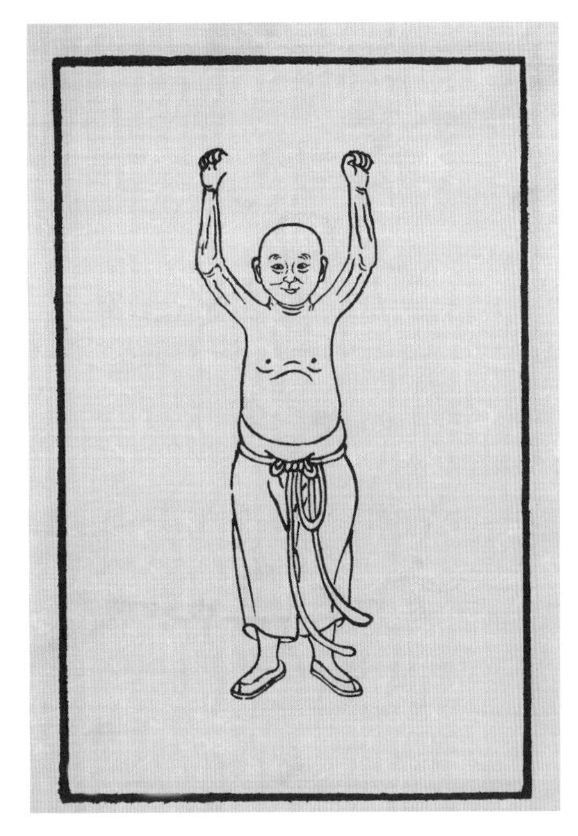

第六式

接前式，数四十九字毕，两拳下对两耳，离耳寸许，肘与肩平，虎口朝肩，拳掌朝前，数四十九字，每数一字，肘尖想往后用力，拳加一紧。

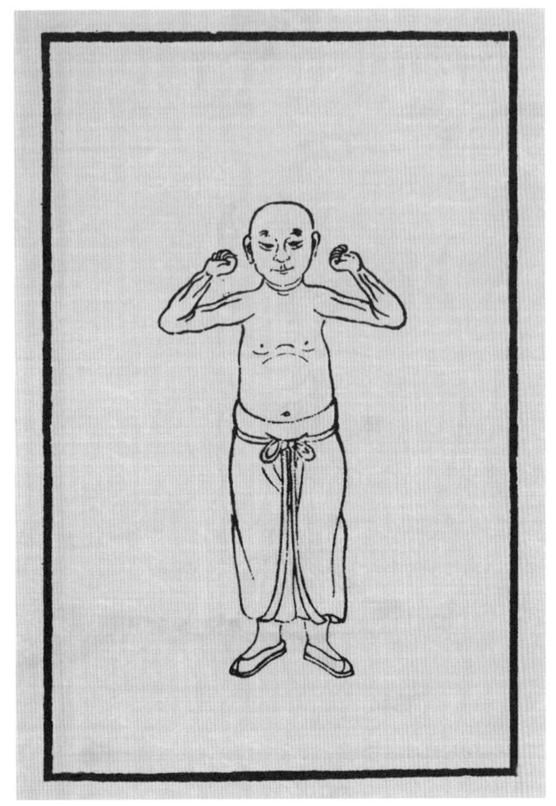

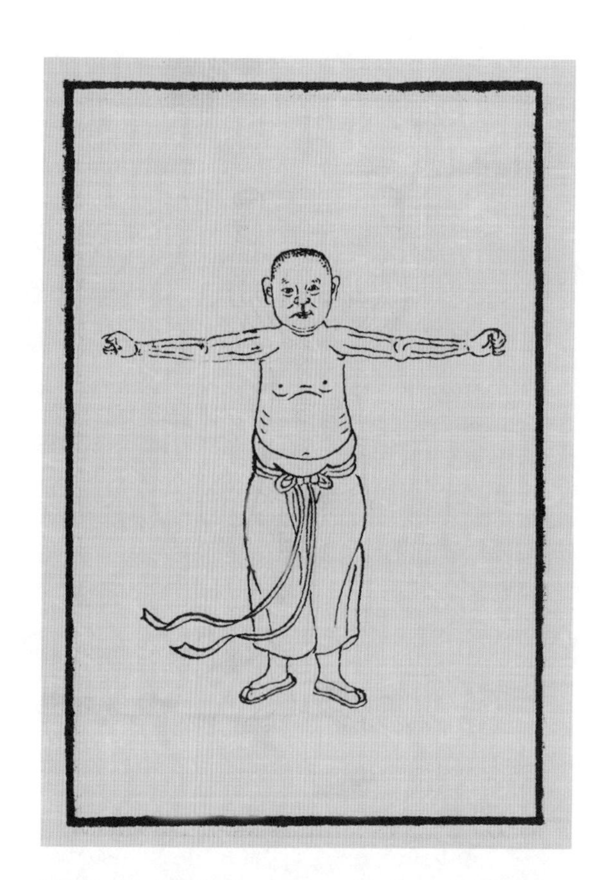

第七式

接前式，数四十九字毕，全身往后一仰，以脚尖离地之意，趁势一仰将两臂横伸，直与肩平，虎口朝上，数四十九字，每数一字，想两拳往上往后用力，胸向前合，拳加一紧。

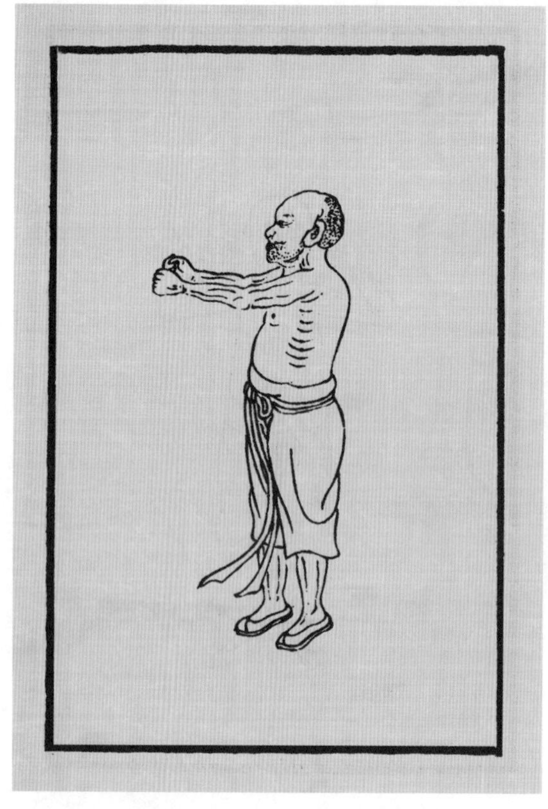

第八式

接前式，数四十九字毕，将两臂平转向前，与第四式同，但此两拳略近些，数四十九字，每数一字，拳加一紧。

第九式

接前式，数四十九字毕，将两拳掌收回，向胸前两乳之上些一抬，即翻拳掌向前，上起对鼻尖，拳背食指节尖，勿离鼻尖一二分，头微仰，数四十九字，每数一字，拳加一紧。

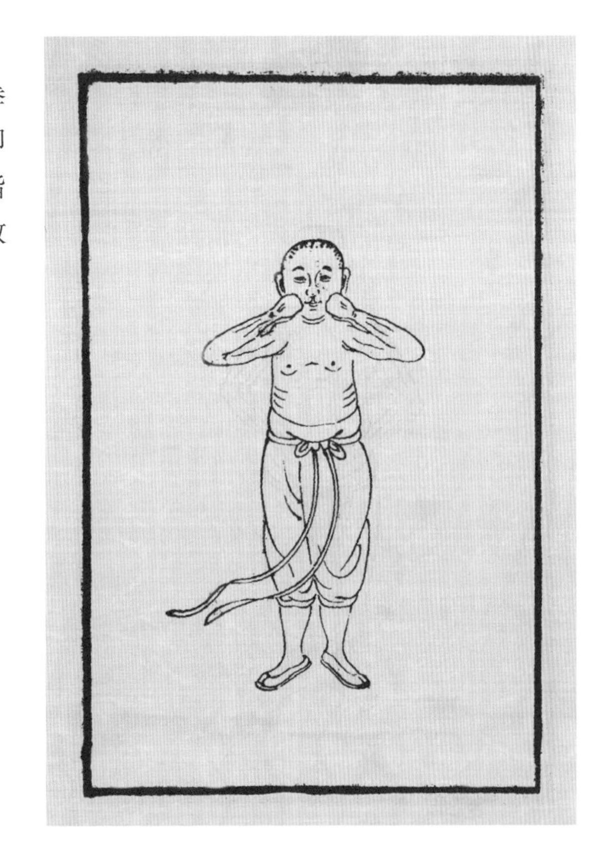

第十式

接前式，数四十九字毕，将两拳离开，肘与肩平，两小臂直竖起，拳掌向前，虎口遥对两耳，数四十九字，每数一字，拳加一紧，想往上举肘尖，想往后用力。

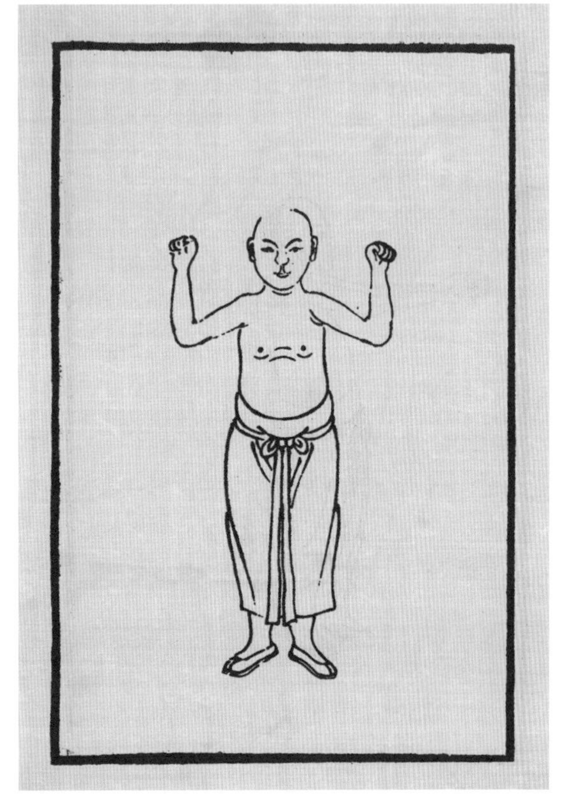

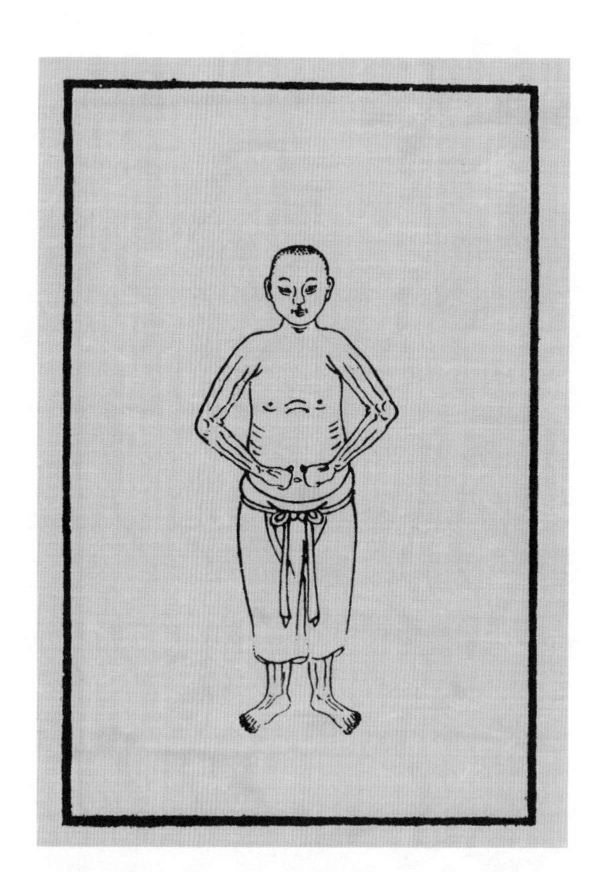

第十一尾一式

接前式，数四十九字毕，将两拳翻转向下至脐，将两食指之大节与脐相离一二分，数四十九字，每数一字，拳加一紧，数毕吞气一口，随津以意送至丹田，如此吞送气三口。

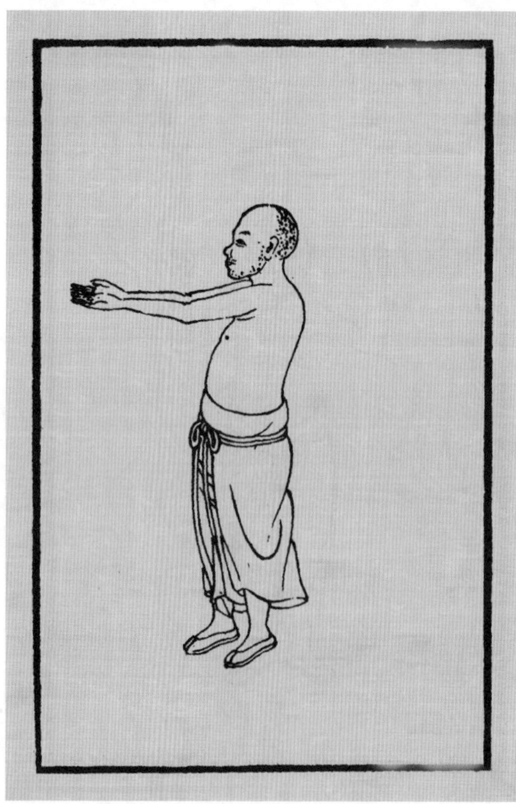

第十二尾式

吞气三口毕，不用数字，将两拳松开，两手垂下，直与身齐，手心向前往上，端与肩平，脚跟微起，以助手上端之力，如此三端，俱与平端重物之用力相同，再将两手叠作拳，举起过头，同用力摔下，三举三摔，再将左右足一蹬，先左后右，各三蹬毕，仍东向静坐片时以养气。如接行第二套者，于吞气后接下式，不须平端、摔手、蹬足也。如欲接行第二套，即不用行此前套第十二尾二式，宜从前套第十一尾一式吞气三口，送丹田之后，接行第二套第一式便合。

第二套〔1〕

第一式

接头套，吞气三口毕，将两拳伸开，手心翻向上，端至乳上寸许，十指尖相离二三寸，数四十九字，每数一字，想手心翻平，想气贯十指尖。若行此第二套第一式，须接前套第十一尾一式，吞气三口，即接行之，不用行前套第十二尾二式也。

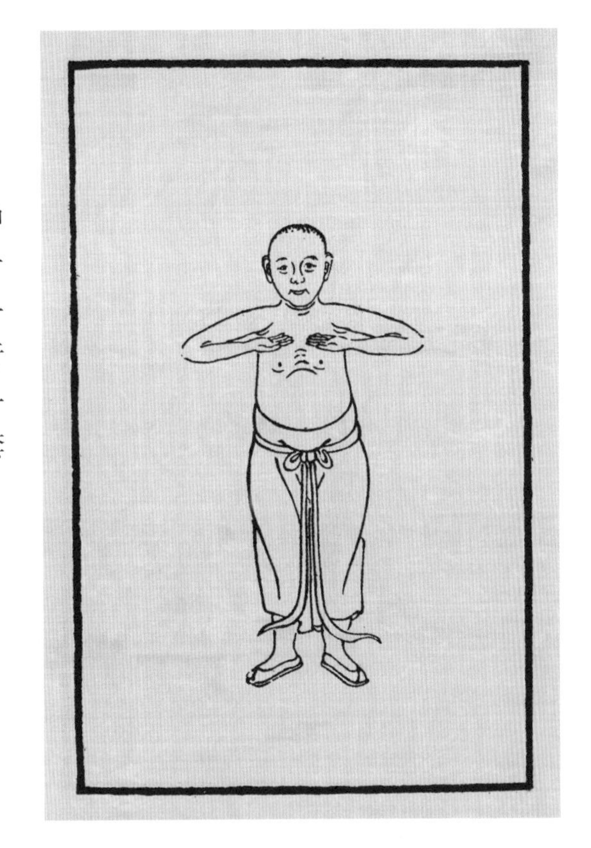

第二式

接前式，数四十九字毕，将两手平分开，横如一字，与肩平，手掌朝上，胸微向前，数四十九字，每数一字，手掌手指想往上往后用力。

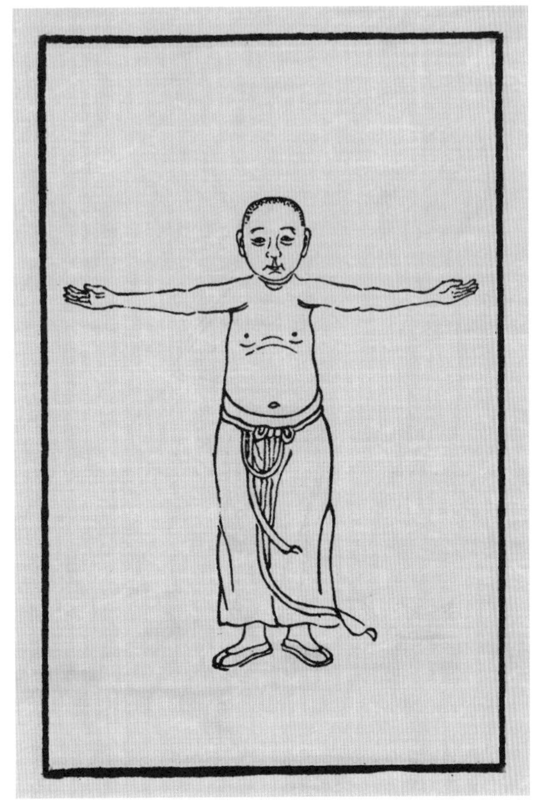

〔1〕第二套：原无，据文义补出标题。

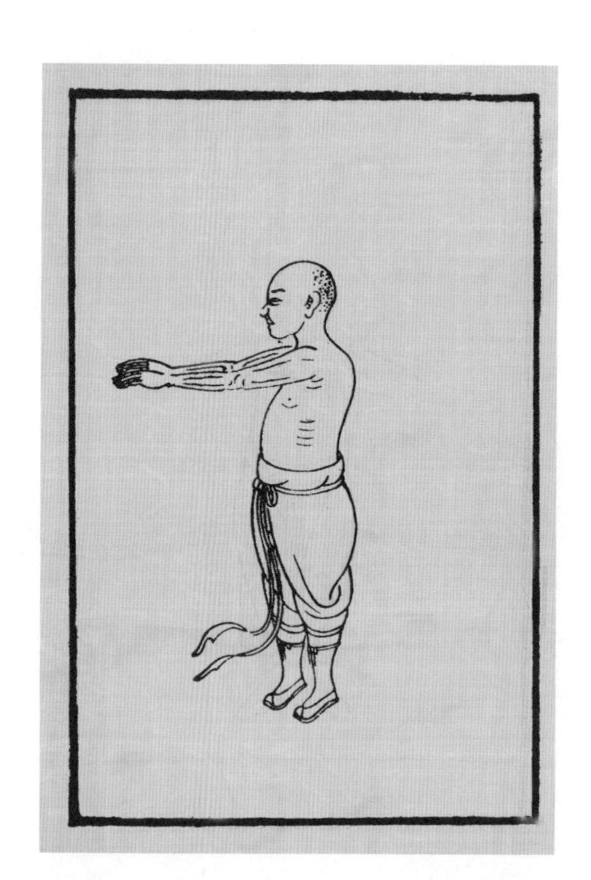

第三式

接前式，数四十九字毕，两臂平转向前，数四十九字，每数一字，想气往十指尖上贯，手掌朝上微端。

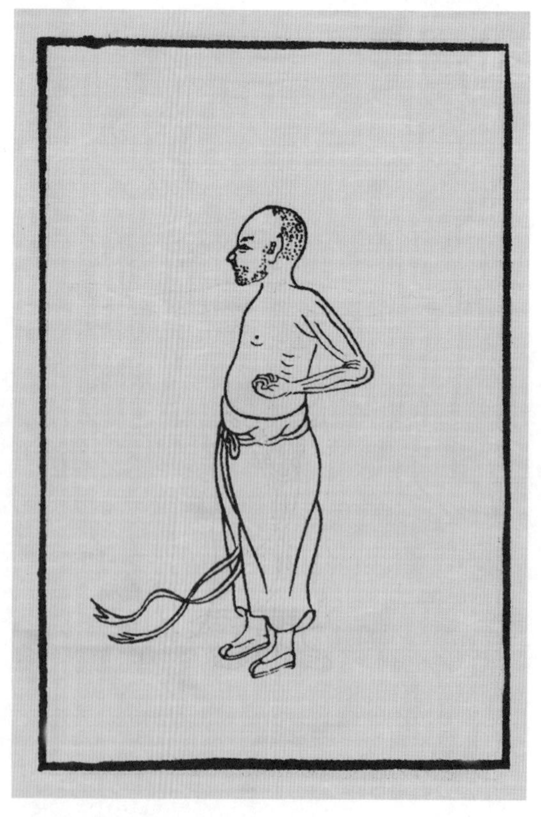

第四式

接前式，数四十九字毕，将两手为拳撤回，拳掌朝上，拳背朝下，两肘尖过身后，数四十九字，每数一字，拳加一紧，两臂不可贴身，亦不可离远。

第五式

接前式，数四十九字毕，将拳伸开，指尖朝上，掌往前如推物之状，以臂伸将直为度，每数一字，掌想往前推，指尖想往后用力，数四十九字毕，如前尾式数字吞气等法行之，此第二套五式行毕。若不歇息，连欲接行第二套，则于此套数字毕，照前套十一尾一式吞气三口，送入丹田之后，即接行第三套，仍减行前套第十二尾二式可也。功行至此，第二套五式，意欲歇息养神，必须将前套第十一式吞气之法，及第十二式诸法全数补行，于此第二套五式之后，方能歇息也。

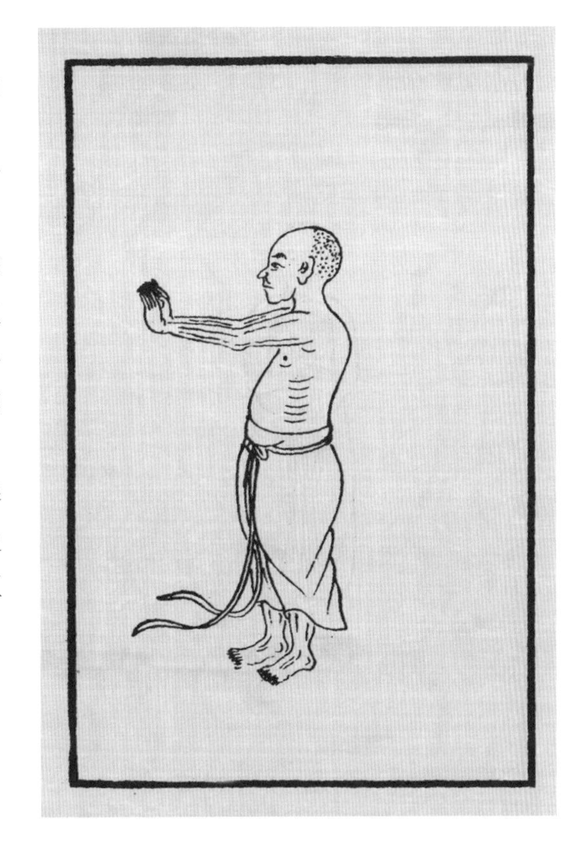

第三套[1]

第一式

接前吞气后，将两手心朝下，手背朝上，两手起至胸前乳上，趁势往下一蹲，脚尖略分开些，脚跟离地二五分，两手尖离二三寸，数四十九字，每数一字，两臂尖想往后用力，想气贯至十指尖上。

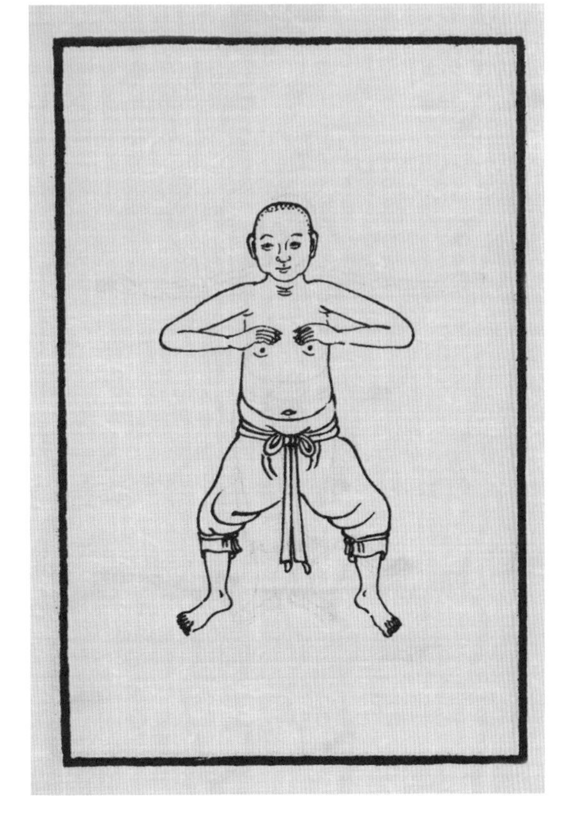

〔1〕第三套：原无，据文义补出标题。

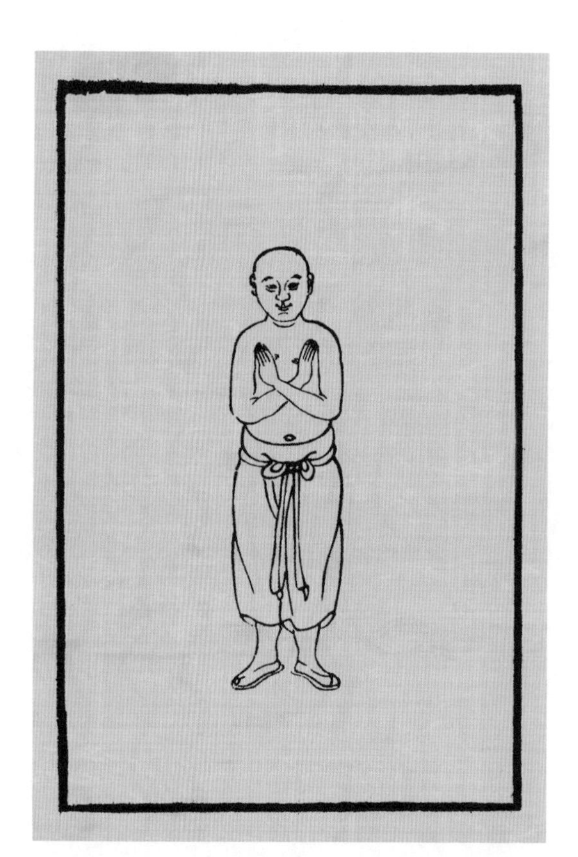

第二式

接前式，数字毕，将身一起，趁势右手在内，左手在外，右手掌向左推，左手掌向右推，数四十九字，每数一字，右手掌向左用力，指尖往右用力，左手掌向右用力，指尖往左用力。

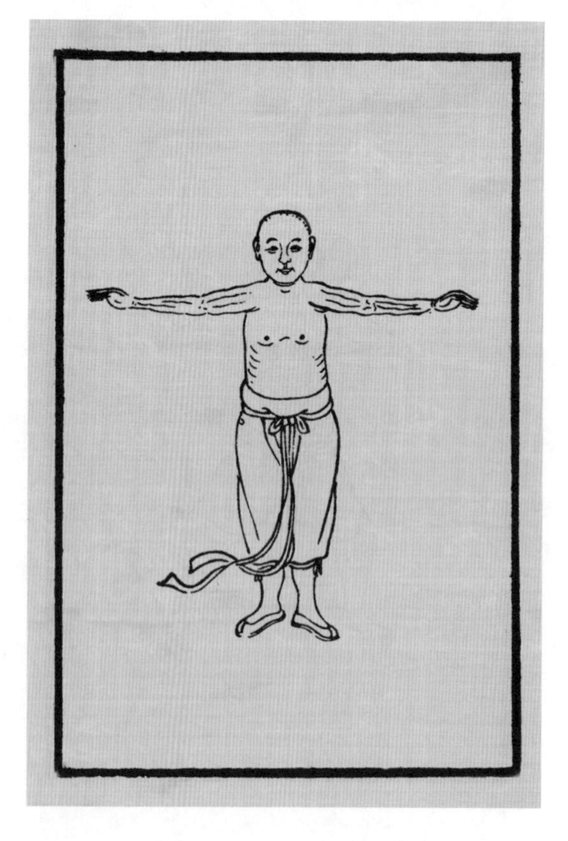

第三式

接前式，数四十九字毕，将两手分开如一字，两臂与肩平，手心朝下，胸微往前，数四十九字，每数一字，两手想往上往后用力。

第四式

接前式，数四十九字毕，左手及臂在上，右手及臂在下，左手臂朝下，右手臂朝左，两臂皆曲向，数四十九字，每数一字，想气贯十指尖为度，两臂不可贴身。

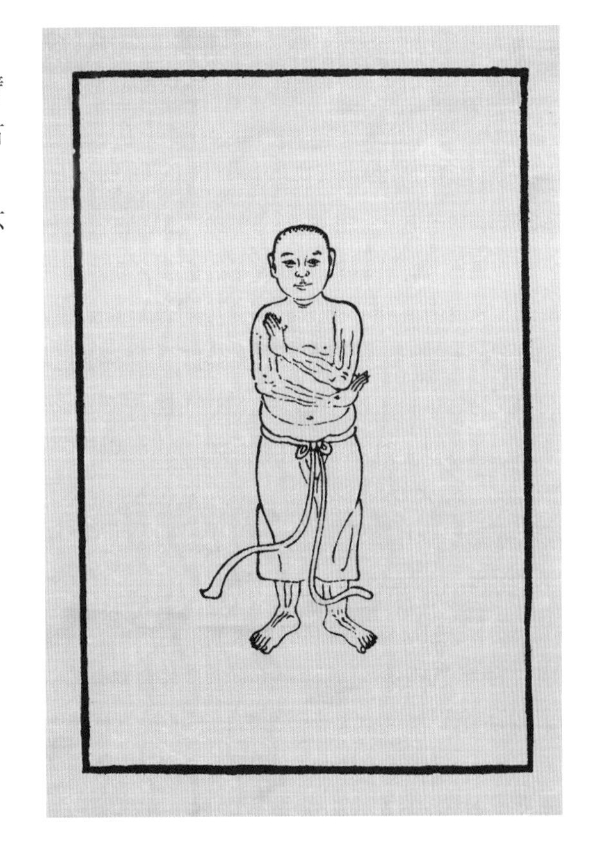

第五式

接前式，数四十九字毕，将两臂垂下，手心翻转向后，肘曲，十指尖亦曲，每数一字，想气贯十指尖为度，俱照前式，数四十九字毕，每照前尾式，照字吞气平端，摔手蹬足毕，向东静坐片时，不可说话用力。如要上顶为者，于五十日后行到第三套一蹲之式，眼往上瞪，牙咬紧，将前左右各三扭，以意贯气至顶上，则为贯顶上矣。六十日后，以意贯气至下部，则为达下部矣。

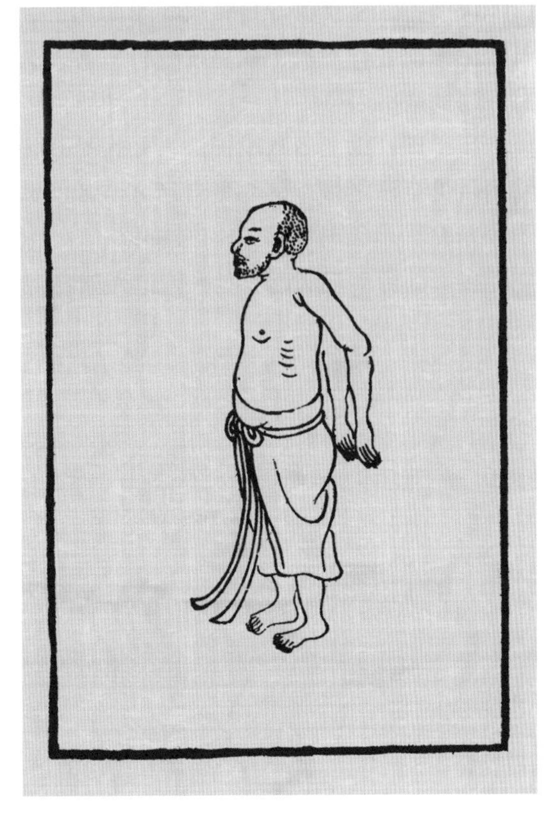

八段锦

闭目冥心坐，冥心盘趺[1]而坐。握固静思神。叩齿三十六，两手抱昆仑。叉两手向项后，数九息，勿令耳闻。自此以后，出入息皆不可使耳闻。左右鸣天鼓，二十四度闻。移两手心掩两耳，先以第三指压中指弹击脑后，左右各二十四次。微摆撼天柱，摇头左右顾肩膊转随动二十四，先须握固，赤龙搅水津。赤龙即舌也。舌搅口齿并左右颊，待津液生而咽。漱津三十六，一云鼓津。神水满口匀。一口分三咽，所漱津液，分作三口，作汩汩声而咽之。龙行虎自奔。液为龙，气为虎。闭气搓手热，以鼻引清气，闭之少顷，搓手急数，令热极，鼻中徐徐乃放气出。背摩后精门。精门者，腰后外肾也。合手心摩毕，收手握固。尽此一口气，再闭气也。想火烧脐轮。闭口鼻之气，想用心火下烧丹田，觉热极，即用后法。左右辘轳转，俯首摆撼两肩三十六，想火自丹田透双关入脑户，鼻引清气闭少顷间。两脚放舒伸。放宜两脚。叉手双虚托，叉手相交向上托空三次或九次。低头攀足频。以两手向前攀脚心十二次，乃收足端坐。以候逆水上，候口中津液生，如未生，再用急搅取水，同前法。再漱再吞津，如此三度毕，神水九次吞。谓再漱三十六，如前口分三咽，乃为九也。咽下汩汩响，百脉自调匀，河车搬运讫。摆主肩并身二十四，及再转辘轳二十四次。发火遍烧身。想丹田火自下而上遍烧身体，想时口鼻皆闭气少顷。邪魔不敢近，梦寐不能昏，寒暑不能入，灾病不能迍。子后午前作，造化合乾坤。循环次第转，八卦是良因。

诀曰：其法于甲子日，夜半子时起首，行时口中不得出气，唯鼻中微放清气。每日子后午前各行一次，或昼夜其行三次，久而自知，蠲除疾病，渐觉身轻。能勤苦不怠，则仙道不远矣。

高子曰：以上名八段锦法，乃古圣相传，故为图有八。握固二字，人多不考，岂特闭目见自己之目，冥心见自己之心哉？趺坐时，当以左脚后跟曲顶肾茎根下动处，不令精窍漏泄云耳。行功何必拘以子午，但一日之中得有身闲心静处，便是下手所在，多寡随行。若认定二时，忙迫当如之何？入道者不可不知。

〔1〕趺：原作“跌”，据文义改。下同。

八段锦坐功图

青莱真人　著

第一叩齿集神图势

叩齿集神三十六，两手抱昆仑，双手击天鼓二十四。

上法，先须闭目，冥心盘坐，握固静思，然后叩齿集神，次叉两手，向项后数九息，勿令耳闻，乃私手各掩耳，以第二指压中指，击弹脑后，左右各二十四次。

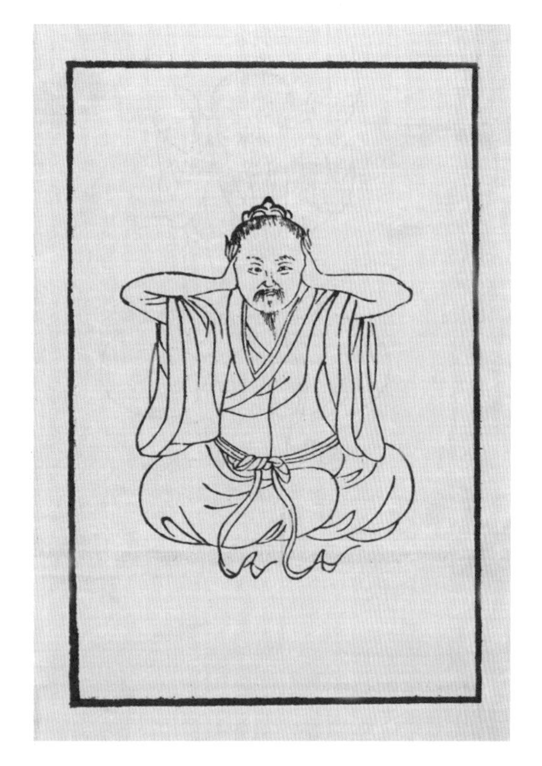

第二摇天柱图势

左右手摇天柱各二十四。

上法，先须握固，乃摇头左右顾，肩髆随动二十四。

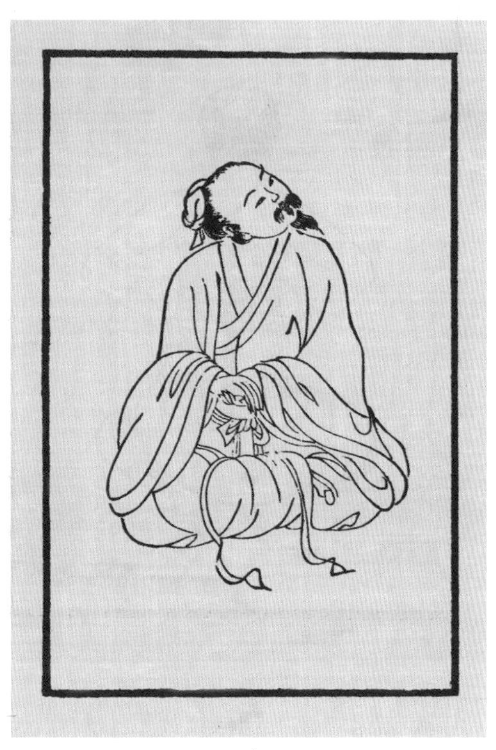

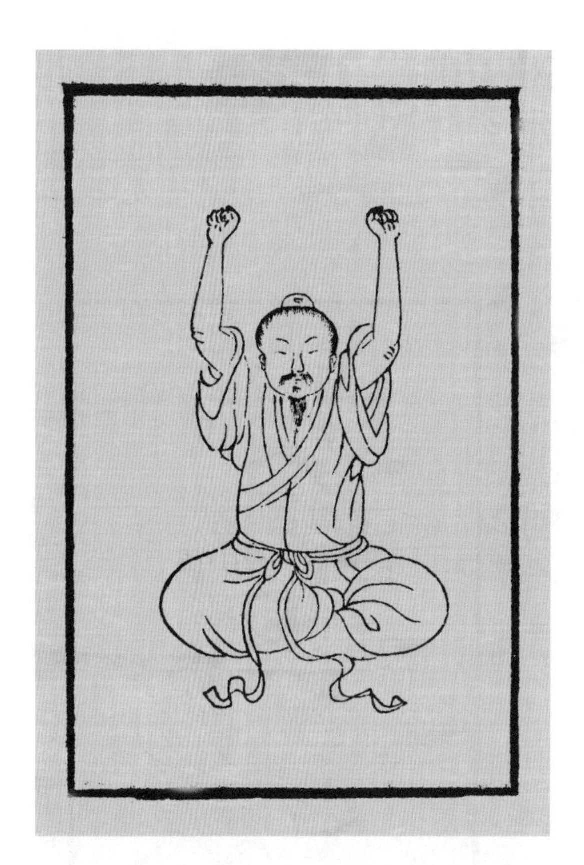

第三舌搅漱咽图势

左右舌搅上腭三十六，漱[1]三十六，分作三口，如硬物咽之，然后方得行火。

上法，以舌搅口齿并左右颊，待津液生方漱之，至满口方咽之。

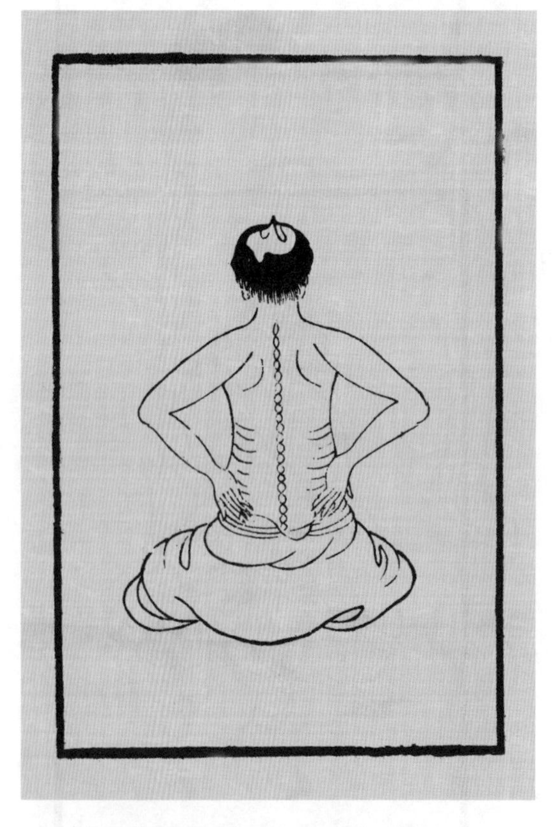

第四摩肾堂图势

两手摩肾堂三十六，以数多更妙。

上法，闭气搓手，令热后，摩肾堂如数毕，仍收手握固，再闭气，想用心火下烧丹田，觉热极，即用后法。

〔1〕漱：原作“嗽”，据文义改。

第五单关辘轳图势

左右单关辘轳各三十六。

上法，须俯首摆撼左肩三十六次，右肩亦三十六次。

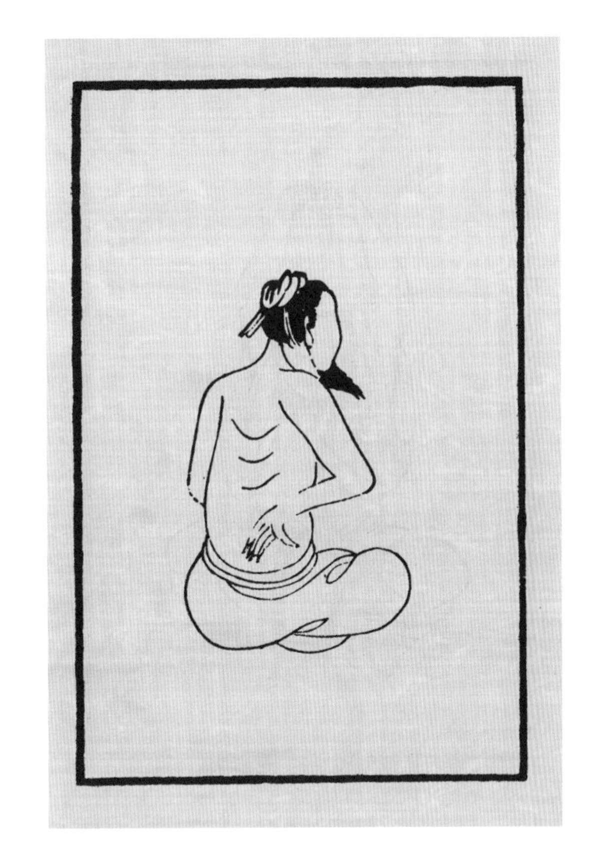

第六左右辘轳图势

双关辘轳三十六。

上法，两肩并摆撼至三十六数，想入自丹田，透双关入脑户，鼻引清气，后伸两脚。

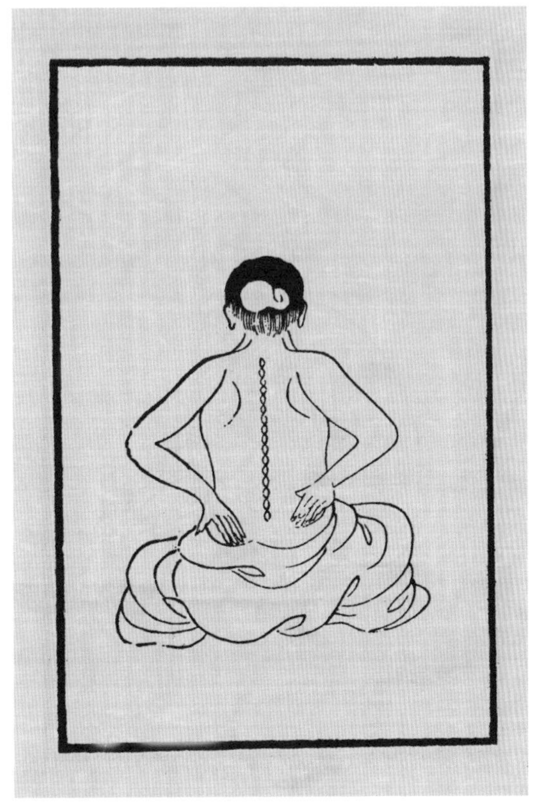

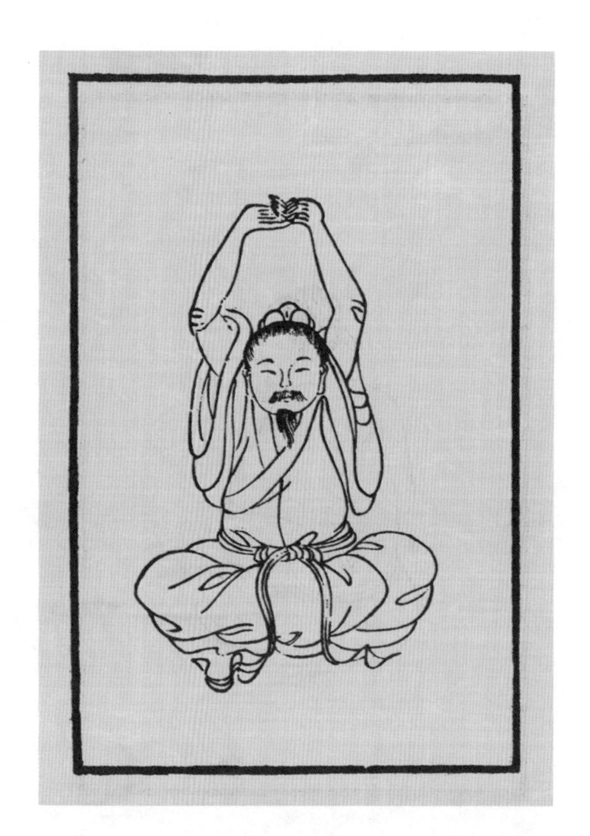

第七左右按顶图势

两手相搓，当呵[1]五呵，后叉手托天按顶各九次。

上法，两手相叉，向上托空三次或九次。

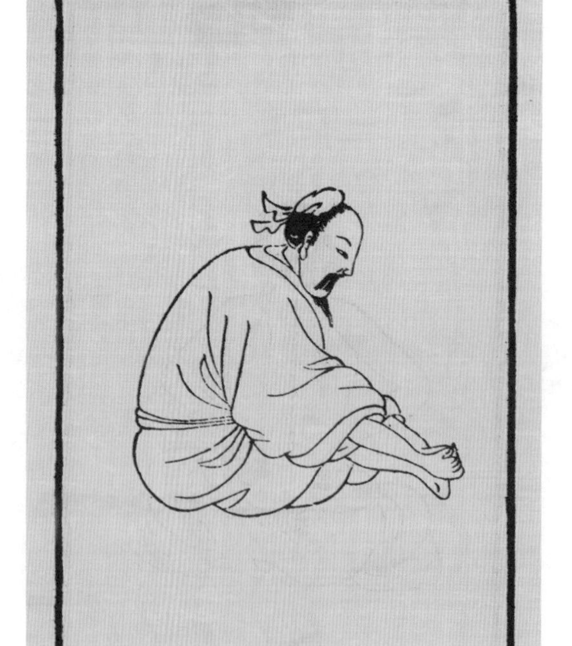

第八钩攀图势

以两手如钩，向前攀双脚心十二次，再收足端坐。

上法，以两手向前，攀脚心十二次，乃收足端坐，候口中津液生，再漱再吞，一如前数。摆肩并身二十四，及再辘轳二十四次，想丹田火自下而上遍烧身体，想时口鼻皆须闭气少顷。

〔1〕呵：原作“河”，据文义改。

第九陈希夷左睡功图[1]

调和真气五朝元，心息相依念不偏，二物长居于戊己，虎龙蟠结大丹圆。

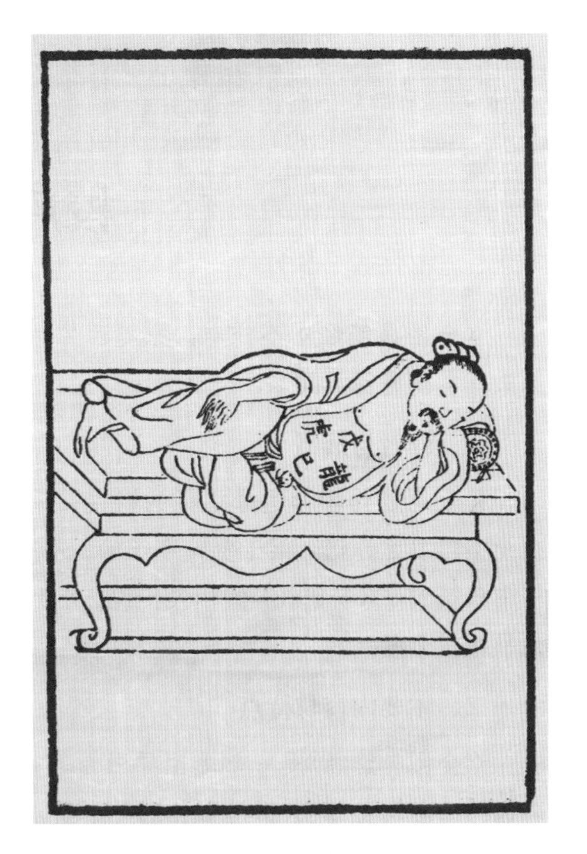

第十右睡功图

肺气长居于坎位，肝气却向到离宫，脾气呼来中位合，五气朝元入太空。

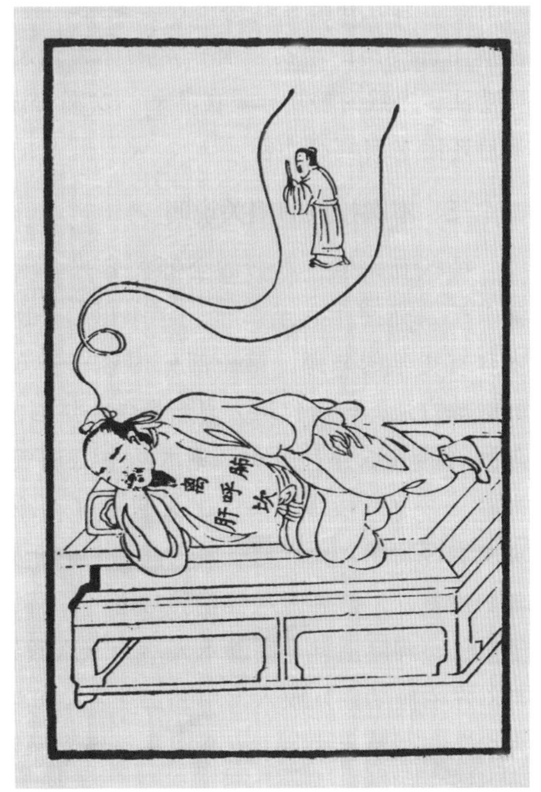

〔1〕第九陈希夷左睡功图：此图并非“八段锦坐功图”内容，乃作者误解。后图同。

校后记

《全图易筋经》不分卷，原题西竺达摩著，梁士贤辑。实际上与《易筋经》原书基本没有传承关系。

一、作者与成书

关于原题作者为达摩祖师的辩误，请参考《易筋经》《易筋洗髓经》等书，在此不再赘述。辑者梁士贤，字子瑜，书斋名为“存庵”。此书卷首有梁氏一序，序中只提到了《易筋经》的相关传说，并无他本人的读书生活经历及相关养生思想，生平籍贯无考。

二、主要内容与特点

《全图易筋经》是一部养生导引专著，有两部分内容。第一部分为《易筋图说》，即包括三套调整呼吸、锻炼形体的导引功法。第一套为十二式，附有十二幅图；第二、三套各五式，各附有五幅图。三套共二十二式，每图都带有表明动作要领的文字。易筋图说提出的动功，有一定的体力消耗。第二部分为《八段锦》，包括八个坐姿功法，大致为静功，重在养心，以冥心宁神、杜绝妄念为要，体力上的消耗不大。最后还附有两幅睡功图。

三、本次校点的相关说明

经核查比照，本书的全部内容来自于清代郑官应（一名观应，字正翔，号陶斋）于清光绪十六至二十一年（1890—1895）的《中外卫生要旨》，而这两部分内容有更早的来源。第一部分内容——《易筋图说》实际上取自于清代宫廷武士的锻炼方法，与清代坦夫自新所传，炼石居士王映山编绘于清道光辛丑（1841年）年的《调气炼外丹图》（见本丛书《调气炼外丹图》一书完全一致。而第二部分内容——《八段锦》实际上又包括了两个部分，即《八段锦导引图法》与《陈希夷左右睡功图》，可见于明代高濂初刊于万历十九年（1591年）的《遵生八笺·延年却病笺》。前者为八幅图，后者为二幅图。在《八段锦》文字最后有一段为“高子曰”，实际上就是高濂本人对为《八段锦》所加的注文。在郑官应将《八段锦》与《左右睡功图》收入《中外卫生要旨》时，把睡功图误入了八段锦，错成了“第九式”与“第十式”。《全图易筋经》保留了同样的错误，说明梁士贤取自于《中外卫生要旨》。现代常见多种《易筋经》相关书籍，常以《全图易筋经》作为底本，实际在传本选择上，是很不合适的。

此书现存最早的版本是宣统三年（1911年）大文堂本，本次以此为底本进行校点。

张志斌

附录

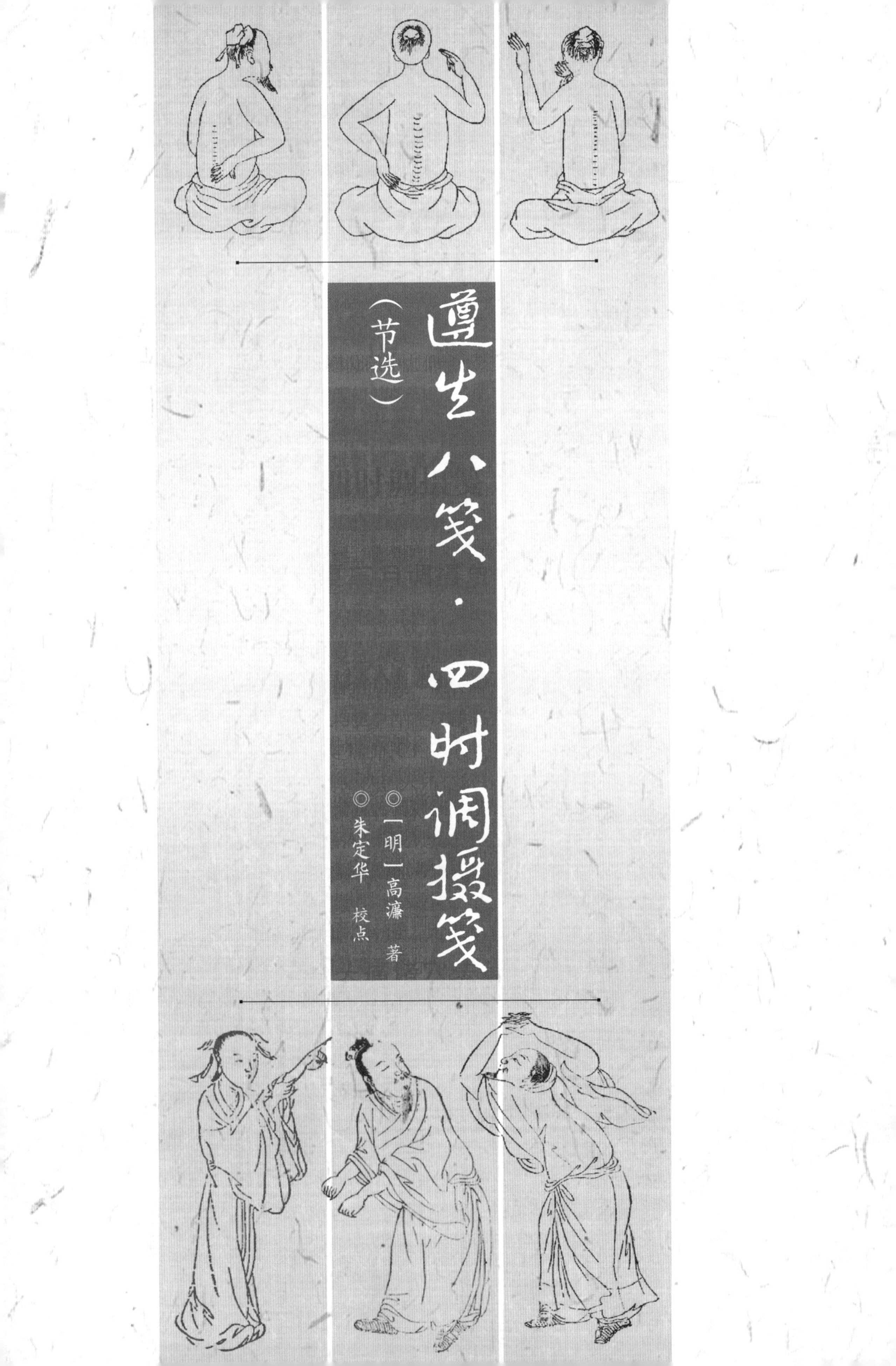

遵生八笺·四时调摄笺（节选）

〔明〕高濂 著

朱定华 校点

内容提要

《遵生八笺·四时调摄笺》为四时养生类著作。乃明代高濂所著《遵生八笺》之第二笺，成书于明万历十九年（1591年）。《四时调摄笺》介绍四时脏腑调摄的养生方法，包括导引、方药、饮食等方面。全笺已经收入本套丛书之第一部《养生通论》中。高氏认为只要顺应四季，调节饮食，勤以锻炼，养性静神，则可延年益寿。因此给出按月行气导引图谱，称为“陈希夷导引坐功图”，并指出逐月养生的事宜与禁忌等事项。由于据目前存世医书所见，此图乃是各书之“四时导引坐功图”之来源，故本书节录此图谱及相应文字，以资参考。

本次校点以中国中医科学院图书馆馆藏明代钟惺伯敬重刻本（课花书屋藏版）为底本。

目　录[1]

〔1〕目录：本笺全文在本丛书第一分部《养生通论》中已出版，此仅录与引导按摩相关的内容作为附录。节选内容删减原目录而成。

遵生八笺卷之三

古杭高濂深甫氏　编次
景陵钟惺伯敬父　较阅

四时调摄笺[1] 春卷

高子曰：时之义大矣，天下之事未有外时以成者也，故圣人与四时合其序，而《月令》一书尤养生家之不可少者。余录四时阴阳运用之机，而配以五脏寒温顺逆之义，因时系以方药导引之功，该日载以合宜合忌之事。不务博而信怪诞不经之条，若服商陆见地藏之宝，掘富家土而禳，贫者得富，此类悉删去而不存。不尚简而弃御灾防患之术，如《玉经八方》《祛瘟符录》《坐功图像》，类此并增入而不置。随时叙以逸事幽赏之条，和其性灵，悦其心志。人能顺时调摄，神药频餐。勤以导引之功，慎以宜忌之要，无竞无营，与时消息，则疾病可远，寿命可延，诚日用不可去身，岂曰小补云耳？录成笺曰《四时调摄》。

春三月调摄总类

《尚书大传》曰："东方为春，春者，出也，万物之所出也。"《淮南子》曰："春为规，规者，所以圜万物也。规度不失，万物乃理。"《汉律志》曰："少阳，东也，东者，动也。阳气动物，于时为春。"故君子当审时气，节宣调摄，以卫其生。

正月立春，木相；春分，木旺；立夏，木休；夏至，木废；立秋，木死；立冬，木殁；冬至，木胎，言木孕于水之中矣。

岁时变常，灾害之萌也，余特录其变应于疾病者，分列于四时，使遵生者惧害，预防者慎自保，毋困时变。其他水旱凶荒，兵革流移，余未之信也，不敢录。

正月朔，忌北风，主人民多病；忌大雾，主多瘟灾；忌雨雹，主多疮疥之疾。忌月内发电，主人民多殃。七日，忌风雨，主民灾。忌行秋令，令主多疫。

二月，忌东北雷，主病，西北多疫。春分忌晴，主病。

三月朔，忌风雨，主多病。忌行夏令，主多疫。

（略）

〔1〕四时调摄笺：本笺全文在本丛书第一分部《养生通论》中已出版，此仅录与引导按摩相关的内容作为附录。

陈希夷孟春二气导引坐功图势

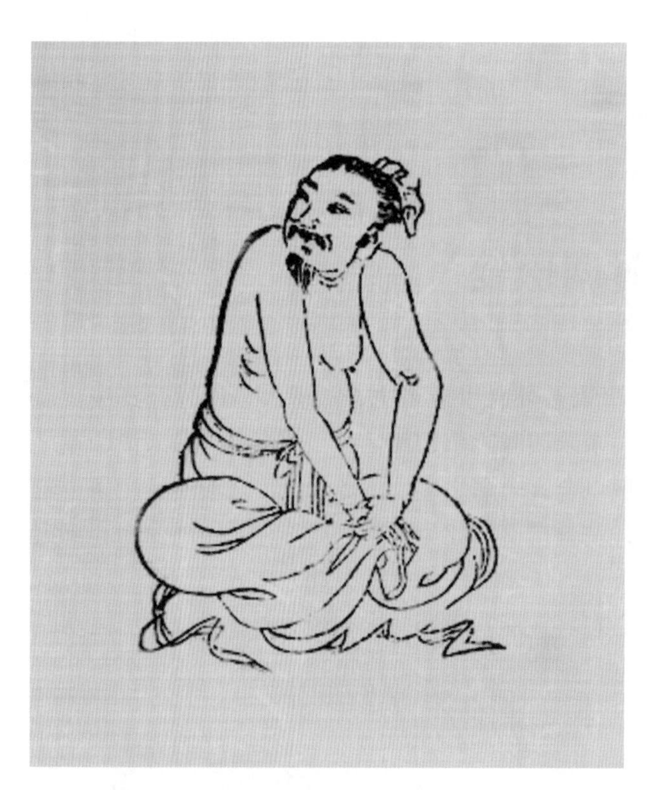

立春正月节坐功图

运主厥阴初气。时配手少[1]阳三焦相火。

坐功：宜每日子丑时叠手按髀，转身拗颈，左右耸引各三五度，叩齿，吐纳漱咽三次。

治病：风气积滞、顶痛、耳后痛、肩臑痛、背痛、肘臂痛，诸痛悉治。

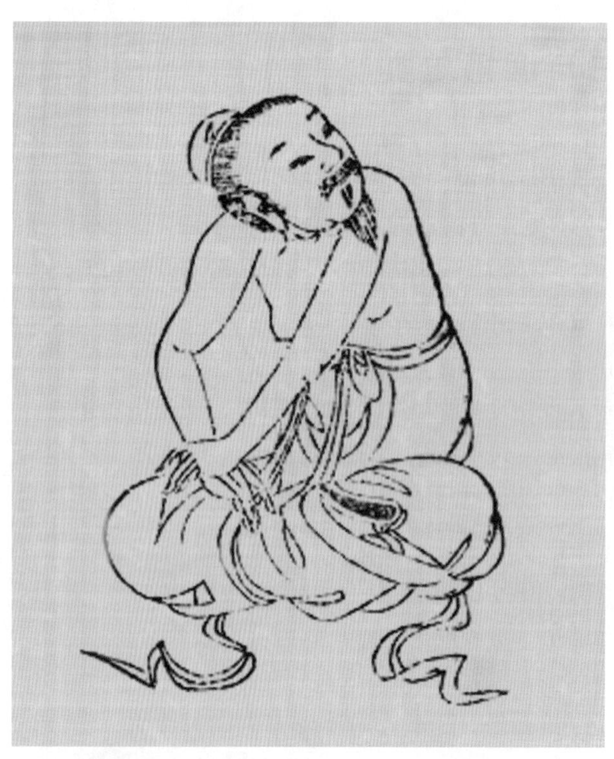

雨水正月中坐功图

运主厥阴初气。时配三焦手少阳相火。

坐功：每日子丑时叠手按髀，拗颈转身，左右偏引各三五度，叩齿，吐纳，漱咽。

治病：三焦经络留滞邪毒、嗌干及肿、哕、喉痹、耳聋、汗出、目锐眦痛、颊痛，诸疾悉治。

（略）

〔1〕少：原作“太”，据文义改。

陈希夷仲春二气导引坐功图势

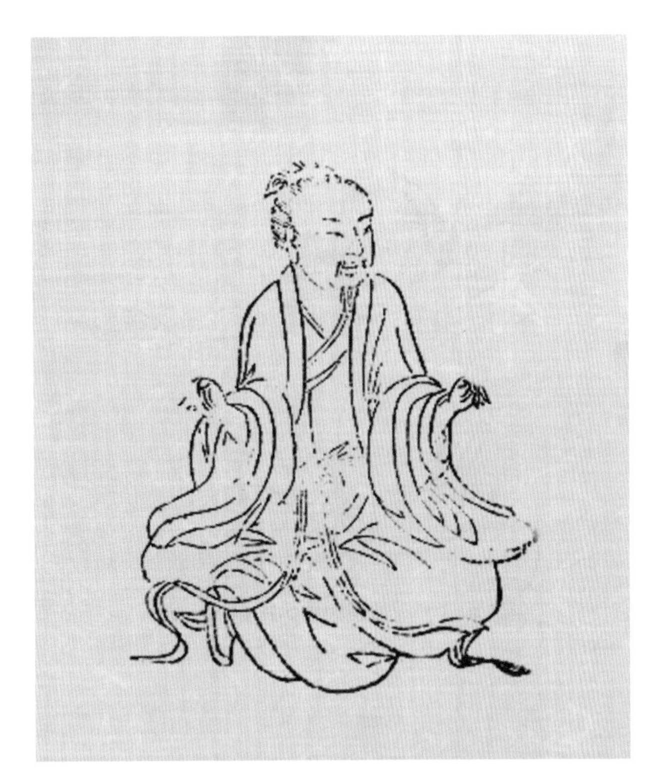

惊蛰二月节坐功图

运主厥阴初气。时配手阳明大肠燥金。

坐功：每日丑寅时握固转颈，反肘后向，顿掣五六度，叩齿六六，吐纳漱咽三三。

治病：腰膂肺胃蕴积邪毒，目黄口干、鼽衄、喉痹、面肿、暴哑、头风、牙宣、目暗羞明、鼻不闻臭、遍身疙瘩悉治。

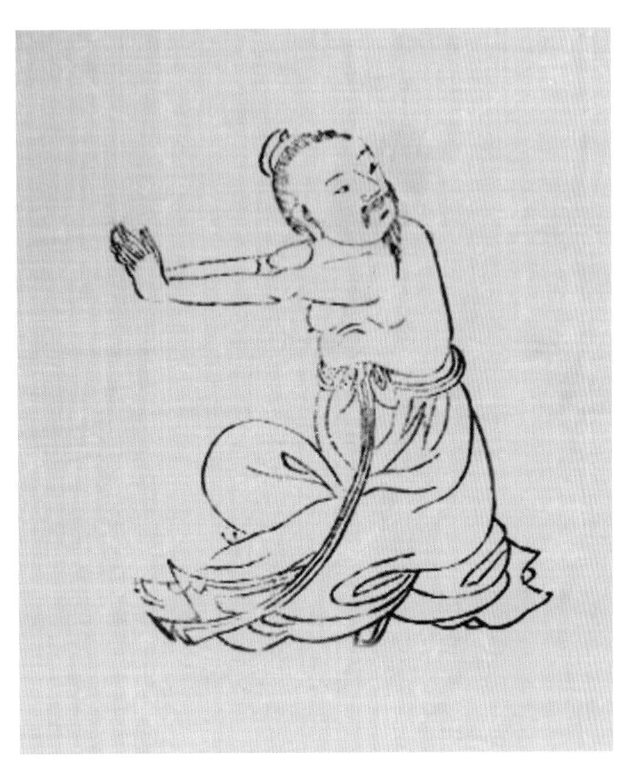

春分二月中坐功图

运主少阴二气。时配手阳明大肠燥金。

坐功：每日丑寅时伸手回头，左右挽引各六七度，叩齿六六，吐纳漱咽三三。

治病：胸臆肩背经络虚劳邪毒、齿痛、头肿、寒栗、热肿、耳聋耳鸣、耳后肩臑肘臂外背痛、气满、皮肤壳壳然坚而不痛、瘙痒。

（略）

陈希夷季春二气导引坐功图势

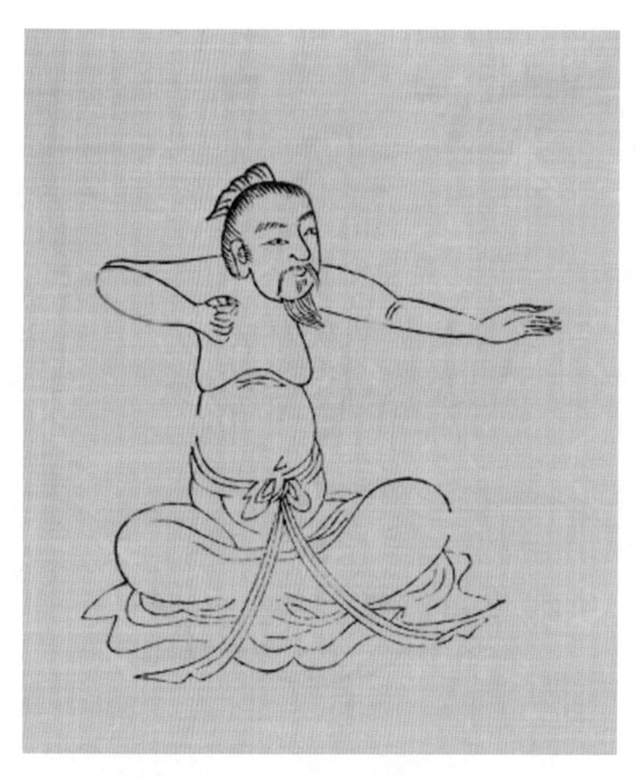

清明三月节坐功图

运主少阴二气。时配手太阳小肠寒水。

坐功：每日丑寅时正坐定，换手左右，如引硬弓各七八度，叩齿，纳清吐浊咽液各三。

治病：腰肾肠胃虚邪积滞、耳前热、苦寒、耳聋、嗌痛、颈痛不可回头、肩拔臑折、腰软及肘臂诸痛。

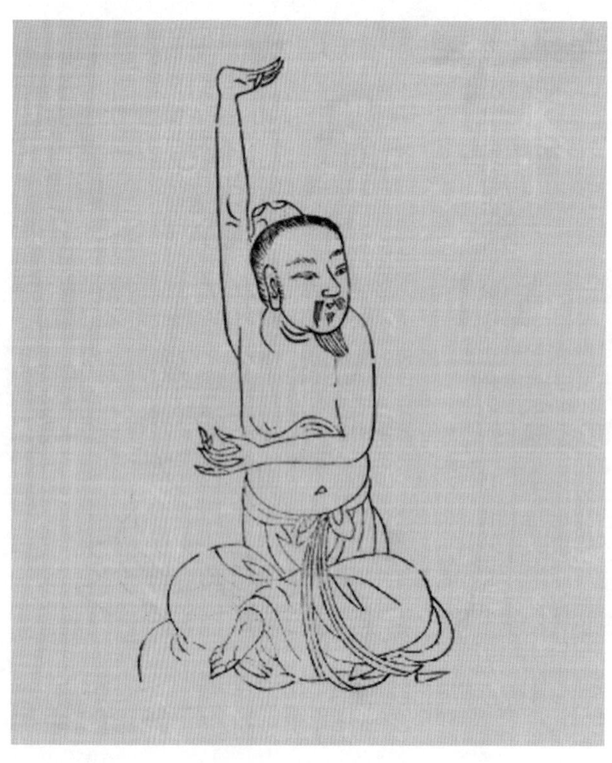

谷雨三月中坐功图

运主少阴二气。时配手太阳小肠寒水。

坐功：每日丑寅时平坐，换手左右举托，移臂左右掩乳各五七度，叩齿吐纳漱咽。

治病：脾胃结瘕瘀血、目黄、鼻鼽衄、颊肿、颔肿、肘臂外后廉肿痛、臂外痛、掌中热。

（略）

遵生八笺卷之四

古杭高濂深甫氏　编次
景陵钟惺伯敬父　较阅

四时调摄笺夏卷

夏三月调摄总类

《礼记》曰："南方曰夏，夏之为言假也，养之长之，假之仁也。"《太元经》曰："夏者，物之修长也。"董仲舒曰："阳长居大夏，以生育万物。"《淮南子》曰："夏为衡，衡以平物，使之均也。"《汉律志》曰："南者，任也，阳气于时任养万物，故君子当因时节宣调摄，以卫其生。"

立夏，火相；夏至，火旺；立秋，火休；秋分，火废；立冬，火囚；冬至，火死；立春，火殁；春分，火胎，言火孕于木之中矣。

（略）

陈希夷孟夏二气导引坐功图势

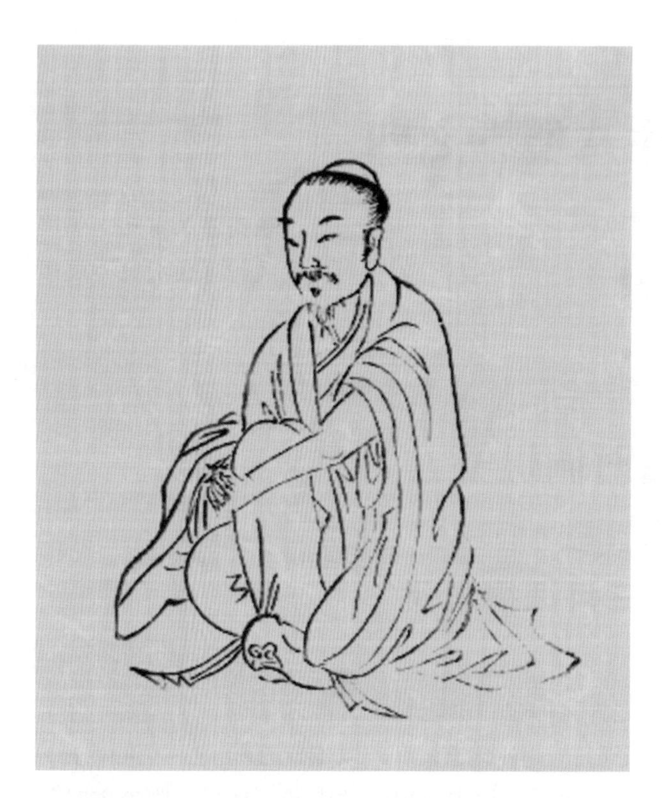

立夏四月节坐功图

运主少阴二气。时配手厥阴心胞络风木。

坐功：每日以寅卯时闭息瞑目，反换两手抑掣两膝各五七度，叩齿，吐纳，咽液。

治病：风湿留滞、经络肿痛、臂肘挛急、腋肿、手心热、喜笑不休杂症。

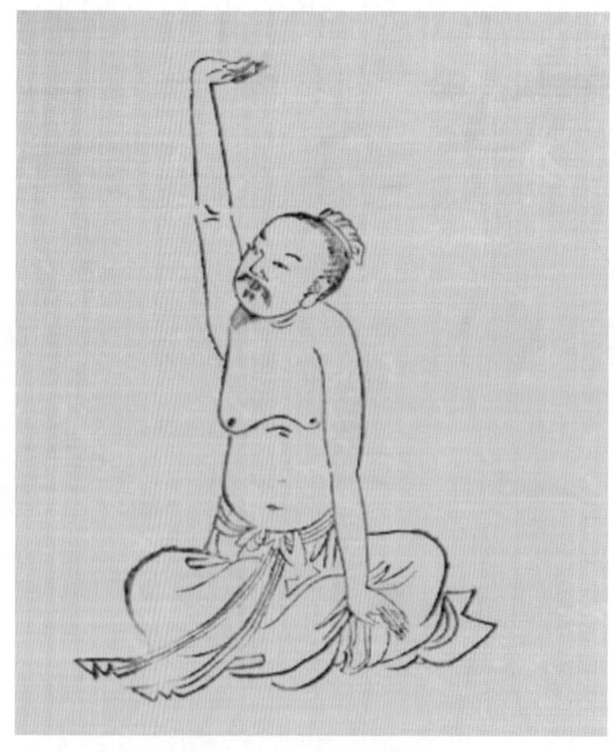

小满四月中坐功图

运主少阳三气，时配手厥阴心胞络风木。

坐功：每日寅卯时正坐，一手举托，一手拄按，左右各三五度，叩齿，吐纳咽液。

治病：肺腑蕴滞邪毒、胸胁支满、心中憺憺大动、面赤鼻赤、目黄、心烦作痛、掌中热诸痛。

（略）

陈希夷仲夏二气导引坐功图势

芒种五月节坐功图

运主少阳三气。时配手少阴心君火。

坐功：每日寅卯时，正立仰身，两手上托，左右力举各五七度，定息叩齿，吐纳咽液。

治病：腰肾蕴积虚劳、嗌干、心痛欲饮、目黄胁痛、消渴善笑、善惊善忘、上咳、吐下、气泄、身热而脘痛、心悲、头项痛、面赤。

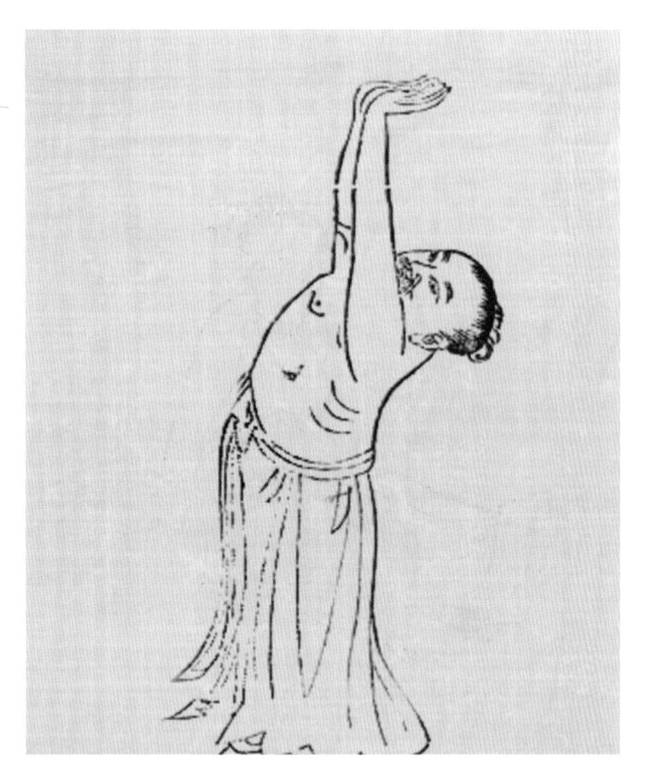

夏至五月中坐功图

运主少阳三气。时配手少阴心君火。

坐功：每日寅卯时跪坐，伸手叉指屈指，脚换踏左右各五七次，叩齿，纳清吐浊咽液。

治病：风湿积滞、腕膝痛、臑臂痛、后廉痛厥、掌中热痛、两肾内痛、腰背痛、身体重。

（略）

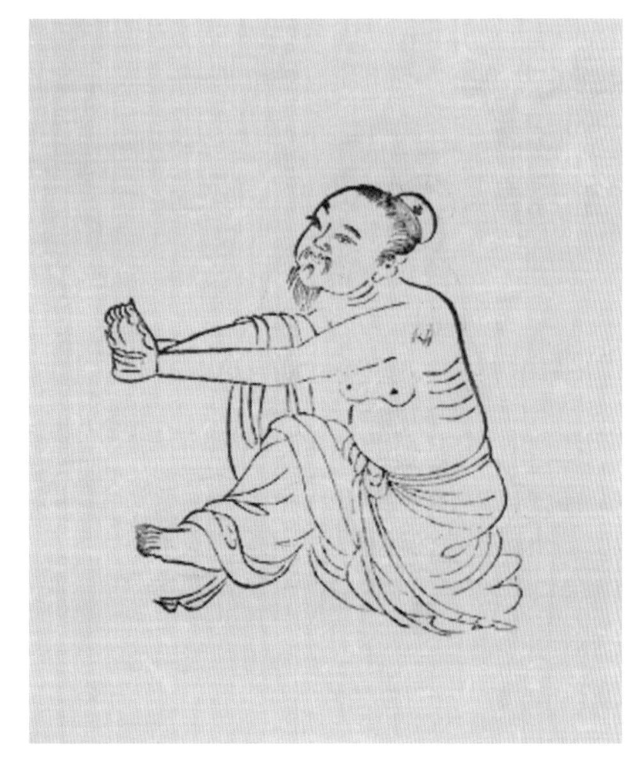

陈希夷季夏二气导引坐功图势

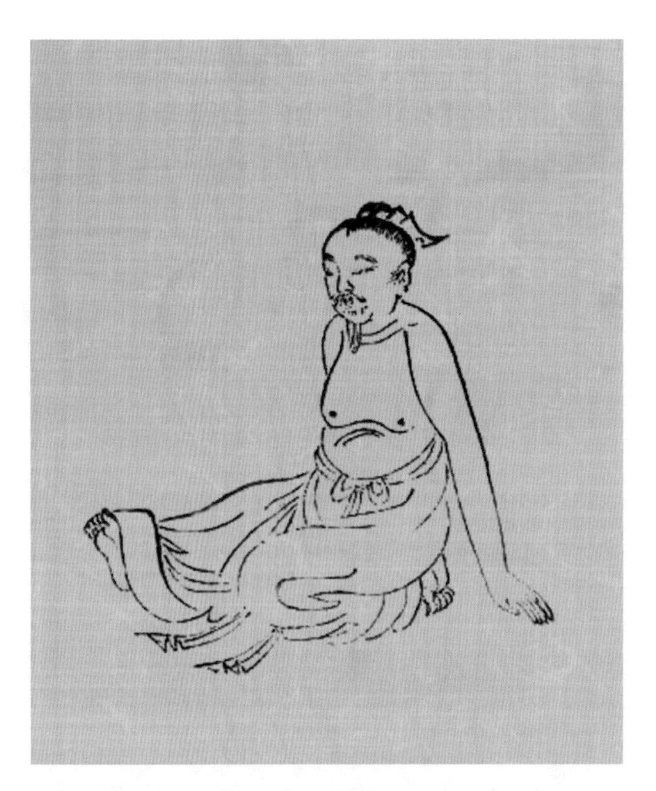

小暑六月节坐功图

运主少阳三气。时配手太阴肺[1]湿土。

坐功：每日丑寅时，两手踞地，屈压一足，直伸一足，用力掣三五度，叩齿，吐纳咽液。

治病：腿膝腰髀风湿、肺胀满、嗌干、喘咳、缺盆中痛、善嚏、脐右小腹胀引腹痛、手挛急、身体重、半身不遂偏风、健忘、哮喘、脱肛、腕无力、喜怒不常。

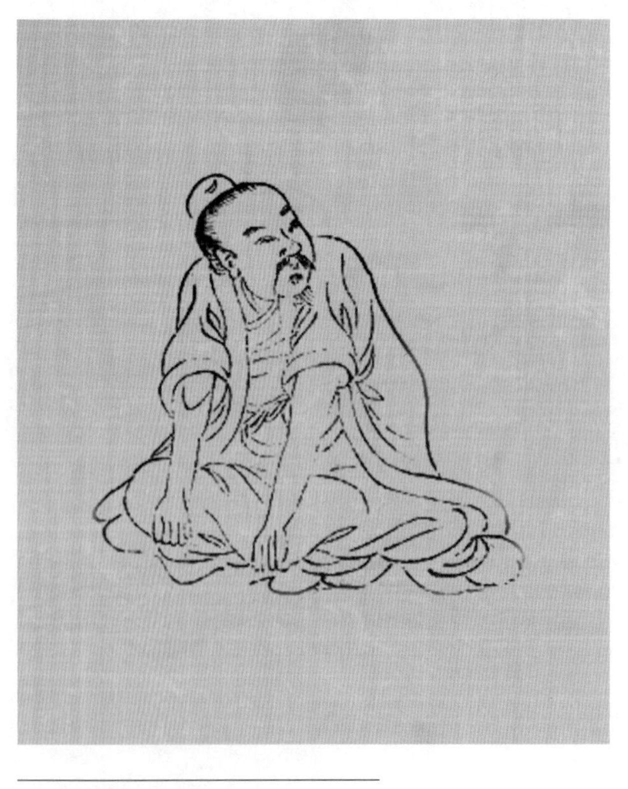

大暑六月中坐功图

运主太阴四气。时配手太阴肺湿土。

坐功：每日丑寅时，双拳踞地，返首向肩引作虎视，左右各三五度，叩齿，吐纳咽液。

治病：头项胸背风毒、咳嗽上气、喘渴烦心、胸膈满、臑臂痛、掌中热、脐上或肩背痛、风寒汗出、中风、小便数欠、淹泄、皮肤痛及麻、悲愁欲哭、洒淅寒热。

（略）

〔1〕肺：原作“脾”，据文义改。

遵生八笺卷之五

古杭高濂深甫氏　编次
景陵钟惺伯敬父　较阅

四时调摄笺秋卷

秋三月调摄总类

《礼记》："西方曰秋，秋者，愁也。愁之以时，察守义也。"《太元经》曰："秋者，物皆成象而聚也。"《管子》曰："秋者，阴气始下，故万物收。"《淮南子》曰："秋为矩，矩者，所以方万物也。"《汉律志》曰："少阴者，西方也。西者，迁也，阴气迁落，万物𦗣子由切敛，乃成熟也。"当审时节宣，调摄以卫其生。

立秋，金相；秋分，金旺；立冬，金休；冬至，金废；立春，金囚；春分，金死；立夏，金殁；夏至，金胎，言金孕于火土之中也。

（略）

陈希夷孟秋二气导引坐功图势

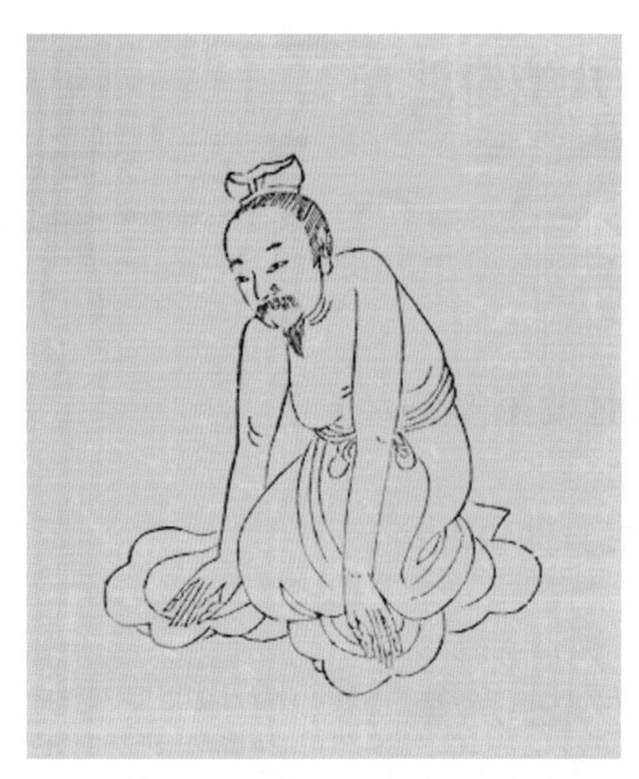

立秋七月节坐功图

运主太阴四气。时配足少阳胆相火。

坐功：每日丑寅时正坐，两手托地，缩体闭息，耸身上踊。凡七八度，叩齿，吐纳咽液。

治病：补虚益损，去腰肾积气，口苦，善太息，心胁痛，不能反侧，面尘体无泽，足外热，头痛，颔痛，目锐眦痛，缺盆肿痛，腋下肿，汗出振寒。

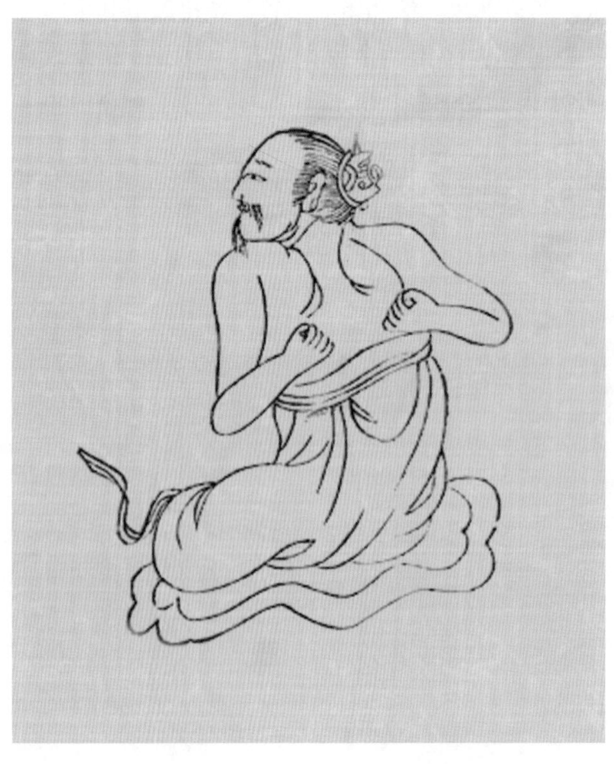

处暑七月中坐功图

运主太阴四气。时配足少阳胆相火。

坐功：每日丑寅时正坐，转头左右举引，就反两手捶背各五七度，叩齿，吐纳咽液。

治病：风湿留滞、肩背痛、胸痛、脊膂痛，胁肋髀膝经络外至胫绝骨外踝前及诸节皆痛、少气、咳嗽、喘渴上气、胸背脊膂积滞之疾。

（略）

陈希夷仲秋二气导引坐功图势

白露八月节坐功图

运主太阴四气。时配足阳明胃燥金。

坐功：每日丑寅时正坐，两手按膝，转头推引各三五度，叩齿吐纳咽液。

治病：风气留滞腰背经络，洒洒振寒，苦伸数欠或恶人与火，闻木声则惊、狂、疟、汗出、鼽衄、口㖞唇胗、颈肿喉痹不能言，颜黑，呕，呵欠，狂歌上登，欲弃衣裸走。

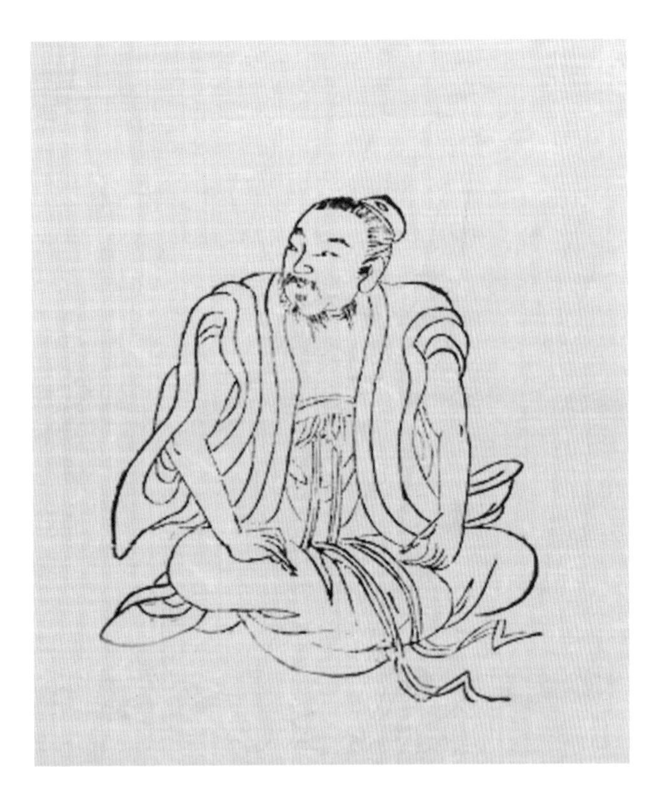

秋分八月中坐功图

运主阳明五气。时配足阳明胃燥金。

坐功：每日丑寅时，盘足而坐，两手掩耳，左右反侧，各三五度，叩齿吐纳咽液。

治病：风湿积滞胁肋腰股、腹大水肿、膝膑肿痛、膺乳气冲、股伏兔胻外廉足跗诸痛，遗溺失[1]气、奔响腹胀。髀不可转、腘以[2]结，腨似裂，消谷善饮，胃寒喘满。

（略）

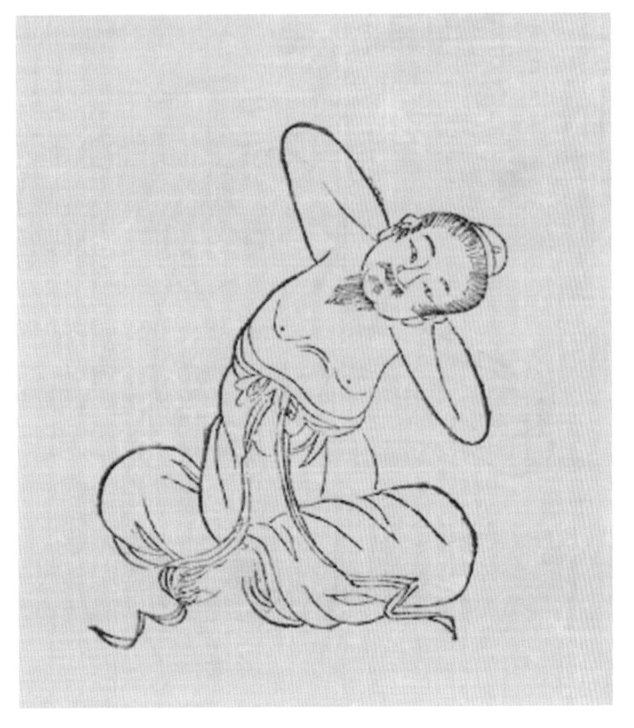

〔1〕失：疑为“矢”字误。

〔2〕以：疑为“似”字误。

陈希夷季秋二气导引坐功图势

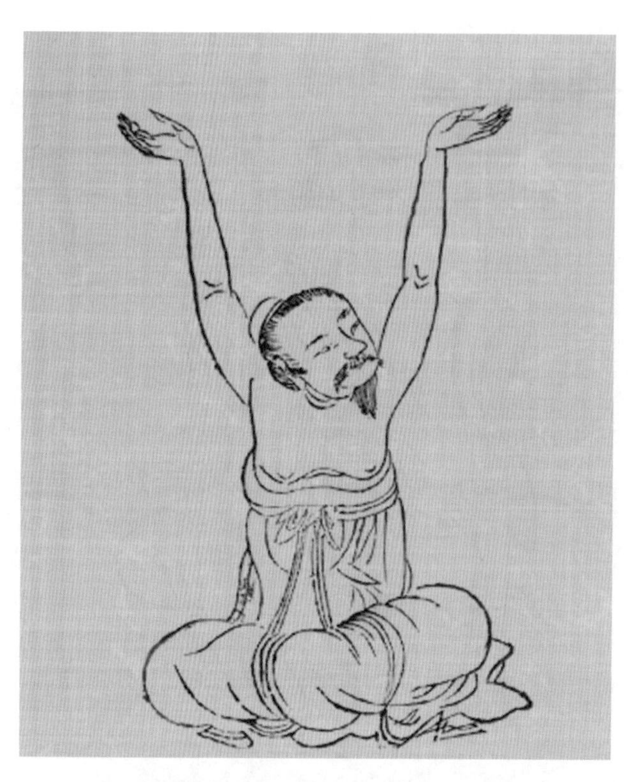

寒露九月节坐功图

运主阳明五气。时配足太阳膀胱寒水。

坐功：每日丑寅时，正坐，举两臂踊身上托，左右各三五度，叩齿吐纳咽液。

治病：诸风寒湿邪挟胁腋经络动冲头痛，目似脱，项如拔，脊痛腰折；痔、疟、狂、颠痛，头两边痛，头囟顶痛，目黄泪出，鼽衄，霍乱诸疾。

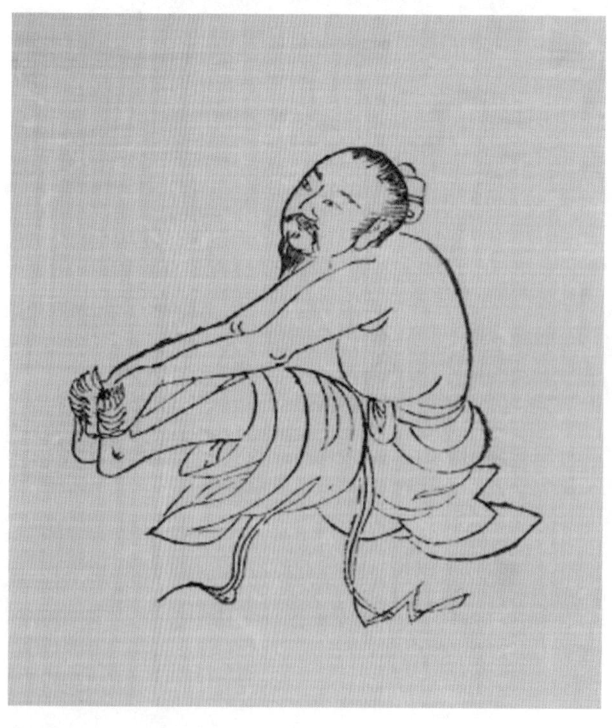

霜降九月中坐功图

运主阳明五气。时配足太阳膀胱寒水。

坐功：每日丑寅时，平坐，舒两手，攀两足，随用足间力纵而复收五七度，叩齿吐纳咽液。

治病：风湿痹入腰脚，髀不可曲，腘结痛，腨裂痛，项背腰尻阴股膝髀痛，脐反出，肌肉痿，下肿，便脓血，小腹胀痛，欲小便不得，脏毒，筋寒脚气，久痔脱肛。

（略）

遵生八笺卷之六

古杭高濂深甫氏　编次
景陵钟惺伯敬父　较阅

四时调摄笺冬卷

冬三月调摄总类

《礼记》曰："北方为冬，冬之为言中也。中者，藏也。"《管子》曰："阴气毕下，万物乃成。"《律志》曰："北方，阴也，伏也，阳伏于下，于时为冬。"蔡邕曰："冬者，终也，万物于是终也。日穷于次，月穷于纪，星回于天，数将几终。君子当审时节宣，调摄以卫其生。"

立冬，水相；冬至，水旺；立春，水休；春分，水废；立夏，水囚；夏至，水死；立秋，水殁；秋分，水胎，言水孕于金矣。

（略）

陈希夷孟冬二气导引坐功图势

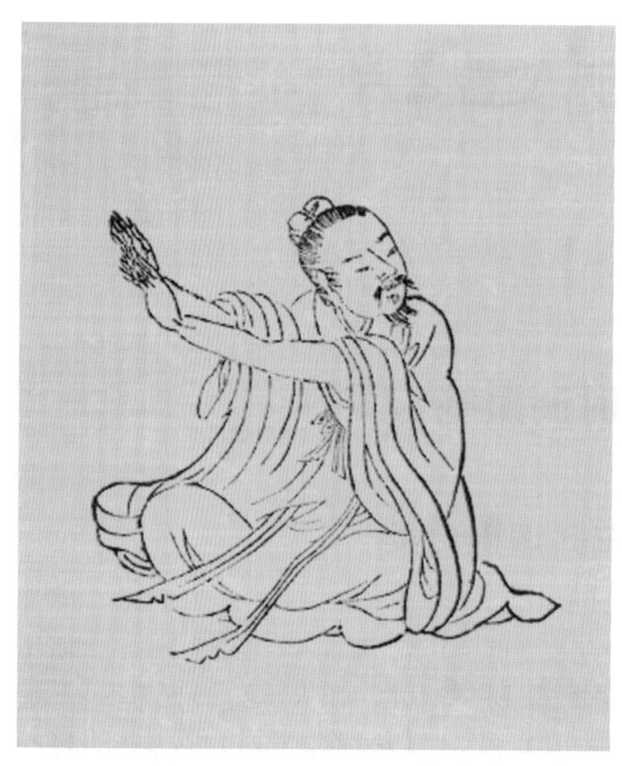

立冬十月节坐功图

运主阳明五气。时配足厥阴肝风木。

坐功：每日丑寅时，正坐，一手按膝，一手捝肘，左右顾，两手左右托三五度，吐纳叩齿咽液。

治病：胸胁积滞虚劳邪毒、腰痛不可俯仰、嗌干、面尘脱色、胸满呕逆、飧泄、头痛、耳无闻、颊肿、肝逆面青、目赤肿痛、两胁下痛引小腹、四肢满闷、眩冒、目瞳痛。

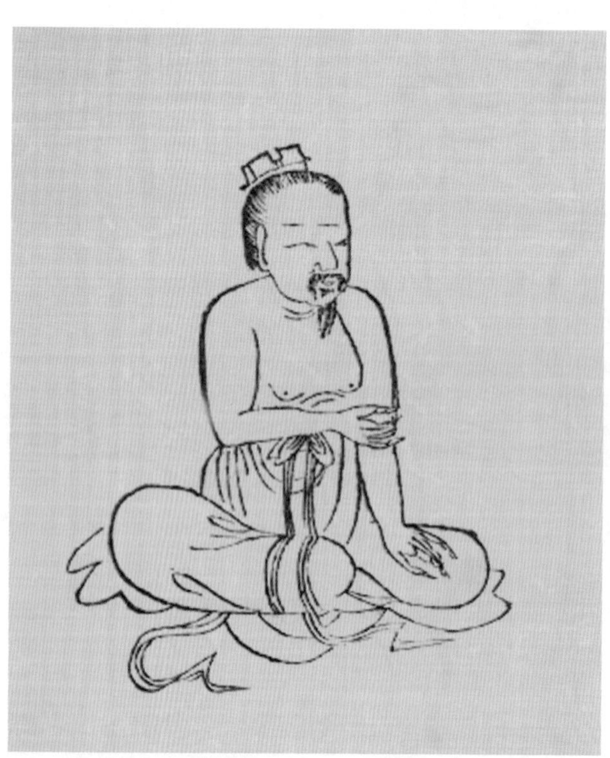

小雪十月中坐功图

运主太阳终气。时配足厥阴肝风木。

坐功：每日丑寅时，正坐，一手按膝，一手捝肘，左右争力各三五度，吐纳叩齿咽液。

治病：脱肘风湿热毒、妇人小腹肿、丈夫㿗疝狐疝、遗溺闭癃、血淋、睾肿、睾疝、足逆寒、胻善瘈、节时肿、转筋阴缩、两筋挛、洞泄、血生胁下、喘、善恐、胸中喘、五淋。

陈希夷仲冬二气导引坐功图势

大雪十一月节坐功图

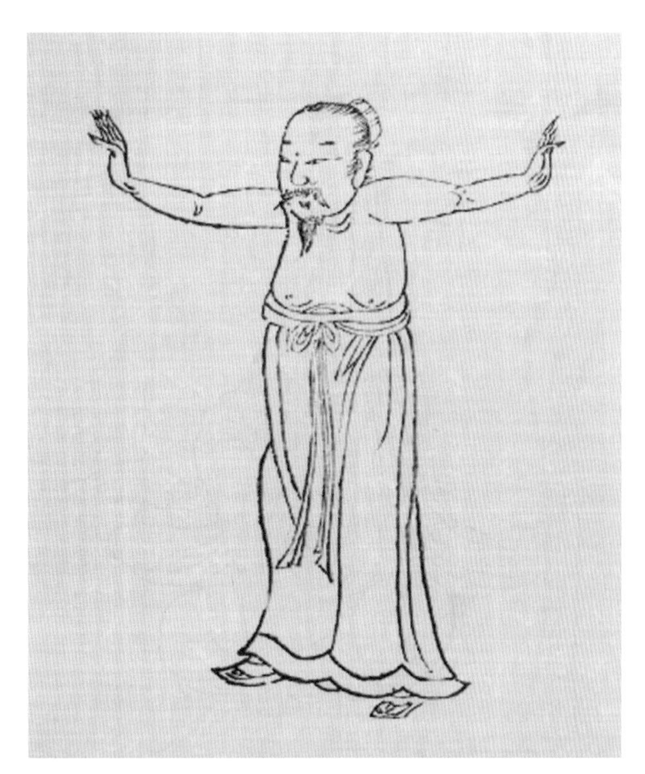

运主太阳终气。时配足少阴肾君火。

坐功：每日子丑时，起身仰膝，两手左右托，两足左右踏，各五七次，叩齿咽液吐纳。

治病：足膝风湿毒气、口热舌干、咽肿上气、嗌干及肿、烦心心痛、黄疸肠澼、阴下湿、饥不欲食、面如漆、咳唾有血、渴喘、目无见、心悬如饥、多恐常若人捕等症。

冬至十一月中坐功图

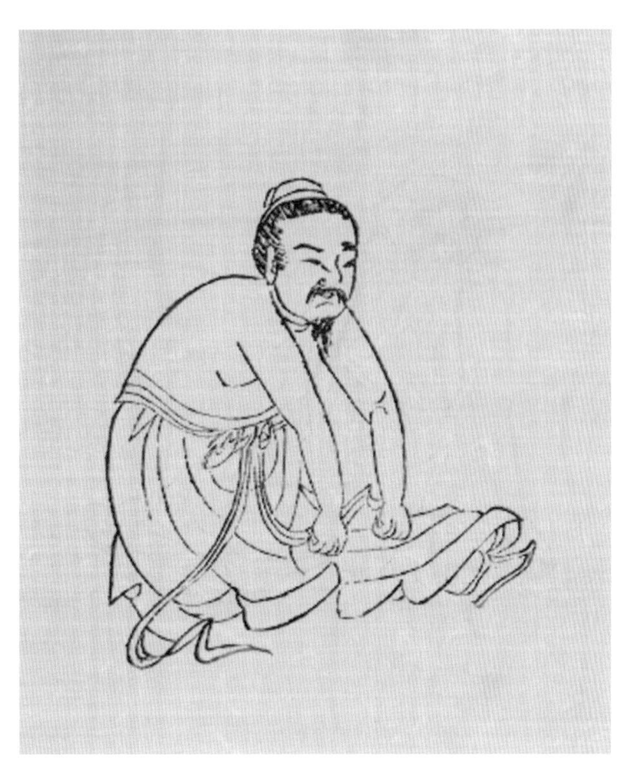

运主太阳终气。时配足少阴肾君火。

坐功：每日子丑时，平坐，伸两足，拳两手按两膝，左右极力三五度，吐纳叩齿咽液。

治病：手足经络寒湿、脊股内后廉痛、足痿厥、嗜卧、足下热、脐痛、左胁下背肩髀间痛、胸中满、大小腹痛、大便难、腹大颈肿、咳嗽、腰冷如冰及肿、脐下气逆、小腹急痛泄，下肿、足胻寒而逆、冻疮、下痢、善思、四肢不收。

（略）

陈希夷季冬二气导引坐功图势

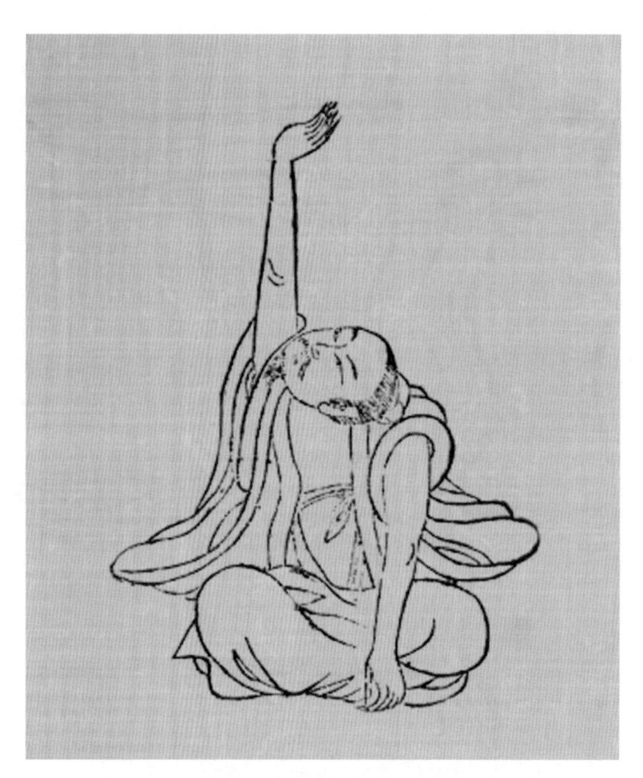

小寒十二月节坐功图

运主太阳终气。时配足太阴脾湿土。

坐功：每日子丑时，正坐，一手按足，一手上托，挽首互换，极力三五度，吐纳叩齿嗽咽。

治病：荣卫气蕴食即呕、胃脘痛、腹胀、哕疟、食发中满、食减善噫、身体皆重、食不下、烦心、心下急痛、溏瘕泄、水闭黄疸，五泄注下五色、大小便不通、面黄口干、怠惰嗜卧、心下痞、苦善饥善味、不嗜食。

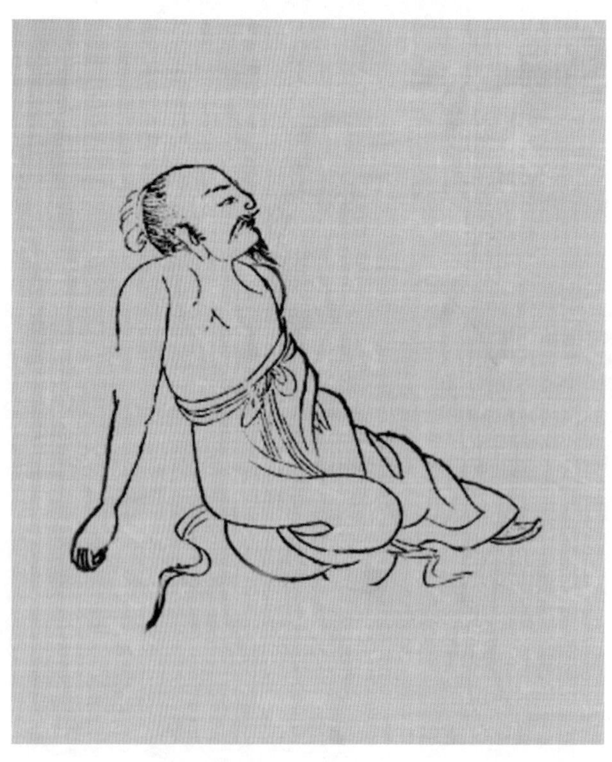

大寒十二月中坐功图

运主厥阴初气。时配足太阴脾湿土。

坐功：每日子丑时，两手向后，踞床跪坐，一足直伸，一足用力，左右各三五度，叩齿漱咽吐纳。

治病：经络蕴积诸气、舌根强痛、体不能动摇，或不能卧、强立、股膝内肿、尻阴臑胻足皆痛，腹胀肠鸣、飧泄不化、足不收行、九窍不通、足胻肿若水胀。

（略）

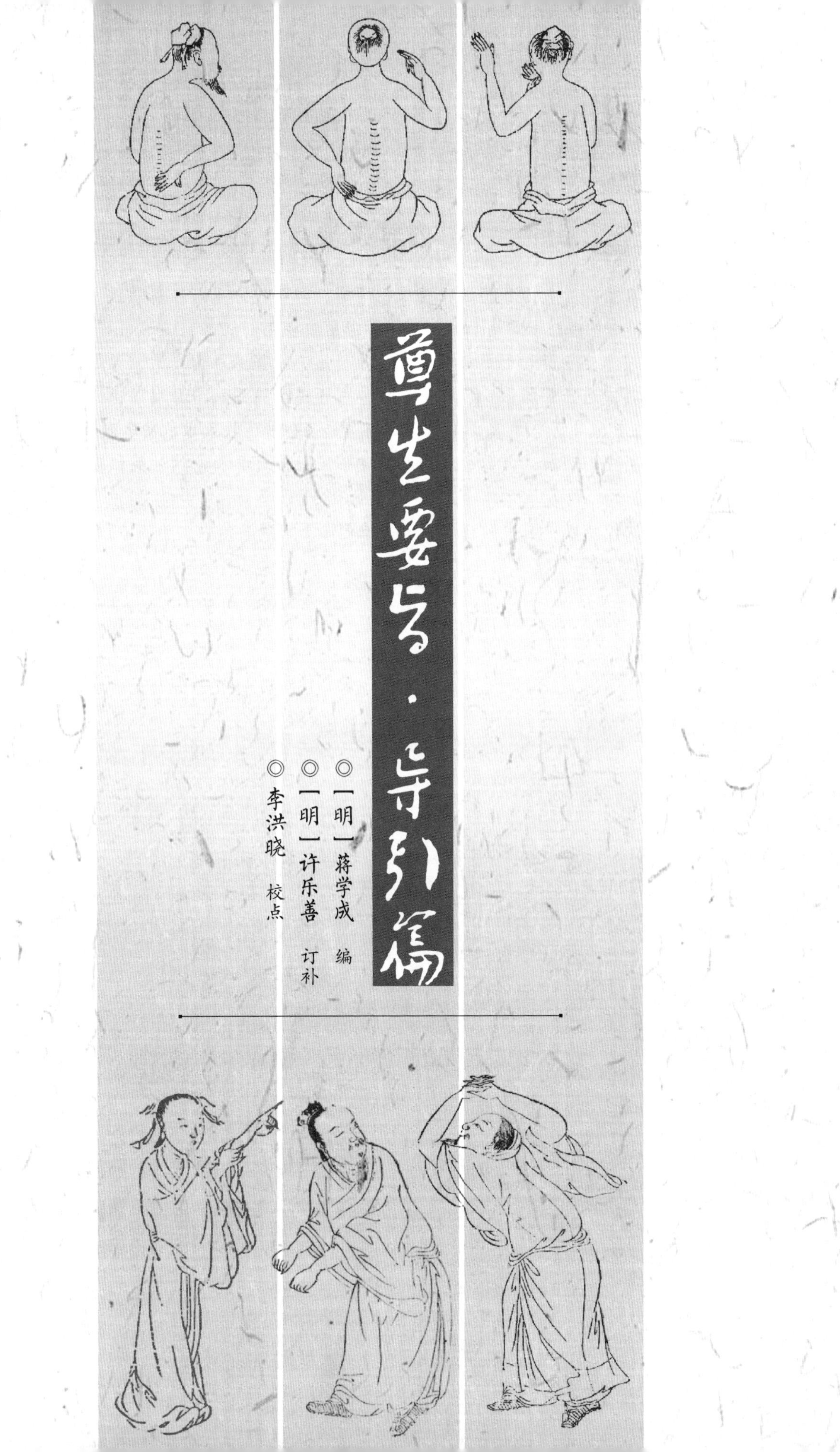

遵生要旨·导引篇

◎〔明〕蒋学成　编
◎〔明〕许乐善　订补
◎李洪晓　校点

内容提要

《尊生要旨》为养生通论著作，两册，乃明代许乐善在蒋学成《摄生要义》一书的基础上订补而成，成书于万历二十年(1592年)。该书列存想、调气、按摩、导引和形景等十一篇。导引篇论述强身导引功法，并附有导引图。其中通任督脉图说、升降阴阳导引图说、随病祛治导引图说等很有特色，在其他导引书中较少见到。《尊生要旨》全书已收入本丛书之卷一《养生通论》中，现节选其导引篇，收入本书，以使之导引吐纳法的体现能更为完整。

此次校点以中国中医科学院图书馆之许氏家藏顺治抄本为底本。

目　录

〔1〕导引：原无此二字，据正文补。
〔2〕祛治导引：原作“佑治”，据正文改。

导引篇

庄子曰：吹嘘呼吸，吐故纳新，熊经鸟伸，为寿而已矣。此导引之士、养形之人、彭祖寿考者之所好也。由是论之导引之术，传自上世，其来久矣，故曰彭祖之所好。其法自修养家医家所谈，无虑百数首，今取其要约切当者，子后及将旦，则莫如八段锦导引。其诀云：闭目冥心坐，握固静思神。叩齿三十六，两手抱昆仑。左右鸣天鼓，二十四度闻。微摆撼天柱，赤龙搅水浑。嗽津三十六，神水满满匀。一口分三咽，龙行虎自奔。闭气搓手热，背摩后精门。尽此一口气，想火烧脐轮。左右辘轳转，两脚放舒伸。叉手双虚托，低头攀足频。以候逆水上，再漱再吞津。如此三度毕，神水三次吞。咽下汩汩响，百脉自调匀。河车搬运讫，发火遍烧身。邪魔不敢近，梦寐不能昏。寒暑不能入，灾病不能迍。子后午前作，造化合乾坤。循环次弟转，八卦是良因。此古仙钟离公所传，良有深意。日间暇时，则有通任督脉，及升降阴阳导引，随病祛治，则有十二条导引，又可不拘时候。为者总计之得二十六法，参之诸论，大概备矣。顾其义委婉，非绘元具说，则不明也。附录于后，学者诚能依法行持，久久纯熟[1]，自然身轻体健，百邪皆除，走及奔马，不复疲之矣。

八段锦导引图说

其法先须闭目冥心，盘坐握固静思，然后叩齿二十四，集神。次叉两手向项后数九息，勿令耳闻，乃移手各掩耳，以弟二指压十指，击弹脑后左右各二十四次。

其法先须握固，乃摇头左右，顾肩膊随动二十四。

其法以舌搅口齿，并左右颊二十四，待津液生方漱三十六，至满口，分作三口，如硬物咽之，然后方得行火。

其法闭气搓手，令热后磨肾堂三十六，仍收手握固，再闭气，想心火下烧丹田，觉热极即用后法。

〔1〕熟：原作“热”，据文义改。

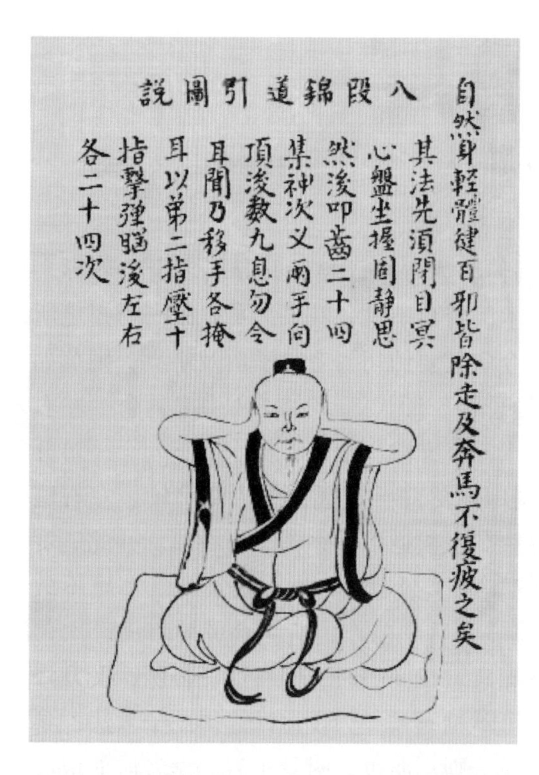

其法先須握固乃
搖頭左右顧肩髆
隨動二十四

其法以舌攪
口齒并左右
頰二十四待
津液生方漱
三十六至滿
口分作三口
如硬物嚥之
然後方得行
火

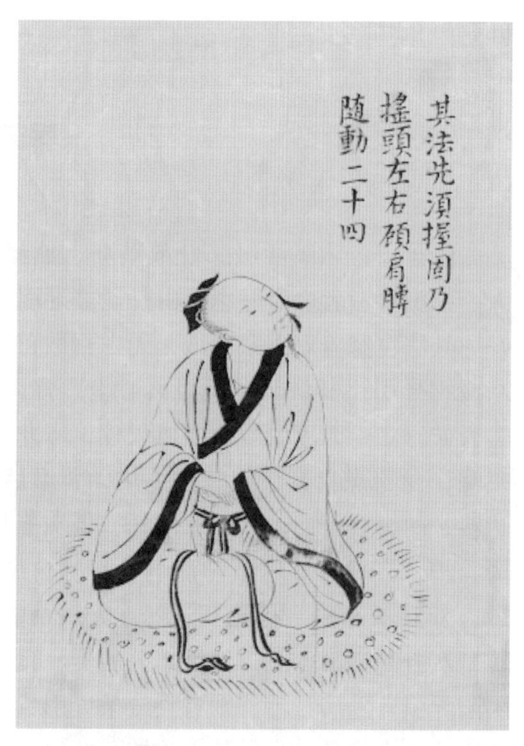

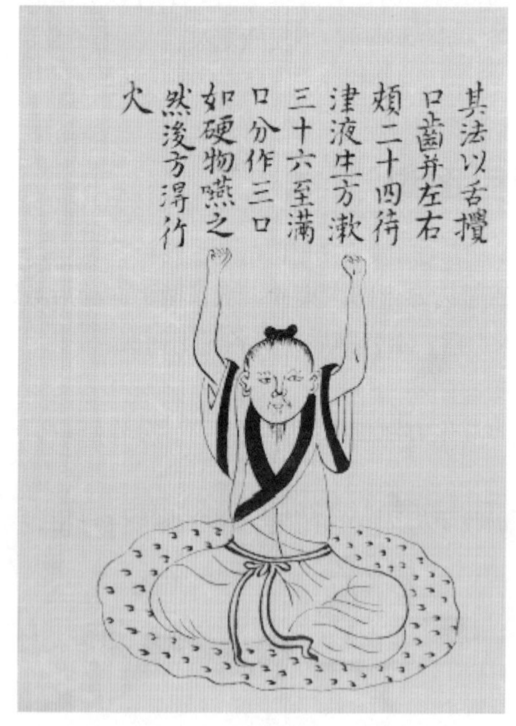

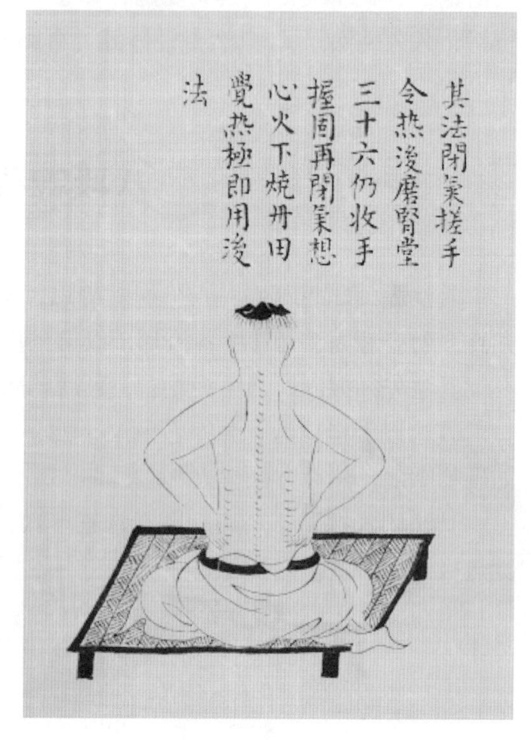

其法须俯首摆撼，左肩三十六次，右肩亦三十六次。

其法两肩并摆撼至三十六数，想火自丹田透双关，入脑户，鼻引清气，后伸两脚。

其法两手相搓，当呵五呵，后叉手向上托空三次或九次。

其法以两手向前攀脚心十二次，乃收足端坐，候口中津液生再漱再吞，一如前数摆肩并身二十四，及转辘轳二十四次。想丹田火自下而上，遍烧身体，想时口鼻皆须闭气少顷。

已上八法，乃功夫次序也。每日子后或将旦行一次。久则身轻体健，诸邪不能入矣。

其法須俯首
擺撼左肩三
十六次右肩
亦三十六次

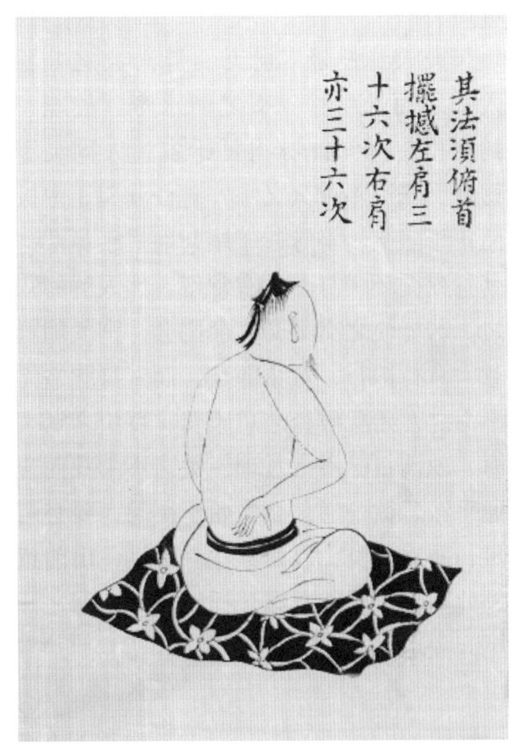

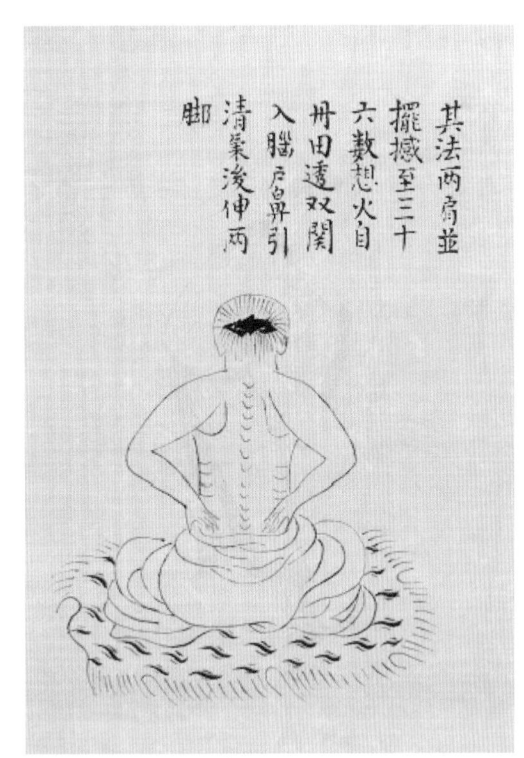

其法兩手相
搓當呵五呵
後叉手向上
托空三次或
九次

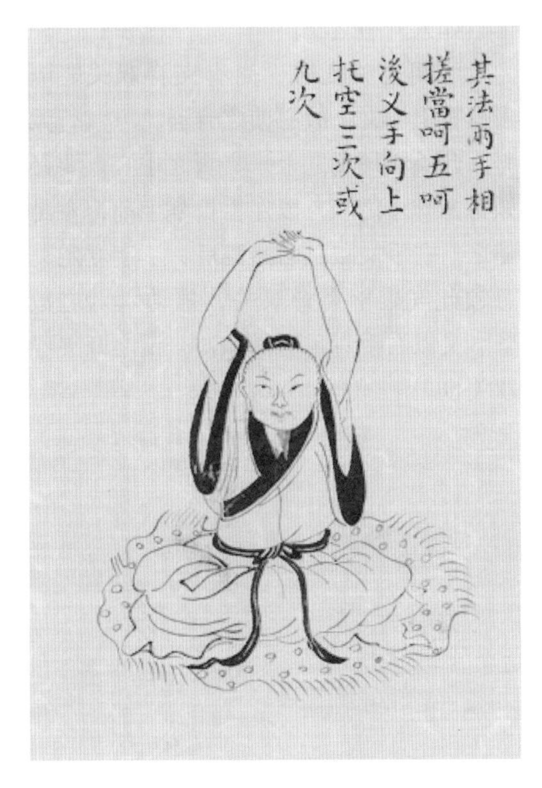

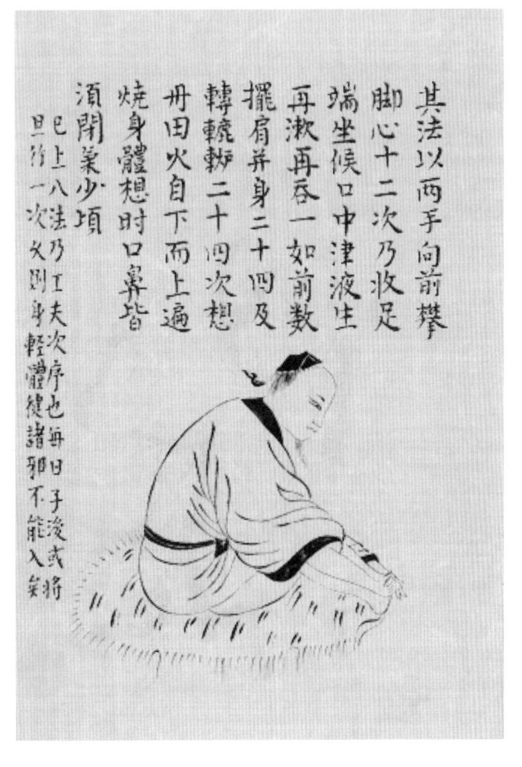

通任督脉导引图说

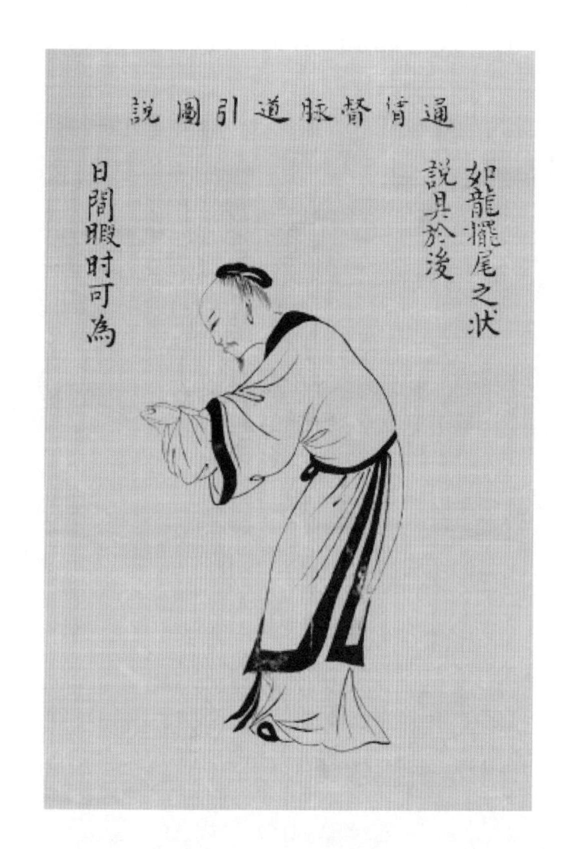

如龙摆尾之状，说具于后。日间暇时可为。

夫人身任督二脉乃百脉总会之处，人知之而长生，物得之而永寿。故鹿、鹤之微，因知此脉得延千岁，人固灵于物者，安可不求其义乎？益任脉起于中极而止于龈交，督脉起于尾闾而贯于鼻端，其昼夜循环一身，虽有常度，然人鲜能知之。若能使之交则交，会则会，则气随吾意，意行即行，意止即止，而一身脉络无不由之。殆犹岐径之总康衢、百川之宗大海，孰谓百脉不由吾理、关窍不由我而开通乎？若欲开通，必先始于尾闾，要必两足，并立躬身，以两手捻拳虚拱，出前意领此炁聚于尾闾左右，摇动六六，谓之开尾闾关也。

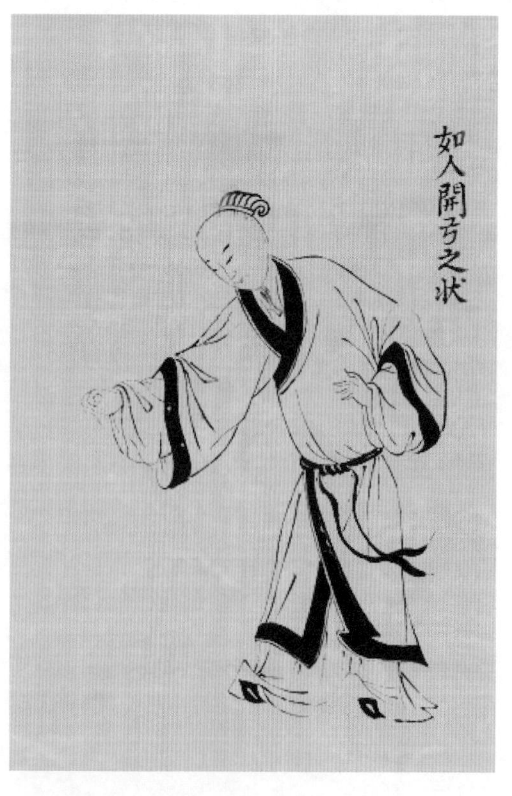

如人开弓之状。

尾闾之关既通，尚有夹脊双关之隔未得直上泥丸，故必使之开通，方气行无碍。此关在尾闾之上，夹脊之中穴，要必如勇士开弓之状，以左手捻拳上前，左足随之。右手叉腰，右足落后，丁字立定，意领此气聚于夹脊双关，摇动六六之数毕。又以右手右足更做如左，谓之开夹春双关也。

如人舂米之状。

夹脊双关既通，犹有玉枕关隔，未得直上泥丸，故必用登天九九之势，以两手交叉，虚拱顶上，将脚板踏实，以脚跟捣之。要须意领此炁，自尾闾穴悠悠而起，过夹脊双关，撞透玉枕，此炁始得至于泥丸，泥丸谓之天谷，至尊居之。然一身之微，实为万人之舍，气至于此，谓之朝元也。

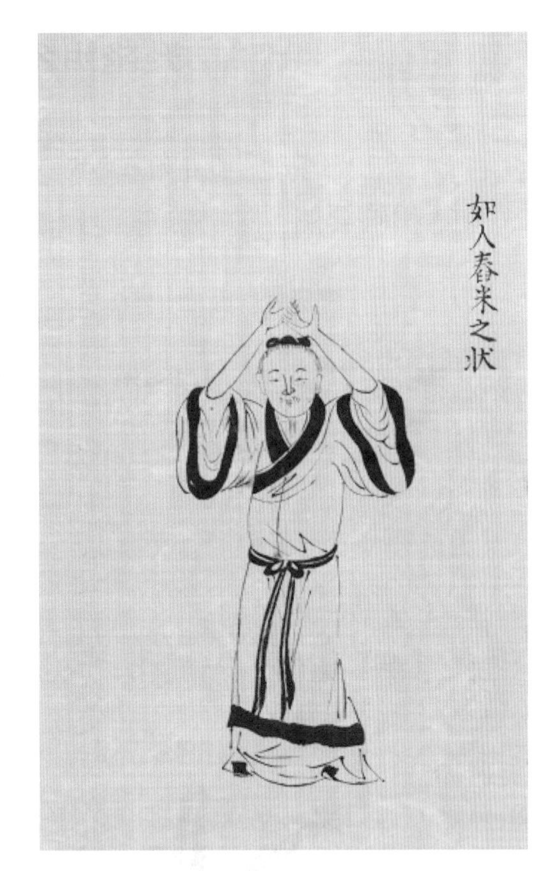

如人端坐之状。

泥丸宫谓之髓海，中有九宫，气到于此，谓之补脑还精。循下丹田者，要必意领此炁，遍九宫，注双目，循序渐渐降下鹊桥，慢过重楼，由绛宫入于丹田，是谓男子积炁于丹田者是也。丹田者，炁海也，在脐之后肾之前，左右之中穴，又谓之黄房玉府。盖能存此之气归于丹田，即先师所谓炁归元海寿无穷也。

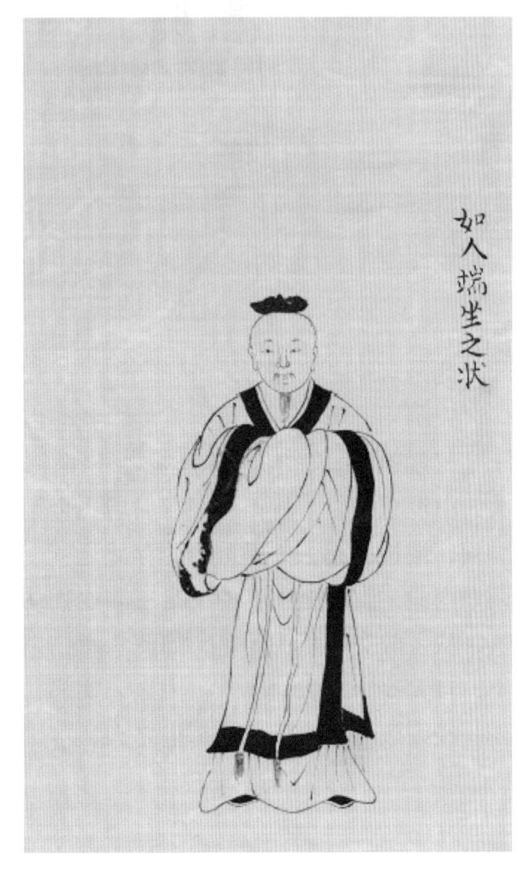

升降阴阳导引图说

所谓肘后飞金精也。此是始垂之状。

此是中起之状。

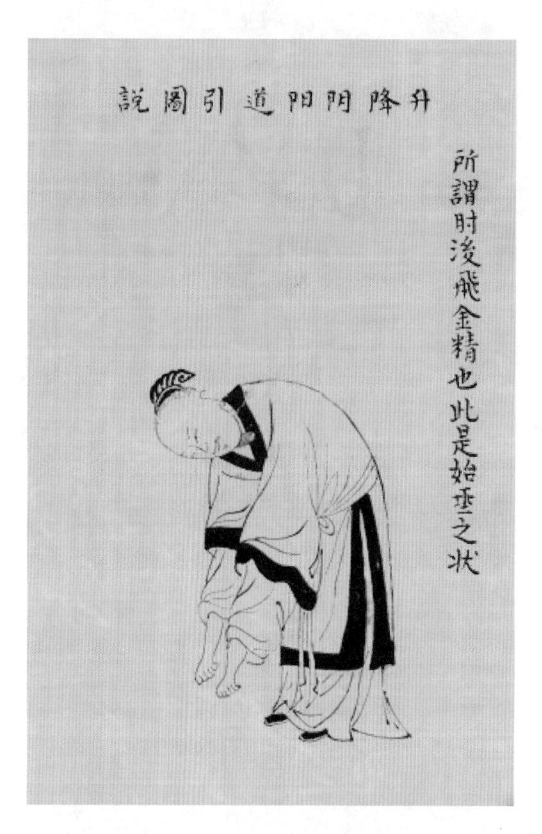

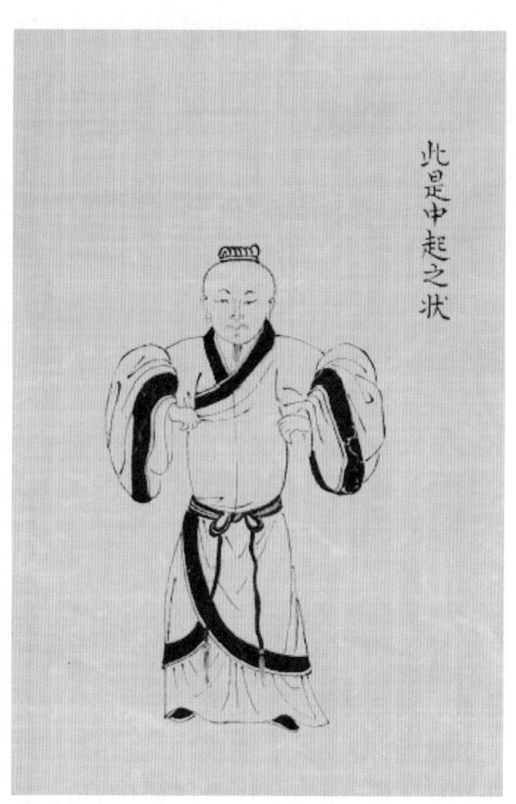

此是末伸之状。

夫阴阳升降之理，虽有常度，我能以道自务，以意使之，欲升即升，欲降即降，于是气随吾使，总有风寒暑湿之外邪，即令荡散，不能凝滞为疾。今使是气既透三关，由泥丸而复下丹田，又行肘后飞金精之法，要必两手各自捻拳，下垂如揖，直至脚面，慢慢提起，如提重物。存此之气，自足底涌泉穴渐渐随手提起，以至乎身，以两拳内曲，直伸至顶，使手足三阴之炁从足走腹，从胸走手。将手一放，又意三阳之气，从手收头，从头走足，如此六六，以足周天之数，则手足三阴三阳之气，彻上彻下，自无凝滞之患何也？盖人之有疾病，皆由阳陷不升，阴滞不降，致使外邪乘隙，伤一经则致一经之疾。但举世之人，不以生死事大，皆以富贵利达为务，梦死醉生，竟不知老之将至，气血衰败，百病俱生。梅之无及祖师拳拳接引曰：屋破修容易，药枯生不难。早知觉悟，勤而修之，则一刻之静，可以补一时之劳；一时之静，可以补一日之劳。苟能忙里偷闲，闹中取静，勤而行之，不厌不怠，自然气血充裕，荣卫一身，何病之有哉？

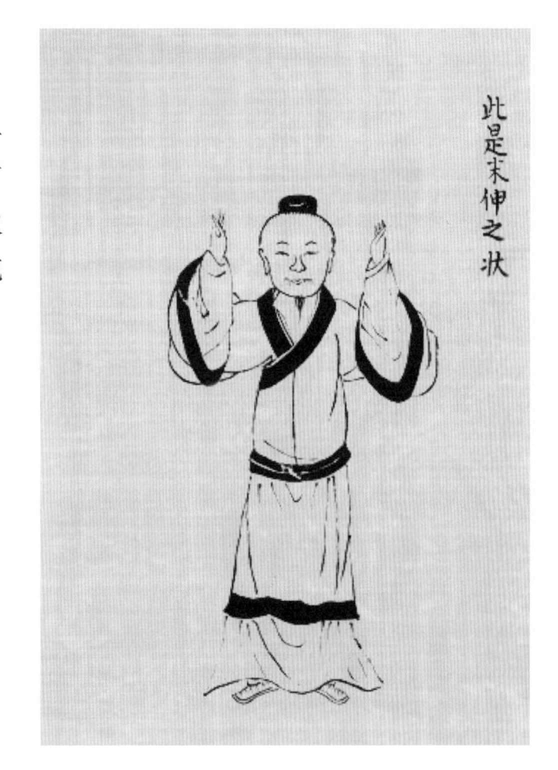

收功图说

夫由开尾闾以至循下丹田，是一升一降矣。行肘后飞金精，又升降多番矣。至此则跏趺坐定，调息以终其功焉！

盖人身一呼一吸谓之息，一昼夜有一万三千五百息，省一息则有一息之受用，匪调则不能减乎息也。故必禁闭三宝，扫除万虑，以目观鼻，以魄观心，入息绵绵，出息微微。斯时也，目不思视则魂自归肝，鼻不思味则魄自归肺，耳不思听则精自归肾，口不泛言则神自归心，四大不动则意自归脾。由是魂在肝而不从目漏，魄在肺而不从鼻漏，精在肾而不从耳漏，神在心而不从口漏，意在脾而不从四大漏。精、神、魂、魄、意五者，相与浑融而聚于丹田，谓之炁归元海寿无穷也。约线香一炷或炷半久，方出定。勤而行之，筑基炼己之功大略备矣。

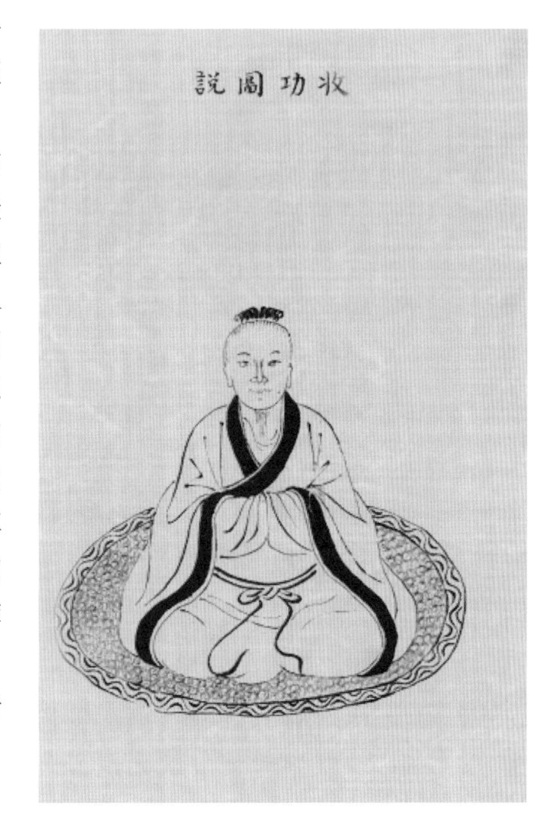

随病祛治导引图说

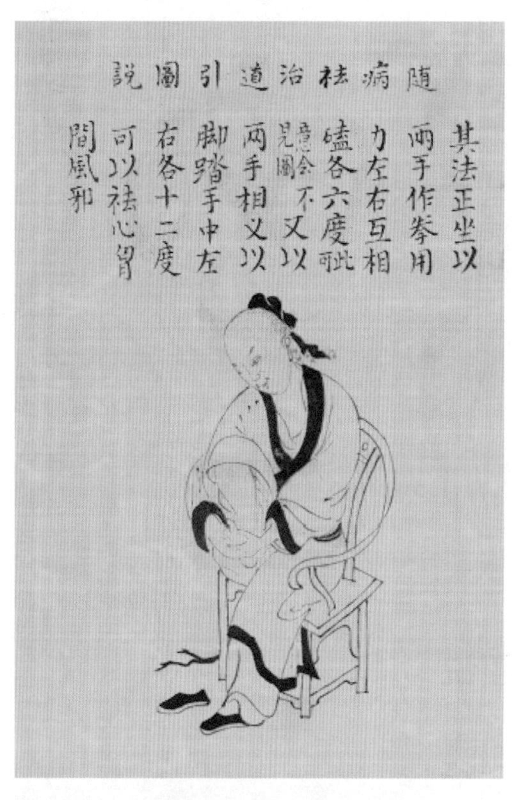

其法正坐，以两手作拳，用力左右互相磕，各六度此可意会，不见图。又以两手相叉，以脚踏手中，可以祛心胸间风邪。

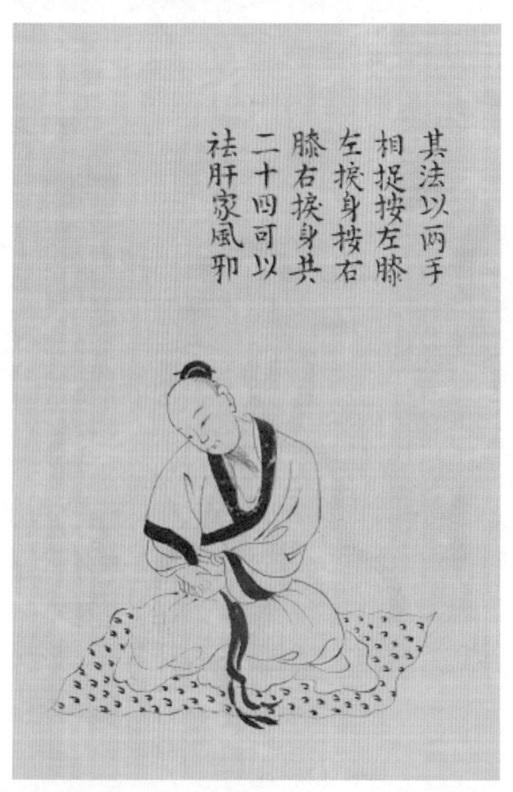

其法以两手相捉，按左膝左捩身，按右膝右捩身，共二十四，可以祛肝家风邪。

其法以两手据地，缩身曲脊，向上十三举，可以祛心肝中积邪。

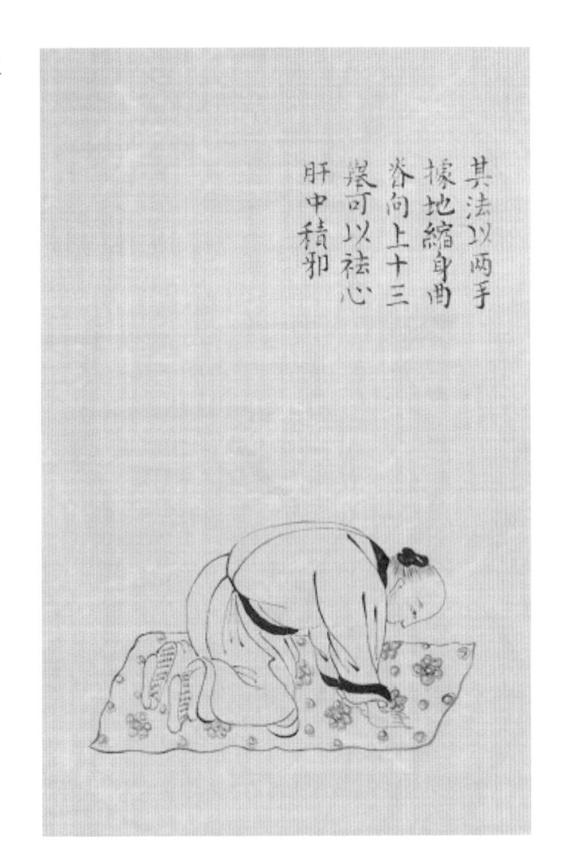

其法大坐，伸一脚，屈一脚，以两手向后反掣，扭[1]项反顾肩髆，手左首右，手右首左，共十二度毕。换足屈伸，又如前掣手扭项十二度，可以祛脾家积聚之邪。

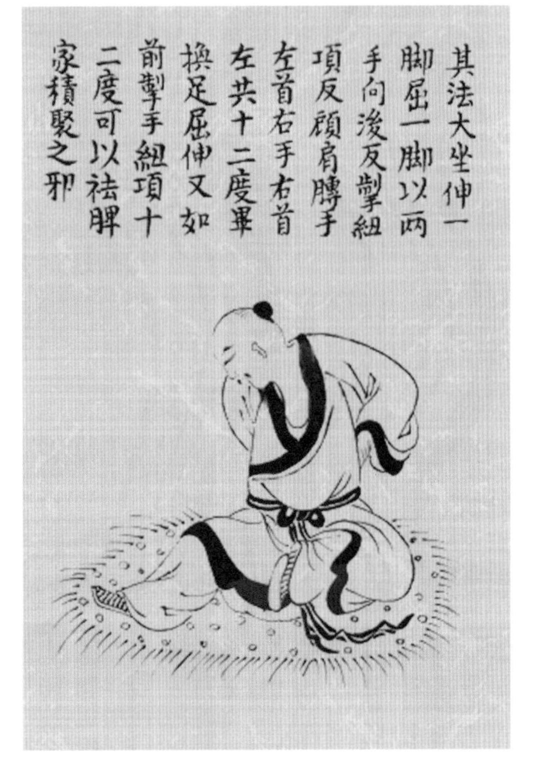

〔1〕扭：原作“纽”，据文义改。下同。

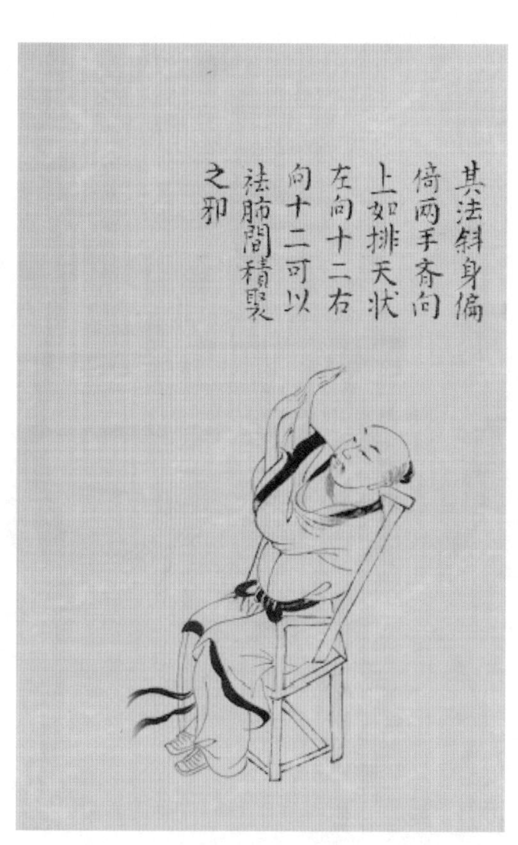

其法斜身偏倚，两手齐向上如排天状，左向十二，右向十二，可以祛肺间积聚之邪。

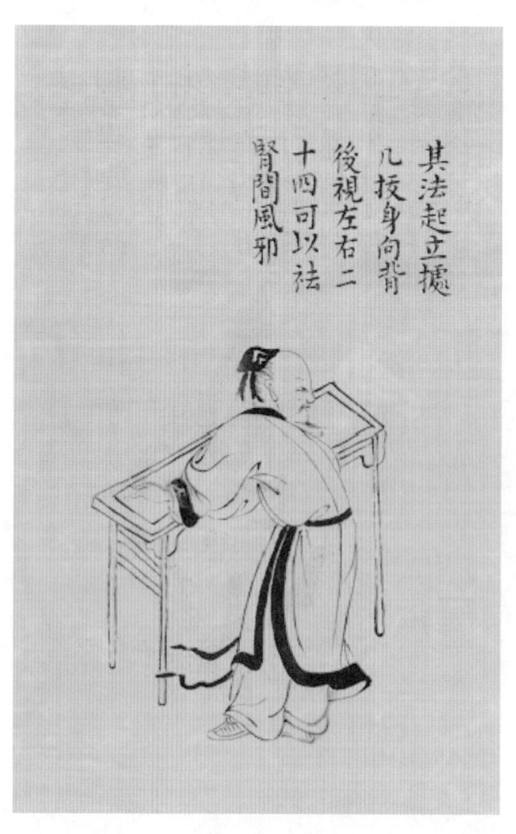

其法起立，据几拔身，向背后视，左右二十四，可以祛肾间风邪。

其法起立，徐行两手，握固，左足前踏，左手摆向前，右手摆向后。右足前蹈，右手摆向前，左摆向后，共二十四，可以祛两肩腧之邪。

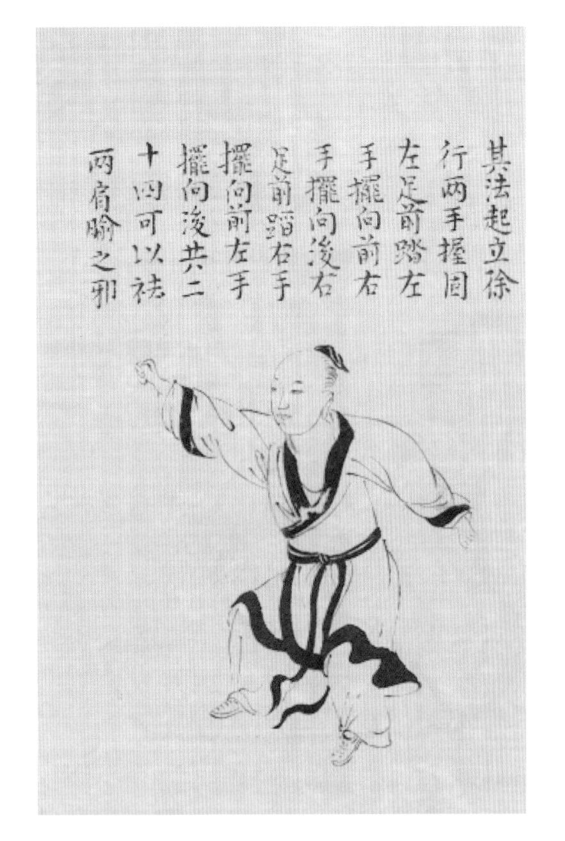

其法以两手一向前，一向后，如挽五石弓状，左右更做二十四，可以祛臂腋积邪。

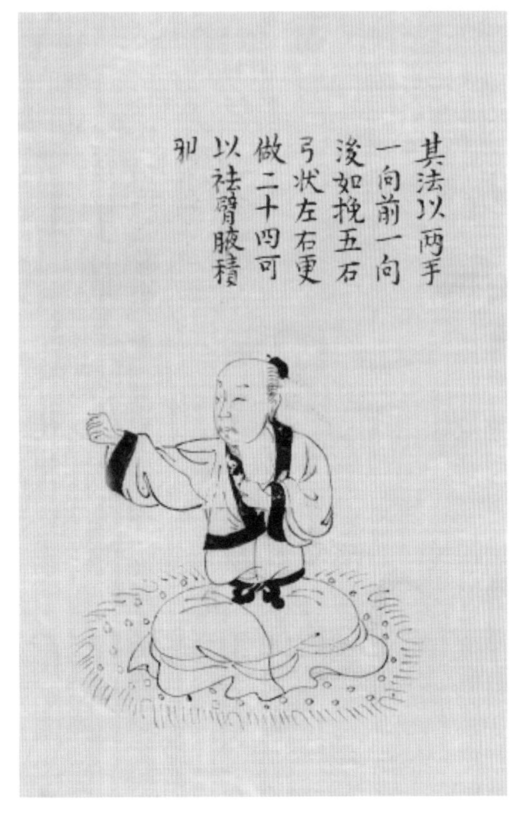

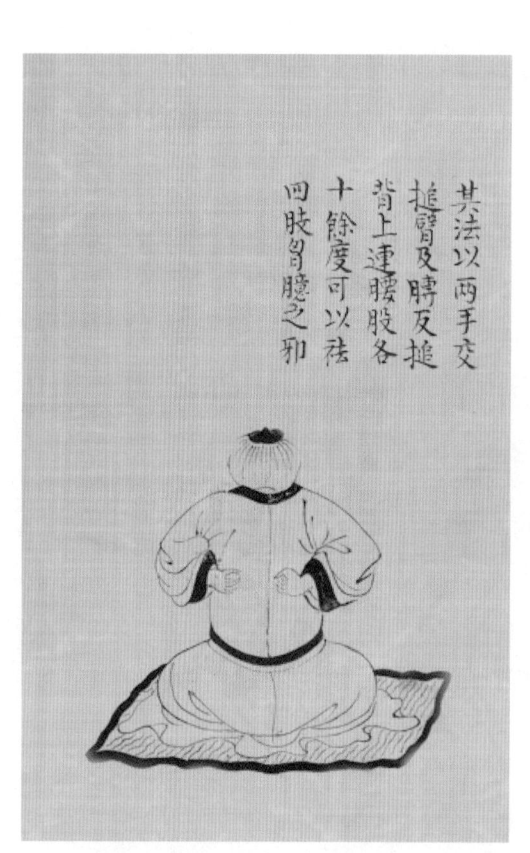

其法以两手交捶臂及膊，反捶背上连腰股，各十余度，可以祛四肢胸臆之邪。

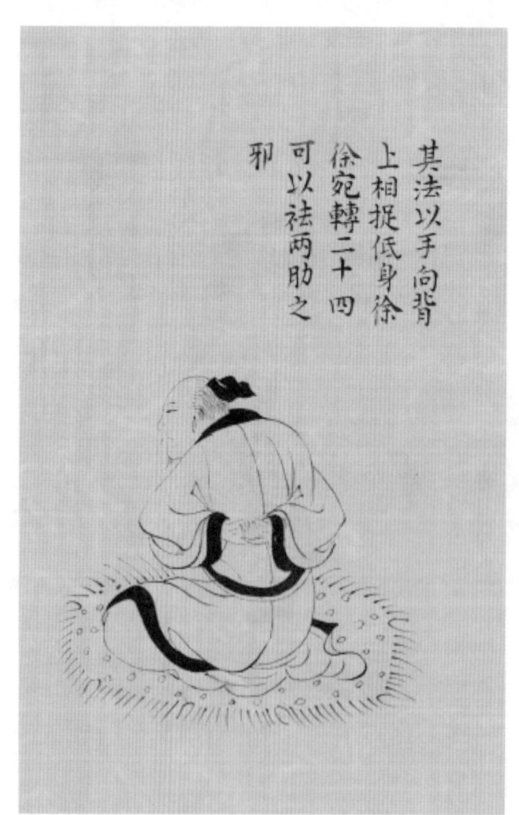

其法以手向背上相捉，低身徐徐宛转二十四，可以祛两肋之邪。

其法高坐，伸脚将两足扭向内，复扭向外，相磕二十四，可以祛两膝风湿之邪。

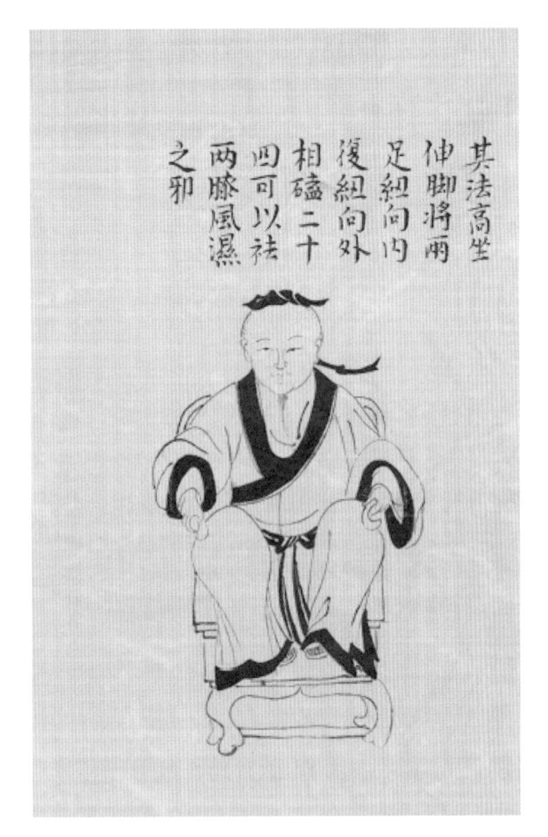

其法以足相扭而行，前进十数步，后退十数步，可以祛两足风湿之邪。

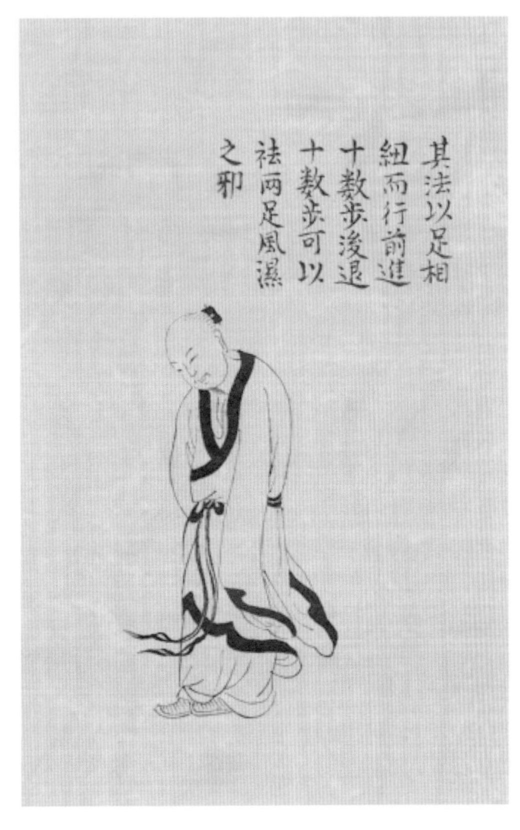

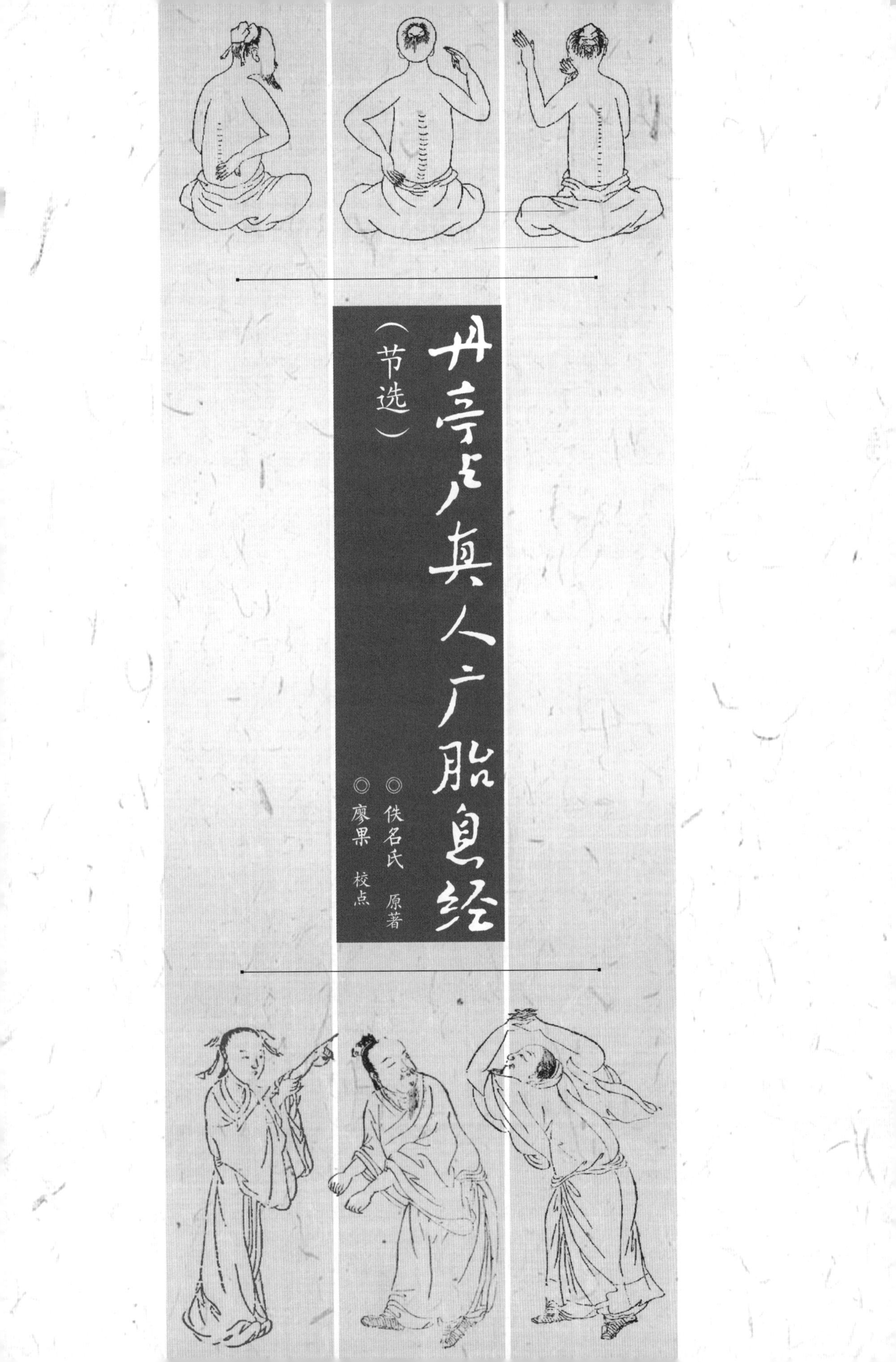

丹亭真人广胎息经

（节选）

◎佚名氏　原著
◎廖果　校点

内容提要

《丹亭卢真人广胎息经》十二卷，为道家养生著作。作者与撰年不详。卷一至卷四为“却病部”，主要介绍治疗各种病症的道家内炼之术及推拿按摩等法，包括却病部静功（卷一、卷二与卷三前）、却病部动功（卷三后）、却病部按摩（卷三末与卷四首）与却病部按推小儿（卷四后）。卷五至卷八为房中内容。卷九至十二为“了道部”，主要介绍道家内炼之术及戒规等，包括胎息诸真口诀（卷九）、诸真胎息了道口诀、诸真药物了道口诀（卷十）、诸真药物口诀、火候口诀、诸真鼎器口诀（卷十一）与诸真了道作用口诀、丹房节目诫谴（卷十二）等。全书以真人与养浩生二人问答为纲，较为全面地论述了道家内炼养生却病的理论与方法，有一定的学术参考价值。

今中华医学会上海分会图书馆珍藏有明抄本《丹亭卢真人广胎息法》十二卷，本次点校即以此本为底本。

目　录[1]

丹亭卢真人广胎息经卷之一

丹亭卢真人广胎息经卷之二

丹亭卢真人广胎息经卷之三

〔1〕目录：原书无总目录，卷之一、卷之二、卷之四、卷之十二各卷前有子目录，其他各卷无目录。现将原有各子目录移至卷首，无目录各卷则根据正文补出。卷之十二子目录与正文互有参差，均据正文调整，不一一出注。

丹亭卢真人广胎息经卷之四

丹亭卢真人广胎息经卷之九

丹亭卢真人广胎息经卷之十

丹亭卢真人广胎息经卷之十一

丹亭卢真人广胎息经卷之十二

丹亭卢真人广胎息经卷之一

却病部一　静功

总论第一

胎息真人于出寰之暇，危坐松石，瞑目定息，窥天地根。有间，乃顾谓诸弟子曰：吾观尔等辞荣绝利，或跋涉从予，或开关就学，岁月既深，不闻疑问，岂俱入忘言之乎！今夕庚月在天，迅湍满壑，诚剖晰玄玄之良夜也，尔等独无意乎？

座次有养浩生者，出座而立，稽颡涕泗而言曰：某不揣凡劣，欲窥妙阃者久矣，今蒙慈悯，俯度后学，敢悉愚衷而问焉。尝观自古真师，未得延年，先期却病，故魔不除，仙基难立，敢叩慈座，却病之方果何如法？

真人曰：善哉问也！汝小子乃能为未来众生发未曾有。溯观人之未生也，本天地之一气〔1〕。殆父母构精，胎斯立焉，受天地气足而始生。则人也者，本一气而已矣。故程子曰：天以阴阳五行化生万物，气以成形。且此气之在人，鼓舞动作、悲欢痛痒，莫不由之。于是亏此气则病，滞此气则痛，惟周流一身，则康宁福寿也。吾为子言之，知生此身者，不过气；则病此身者，亦不过气而已。欲治其病，先治其气。今医家以草根、树皮攻人疾苦，不过假此后天之气以调剂之、滋补之而已。且草根树皮其〔2〕辛、甘、咸、苦、酸之五味，不过〔3〕有寒、凉、温、热、平之五气，乃天地之偏气也，且能却疾；况人之气通于天地，得气之全也。况草木之性，寒热不同，用有不当，立能杀人。吾今即以其人之道，还治其人之身，所谓此般药物家家有者也。

养浩生曰：却病以气，今吾既得闻命矣；却治之际，独无其方乎？

真人曰：安得无之！子欲识气，先当识藏气之处。人居母腹，一呼一吸，常与母通。生而剪断脐带，一点真气落于脐间。脐居心下肾上，共八寸四分，中虚四寸二分，而真气之根又在四寸二分中之一寸二分焉。欲治疾者，皆从此起，此生药、长药之真去处也。

〔1〕气：原作“炁”，同“气”。

〔2〕其：疑为“有”字之误。

〔3〕不过：疑衍。

瘫痪第二

养浩生曰：设有瘫痪之疾，其治、其病所属云何？仰祈慈座分明剖晰，为后来众生作大方便。

真人曰：夫瘫痪始于中风，原其病皆由体气虚弱，荣卫失调，或为喜怒忧思悲惊所伤，或为酒色劳力所致，因而真气耗散，腠理不密，风邪乘虚而入。故起有麻木疼痛者，乃风湿也；有口眼歪斜者，乃风中经络也；有左身不遂、手足瘫痪者，乃血虚与死血也；有右身不遂、手足瘫痪者，乃气虚与湿痰也；有左右手足皆瘫痪者，乃气血大虚也；有手足瘫痪、口喎语涩等症者，乃血虚火盛也。大抵气、血乃一物，气行则血行，气旺则血旺。年至五十以上得此疾者，宜乃鼎器进气之术方见后“延年部”。其人自己兼用积气之方，以补其虚；行气之法，以导其滞，或一百日、或二百日，立能却诸苦恼，入快乐场。

养浩生曰：积气、行气之方云何？

真人曰：先令其人入室静坐或卧，存神脐间，入一寸三分。一呼一吸为一息，调呼吸三百六十息，然后住息，舌抵上腭，内气不出，外气不入，虽无呼吸，亦约定一呼一吸为一息。量气长短，得息多寡，必须默记。俟气稍急，神运其气，自尾间、夹脊上升泥丸，兼用鼻，以气提之，入口化为甘津后，放下舌，漱[1]之，分三口咽，如咽硬物，送入脐间，此名积气也。此为一遍，如是再起。每三遍后，仍闭息，运脐间所积之气，置之痛处或麻木处，左右旋绕，各三十六遍，或二十四遍，或十六遍，亦量长短，气急仍运气还脐，此名行气也。每积气三遍行气一遍，为一周，自用念珠暗记。每次行五十周或三十周，日行数次，百日自能复原。善用鼎器，其效更速。

虚痨第三

养浩生曰：瘫痪之外，莫甚于痨。其治云何？

真人曰：痨也者，劳也。久视伤神血，久卧伤脾气，久坐伤肉，久立伤骨，久行伤筋；或七情过多，或色欲越度，致令元气不足，心肾有亏，渐致真阳虚损，相火随旺。火旺则销烁真阳，为嗽，为痰，为喘，为热，为吐血、衄血，为盗汗、遗精；为上盛下虚，手脚心热，皮焦，午后怕寒，夜间发热或日夜不退，或嘈杂怔忡，呕哕烦躁[2]，胸腹作痛，饱闷作泻，痞块虚惊，面白唇红，头目晕眩，腰背酸痛，四肢困倦无力，小水赤涩，皆系阴虚火动，水不上行，火来下降，故有种种疾患，悉宜用积气

[1] 漱：原作“嗽”，据文义改。下同。
[2] 躁：原作“燥”，据文义改。下同。

之术。倘富足之家，虽年壮者亦宜用鼎器进气，或百日，或二百日，立能却诸苦恼，入快乐场。

养浩生曰：功夫与前异乎？

真人曰：瘫乃攻其客邪；痨乃补其不足，其法纯用文火。置病者于极静之处，滋味调理，饮食匀称，仍上奉祖师以摄其邪妄之心。令其人在静室中或坐或卧，存神脐内一寸三分。先调极微三百六十息毕，舌抵上腭，内气不出，外气不入，虽无呼吸，亦约定一呼一吸为一息。量气长短，得息多寡，必须默记。俟气稍急，神运其气，自尾闾、夹脊上升泥丸，兼用鼻，以气提之，入口化为甘津，漱之，分三口咽，如咽硬物，送入脐内，再调呼吸起，此系一遍。如胸中有痰，乃运脐间气自脐至胸，左右各运三十转，或二十转，或十六转，量气长短以为多寡，每积气三遍行气一遍。如咳急，则积气一遍行气一遍，俟其不嗽。自用念珠暗记遍数，逐日行之。但呼吸出入之际俱要微缓，心要闲静，此文火也。

养浩生曰：倘虚症而吐诸血，奈何？

真人曰：功夫与前稍异。但一切血症，皆属于热。阳盛阴虚，火载血上行，错经失血，故有吐血之症。初于行功时，先调文息三百六十息。每调十息，少停，咽气三口，皆如咽硬物，用意引入脐内，腹中辘辘然响，此虚火下行之验也。盖脐乃脾经，脾为五脏八脉之祖，内有八窍，能过诸络。火既不行，血自不失。直至真能不血，方行积气、行气功夫，使邪气酿为真气，各归本经，自尔痊愈。但行功每一遍毕，微呵气六口，后吸气一口，咽津入脐，此亦泄火添水之助也。

养浩生曰：倘虚症而麻木，奈何？

真人曰：功夫与前无异。但一切麻木，俱属气血两虚。行功每一遍毕，用两掌心擦令极热，遍身摸搓干沐浴之，令气脉得通，自尔快乐。

养浩生曰：倘虚症而遗精，奈何？

真人曰：功夫不过同前。但一切梦遗，俱系邪客于阴，神不守舍，故心有所感而后泄也。其泄有三：或少年气盛，鳏居蓄念，因感而泄，此泄如瓶之满溢也，此还轻易。或心家气虚，不能主宰，偶因本脏受热，阳气不收，此泄如瓶之侧出也，此为稍重。或脏腑亏弱，真元久斫，心不摄念，肾不摄精，此泄如瓶之罅而漏也，此为量重。俱于前诀之外，未行功前，或夜半阳生时，急须披衣端坐，将左手捉住玉茎，提气一百度。每气一提，谷道一撮，使淫欲之水不致下行，邪妄之火不能下迸，然后行功，永绝梦遗之患。今人居常梦遗，宜用回阳法。其法：每夜半子时分阳正兴时，仰卧瞑目，舌抵上腭，将腰拱起，用左手中指顶住尾闾穴，用右手大指顶住无名指根，拳着；又将两腿俱伸，两脚十指俱抠起，提气。每一口俱存想其气自尾闾、夹脊上升泥丸，慢慢下至中田，方将腰腿手脚从放下，不二三遍，阳即衰也。但凡世人于睡时阳多兴举，清晨便溺赤色，虽不梦遗，亦是走阳，即大便时亦能带出。惟行功使小便清愈，泉水方无走失，尔辈不可不知。

臌症第四

养浩生曰：虚痨之外，莫重于臌疾，其治云何？

真人曰：原夫臌症，皆因脾胃之气虚弱，不能运化，致使水谷聚而不散，故成臌也。或饮食失节，不能调养，则清气不降，浊气填满胸腹，湿热相蒸，遂成胀满。经曰：臌胀是也，中空无物，有似于鼓也。或怒气忧恼，郁而不伸，使邪气溢入旁经，日积月累，久成兹疾，皆为臌疾也。

养浩生曰：其法奈何？

真人曰：真气长而邪气自消。宜令病者密室静坐，瞑目，握固，存神脐内一寸三分。调武火三百六十息，每三十六息呼气六口，补气六口。调气，舌抵上腭，内气不出，外气不入，虽无呼吸，亦约定一呼一吸为一息。量气长短，得息多寡，必须默记。俟气稍急，神运其气，自尾闾、夹脊上升泥丸，兼用鼻，以气提之，入口化为甘津，分三口咽，如咽硬物，送入脐间。自用念珠暗记遍数，每次行五十遍或三十遍，日行数次。凡行功毕，俱宜用掌心摸腹百十次。一月之外，自尔快乐。若脐凸内硬，肚大而青筋，足背、手掌俱平者；或男从脚下肿上，女从头上肿下者，并难治之。

膈噎第五

养浩生曰：臌症之外，莫甚于膈，其治奈何？

真人曰：夫膈有数种，有气虚而膈者，有血虚而膈者，有食积而膈者，有脾泄而膈者，有因痰而膈者。皆系七情内伤，六淫外克，或醉饱饥饿失节，或房劳过度，则脾胃虚而受伤，转输不及，谷难运化，故阴自降而阳自升，乃成天地不交之否也。

养浩生曰：其治云何？

真人曰：夫天地不交，气通则交。惟积气，令脾元氤氲，化其余积；余积既化，气自上升，相为摩荡，自尔通泰。宜令病者密室静坐，瞑目，握固，调文火三十六息，咽气三口，用意坠下；又调武火三十六息，咽气三口，用意坠下。一文一武，周而复始，共三百六十息终。然后舌抵上腭，内气不出，外气不入，虽无呼吸，亦约定一呼一吸为一息。量气长短，得息多寡，必须默记。不俟气急，速运气上胸膈，左右运三十遍，或二十遍，或十六遍。毕，送气归脐，提上尾闾、夹脊，升泥丸，兼微用鼻，以气提入口，化为甘津，分三口咽，如咽硬物，送入脐内。此系一遍，暗用念珠记之。每次行五十遍或三十遍，日行数次，不过一月，自尔快乐。用鼎器，其效更速。

寒疾第六

养浩生曰：膈症之外，莫重于寒，其疾奈何？

真人曰：寒者，天地杀厉之气。因人于冬失于调理，此气入肌肤，伏乎荣卫，至春因温暖气逼而成疾，曰温疾；至夏因暑热之气逼而成疾，曰热疾，总之寒也。至于疫疠，稍有不同。盖春应温而反凉，夏应热而反冷，秋应凉而反热，冬应寒而反温，有此四时不正之气，故有氲疾。其法：俱于将起发寒作热，及头眩眼胀，腹闷胸饱，四肢作倦，即为寒疾将发时，速依法治之，汗出自尔快乐。

养浩生曰：其法云何？

真人曰：令病者厚着衣服，瞑目，握固，存神脐内一寸三分。武火调息三百六十息，每三十六息一呵，呵出口中热气，勿使上攻眼目。每呵毕，咽津补之。调毕，舌抵上腭，内气不出，外气不入，虽无呼吸，亦约定一呼一吸为一息。量气长短，得息多寡，必须默记。俟气稍急，神运其气，自尾闾、夹脊上升泥丸，兼用鼻，以气提之入口，化为甘津，漱之，分三口咽下，如咽硬物，送入脐间。再调呼吸起，如此五十遍或三十遍。毕，用两手擦面令极热，次两大指背擦两目，次用两大指背擦鼻两边，仍闭目，呵气三口，咽漱津液三口补之。行功既完，方搓热两手心，将身曲膝侧卧，将两热手紧抱阴囊，闭息而卧。皆用武火。所谓武火者，心神欲奋，呼吸欲猛，两齿紧咬，筋骨强立是也。如此行功，方得汗出，寒邪自去。如未大便，又有他法。

养浩生曰：如欲大便，又有何法？

真人曰：倘寒疾虽经出汗，然犹未便，即系寒邪有未净处，切不可乱餐饮食。可于行积气功夫一完时，便须住意中宫，闭息少顷，神运其气，自中宫至肾，即提至喉，又送下肾，如此数十次。凡下即用力咽，上即用力提。不六七遍，腹中自辘辘然响，自然便也。如此行持，自尔快乐。

痰症第七

养浩生曰：寒症之外，莫甚于痰，其治云何？

真人曰：痰乃秽浊之物。火痰黑色，老痰胶色，湿痰白色，寒痰清。其病亦自多端：或头晕目眩，耳鸣；或口眼蠕动，眉棱骨痛，耳轮俱痒；或四肢游风肿硬；或齿浮而痛痒；或噫气吞酸，心下嘈杂，或痛，或哕；或咽嗌不利，咯之不出，咽之不下，其痰似黑墨，如破絮、桃胶、蚬肉之状；或心下如停冰，心气冷痛；或梦奇怪之状；或足软腕酸；或腰肾[1]骨节卒痛；或四肢筋骨疼痛；或手足麻痹，臂痛，状如风

〔1〕肾：疑为“脊”字之误。

湿；或脊上一条，每日如红线起；或浑身习习如卧芒刺；或眼粘涩痔，口噤喉痹；或绕顶结核；或胸腹间如有一气结纽，噎塞烦闷；或喘嗽呕吐；或吐冷涎绿水、黑汗[1]甚，为肺痈疮毒，皆痰所致。依法行持，立跻快乐，尔其识之。

养浩生曰：其法云何？

真人曰：医书云，善治痰者，兼治气。且百病中多有兼痰者，世所不知也。宜令病者不拘早晚，安坐，瞑目，存神脐间一寸三分。调息，先文后武，三百六十息，每三十六息运胸间气一次。调毕，舌抵上腭，内气不出，外气不入，虽无呼吸，亦约定一呼一吸为一息。量气长短，得息多寡，必须默记。俟气稍急，神运其气，自尾闾、夹脊上贯泥丸，兼用鼻，以气提之，入口化为甘津，分三口咽，如咽硬物，送入脐中。三次后，如前法运胸间气一次，自用念珠暗记。每次行五十周或三十周，日行数次，百日之内自能复原。

养浩生曰：胸膈有痰，气胀痛者，何也？

真人曰：此痰与气相结也，如不速治，必有膈噎。依前法行持，自尔快乐。

养浩生曰：浑身有肿块者，何也？

真人曰：此系湿痰流注经络。大凡人骨髓患痛或作寒热者，皆是此症。依前法行持，自尔快乐。

养浩生曰：痰在胸膈间，痛而有声者，何也？

真人曰：此名痰饮，乃死血与痰相结而成。依前法行持，自尔快乐。

养浩生曰：人身上下结核不散者，何也？

真人曰：此痰块也。依前法行持，自尔快乐。

养浩生曰：咳嗽吐黄痰者，何也？

真人曰：此脾胃有热也。依前法行持，自尔快乐。

养浩生曰：咯吐黑痰成块者，何也？

真人曰：此劳伤心肾也。依前法行持，自尔快乐。

养浩生曰：痰症之中，又有咳嗽、哮吼、喘急，其治亦与此同乎？

真人曰：治法稍异。但痰而无声者，用武火；痰而有声者，用文火。如喘急不能行积气功夫者，宜令其人以舌抵上腭，取华池神水漱满口吞下，用意坠至下田，送出大便[2]，速吞十数口。少停，又吞。清晨仍空心服童便二三瓯，自然水润火降，气息宁贴[3]，方行前功，补完精气，永绝痰火之症。按：咳嗽之患，四季不同。春是上升之气，夏是火炎上，秋是湿热伤肺，冬是风寒外来，各因时而文武之。喘者，因火所郁，痰在脾胃；哮吼，乃肺窍中有痰气也，宜用后法坠之，自尔快乐。

〔1〕汗：疑为“汁”字之误。

〔2〕大便：此为肛门之意。

〔3〕贴：原作“帖”，据文义改。

脾胃第八

养浩生曰：痰喘之外，莫甚于脾胃，其治云何？

真人曰：夫脾者，五脏八脉之总关也。居常薄滋味、节饮食，则气得周流，下身顺畅；居常滋味过厚、饮食过多，则填塞脾间，传送不及，故壅滞而成病。久则作痞，胀痛难消，故恶心不食，嗳气作酸，下泄臭屁，或腹痛吐泻，重则发热头痛，皆由伤于食也。

养浩生曰：其法云何？

真人曰：气盛则脾盛，脾盛则诸脏宣通，食气自消。宜令患者入室静坐，瞑目，握固，存神脐内一寸三分。调武火三百六十息，每三十六息补气一口、呼气一口，先呼后补。调毕，舌抵上腭，内气不出，外气不入，虽无呼吸，亦约定一呼一吸为一息。量气长短，得息多寡，必须默记。俟气稍急，神运其气，自尾间、夹脊上贯泥丸，兼用鼻[1]，以气提之，入口漱为甘津，分三口咽，如咽硬物，送入脐中。如此数次，自然打嗳。凡嗳时，仍用口呼气三口，补气三口。自用念珠暗记，每行五十周或三十周，日行数次。轻则目下立愈，痞疾之类一月复原。

养浩生曰：饮食不思、痞闷者，何也？

真人曰：乃胃寒也。依前法行持，自尔快乐。

养浩生曰：饮食不化、饱者，何也？

真人曰：脾虚也。依前法行持，自尔快乐。

养浩生曰：饮食自多者，何也？

真人曰：乃胃间伏火也。依前行持，自尔快乐。

痔疾第九

养浩生曰：疮疾之内，莫甚于痔，其治云何？

真人曰：肠热为痔。凡人九窍中但有小肉突起，皆曰痔，不特于肛门边为然。医家分痔为五种，乃牝、牡、脉、肠、气是也。牡痔者，肛门边发露肉珠，状如鼠奶，时时滴溃脓血；牝痔者，肛门边生疮肿突出，一日数枚，脓溃即散是也；脉痔者，肠口颗颗发瘰，且痛且痒，血出淋漓；肠痔者，肛门内结核有血，寒热往来，发溷脱肛；气痔者，遇怒则发，肛门肿痛，气散则愈。又有酒痔，每遇饮酒发动，疮即肿痛而流血；血痔者，遇大便则血出而不止也，久而不治，必穿为漏。

养浩生曰：其法云何？

---

〔1〕鼻：原脱，据上文补。

祖真人曰：此疾盖因邪热之火下降，而与气凝结。治夫此者，宜提邪火，化为真气。宜令病者密室静坐，慎喜怒，薄滋味及五辛、煿炙、酒药诸物。然后随令其人安神脐内一寸三分，调文火三百六十息，每三十六息撮谷道提气六口，随呼出其气三口，补气三口。调毕，舌抵上腭，内气不出，外气不入，虽无呼吸，亦约定一呼一吸为一息。量气长短，得息多寡，必须默记。俟气稍急，仍撮谷道提气三口，干咽气一口。神运其气，自尾闾、夹脊上升泥丸，兼用鼻，以气提之，入口化为甘津，分三口咽，如咽硬物，送入脐中。自用念珠暗记遍数，每行五十周或三十周，日行数次，或十日，或半月，令其病者自尔快乐。

种子第十

养浩生曰：时俗之人艰于子嗣，其治云何？

真人曰：种子之法，亦不过一气，故气合则成胎气，不合则不成胎气。虽合焉，间有其人精气衰弱，故虽生而亦不育，虽育而亦不长，虽长而亦多疾病。经云：顺则成人，逆则成丹。老子云：凡人生多疾病者，是风日之子；生而早死者，是晦日之子；在胎而伤者，是朔日之子；生而母子俱死者，是雷霆霹雳日之子。能行步、有知而死者，是下旬之子；失血死者，是月水尽之子，又是月蚀之子；结胎不成者，是弦望之子。命不长者，是大醉之子；不痴必狂者，是大劳之子。生而不成者，是平晓之子；意多恐悸者，是日出之子；好为盗贼贪欲者，是禺中之子；性行不良者，是日中之子；命能不全者，是日映之子；好诈及妄者，是晡时之子；不喑必聋者，是人定之子。天地闭气不通，其子死。夜半合阴阳，生子上寿、贤明；夜半后合会，生子中寿、聪明智慧；鸡鸣合会，生子下寿、克父母，此乃天地之常理也。今人或因无嗣，广置侍妾，以致真阳之气损，因过于交合，胎愈不成；或服热药过多，烧竭真气，枯渣之质，胎亦不成，悲哉！求嗣首于寡欲，寡欲则相火伏而君火用事，精壮气盛，更选经调脉和之女，一交必成胎也，螽斯之首，此其宜焉。

养浩生曰：其法云何？

真人曰：首宜培根。培根者，培气也，气为人之根本。宜令其人择日入室，选定滋味，绝欲除焚[1]，安神脐内一寸三分。调文火三百六十息，每三十六息咽气六口，日行四遍，得气二十四口。如此三日，共得气七十二口。三日之后，方调息起，亦三百六十息，每三十六息咽气三口。调毕，舌抵上腭，内气不出，外气不入，虽无呼吸，亦约定一呼一吸为一息。量气长短，得息多寡，必须默记。俟气稍急，神运其气，自尾闾、夹脊上升泥丸，兼用鼻，以气提之，入口化为甘津，分三口咽，如咽硬物，送入脐间。自用念珠暗记，每行五十周或三十周，日行数次。百日后方用调经如法之鼎，一交即生男聪慧寿康，永得快乐。

〔1〕焚：原作“棼”，据文义改。下同。

养浩生曰：交感有候乎？

真人曰：有，大约用妇人经水净时。经有两日半净者，有三日净者，亦有血旺之女六七日始净者，不可拘定。但用洁白绵或帛，夹之宝田户内，取而目之，金色者，乃佳期也；鲜红者，未净不洁也；浅淡者，太过也。如金色，乃新红已生，于此交合，再无不成。若先期而交，则金水太盛，子宫淤塞，无受精之处；后期而交，则子宫已闭，施精亦无门而入。又云：单日成男，双日成女，四日已后不成矣。施精要子时后方可。

养浩生曰：今种子家有霿、霴、霒、靇、霔、霠六诀者，何也？

真人曰：此诀虽善，但元阳之泄，疾若奔马，安可使之停止。且精在身中，本属一气，泄而为精，已有形也，如勉强收入，后泄倍于寻常，是使至阳之气，变为驳杂之物，安可种子！说如欲泄不泄，轻则为淋，重则为毒，所谓“火发必克”者是也，安可从之？

养浩生曰：又有转女成男之法，其意何居乎？

真人曰：此皆意外之奇谭，不可以常理测者也。其术亦不一，或传东南桃作斧柄，置孕妇床下，刃向上，勿令人见，则男胎可成者；或传弓弦系腰，百日内可转女成男者；或传雄鸡长尾，插二茎于床下，亦转女成男者；或有佩雄黄者，盖即古佩宜男萱草之遗法也。扩而论之，人之阳气旺成男，阳气衰成女，此理甚明。设衰弱之人，总佩仙草，何济于事！

疟症第十一

养浩生曰：种子之外，疾莫甚于疟，其治何也？

真人曰：疟也者，外感风寒暑湿，内伤饮食劳倦，或饥饱色欲过度，以致脾气不和，痰留中脘，夫无痰不能成疟。疟将来时，呵欠，怕寒，手足皆冷，发寒作战，大热口渴，头痛，腰胯骨节酸疼。或先寒后热，或先热后寒，或单寒单热，或寒多热少，或热多寒少。一日一发者，受病浅也；间日一发者，与二日连发、三日一发者，皆受病深也。俗用截疟诸法。截者，止也，谓止之而不发也。如火在草上，去火则草不焚，如强以物压之，必作他患，宁可截之乎。

养浩生曰：其法奈何？

真人曰：宜先养正气，而客邪自去。宜令病者于未发之先，密室静坐，重衣厚服，着令极暖，方瞑目，握固，存神脐间。调武火三百六十息，每三十六息一咽。调毕，舌抵上腭，内气不出，外气不入，虽无呼吸，亦约定一呼一吸为一息。量气长短，得息多寡，必须默记。俟气稍急，神运其气，自尾闾、夹脊上升泥丸，兼用鼻，以气提之，入口化为甘津，分三口咽，如硬物咽之，送入脐中。自用念珠暗记。每行五十周或三十周毕，便以两掌搓热极，抱住阴囊，侧身闭息而卧。日行数次，不二三日，自尔快乐。但呼吸出入之间，俱要武火，务令汗出，使邪气从十万八千毛孔出，方为的诀。

养浩生曰：或有成疟母者，何也？

真人曰：元气衰惫，则成疟母；或当发疟日，不择生冷、荤腥，停食在腹，皆能成之，治法不过如前。但凡疟症，增寒者宜用火观法，增热者宜用水观法。

养浩生曰：敢问何谓水、火观法？

真人曰：凡行水观法，先令病者行前功外，便如前瞑目，不必舌抵上腭，定息，移神涌泉穴中，存此穴内有一径寸水，少顷流出，浸足清凉，如冰洞心彻骨。少顷，又浸至膝，以至浸胸、浸顶，及六合上下皆化为水，并无此身。呼吸之间，觉有外气，一二日热症自退。其火观法亦复如是。此法不止治疟，一切寒热，均可治之。

痢症第十二

养浩生曰：疟症之外，莫甚于痢，其治奈何？

真人曰：痢也者，皆因脾胃失调，饮食停滞，积于肠胃之间；多是夏月暑湿伤脾，平日则大肠积热，故作斯疾。初起之时，肚腹疼痛，大便里急后重，小水短赤不长，便为痢疾。

养浩生曰：其法奈何？

真人曰：其法大抵宜调元气，元气足而暑湿、肠热自除。宜令病者密室静坐，瞑目，握固，存神脐内一寸三分。调文息三十六度，咽气一口，三文一武，足三百六十息。毕，舌抵上腭，内气不出，外气不入，虽无呼吸，亦约定一呼一吸为一息。量气长短，得息多寡，必须默记。俟气稍急，神运其气，自尾闾、夹脊上升泥丸，兼用鼻，以气提之，入口化为甘津，漱之，分三口咽，如咽硬物，送入脐间。自用念珠暗记遍数。未行此法之先，令其人瞑目，握固，极力提气五十口，方行前功。如此或五十遍，或三十遍，逐日行数次，不必半月，自尔快乐。

养浩生曰：疾有不同者，何也？

真人曰：大抵痢疾均属脾胃。有噤口者，乃脾虚、脾热也；痢如绿豆〔1〕汁者，乃湿气伤脾也；痢作痛者，乃热流下而伤脾也；虚坐努力者，乃血虚而脾无力也。一依前法行持，自尔快乐。

呃逆嗳气第十三

养浩生曰：呃逆、嗳气之症有以异乎？

〔1〕绿豆：原作“菉豆”，同“绿豆”。

真人曰：异。呃逆乃胃火上冲而逆随口应，又有自脐下上直出于口者，乃阴火上冲也，俗名打呃是也。若夫嗳气者，乃胸膈之气上升也，有胃中有火而嗳者，有胃中有痰而嗳，有胃中有寒而嗳者。总而言之，法当理气，气理则呃逆、嗳气之症均可除也。

养浩生曰：其法奈何?

真人曰：凡有此般疾症，皆系邪气逆行者，宜降邪气，次宜积真气。真气既积，则五脏之气各自归守，自然其疾如同冰解。先令病者密室静坐，瞑目，握固，存神脐内一寸三分。调文火，每三十六息一咽，如咽极硬之物，用意坠下至于下田，如巨石沉海之状。如此三百六十息毕，舌抵上腭，内气不出，外气不入，虽无呼吸，亦约定一呼一吸为一息。量气长短，得息多寡，必须默记。俟气稍急，神运其气，自尾闾、夹脊上升泥丸，兼用鼻，以气提之，入口化为甘津，漱之，分三口咽，如咽硬物，送入脐中。自用念珠暗记遍数。如此或五十遍，或三十遍，日行数次，自尔快乐，不必半月。

吞酸第十四

养浩生曰：吞酸之症，有以异乎?

真人曰：异。有吞酸，有吐酸。吞酸者，乃酸水刺心也；吐酸者，乃吐出酸水也。俱饮食入胃，脾虚不能运化，郁积已久，湿中生火，湿热相蒸，故相蒸而作酸也。一依前法治之，自尔快乐。

嘈[1]杂第十五

养浩生曰：嘈杂之症，有以异乎?

真人曰：异。夫嘈杂者，俗谓之心嘈也。其疾有三：有因胃中痰为火动而嘈者，有因心血少而嘈者，有因食郁而嘈者，俱宜先降邪气。邪气既降，则火自然清，气自然平而气降也，疾宁不痊乎？一依前法治之，无不快乐者。

怔忡第十六

养浩生曰：或有其人，无事怏怏若奋、若怒，此属何症?

〔1〕嘈：原作“鐀”，同音字误，据文义改。下同。

真人曰：此七情不平而生客气也。夫气之在人身，宜周流顺适，不宜击发扼逆。若七情内攻，过于喜则气散，过于怒则气逆，过于忧则气陷，过于思则气结，过于悲则气消，过于恐则气怯，过于惊则气耗。若六感外淫[1]，风伤[2]则为疼痛，寒伤气则战深，暑伤气则为热闷，湿伤气则肿满，燥伤气则为闭结。大抵一身之中气为之主，若内气有余，客邪中伐，不觉奋怒，久而不治，侵胸则为膈，侵腹则为臌也。

养浩生曰：其法奈何？

真人曰：内气乃无形无迹之物。欲调内气，先调呼吸。盖呼吸者，标也；神气者，本也。治其标而本自宁。宜令患者密室静坐，平心和气，瞑目，握固，存神脐间一寸三分。调文火，每三十六息，不必舌抵、住息，放却四大，存此神充满虚空。气稍急，从新又调。俟三百六十息毕，方舌抵上腭，内气不出，外气不入，虽无呼吸，亦约定一呼一吸为一息。量气长短，得息多寡，必须默记。俟气稍急，神运其气，自尾闾、夹脊上升泥丸，兼用鼻，以气提之，入口化为甘津，漱之，分三口咽，如咽硬物，送入脐间。自用念珠暗记遍数。或五十遍，或三十遍，日行数次，不必半月，自尔快乐。

积聚第十七

养浩生曰：尝观今人，又有积聚者，其病云何？

真人曰：医家有“五积六聚”。五积者，五脏所积也；六聚者，六腑所聚也。积有常形，乃血结所成，血故有形也；聚无定位，乃气结所成，气故无形也。又有积块，乃痰与食积、死血所成也，大约中为痰块，左为血块，右为食积，不可不知也。

养浩生曰：其治奈何？

真人曰：治法与痰疾颇同，但此疾三运气而一积气。朝暮行之，不必一月，自尔快乐。

疸症第十八

养浩生曰：积聚之外，莫甚于疸，其疾奈何？

真人曰：夫疸有黄汗，有黄疸，有酒疸，有谷疸，有女劳疸。其名虽有五，俱是脾胃水谷湿热相蒸，故尔腹胸饱闷，面目俱黄，小水短赤如皂荚汁者，就如盦曲相似，故湿热而生黄也。用功到小水清白时，其疾即愈也。

---

〔1〕六感外淫：原文如此，疑为“外感六淫”之倒。

〔2〕伤：此后疑脱“气”字。

养浩生曰：其治奈何?

真人曰：宜令病者密室静坐，瞑目，握固，存神脐内一寸三分。调文火三百六十息，每三十六息呼气三口，补气三口。调毕，舌抵上腭，内气不出，外气不入，虽无呼吸，亦约定一呼一吸为一息。量气长短，得息多寡，必须默记。俟气稍急，神运其气，自尾闾、夹脊上升泥丸，微用鼻，以气提之，入口化为甘津，漱之，分三口咽，如咽硬物，送入脐间。自用念珠暗记遍数。或五十遍，或三十遍，日行数次，或半月，或二十日，自尔快乐。

霍乱第十九

养浩生曰：常见世人有霍乱之疾者，何也?

真人曰：夫霍乱者，有湿乱，有干乱。此症皆由内伤生冷，外感风寒暑湿而成霍乱。其疾忽然心腹疼痛，或上吐，或下泻，或吐泻齐作，搅乱不安，四肢厥冷，六脉沉欲绝，此名温霍乱，俗名为虎狼病是也。因风则怕风、有汗，因寒则怕寒、无汗，因暑则烦躁、热闷，因湿则身体重着，因食则胸膈饱闷。若吐泻烦渴不止，厥冷痛甚，转筋入腹者，死。此疾夏月因伏暑热，霍乱吐泻者甚多。其干霍乱者，忽然心腹搅痛，手足厥冷，六脉沉细，欲吐不得吐，欲泻不得泻，阴阳乖隔，升降不通，俗名之为搅肠痧也，此为难治。若吐泻不出，胸腹胀硬，面白唇青，手足冷过肘膝，六脉伏绝，气息喘急，舌干囊缩者，死症也。

养浩生曰：其治奈何?

真人曰：此二种疾出于仓卒，急用功为难。如素有此疾者，或疾将起之时，速令病者密室静坐，瞑目，握固，存神脐间一寸三分。细细调息，切勿气息粗索，动其病处，如此调三百六十息，每三十息轻轻呼出三口，微微补气三口。调毕，舌抵上腭，内气不出，外气不入，虽无呼吸，亦约定一呼一吸为一息。量气长短，得息多寡，必须默记。俟气稍急，神运其气，自尾闾、夹脊上升泥丸，兼用鼻，轻以气提之，入口化为甘津，嗽之，分三口咽，如咽硬物，送入脐间。自用念珠暗记遍数。或五十遍数，或三十遍数，顷刻之间，自尔快乐。如此功不能行，则止令病者存神脐间，住息，定气。气急，调息又为。使其脏腑安静，脉络各定，自然快乐。

呕吐第二十

养浩生曰：或有其人，本无疾病，忽然之间常作呕吐者，其病何也?

真人曰：吐有数种，总皆胃气受伤。故有呕哕清水冷涎者，是寒吐也；有烦渴而呕哕者，是热吐也；有呕哕痰者，是痰火也；有饱闷作酸呕吐者，是停食也，均属胃气病也。久而不治，必成翻胃。

养浩生曰：其治奈何？

真人曰：胃者，脾之门户；脾者，胃之根本也。如胃气受伤，脾气必绝，脾气绝而人能生乎？如脾气坚固，胃气必强，胃气强而病能生乎？此疾首降下胃气，方可积气归脾。宜令病者密室静坐，瞑目，握固，存神脐内一寸三分。先调文息三十六度，呼气三口，补气三口。于补气时极力咽下，如咽最硬之物，坠至下田，方又调武息三十六度，如前呼、补。三百六十息毕，方舌抵上腭，内气不出，外气不入，虽无呼吸，亦约定一呼一吸为一息。量气长短，得息多寡，必须默记。俟气稍急，神运其气，自尾闾、夹脊上升泥丸，兼用鼻，以气提之，入口化为甘津，漱之，分三口咽，如咽硬物，送入脐间。自用念珠暗记遍数。或五十遍，或三十遍，日行数次，或半月，或廿日，病根除，真气实，永尔快乐。

头痛第二十一

养浩生曰：今人多有头痛之疾，其病何也？

真人曰：头为诸阳之首，其痛有各经之不同。有气虚而头痛者，耳鸣、九窍不利也；有湿热而头痛者，头重如石，属湿也。肥人头痛者，多是气虚、湿痰也；瘦人头痛者，多是血虚、痰火也。遇风寒，恶心呕吐头痛者，乃头风也。凡头痛偏左者，属风与血虚也；偏右者，属痰与气虚也；左右俱痛者，气血而虚也。头旋眼黑恶心者，痰厥头痛也；偏正头痛者，风气上攻也；颈项强痛者，风邪所干也；眉棱骨痛者，风热并痰也；头痛而起核块者，名雷头风也。真头痛乃脑尽而痛，为不可治；其痛时手足冷至节者，不治之也。

养浩生曰：其治云何？

真人曰：大抵头为众阳聚会之所，痛者均是客邪不能下降，真气不能上达，故作疼痛。宜令其人密室静坐，瞑目，握固，存神脐间一寸三分。调文火三百六十息，每三十六息咽气一口，如咽硬物，直坠至下田。调毕，舌抵上腭，内气不出，外气不入，虽无呼吸，亦约一呼一吸为一息。量气长短，得息多寡，必须默记。俟气稍急，神运其气，自尾闾、夹脊上升泥丸，兼用鼻，以气提之，入口化为甘津，漱之，分三口咽，如咽硬物，送入脐间。自用念珠暗记遍数。或五十遍，或三十遍，日行数次，或二十日，或三十日，自尔快乐。盖气也、血也、风也、痛也、火也、湿也，均统于气。气既下行，则诸邪皆随之而下降，故先用咽降之法。气既降，不更积其气，则此下之物必不坚固，故后必积此真气以充满之、坚固之而已，此祛头痛之全法也。

耳聋第二十二

养浩生曰：今人多有耳聋之疾者，何也?

真人曰：耳乃肾之外窍，肾气虚则耳聋或耳鸣。各有所感：左耳聋者，忿怒动君火也；右耳聋者，色欲动相火也；两耳俱聋者，厚味动胃火也；两耳肿痛者，肾经有风热也；出脓亦系风热。有气闭耳聋者，气通则已。

养浩生曰：其治奈何?

真人曰：大抵五脏之病，莫先补气，肾犹亟焉。积气倘久，气自生液，液自归肾，肾经既旺，耳自通明。宜令病者密室静坐，瞑目，握固，存神脐间一寸三分。调文火三个三十六息，方调武火一个三十六息，如此排匀。调毕，舌抵上腭，内气不出，外气不入，虽无呼吸，亦约定一呼一吸为一息。量气长短，得息多寡，必须默记。俟气稍急，神运其气，自尾闾、夹脊上升泥丸，兼用鼻，以气提之，入口化为甘津，漱之，分三口咽，如咽硬物，送入脐中。自用念珠暗记。或三十遍，或二十遍。毕，即用两手抱头掩耳，用中、食二指轮击脑后百数，方咽干气五口或七口，极力用意，坠至下田。日行数次，不必一月，自尔快乐。

丹亭卢真人广胎息经卷之二

却病部二　静功

舌病第二十三

养浩生曰：尝闻舌乃心苗，今人或舌强、舌疮，其疾云何？

真人曰：以部位言之，五脏皆有所属；以症候言之，五脏皆有所主。如口舌肿痛，或状如无皮，或发热作渴，为中气虚热。若眼如烟触，体倦少食，或午后益甚，为阴血虚热。若咽痛舌疮，口干，足热，日晡益甚，为肾经虚火。若四肢厥冷，恶寒饮食，或痰盛，目赤，为命门火衰。若发热作渴饮冷，便闭，为肠胃实火。若发热恶寒，口干喜汤，食少，身体作倦，为脾经虚热。若舌作强，腮颊肿，为脾经湿热。若痰盛作渴，口舌肿痛，为上焦有热。若思虑过度，口舌生疮，咽喉不利，为脾经血伤火动。若恚怒过度，作寒发热而舌肿痛，为肝经血伤火动。今人见有舌症者，即执之为心火，是未闻上项疾症者也。舌之下有两穴：一名金津，一名玉液，此津液所生之门户，医家名为濂泉穴是也。

养浩生曰：其法云何？

真人曰：此数端疾，皆属内热，因水不能润火，故火益炽而水益枯。法当积气。积气既久，自能生水，水盛则火衰，心火不燥，舌病何生！宜令病者密室静坐，瞑目，握固，调文火三百六十度。每三十六度一呵，一补，一咽，一漱。调毕，舌抵上腭，内气不出，外气不入，虽无呼吸，亦约定一呼一吸为一息。量气长短，得息多寡，惟欲增息，不欲减息，皆系自然而非矫强，必须默记。候气稍急，神运其气，自尾闾、夹脊上升泥丸，兼用鼻，以气提之，入口化为甘津，分三口咽，如咽硬物，送入脐中。自用念珠暗记遍数。或五十遍，或三十遍，日行数次，不四五日，自尔快乐。

养浩生曰：或有口舌生疮，咽喉肿痛，燥渴便闭者，何也？

真人曰：此三焦实火也。宜先呵气不出声，直候口中微生凉液，便漱咽之。行此功一日或半日，再依前行功，自尔快乐。

养浩生曰：或口舌生疮，发热恶寒，劳则体倦，不思饮食者，何也？

真人曰：此中焦虚火也。宜先依前积气补虚，略带呵气泄火，自尔快乐。

养浩生曰：或口舌生疮，惟喜饮汤不食者，何也？

真人曰：此胃气虚，不能化生津液也。止依前法积气，气盛则胃实，自无此患。

养浩生曰：或口舌生疮，饮食少思，大便不实者，何也？

真人曰：此中气虚也。止依前法积气，气生真液，可无此患。

养浩生曰：或口舌生疮糜[1]烂，晡时内热者，何也？

真人曰：此血虚有火也。但能清心定虑，行前补气功夫，自尔快乐。

养浩生曰：或口舌生疮，食少便滑，面黄肢冷者，何也？

真人曰：此火盛土虚也。亦宜积气。气盛则脾旺，脾旺则此等症候自能蠲除。

养浩生曰：或口舌生疮，日晡发热作渴，唾痰，小便频数者，何也？

真人曰：此肾水亏损，下焦阴火也。亦宜积气。气旺则真水日增，邪火日减，其渴、唾痰自尔痊好。

养浩生曰：或口舌生疮，口臭，牙龈赤烂，腿膝痿软及口咸者，何也？

真人曰：此肾经虚热也。大抵此症口苦者，心热也；口淡者，脾热也；口辣者，肺热也；口咸者，肾热也；口酸者，肝热也。吞酸与口酸不同。吞酸者，吞哇或酸；口酸者，不吞吐而时觉其酸也。凡有此数症，各随六字一泄一补，后行积气功夫，自尔快乐。

齿症第二十四

养浩生曰：牙者，人之关键也。间有痛者，其疾云何？

真人曰：齿痛虽病根不一，然齿者骨之余，骨则肾所主，大约以培肾为首务。气增则肾旺，自然之理也。其疾虽有因胃火而痛者，有因风热而痛者。如开口呷风则痛甚者，此肠胃中有风邪也；开口则臭气不可闻者，此肠胃中有积热也；遇食而痛者，此肠胃中有湿热也；牙龈宣露者，此胃中有客热也；齿摇动者，肾元虚也。今人每一牙痛，或用药熏，或用药擦，或用药漱，或用药点，非不能奏俄顷之效，然终非自本自根之法也。

养浩生曰：其治奈何？

真人曰：先宜泄其余，随泄随补，使元气日固，正如种植，下加浇灌，上加修葺，自然患除。宜令患者密室静坐，瞑目，握固，存神脐间一寸三分。调文息三百六十度，每十息三呵、三补。调毕，舌抵上腭，内气不出，外气不入，虽无呼吸，亦约定一呼一吸为一息。量气长短，得息多寡，惟欲增息，不欲减息，皆系自然而非矫强，必须默记。俟气稍急，神运其气，自尾闾、夹脊上升泥丸，兼用鼻，以气提之，入口化为甘津，漱之，分三口咽，如咽硬物，送入脐间。毕，仍呵气三口，补气三口。自用念珠暗记遍数。或五十遍，或三十遍，日行数次，或半月，或二十日，自尔快乐。

〔1〕糜：原作“縻”，据文义改。

目病第二十五

养浩生曰：人之有目，所以明了事物也。设有疾症，果有别乎？

真人曰：有别。夫目为五脏之精华，一身之宝鉴也，故视五脏以分五轮，借八卦以名八廓。五轮者，肝属木，曰风轮，在眼为乌睛；心属火，曰火轮，在眼为二眦；脾属土，曰肉轮，在眼为上下胞；肺属金，曰气轮，在眼为白睛；肾属水，曰水轮，在眼为瞳子。至若八廓，无位有名，肝之腑为天廓，膀胱之腑为地廓，命门之腑为水廓，小肠之腑为火廓，肾之腑为风廓，脾之腑为雷廓，大肠之腑为山廓，三焦之腑为泽廓。此虽为眼目之根本，而面为包络，或因五脏蕴藏风热，或因七情郁结胞臆，以致上攻眼目，各随五脏所属而为之病。或肿赤而痛，或羞明怕日，或瘾涩难开，或云翳，或内障，或白膜遮睛，其症七十有二焉。

养浩生曰：治法奈何？

真人曰：症虽七十有二，不过主于五脏。五脏之中，气为之主，唯宜积气消心可也。故念念归中，则上者必下；气气归根，则郁者必消。以致气海盈满，必传达五脏六腑，五脏六腑之气既满，则风邪热毒安能少存？正如太阳当天，群阴消散也。故惟此一气，风可驱散，热可清凉，气结者可调顺，翳者可祛除，肿痛者可消，赤烂者可退。除老者日用哲器外，凡遇中年得此疾者，宜令其人密室静坐，瞑目，握固，存神脐间一寸三分。调文息三百六十度，每十息嘘气三口，补气一口。调毕，舌抵上腭，内气不出，外气不入，虽无呼吸，亦约定一呼一吸为一息。量气长短，得息多寡，惟欲增息，不欲减息，皆系自然而非矫强，必须默记。俟气稍急，神运其气，自尾闾、夹脊上升泥丸，兼用鼻，以气提之，入口化为甘津，分三口咽，如咽硬物，送入脐中。自用念珠暗记遍数。或五十遍，或三十遍，日行数次。行毕，用两大指背第二节擦热，熨眼数十次。擦毕，呵气三口，补气一口。或又令人擦两足涌泉穴，亦呵气一口，补气一口。轻者半月或廿日，重者或一月或百日，自尔痊愈。凡内障必至关窍开通，方得快乐。

养浩生曰：小眦赤，兼之红肉堆起者，何也？

真人曰：心经虚热也。惟宜积气补虚，虚既补而热自除，又复奚患！

养浩生曰：大眦赤，红肉堆起者，何也？

真人曰：心经实热也。先宜端坐，焚官香一炷，视香有灰，即吹之。如此吹三香，方照前行积气法，其疾自瘳。

养浩生曰：乌、白翳障者，何也？

真人曰：肝病也。宜先用嘘字导泄之，次照前积气，方得快乐。凡系五脏余，皆宜照此类推。如白珠红筋翳膜者，肺病也；上下睛胞如桃者，脾病也；迎风出泪，坐起生花者，肾病也。皆照前先用字引导，后用功补全。

养浩生曰：目赤而痛者，何也？

真人曰：乃肝经实热也。宜用嘘字先泄之，后方依前积气补全，方可痊愈。

养浩生曰：羞明怕日，何也？

真人曰：此脾实也，亦宜积气。脾实毕竟是邪气壅瘀真气真达，凡积之已久，真气贯彻，安有其邪？

养浩生曰：视物不真，何也？

真人曰：此脾虚也。宜依前积气，自尔快乐。

养浩生曰：攀睛胬[1]肉者，何也？

真人曰：此心热也。先宜呵字泄之，次宜积气补之，后宜擦热大指背熨。久久行之，自尔快乐。

养浩生曰：久病昏暗者，何也？

真人曰：此肾经真阳之气微也。如昏暗不欲视物，内障见黑花，瞳子散漫，乃血少、劳神及肾虚也。此外又有远视不能近视者，火盛而水亏也；又有近视不能远视者，水盛而火亏也。皆宜积气补全。如多年内障，视物有影者，必俟开通关窍，方得复明视物。全无影者，不治。

咽喉第二十六

养浩生曰：今人咽喉有病者，何也？

真人曰：大抵咽喉为出入之门，虽医家有风、痰、火三症，然其病源必本于火。盖火能炎上，一不安戢，则燥暴之势必冲喉关，凡受病之因也。故或咽喉生疮，或咽喉肿痛，或咽喉闭塞，或红肿结核胀满，或喉不能言语，俱是火势夹风杂痰使之然也。

养浩生曰：治法奈何？

真人曰：首宜泄去浮游之火，次宜降下壅瘀之火，然后内运真水灌溉之。宜令病者密室静坐，瞑目，握固，存神脐间一寸三分。调极文火三百六十息，每五息三呵一咽。可于咽时如咽硬物，兼用意坠下中宫。如此调毕，然后用舌抵住上腭，内气不出，外气不入，虽无呼吸，亦约定一呼一吸为一息。量气长短，以为多寡，惟欲增息，不欲减息，皆系自然而非矫强，必须默记遍数。俟气稍急，神运其气，自尾闾、夹脊上升泥丸，兼用鼻，以气提之，入口化为甘津，分三口咽，如咽硬物，送入脐中。自用念珠暗记遍数，或五十遍，或三十遍。半月或廿[2]日，日行数次，自尔快乐。

〔1〕胬：原作“努”，据文义改。

〔2〕廿：原作“念”，据文义改。下同。

结核第二十七

养浩生曰：人身中有结核之疾，果何疾也？

真人曰：结核之症，或生项侧，或在颈，或在臂，或在身；倘生而肿痛者，多在皮里膜外。原其病根，多是痰注不散，结而成核。又云：结核乃火气热甚，则郁结坚硬，如果中核也。又有一种梅核，因七情之气郁结内成，或因饮食之时触犯恼怒，遂有此症。其症结成痰核，或如梅核，或如破絮，在咽喉间咯而不出，咽之不下。或中脘痞满，气不舒畅；或痰涎壅盛，上气喘极；或因痰饮恶心，呕而且吐，皆结核之症患也。

养浩生曰：其法奈何？

真人曰：病根虽在痰，然而痰不自行，必载于气，治此痰者，先当治气。气既平顺，则痰自消而核自减。凡此痰摩之不痛、搔之不痒，是谓气死血枯，为不可作；凡生痛作痒者，可治。宜令患者密室静坐，瞑目，握固，存神脐内一寸三分。调二文一武火三百六十息。调毕，舌抵上腭，内气不出，外气不入，虽无呼吸，亦约定一呼一吸为一息。量气长短，得息多寡，惟欲增息，不欲减息，皆系自然而非矫强。俟气稍急，神运其气，自尾闾、夹脊上升泥丸，兼用鼻，以气提之，入口化为甘津，分三口咽，如硬物咽之，送入脐中。毕，方调呼吸十息。调毕，运脐间气行于核处，左旋三十六，右旋三十六。旋毕，送气归脐。旋时俱系闭息。如此又积气。大约首尾积气而中运气为一遍，自用念珠暗记遍数。以每次行三十遍或二十遍为率，日行数次，半月或廿日，自尔快乐。

瘿瘤第二十八

养浩生曰：常见今人且有瘿瘤，此何疾也？

真人曰：瘿者，硬也；瘤者，留也。大约皆血气凝滞，结成瘿瘤，随身发现也。瘿多着于颈项，瘤则随气凝结。此症年数深远，寖大寖长，其坚硬不可移者，名曰石瘿；皮色不变者，名曰肉瘿；筋脉露结者，名曰筋瘿；赤脉交加者，名曰血瘿；随人忧愁以为消长者，名曰气瘿。此五等瘿皆不可决破，决破则脓血崩溃，多致夭亡难治。瘤亦有六种，乃骨瘤、脂瘤、肉瘤、脓瘤、血瘤、筋瘤也，亦不可决破。肉瘤尤不可决破，决破则杀人。惟脂瘤破而去其脂粉则愈，然亦不可以常。

养浩生曰：其法奈何？

真人曰：气之在身中，如水之在地中，在在皆有。人之十万八千毛孔中，皆气薮也，常相流通而无凝滞。倘少有所凝，坚则为瘤，浮则为瘿。治瘿瘤亦宜运散其气，气散则血散，血散则瘿瘤自消。宜令患者密室静坐，瞑目，握固，存神脐间一寸三分。调武火三百六十息，每三十六息三呵一补。调毕，舌抵上腭，内气不出，外气不入，虽无呼吸，亦约定一呼一吸为一息。量气长短，得息多寡，唯欲增息，不欲减息，皆系自然而非矫强。伺气稍急，神运其气，自尾间、夹脊上升泥丸，兼用鼻，以气提之，入口化为甘津，分三口咽，如咽硬物，送入脐中。方调呼吸十息。调毕，运脐间所积之气行于瘿瘤处，左旋三十六，右旋三十六。毕，送气归脐。旋时俱系闭息。如此又积气。大约首尾积气、中间运气为一遍。自用念珠暗记遍数。每次行五十遍或三十遍，日行数次，廿日或半月，自尔快乐。

肺痈第二十九

养浩生曰：今人肺中患痈痿之症，其疾何也?

真人曰：咳嗽有脓血，曰痈；久嗽不已，乃无脓血，曰痿。若夫痿症，口干喘满，咽燥而渴，甚则四肢浮肿。咳唾脓血或肿臭浊恶，胸中隐隐微痛者，此肺痈也。大凡此症，当咳嗽时气短，胸满时唾脓血，久久如粳米粥者，难治。若呕脓不止者，亦不可治也；其呕而脓自止者，自愈。若面色当白而反赤，此火克金位，亦属不可治之疾也。若夫肺痿久嗽不已，汗出过度，津液枯渴[1]，溺如烂瓜，下如豕脂，小便数而不渴者，自愈；此由肺多邪火，故止唾涎沫而无脓也。若至汗出恶风，咳嗽气短，鼻塞项强，胸胀胁满，久不瘥者，即肺痿也。

养浩生曰：其法奈何?

真人曰：肺为清虚之府，原宜恬静，则无疾患。倘因其人平日营谋过多，思索烦剧，其中自有一种邪妄之火上冲肺窍，此即病根，潜为伏匿。如以炼炙辛辣以助其好，酒色嗔怒以扬其焰，不觉伏匿之根乘势而发，此痈痿之因也。既明此疾还因嗔火，首当灭嗔怒，次当远炼炙，方徐徐默运动我天然真息，汲出我自然真水。真气行则邪火自移，真水生则热毒自散。宜令病者密室静坐，瞑目，握固，存神脐内一寸三分。调极文火三百六十息，每三十六息三呵一补。调毕，舌抵上腭，运脐间气行于患处，左运三十六遍，右运三十六遍。运毕，送气归脐，大开口呵气六口，不许出声。旋时俱系闭息。如此又调息十遍，又运。凡三运毕，方内气不出，外气不入，虽无呼吸，亦约定一呼一吸为一息。量气长短，得息多寡，惟欲增息，不欲减息，皆系自然而非矫强。候气稍急，神运其气，自尾间、夹脊上升泥丸，兼用鼻，以气提之，入口化为甘津，漱之，分三口咽，如咽硬物，送入脐中。自用念珠暗记遍数。或五十遍，或三十遍，日行数次，或廿日，或一月，自尔快乐。

---

〔1〕渴：据文义，当作“竭”。

心痛第三十

养浩生曰：常见人有心痛之疾者，其症何也？

真人曰：原夫心痛，亦有数种。心痛初起者，胃中有热也。心痛稍久者，胃中有郁热也。心痛素喜食热物者，乃死血恶于胃口也。心肠大痛、攻走腰背、厥冷呕吐者，乃痰涎在心膈也。心时痛时止、面白唇红者，乃胃口有虫也。按：医家“九种心痛”谓饮食、风、冷、热、悸、虫、痰、去、来也。然疾虽有九，总统于气。此气譬之三军然，附仁主则为王师，附暴疟则为寇敌。设此气安静，疾何由作？

养浩生曰：其治奈何？

真人曰：既知疾由气作，还知亦由气愈。假使真气归源，则邪气亦从而下坠。其法宜令病者密室摄静，或坐或卧，瞑目，握固，存神脐间一寸三分。调文火三百六十息，每三十六息一咽，如咽极硬物，以意送下脐间，如石沉深海之意。至腹中辘辘然有响声，方是真气下奔，邪气下降。宜行此功三五日，自觉不痛。方舌抵上腭，内气不出，外气不入，虽无呼吸，亦约定一呼一吸为一息。量气长短，得息多寡，惟欲增息，不欲减息，皆系自然而非矫强。俟气稍急，神运其气，自尾闾、夹脊上升泥丸，兼用鼻，以气提之，入口化为甘津，分三口咽，如咽硬物，送入脐中。自用念珠暗记遍数。每次或行五十遍，或三十遍。日行数次，或十日，或半月，自尔快乐。

腹痛第三十一

养浩生曰：腹痛者，何也？

真人曰：腹痛亦有九种，有寒痛、热痛、食痛、血痛、湿痛、痰痛、虫痛、虚痛、实痛。腹中忽然绵绵痛无增减、脉沉迟者，寒痛也；乍痛乍止、脉数者，热痛也；腹痛而泻、泻后痛减者，食积也；痛不移处者，死血也；小便不利而痛者，湿痰也；腹中引钓胁下有声者，痰饮也；时痛时止、面白唇红者，虫痛也；以手按之腹软痛止者，虚痛也；腹满而硬、手不敢按者，实痛也。又有一种肚腹作痛，大便不通，按之痛甚者，瘀血在内也。又有一种怒气伤肝胁刺痛者，是刺[1]气痛也。凡此数种，皆宰于气，设使气能通达，何有于痛也？

养浩生曰：其治奈何？

真人曰：法当增长元气。惟此元气，寒可使温，热可使凉，食可使化，血可使消，湿可使散，痰可使驱，虫可使无，虚可使实，实可使虚，故真气积久，则随病奏验。此疾宜着患者密室静坐，瞑目，握固，存神脐间一寸三分。调武火三百六十息，

〔1〕刺：疑衍。

每三十六息用力提气一口至喉，复用力咽气一口送至脐，如此十提、送。又调直至三百六十息完，方舌抵上腭，内气不出，外气不入，虽无呼吸，亦约定一呼一吸为一息。量气长短，得息多寡，惟欲增息，不欲减息，皆系自然而非矫强。俟气稍急，神运其气，自尾闾、夹脊上升泥丸，兼用鼻，以气提之，入口化为甘津，分三口咽，如咽硬物，送入脐中。自用念珠暗记遍数。每次行五十遍或三十遍。行毕，用两掌心擦热，用力熨腹数十度。日行数次，或刻下，或一二时，立得快乐。三五日后，永无此疾。

腰胁痛第三十二

养浩生曰：常见今人有腰胁痛者，此果何故也？

真人曰：腰属肾经，其有痛疾，虽属肾虚，然亦不一。有常常腰痛无间歇者，此肾虚也。日轻夜重者，瘀血也。遇阴雨久坐而发者，湿也。腰背重注走串痛者，痰也。至若胁痛亦有所分：左胁痛者，肝热受邪也；右胁痛者，肝邪入肺也；左右俱痛者，肝火盛而木气实也；两胁走注痛而有声者，痰饮也；劳伤身热胁痛者，脉必虚也；咳嗽气急作热，脉滑且数者，乃痰结痛也；左胁下有块，作痛不移者，死血也；右胁下有块，作声作痛且饱闷，乃食积也。子其知之。

养浩生曰：其法奈何？

真人曰：肾属北方坎位。坎者，水也，气也。以是观之，则气乃肾液无疑也。养气则养肾，养肾则腰胁均有所养也。宜令病者密室静坐，瞑目，握固，存神脐内一寸三分。调武火三百六十息，每三十六息一咽气，送入脐中。后闭息运脐中气行至痛处，左三十六旋，右三十六旋。旋毕，送气归脐。如是三百六十息足，方舌抵上腭，内气不出，外气不入，虽无呼吸，亦约定一呼一吸为一息。量气长短，得息多寡，惟欲增息，不欲减息，皆系自然而非矫强。伺气稍急，神运其气，自尾闾、夹脊上升泥丸，兼用鼻，以气提之，入口化为甘津，漱之，分三口咽，如咽硬物，送入脐中。又闭息运脐中气置于痛处，左旋三十六，右旋三十六。旋毕，送入脐中。如此一积一运，暗用念珠自记遍数。每行五十遍或三十遍。日行数次，或十日，或半月，自尔快乐。

臂背痛第三十三

养浩生曰：今人臂背作痛者，何也？

真人曰：夫臂痛，多因湿痰横行经络，故作痛楚。至若背痛，则痰气之所紧也。其肩背不可回顾者，则太阳之气郁而不行也。

养浩生曰：其治奈何？

真人曰：人身中之气如长流之水，周身上下，原无停时。少或为痰所阻，因风所滞，为寒所郁，因血所留，譬之沟涧中下一巨石，则流必不利；流既不利，则冲激之余必伤岸砌。令遇此疾者，宜照前行功，或于动功拣一段行之方见本部后，自尔快乐。

骨节痛第三十四

养浩生曰：今人间有遍身骨节走注疼痛者，何也？

真人曰：此名痛风也，医家谓之白虎历节风。都因血、气、风、湿、痰、火六者盗入骨间而作痛楚；或因劳力、寒水相搏，或酒色醉卧、当风取凉，或卧卑湿之地，或服雨、汗湿衣蒸体，而成此疾。是疾也，在上多属风，在下多属湿。然更有分别焉：凡遍身骨节疼痛者，虽属血、气、风、湿、痰、火，然亦有遍身壮热、骨节疼痛者，乃风寒也；亦有遍身走痛、日轻夜重者，血虚也；亦有肢节肿痛者，肿是湿，痛是火也；亦有四肢百节痛如虎啖者，方名白虎历节风也。其两手疼痛麻痹者，乃风痰也；两足疼痛麻木者，乃湿热也。

养浩生曰：其法奈何？

真人曰：大凡人身之风、痰、湿、热，止能因滞气所留；设真气通透，邪胡能留？宜令病者密室静坐，瞑目，握固，存神脐间一寸三分。调文火三百六十息，每三十六息一咽，如咽硬物，送入脐间。随运脐中气行于痛处，左旋三十六，右旋三十六，俱要闭息行之，或极有汗更妙。数足，方舌抵上腭，内气不出，外气不入，虽无呼吸，亦约定一呼一吸为一息。量气长短，得息多寡，惟欲增息，不欲减息，皆系自然而非矫强。俟气稍急，神运其气，自尾闾、夹脊上升泥丸，兼用鼻，以气提之，入口化为甘津，漱之，分三口咽，如咽硬物，送入脐中。仍前运气旋绕痛处一次。如此一积一运，自用念珠暗记遍数。每次行五十遍或三十遍。毕，仍行动功数十遍，运动积滞。十日或半月，自尔快乐。

脚气第三十五

养浩生曰：脚气之症，果何主乎？

真人曰：脚气症虽不一，大约麻是风，痛是寒，肿是湿也。其两足内踝骨红肿痛者，名为绕踝风；其两足外踝骨红肿痛者，名为穿踭风；其两膝红肿痛者，名为鹤[1]膝风；其两腿胯痛者，名为腿臁风。肿者，名湿脚气。湿者，筋脉弛长而软，

〔1〕鹤：原作“寉”，据文义改。

或浮肿，或生臁疮之类是也。不肿者，名干脚气。干即热也，筋脉蜷缩挛痛，枯细不痛之类是也。发之于病，或无汗走注为风，或拘挛掣痛为寒，或肿满重痛为湿，或燥渴便实为热也。或又有脚气转筋者，是血热也；或又有脚气冲心者，斯为最恶之症也。

养浩生曰：其法奈何？

真人曰：症名脚气，则宜导气为主。气若归经，而风、痰、湿、热自然消散，如戎首皈顺，余贼自减也。宜令病者密室静坐，瞑目，握固，存神脐间一寸三分。调先武后文火三百六十息，每三十六息咽气三口，如咽硬物，送入脐中。随运脐中气行于痛处，左旋三十六，右旋三十六次。次如之数足，方舌抵上腭，内气不出，外气不入，虽无呼吸，亦约定一呼一吸为一息。量气长短，得息多寡，维欲增息，不欲减息，皆系自然而非矫强。俟气稍急，神运其气，自尾闾、夹脊上升泥丸，兼用鼻，以气提之，入口化为甘津，漱口，分三口咽，如咽硬物，送入脐中。仍前运气旋绕痛处一次。如此一积一运，自用念珠暗记遍数。每次行五十遍或三十遍。日行数次，或半月，或廿日，自尔快乐。

㿗疝第三十六

养浩生曰：㿗疝之症何也？

真人曰：疝乃肝经之疾，宜通勿塞，绝与肾经无干。或有无形无声者，或有有形如瓜、有声似蛙者，是疝病也。始因湿热在经，潜伏日久，后感寒气，外不得踈散，所以作痛。然不可执作寒看，其病症亦自不一。或肠中走气作声或痛者，是盘肠气也；或小肠阴囊手按作响声痛者，是膀胱气也；或小肠脐旁一梗升上钓痛者，是小肠气也；或小腹下注上奔心腹急痛者，是偏坠也；或阴子虽硬大而不痛者，是木肾气也。或因气恼而即起疝者，是气攻也；或因劳碌而发疝者，是挟虚也。或发于寒月者，是寒邪入膀胱也；或发于暑月者，是暑入膀胱也。或年久而不愈者，法宜补气也。医家有“七疝”，乃寒、水、筋、血、气、孤、㿗也。

养浩生曰：其治奈何？

真人曰：均宜补气。真气复原，则下者自升，上者自降。㿗疝之疾，不过邪淫之气下藏肾脉，倪出入之气既调，包藏之气则盛，何论新旧，一概可止。宜令病者密室静坐，瞑目，握固，存神脐间一寸三分。调文火三百六十息，每三十六息一咽补之。调毕，舌抵上腭，内气不出，外气不入，虽无呼吸，亦约定一呼一吸为一息。量气长短，得息多寡，惟欲增息，不欲减息，皆系自然而非矫强。俟气稍急，神运其气，自尾闾、夹脊上升泥丸，兼用鼻，以气提之，入口化为甘津，漱之，分三口咽，如咽硬物，送入腹中。自用念珠暗记遍数。每次行五十遍或三十遍。日行数次，或二十日，或三十日，自尔快乐。

痿躄第三十七

养浩生曰：或有痿躄之症者，何也？

真人曰：痿者，上盛下虚，能食不能行也。主内伤气血虚损，不可误作风论。盖风为外感，痿是内伤。故有人若足常热者，后必痿，多年不得起者有之。其肥人得此疾者，属气虚有痰；瘦人得此疾者，属血虚有火，又不可不知也。

养浩生曰：其法奈何？

真人曰：此疾于补气更为吃紧。夫既属上盛，则气必专在于上；既名下虚，则气不通达于下，以致旦昼所积，止供消烁，又胡能浃洽于四肢？今宜居患者于密室中，瞑目，握固，存神脐间一寸三分。调先文后武火三百六十息，肥者每三十六息一咽补，瘦者每三十六息一咽，用意坠至脐。各调毕，方舌抵上腭，内气不出，外气不入，虽无呼吸，亦约定一呼一吸为一息。量气长短，以为多寡，惟欲增息，不欲减息，皆系自然而非矫强。伺气稍急，神运其气，自尾闾、夹脊上升泥丸，兼用鼻，以气提之，入口化为甘津，漱之，分三口咽，如咽硬物，送入脐中。自用念珠暗记遍数。每次行五十遍或三十遍。日行数次，一月或二月，自尔快乐。

消渴第三十八

养浩生曰：或有消渴之症者，何也？

真人曰：夫消渴有三，均属内虚有热也。或小便不利而渴者，内有湿也；小便自利而渴者，内有燥也。三消之别：上消乃肺火，饮水多而食少也；中消乃胃火，消谷易饥，不生肌肉，小水赤黄是也；下消乃肾虚，不生津液，如海无潮也、海失泽也。总之皆为元气亏欠[1]，不能传达作润，所以有此三消。设真元内充，则必鼓荡焉、润泽焉，何有斯疾！

养浩生曰：其治奈何？

真人曰：人身真气，出则为气，入则为液，熏蒸之则为火。补气则增液，液生则渴除。胎息则补气，气补则馁实，自然之理。此宜令病者密室静坐，瞑目，握固，存神脐中一寸三分。调文息三百六十度，上、下二消疾每三十六息着力一咽，送至中宫；中消疾每三十六息呵气三口，着力咽一口，送至中宫。各三百六十息毕，然后舌抵上腭，内气不出，外气不入，虽无呼吸，亦约定一呼一吸为一息。量气长短，得息多寡，惟欲增息，不欲减息，皆系自然而非矫强。伺气少急，神运其气，自尾闾、夹脊上升泥丸，兼用鼻，以气提之，入口化为甘津，漱之，分三口咽，如咽硬物，送入

〔1〕欠：原作“歉”，据文义改。下同。

脐中。自用念珠暗记遍数。每次行五十遍或二十遍。日行数次，随有津液，立去胃火。若欲除根，或半月，或二十日，或一月，俟真气充满，津液上潮，自尔快乐。

痉病第三十九

养浩生曰：尝见人有痉病者，何也？

真人曰：痉病多是血虚、气欠、风痰而成。其病头项强直，身热足寒，面赤，头摇口禁，目脉赤，背反张，手挛急，脚如弓，脉弦急，是痉病也。开目无汗，是刚痉，属阳；闭目有汗，为柔痉，属阴。凡一切伤寒杂症，汗、吐、下后入风，亦成痉病。发疮家汗，亦成痉。产后去血过多，亦成痉。有跌磕打伤，疮口未合冒风者，亦成痉，此名破伤风也。若身凉，手足冷，脉沉细者，名阴痉；若眼牵嘴扯，手足战摇伸缩者，是风痰痉；脉〔1〕滑数者，名痰火痉。若目瞪〔2〕口开，真气昏聩不知人者，断死无疑。若小儿吐泻惊风发痉者，谓角弓反张，病与痉同。

养浩生曰：治法奈何？

真人曰：此病最为难治，法亦不可拘执，宜各依原来疾症活法治之。其不能行功者，宜用鼎器，照遍数进气；或用按摩，依穴道导气。大抵此病死生在于俄顷，治之不可轻忽。治法在人，随前症加减用之可也。

疮疡第四十

养浩生曰：外病不过疮疡，其治何也，敢乞仁慈一一条分，垂示后学。

真人曰：疮莫甚于痈疽，其瘰疔瘰疬、折打金伤，又其次也。如疮大而高起者，痈也，属乎阳，乃六腑之气所生也；平而内发者，疽也，属乎阴，乃五脏之气所生也。其症倘肿痛热渴，大便闭结者，邪在内也；肿焮作痛，寒热头痛者，邪在表也；焮肿痛者，邪在经络也。微肿微痛而不作脓者，气血虚也；漫肿不痛，或不作脓者，或脓成不溃，气血虚甚也；色黯而微肿痛，或脓成不出，或腐肉不溃者，阳气虚寒也。《经》云：“诸痛痒疮疡，皆属心火。”若肿赤烦躁，发热引冷，便闭作渴，脉洪数实，是其常也；若脉微皮寒，泻痢肠鸣，饮食不入，呕吐无时，手足逆冷，是变常也。或大按乃痛者，病深；小按即痛者，病浅。按之即陷不复者，无脓；按之即复者，有脓也。

养浩生曰：其治奈何？

〔1〕脉：原脱，据文义补。

〔2〕瞪：原作“蹬”，据文义改。

真人曰：若痈疽之症，皆由其人性不能抑情，气不能胜怒，以致血壅气滞，而作是疾。盖痈者，壅也；疽者，阻也；疖者，节也。血壅气阻，不得周流。凡此疾初起微红时，法宜运动真气以移散之；将脓时，用文火以引导其脓，保固心经，勿令毒热犯内；作痛作楚、溃脓时，用武火以散发余毒，骤长元气，使身体易健也。此三法不若遇红点初起，即嚼生豆一粒，知豆味即是痈疾，宜用移法为妙。宜令患者密室静坐，瞑目，握固，存神脐内一寸三分。调文火三百六十息[1]，每三十六息大开口，不出声呵气三口、补气三口，送入脐中。随移脐中气行于患处，闭息，左旋三十六，右旋三十六，旋毕，送入脐中。数足，方舌抵上腭，内气不出，外气不入，虽无呼吸，亦约定一呼一吸为一息。量气长短，得息多寡，惟欲增息，不欲减息，皆系自然而非矫强。俟气稍急，神运其气，自尾闾、夹脊上升泥丸，兼用鼻，以气提之，入口化为甘津，漱之，分三口咽，如咽硬物，送入中宫。仍前运气一次。自用念珠暗记遍数。每次行五十遍或三十遍。日行数次。闲空不积气日，专行运气。未行此功，用鲜姜一片擦患处，痛务至痒，痒务至痛，方尔行功。不三四日，其毒自消。此初起时法也。如其毒已成红紫焮热，专行积气，更于调息时每三十六息呵气三口、补气三口，俱是文火也；如脓已溃，每三十六息咽气三口，专行积气，俱是武火也。依此法行，已成、未成，俱得快乐。

养浩生曰：痈疽之症，医家有五善七恶之别，何说也?

真人曰：夫善者，动息自宁，饮食知味，便溺调匀，脓溃肿消，水鲜不臭，神采精明，语言清朗，体气和平是也。此系腑症，病微邪浅。更能慎起居，节饮食，无行前功，刻下即愈。夫恶者，乃五脏亏损之症；或因汗、下失宜，荣卫销烁；或因寒凉克伐，气血不足；或因峻厉之剂，胃气受伤，以致真气虚而邪气实，外似有余而内实不足。法当纯补真气，真气充则脾元自壮。多有可生，不可因其恶而遂弃之。

养浩生曰：七恶之名，请直示焉。

真人曰：若大渴发热，泄泻，淋闭，乃邪火内淫，一恶也；若脓血既泄，肿痛尤甚，脓色败臭者，乃胃气虚而火盛，二恶也；若目视不正，黑睛紧小，白睛青赤，瞳子上视者，乃肝肾阴虚而目紧急，三恶也；若喘粗气短，恍惚嗜卧者，乃脾肺虚火，四恶也；若肩背不便，四肢沉重者，乃肾亏，五恶也；若不能下食，及服药而呕，食不知味者，乃胃气虚弱，六恶也；若声嘶色败，唇鼻青赤，面目四肢浮肿者，乃脾肺俱虚，七恶也。七恶之外，又有腹痛泄泻，咳逆昏聩者，乃阳气虚弱，寒邪内淫之恶症也；若有溃后发热恶寒、作渴，或怔忡惊悸，寤寐不宁，牙关紧急，或头目赤肿，自汗盗汗，寒战咬牙，手撒身热，脉洪大按之如无，或身热恶衣，欲投于水，其脉浮大，按之细微，衣厚乃寒，此真气虚极传变之恶症也；若手足逆冷，肚腹疼痛，泄痢肠鸣，饮食不入，吃逆呕吐，此阳气虚弱，寒气所乘之恶症也；若有汗而恶寒，或无汗而恶寒，口禁足冷，腰痛反张，颈项直强，此气血虚极传变之恶症也。大抵五善见三则吉，七恶见四必危。虚中见恶症者，难治；实症无恶候者，易治。却治之间，不可不辨。

〔1〕息：原脱，据文义补。后一“息”字同，不另注。

丹亭卢真人广胎息经卷之三

却病部三　静功

瘰疬第四十一

养浩生曰：瘰疬之症奈何?

真人曰：夫瘰疬起自少阳经，不守禁戒，必延及阳明经。大抵此症乃饮食厚味兼郁气所积，积之既久，曰毒、曰风、曰热，变此数端，招引变换。然而症名虽一，须分虚、实两端。彼实者，固为易治，自非痛断厚味与发气之物，亦属难痊，以其症属胆经相火炎上，良由气多血少。妇人见此，若月信如常，不作寒热，可不治自愈；若转为潮热，其症危矣。自非断欲绝虑，食淡养恬，虽圣人亦不能治矣。

养浩生曰：治法奈何?

真人曰：首宜降相火，次宜返气为血。相火既降，则邪热不致上炎；气返为血，则病根不能内伏，自然邪气日消，真气日长，何有此病！宜令患者先调文火三百六十息，每三十六息三呵一咽，咽时着力送下。如此每日且先行此段功夫，行十日或半月，令相火尽往下奔腹中，觉有辘辘然响声。方舌抵上腭，内气不出，外气不入，虽无呼吸，亦约定一呼一吸为一息，惟欲增息，不欲减息，皆系自然而非矫强。俟气稍急，神运其气，自尾闾、夹脊上升泥丸，入口化为甘津，漱之，分三口咽，如咽硬物，送入脐中。自用念珠暗记遍数。每次行五十遍或三十遍。日行数次，或一月，或二月，自尔快乐。

疔疮第四十二

养浩生曰：疔疮奈何?

真人曰：疔疮生于四肢，初起时一黄胞中或紫黑，必先痒后痛，先寒后热，其中有条如红线直上，仓卒之际，急用针于红丝所至处刺出毒血，然后用蟾酥丹于刺处涂之。刺时以病者知痛出血为妙，否则红丝入腹攻心，必至危殆。

蟾酥丹：用蟾酥、白面、黄丹等分，搜和丸如麦粒大。针患处，以一粒纳之。

养浩生曰：其法奈何?

真人曰：涂蟾酥后，惟当养气，使正盛，邪自尔易散。宜调文息三百六十度，每三十六息大开口，不出言，呵气三口，补气一口。数足，方舌抵上腭，内气不出，外气不入，虽无呼吸，亦约定一呼一吸为一息。惟欲增息，不欲减息，皆系自然而非矫强。俟气稍急，神运其气，自尾闾、夹脊上升泥丸，入口化为甘津，漱之，分三口咽，如咽硬物，送入脐中。自用念珠暗记遍数。每次行五十遍或三十遍。日行数次，或一月，或半月，自尔快乐。

便毒第四十三

养浩生曰：便毒奈何?

真人曰：便毒见于厥阴经之分野，此奇经、冲、任为病，一名跨马痈。其经少血，又名血疝。或先有疳疮而发，或卒然起核疼痛而发，皆下部热郁血聚所成。如初发肿盛时，用射干三寸，以生姜煎食，行二三次立效。射干用开紫花者。

养浩生曰：治法奈何?

真人曰：此乃热血下凝。身旺盛者，宜依前行之，行去邪火，方才补气；如身弱者，宜先提上邪火，方可补完。宜令患者入室静坐，瞑目，握固，存神脐内扩一寸三分。调文火三百六十息，每三十六息撮紧谷道，提气十口。调毕，方舌抵上腭，内气不出，外气不入，虽无呼吸，亦约定一呼一吸为一息。惟欲增息，不欲减息，皆系自然而非矫强。俟气稍急，神运其气，自尾闾、夹脊上升泥丸，入口化为甘津，漱之，分三口咽，如咽硬物，送入脐中。大抵此气周流一身，则百病无侵；凝滞肌肤，则疮毒交作。此既提起客邪，补完真宰，则下结之浊气既能散除，上蕴之清气又复下润。更宜自用念珠暗记遍数。每次行五十遍或二十遍。日行数次，或半月，或廿日，自尔快乐。

下疳第四十四

养浩生曰：下疳奈何?

真人曰：下疳乃厥阴肝经之病。先宜用消风败毒散，并搽药。消风败毒散用防风、独活各八分，连翘、荆芥、黄连、苍术、知母各七分，黄柏、赤芍、赤茯、木通、龙胆草各九分，柴胡一钱五分，甘草梢三分。搽药用黑铅五钱化开，投汞二钱五分，研不见星，入寒水石三钱五分、真轻粉二钱五分、好硼砂一钱，共为极细末，听用。如遇此患，先用葱、艾、花椒熬水洗患处。若怕洗，将汤入瓶，熏患处。痛止，再洗，拭干，掺上前药。此药并玉茎绝了亦能长出如初，止少元首。舌被人咬去，先用乳香、没药煎水，口噙止痛药，即长。

养浩生曰：法当奈何?

真人曰：此疾全是相火，亦结触而为疮。但能如前症提上邪火，降下真水，更用药洗治。更令其入室静坐，瞑目，握固，存神脐内入一寸三分。调文火三百六十息，每三十六息紧撮谷道，提气十口。调毕，方舌抵上腭，内气不出，外气不入，虽无呼吸，亦约定一呼一吸为一息。惟欲增息，不欲减息，皆系自然而非矫强。俟气稍急，神运其气，自尾闾、夹脊上升泥丸，入口化为甘津，漱之，分三口咽，如咽硬物，送入脐中。盖此疾不过厥阴之火，气盛则火消。每行持际，自用念珠暗记遍数。每次行五十遍或三十遍。日行数次，或半月，或一月，自尔快乐。

梅疮第四十五疥癣附此

养浩生曰：梅、疥等疮奈何？

真人曰：杨梅、天疱疮者，乃风湿热毒也。臁疮、瘰毒者，亦风热湿毒也。疥有五种：干疥、湿疥、虫疥、砂疥、脓疥，皆因五脏蕴结热毒。热则生风，故能作痒；风夹湿气，故又作痛，此疥之所由作也。癣亦五种：湿癣、顽癣、风癣、马癣、牛癣也，此皆血分热燥，以致风毒刻于皮肤。浮泄者为疥，深沉者为癣；疥多夹热，癣多夹湿，又不可不知也。

养浩生曰：其法奈何？

真人曰：诸疮皆起于脾。脾脏湿热，然后达之四肢。气为脾之元始，真气充盛，则邪热自消，风湿自化。疮在腰以上者，于半夜或将行功时，擦两手令极热，周身摸擦、干沐浴，令身以热为度，用津唾擦之。疮如臁，或毒在腰膝以下者，将行功时，正身，伸足危坐，将足虚垂，闭紧口，两足如戏球相似。俟息稍急时，用口微张呵气。如此行十数次，其疮际血分积毒行动。已上三功行毕，方入室静坐，瞑目，握固，存神脐内一寸三分。调文火三百六十息，每三十六息三呵一补。调毕，舌抵上腭，内气不出，外气不入，虽无呼吸，亦约定一呼一吸为一息。惟欲增息，不欲减息，皆系自然而非矫强。俟气稍急，神运气，自尾闾、夹脊上升泥丸，入口化为甘津，漱之，分三口咽，如咽硬物，送入脐中。自用念珠暗记遍数。每次行五十遍或三十遍。日行数次，或十日，或一月，自尔快乐。梅疮初起时，亦宜用干沐法积气至四五后[1]。功毕，皆宜运真火烧之。

养浩生曰：敢问运真火之法？

真人曰：凡行积气功完，即放下舌，闭息，存左脚心涌泉穴，有火自内臁烧至左肾，以次至尾闾、夹脊双关，上升泥丸；又存右脚心涌泉穴，有火自内臁烧至右肾，以次至尾闾、夹脊双关，上升泥丸。如此各三度，方想二火会于泥丸，内下重楼，降中宫以至气海，更下外臁，循两足大指以入涌泉。周回三度，皆闭息为之。不下三日，其疮皆枯，子宜识之。

---

〔1〕后：疑为“日”字之误。

折伤金疮第四十六

养浩生曰：折伤金疮若何？

真人曰：折伤多有瘀血凝滞。其红紫肿痛者，乃血滞也；其不红不肿而痛者，乃气滞也。或有伤重以致大小便不通、肚腹闷乱膨胀者，乃血气二攻心也。如损骨，则宜行功之余，助以接骨丹。接骨丹方，端午日用土鳖一个，新瓦焙；巴豆一个，去壳；半夏一个，生用；乳香半分，没药半分，自然铜火烧七次、醋淬七次，用些须。上共为细末，每服一厘，好黄酒送下。不可多用，多则补得高起，如重车行十里之候。其骨接之有声，整理如旧对住。未服时，先用棉衣盖受伤处。此药专治跌伤骨折，合时忌妇人、鸡犬见之。

养浩生曰：治法奈何？

真人曰：气与血虽属两，然有形为血，无形为气，同一原。折伤多是血滞，只宜养气，旺则伤处自补，滞血自消。宜着病者密室静坐，瞑目，握固，存神脐间一寸三分。调文火三百六十息，每三十六息咽气一口，送入脐间。运至伤处，左旋三十六，右旋三十六。毕，送气归脐。如此数足，方舌抵上腭，内气不出，外气不入，虽无呼吸，亦约定一呼一吸为一息。量气长短，得息多寡，惟欲增息，不欲减息，皆系自然而非矫强。伺气稍急，自尾闾、夹脊上升泥丸，入口化为甘津，漱之，分三口咽，如咽硬物，送入脐中。自用念珠暗记遍数。每次行五十遍或三十遍。日行数次，或二十日，或三十日，自尔快乐。

养浩生曰：金疮若何？

真人曰：金疮先宜用止血生肌药，随依前积气。真气既充，痛苦自止，又复何患！附止血生肌药：用矿灰不拘多少，研极细，同生韭连根捣作饼，阴干。此饼每两加血余灰二钱、乳香一钱、没药一钱，再研极细。擦患处，止血生肌定痛。

却病部四　动功

总　论

养浩生曰：《语》云，熊颈鸟举，延命术也。闻古者至人内行伏炼，外专引导，果何法术，敢乞[1]一言？

真人曰：此法乃静功之助也。盖学人既于里中凝精聚意，此时血气虽自周流，然

〔1〕乞：原作“丐”，据文义改。

犹恐有停滞，故于既静后伸之、举之，外通支节，内畅精神。倘[1]属诸病，各依法治，自属痊可。

头病第一

养浩生曰：设有头病，其治云何？

真人曰：凡头昏咬牙，宜令病者端坐，闭气，用双手掩耳，击天鼓三十六，复叩齿三十六。如此五六度，方照前行静功，自尔快乐。

真人曰：凡混脑头风，背坐，以双手抱耳连后脑，运气十二口。日行数次，自尔快乐。

真人曰：凡一切头昏，端坐，将两手搓热按耳。

真人曰：凡患头风、眼流冷泪，闭气，用左右手前后托头四十九遍，直至两眼觉热、冷泪不出时止。

真人曰：凡头风脑痛，曲膝平坐，以两手大、食、三指紧拏住两耳门，弓身前拏，闭住口、眼及鼻，使七孔之气皆上升顶门，自尔快乐。

目疾第二

养浩生曰：设有目疾，其治云何？

真人曰：凡三焦血热上攻、眼目昏暗，正坐，用手摩热脐轮后，按两膝，闭口，静坐，候气定为度，运气九口。

真人曰：凡火眼肿痛，以舌抵上腭，自视顶鼻，将心火降下涌泉穴，肾水提上昆仑。一时行三次，每次三十六口。

真人曰：凡欲明目，栖地坐定，以手反背左胫，屈右膝压左腿上，行五度。久为之，夜视如昼。又鹤鸣时，以两手擦热，熨两目，每十余度，视有神光。

真人曰：凡三焦不和、眼目昏花虚弱者，以身端坐，先用手擦热，抹脚心；手按两膝，端坐，开口呵气几口，如此数度。日行数次，自尔快乐。

真人曰：凡患青蒙眼，正坐盘膝，两手相结印胸下，用大指掐两中头第一节纹面，往来看左右四十九遍。日行三次，眼明止。忌葱、蒜、韭、鱼腥、面食。

真人曰：如患眼昏耳聋、头痛，两手抱头，弓身扭[2]转二十四遍，汗出住。日行三次。

〔1〕倘：原作“傥”，同“倘”。
〔2〕扭：原作“纽”，据文义改。下同。

真人曰：凡除眼疾，两手抱住昆仑，将两目周回转，鼻吸清气下降。每日行之，自尔快乐。

真人曰：凡心火兼火眼，呵久除热。闭目，开口吸入；努目，闭口。俱要平身正坐，呼吸微微，不可耳闻。

真人曰：凡肾水枯竭及目翳，焚香一炷，以两手齐执，端坐，俟香有灰即吹之。香尽，闭目，咽津二三百度。此谓泄火添水，大有神验。

耳症第三

养浩生曰：设有耳症，其治云何？

真人曰：凡两耳生疮流脓者，将两手握耳，闭气，欠身正掇头十二遍。如耳热响动，即愈。

真人曰：凡脑风耳鸣，立地，闭气，左手提耳，右手握拳，下秤，更相提秤，各十二。耳不鸣，止。如肚腹痞块，立地，闭气，两手从脚背上抹到胸前，左右各三十六度。日行七次，二三日自尔快乐。

真人曰：凡耳聋，坐地，以指提鼻孔，勿令气泄，咬牙，努目，闭口，使气俱入耳窍，低头鞠躬，即愈。

鼻症第四

养浩生曰：设鼻有症，其症云何？

真人曰：凡鼻血不止，圆睁两眼，一气吸三九，以意吞之，自愈。

牙症第五

养浩生曰：凡患牙症，其治云何？

真人曰：凡患牙痛，用两手托下巴[1]骨，闭气，口麻方止。日行数次，自尔快乐。

真人曰：凡患牙关紧及痄[2]腮，用两手中指掐太阳穴，两大指掐两腮傍，左右扭身二十四遍，牙关松时方住。日行数次，自尔快乐。

---

〔1〕巴：原作“扒”，据文义改。

〔2〕痄：原作“乍”，据文义改。

胸膈气症第六

养浩生曰：凡患胸膈气症，其治云何？

真人曰：凡患胸膈痞闷，八字立定，将两手相叉向胸前往来擦摩，无计遍数；运气二十四口。或又以左手用力向左，右手亦用力随之，头则力向右而用力右视；运气九口。换手同。自尔快乐。

真人曰：凡痞症，用身端坐，两拳拄两胁，与心齐用力存想，运气左右各二十四口。

真人曰：如患胸膈疼痛，面黄肌瘦，四肢无力，仰面歌云，两手交叉背后，各出气二十四口，细细出，浑身汗出住。日行五七次，自尔快乐。

真人曰：凡患痞疾酒积，立地，闭气，一手向前上伸，一手向后下伸，转项、扭身各十七遍，觉腹响身热止。

真人曰：凡胸气疼痛，将两手相叉，低头观脐，以两手自胸前用力往下刮之无算[1]，循循推拂，要含口、闭目。自尔快乐。

心症第七

养浩生曰：凡心症，其治云何？

真人曰：凡心虚疼痛，端坐，两手按膝，用意在中。右视左提，运气十二口；左视右提，运气十二口。日行四五次。

真人曰：凡一切心痛，丁字立定，以右手扬起视左，左手扬起视右。运气九口。其转首回顾并同。

真人曰：凡前后心痛，以脚八字立定，低头至胸前，将两手叉定腹上，运气一十九口。

真人曰：凡妇人前后心痛，闭气，两手中指拄奶，扭面左右七遍，两脚绞之。汗出即止。

膈噎第八

养浩生曰：凡膈噎，其症云何？

---

〔1〕算：原作“筭”，同“算”。下同。

真人曰：凡膈噎胃气，用两手扳梁，以身下坠，使气迎气，自尔快乐。

腰背第九

养浩生曰：设腰背有疾，其治云何？

真人曰：凡腰膊疼痛，高坐，将左右脚斜舒，两手掌按膝，行功十二口。日行三五次。

真人曰：凡腰曲头摇，立定，低头，弯腰如揖拜下，行功。其手须与脚尖齐。运气二十四口。

真人曰：凡冷痹腿脚疼痛，立定，左手舒指，右手捏腿肚，运气二十四口。

真人曰：凡头面腰背一切疮痰，端坐，以两手抄于心下，摇动天柱，左右各运气呵、吹二十四口。

真人曰：凡腿脚肚腹疼痛，立定，右手作扶墙势，左手垂下，右脚向前虚蹬，运气一十六口。右同。

真人曰：凡腰腿疼痛，就地坐定，舒两脚，以两手前探，扳两脚齐往来，行功运气十九口。又或以身蹲下，曲拳，弯腰，起手过项，口鼻微出清气三四口，左脚向前，后脚尖顶左脚跟。运气十口。

真人曰：凡腰背疼痛，背手立住，以拐顶腰，左边靠之。运气一百八口，分三咽。右同。

真人曰：凡腿痛，端坐，将双手作拳搓热，向后精门摩之数次，以多为妙。每次运气二十四口。又或以身定坐，直舒两脚，用手按大腿根，以意引想运气十二口。

真人曰：凡遍身疼痛，端坐，舒两脚，两手握拳，连身向前，运气二十四口。又以脚踏定，低头，两手扳两脚尖，运气二十四口。

真人曰：凡遍身疼痛，以身立定，左手剑诀指天，右手五雷诀即金刚拳也指地，左脚虚悬，头目右视，行功运气九口。

真人曰：凡背脊疼痛，将身曲起伏地，两膝跪下，两手按地，行功运气左右各六口。

真人曰：凡寒湿肩风，立地，闭气，两手用力如解木状，左右各扯十二，正扯十二，汗出止。日行数次。

真人曰：凡腰背疼，举手用千斤之力上升，亦有千金之力下垂，起身亦然。须力行二十四数，不疼乃止。一切闪挫，不可护肩，须缓缓行之。

真人曰：凡腰气，正身卧地，须枕枕头，双脚竖起，闭口钳舌，瞑心合眼，使[1]气逆回为止。

---

〔1〕使：原作“便”，据上下文改。

脾胃第十

养浩生曰：凡脾胃有症，其治奈何?

真人曰：凡久病黄肿，默坐，以两手按膝，尽力摩搓；存想，候气行遍身，复运气四十九口，则气通融而病除。

真人曰：凡腹痛、乍寒乍热，端坐，以两手拖脐下，待丹田温暖，行功，运气四十九口。

真人曰：凡肚腹虚饱，坐定，用两手搬肩，以目左视，运气十二口。再转目右视如前。

真人曰：凡肚腹膨胀雷鸣、遍身疼痛，立定，以两手托天，两脚踏地，紧撮谷道，运气九口。

真人曰：凡脾胃虚弱、五谷不消，以身仰卧，右脚架左脚上直舒，两手搬肩，肚腹往来行功，运气六口。

真人曰：凡肚腹虚肿，端坐，以两手作托物状，运气导引上提九口，下行运气九口。

真人曰：凡赤白痢疾，以两手前后如探高，指托指[1]，亦前后左右进步行功。白痢向左行气九口，红痢向右运气九口。

真人曰：凡腹内积病、米谷不化，立地，闭气，躬身，两手扳脚尖，左右各十八，汗出止。日行数次。

真人曰：凡五脏滞气，于五更空心，以两手着力拿两肘膊；正身直立，两脚尖着地，悬起着实用脚跟连舂三八，以除五脏六腑滞气，宿食不化，兼浑身骨节疼痛皆治。

真人曰：凡下元亏损放屁，于腹内气动之时，努力固睁，紧撮谷道，吸气一口，使清气上升、浊气外出，不臭不声。

痨症第十一

养浩生曰：凡痨弱，其治奈何?

真人曰：凡元气衰败者，坐定，用两手擦热，揉目后，用拄定两胁下。行气，其气上升，运十二口。

真人曰：凡色痨虚怯，侧卧，左手枕头，右手握拳，向腹往来搓抹，右脚在下微拳，左腿压上膝睡。收气三十二口，复运十二口。

真人曰：凡夜梦遗精，侧坐，用双手搬两脚心。先搬左脚心，搓热，行功运气九口；次右搬同。行之久，则元气自滋，散精不走。

〔1〕指：原作“脂”，据文义改。

真人曰：凡夜梦遗精，仰卧，右手枕头，左手握固阴处行功，左腿直舒，右腿拳曲，存想运气二十四口。

真人曰：凡欲收走精者，于精欲走时，将左手中指塞右鼻孔内，右手中指按尾闾穴，把精截住，运气六口。

真人曰：凡血气不和，将身曲下如打恭，手足俱要交叉伏地，左右行功，各运气十二口。

真人曰：凡酒痨、色痨，用两手搬脚尖，一脚左右各千遍。如身弱，用棉絮塞耳鼻行之。日行三次。

真人曰：凡咳嗽吐血，坐墩儿，两手搭项上，蹲身，闭气二十一口，如气急难忍，轻轻放出。日行五次。

真人曰：凡痨疾，正坐，清心瞑目，上视脐轮，缄鼻闭口，使心火下降，肾水上升，二气交结为妙。

真人曰：凡患梦遗，以手高枕侧卧，一足伸，一足缩，将肾茎并二子抽出，腿夹住，将上手伸直膝上。

痰火第十二

养浩生曰：凡痰火，其症奈何？

真人曰：凡患痰火，以舌柱上腭，取赤龙水吞下至丹田，以意送出大便去，连吞四五口，定心，以“死”字作主，四大全放下。再以童便空心服之。

真人曰：凡顽麻、透枕、痰、积气，端身正立，以两手相交，右手扳住左肩，左手扳住右肩，拱身用力，左右摇之，不计数。以除浑身骨节疼痛，两腿顽麻、风湿透枕皆止，痰火、肚中积气皆消。

真人曰：凡咳嗽痰火，以两手捏子文作五雷诀，用力竖起，弓身低头，以两手投足尖三下，仍将拳用力紧撮前诀，弓身起仰，将口中津液吞下。

伤寒第十三

养浩生曰：凡伤寒时气，其症奈何？

真人曰：凡时气、遍身作痛，正身踏定，左脚向前，右脚向后，两手握拳至肚。运气二十四口。左右行功同。

真人曰：凡四时伤寒，侧卧，拳起两腿，用手擦摩极热，抱阴[1]及囊，运气

〔1〕阴：原作“附”，据文义改。

二十四口。

真人曰：凡感冒伤风，盘坐，闭气，及两中指插入鼻孔，摇头数十回，汗出止。

真人曰：凡伤寒疟疾，曲膝平坐，用手擦热拿两肾，紧靠膝，弓身前伏后仰，用力行持。将眼、耳、口、鼻努[1]住，得汗立止。必先为之。

真人曰：凡鼻塞风寒，平坐，用两中指于迎风穴不住擦摩，内外俱热，不拘时候，鼻塞自通。

真人曰：凡肺寒喷涕，不拘左右，用中指抵住鼻尖，努目上视，此治连打喷涕不止者。

疟疾第十四

养浩生曰：凡疟疾，其治奈何？

真人曰：凡一切疟疾，以身朝东北方端坐，两手擦热抱阴，运气八口止。余症与寒症参行。

痢疾第十五

养浩生曰：凡痢疾，其治奈何？

真人曰：凡水泻痢疾，以脚相交直立，两手直垂，将谷道夹紧，用力上提，以至无数。又将小腹协起，须闭目行之。余症与脾胃行相参。

湿症第十六

养浩生曰：湿症，其治奈何？

真人曰：凡男女肋胁湿气，用两手如牵钻一般，左右相随击。倦即止，不倦即行。日数次。

疮疽第十七

养浩生曰：凡疮疽，其治奈何？

〔1〕努：据本书行文习惯，疑为“拏”字之误。

真人曰：凡久生疮疖，以身端坐，左拳拄左胁，右手按膝，专心存想，运气到患左六口，右六口。

真人曰：凡患乳蛾[1]，用左手托右膊，更换，收气十一口，呵气三十一口，左右二十遍。

真人曰：凡患鱼口肿毒等疮，才觉起痛，一手往上，一手往下，更相转项扭身四十九遍，浑身汗出住。日行五七遍。

真人曰：凡患麻风癣癞，立地，闭气，两手用力如解木状，左右各扯十二，正扯十二，汗出止。日不拘数。

真人曰：凡各疮疾，用两手扳梁，左一肩，右一肩，上下往来。左右换肩行之，则疮毒除矣。

真人曰：凡疔疮发背初起，可于宽处厚铺裀褥，打筋斗二十四个，立消。

肠气第十八

养浩生曰：凡诸肠气，其治奈何？

真人曰：凡小肠气冷痛，端坐，以两手相搓，务令极热，复向丹田行功，运气四十九口。

真人曰：凡患单腹胀，面黄，不进饮食，闭气，面转身扭，一拳上仰，一拳下伸，左右各二十一遍。如肚腹不消，转项四十九遍，满腹响止。

真人曰：凡患小肠气，闭气，一脚踏地，一脚屈向后，一手柱上虚托，一手往下扳其脚，以头屈下，左右脚各十二。觉住疼止。

绞肠痧第十九

养浩生曰：凡患绞肠痧，其治奈何？

真人曰：凡绞肠痧腹痛，侧坐，以两手抱膝齐胸，左右足各蹬搬九次，运气二十四口。

真人曰：凡绞肠痧，以腹着地，脚手着力朝上，运气十二口，手脚左右摇动，复坐定，行功十四口。

〔1〕蛾：原作“鹅”，据文义改。

疝坠第二十

养浩生曰：设有疝坠，其治何如？

真人曰：凡疝气，以两手提两脚大拇指，挽五，自引腹中气遍身体。又法：十指通行之，尤妙。

真人曰：凡患偏坠，一手提畚〔1〕，一手攒〔2〕拳，面前，闭气四十九口。若不止痛，用川椒四两为末，以飞面丸桐子大，每空心茶下十五丸。

大小便第二十一

养浩生曰：设有大小便症，其治云何？

真人曰：凡有男人大小便不通，闭气，两手攒扭，左右各十三遍。此法亦能治十血〔3〕。

真人曰：凡有妇人大小便不通，闭气，两手皆入头，斜看左右各二十四遍。汗出止。

瘫痪第二十二

养浩生曰：设有瘫痪，其治云何？

真人曰：凡瘫痪，立定身，右手指右，以目左视，运气二十四口，左脚前指右，依此行。

真人曰：凡年久瘫痪，端坐，右手作拳主右胁，左手按膝舒拳，存想运气于病处，左右各六口。

真人曰：凡气脉不通，左边气脉不通，右手行功意引在左；右边不通，左手行功意引在右，各运气五口。

真人曰：凡两脚风寒暑湿、坐凳而行者，以左脚踏右膝上，右脚踏左膝上，左手扳脚尖，右手托腿跟。右扳则左托，左扳则右托。扳左则头向右，扳右则头向左，用力扳之，以除两脚两腿风寒暑湿、胁骨疼痛。不论远年近日，左瘫右痪，皆愈。

---

〔1〕畚：音 běn，古代用草绳或竹篾编制的器具，像现在的箩筐。原作“龟”，当为“奋”字之误。奋，同“畚”。

〔2〕攒：原作“钻”，据文义改。

〔3〕十血：当是泛指各种出血性病证。

真人曰：凡年久瘫痪，周身作痛、骨节顽痹者，将其人用毡厚裹，眠地上，用力一人如捻毡状极力揉其痛处，使其血气流通，肢体舒畅。

真人曰：凡两脚痿痹及生恶疮不痊者，令其人危坐，闭气，将脚摇动，以意送气于脚，气急徐徐调顺复行。日行数次，自然痊好。

却病部五　按摩

总　论

养浩生曰：行、立动功，弟子既得闻命矣，尝闻伊昔圣真不但熊经鸟引，兼且按摩脉窍，恳垂慈悯，将周身血脉及应病妙用一一开示，以便后学以拯疾苦。

真人曰：夫按摩者，按之、摩之也。有宜按者，有宜摩者，有按摩兼用者。如病根浅，则止用摩；如病根深，则宜用按；如病根甚深，则先按后摩或先摩后按，在人活法。又复先明一身脉穴诸经往来之处，脏腑行动之所，察其某经受病，宜按某处，则一切诸苦可不药而自愈也。

按摩瘫痪诸穴法第一

养浩生曰：设有瘫痪诸疾，宜按何经？

真人曰：设有中风不省人事者，于人中穴或印堂穴，用指先掐人中五七十度，方去用掌擦热，摩印堂五七十度，供于不病先治。按摩毕，方令其人如前静功调摄，自尔快乐。

养浩生曰：人中、印堂二穴，端在何处？

真人曰：人中乃任经之总脉，在鼻柱下三分，用水含口，欲凸上，是穴也。印堂在眉正中，兼掐小儿惊风。

真人曰：设有中风口斜者，可于承浆穴掐五七十度，及摩五七十度，兼用静功，自尔快乐。

养浩生曰：承浆穴端在何处？

真人曰：承浆穴乃任脉之经，在口唇下五分正中间是也。

真人曰：设有中风口㖞斜者，可于地仓穴掐五七十度，及搓五七十度，兼行静功，自尔快乐。

养浩生曰：地仓穴端在何处？

真人曰：地仓穴乃是阳明胃经之穴，在口角尖去五分是也。

真人曰：设有癫痫、怔忡、心性痴呆及痰迷心窍者，可于神门穴掐五七十度，搓五七十度，兼行静功，自尔快乐。

养浩生曰：神门穴端在何处？

真人曰：神门穴乃手少阴心经之穴，在手掌腕后高骨之端，抟手骨开缝中得穴也。

真人曰：或有中风不言，于颊车及合谷穴；或有半身不遂，于肩颙、曲池、环跳、风市、居窌、丘墟七穴，皆照前法治之。诸穴查后，此不细载。

按摩痨伤诸穴法第二

养浩生曰：设有痨伤诸症，宜按何经？

真人曰：设有劳作骨蒸者，可于膏肓穴掐五七十，搓五七十度，兼行静功，自尔快乐。

养浩生曰：膏肓穴端在何处？

真人曰：膏肓穴乃是太阳[1]膀胱经脉，在背四椎骨下、五椎骨上两旁各开三寸，去饭匙骨，可容侧指。平身正坐，手按膝头，开肩骨陷，穴自见也。此穴亦治虚汗及吐血。

真人曰：设有虚热、盗汗、衄血、五劳七伤等症，可于百带[2]穴掐五七十度，搓五七十度，兼行静功，自尔快乐。

养浩生曰：百带穴端在何处？

真人曰：百带穴乃督脉经，在背大椎骨上。平肩取之，穴自见也。

真人曰：设有吐血疾症，可于俞府穴掐五七十度，搓五七十度，兼行静功，自尔快乐。

养浩生曰：俞府穴端在何处？

真人曰：俞府穴乃足少阴肾经穴也，在璇玑两旁各开一寸半，仰头取之。璇玑在天突下一寸陷中，仰视取之。天突在结喉下二寸，宛宛中两筋间是穴也。按：俞府穴兼治哮吼痰症。

真人曰：设有下元虚者，可于气海穴掐五七十度，擦五七十度，兼行静功，自尔快乐。

养浩生曰：气海穴端在何处？

真人曰：气海穴乃任脉经，从脐中量下一寸半是穴也。此穴兼治诸气及妇人带下。

真人曰：设有遗精疾症，可于关元穴掐五七十度，擦五七十度，兼行静功，自尔快乐。

养浩生曰：关元穴端在何处？

〔1〕阳：原作“阴”，据文义改。

〔2〕带：据明代《针灸大全》云百劳“即大椎穴”，疑为“劳”字之误。下同。

真人曰：关元穴乃任脉经，在脐下三寸是穴也。按：遗精白浊或亦治，命门、白环、肾俞，查穴参治。

真人曰：设有心虚胆怯及遗精盗汗者，可于心腧穴掐五七十度，擦五十度，兼行静功，自尔快乐。

养浩生曰：心腧穴端在何处？

真人曰：心腧穴乃是太阳膀胱经穴，在背第五椎骨下两旁各开一寸半是穴也。兼能治癫痫。

真人曰：设有虚火旺者，可于建里穴掐五十度，自尔快乐。

养浩生曰：建里穴端在何处？

真人曰：建里穴乃任脉经，在中脘下一寸、脐上三寸是穴也。

真人曰：设有水肿诸疾，可于水分穴掐五七十度，擦五七十度，兼行静功，自尔快乐。

养浩生曰：水分穴端在何处？

真人曰：水分穴乃任脉经，在下脘下一寸、脐上一寸是穴也。

真人曰：小腹胀满者，可于水分、水道、中脘、气海掐五七十度，擦五七十度，兼行静功，自尔快乐。

养浩生曰：诸穴端在何处？

真人曰：后记备载，此不更宣矣。

真人曰：设有遍身肿胀，可于水分、三里、气海诸穴掐五七十度，搓五七十度，兼用静功，自尔快乐。

养浩生曰：诸穴端在何处？

真人曰：后已备载，此不重宣矣。

按摩膈噎诸穴法第三

养浩生曰：设有膈噎等疾，其按何经？

真人曰：设有番胃吐食疾症，可于脾俞掐五七十度，擦五七十度，兼用静功，自尔快乐。

养浩生曰：脾俞端在何处？

真人曰：脾俞乃足太阳膀胱经，在背第十一椎骨下脊中两旁各开一寸半是穴也。此穴兼治黄疸。

真人曰：设有血膈之疾，可于气海、三里、三阳诸穴掐五七十度，擦五七十度，兼用静功，自尔快乐。

养浩生曰：诸穴端在何处？

真人曰：后已备载，不必再宣矣。

按摩目疾诸穴法第四

养浩生曰：设有目疾，当按何经？

真人曰：设有眼目昏赤，可于攒竹穴掐五七十度，擦五七十度，兼用静功，自尔快乐。

养浩生曰：攒竹穴端在何处？

真人曰：攒竹穴乃足太阳膀胱经，在眉[1]内尖角陷中是穴也。

真人曰：设有眼昏，可于睛明穴用大指第一节于掌心擦热，不时熨之，兼行静功，自尔快乐。

养浩生曰：睛明穴端在何处？

真人曰：睛明穴乃足太阳膀胱经，在目眦泪孔中是穴也。

真人曰：设有血虚目昏，可于肝俞穴掐五七十度，擦五七十度，兼用静功，自尔快乐。

养浩生曰：肝俞穴端在何处？

真人曰：肝俞穴乃足太阳膀胱经，在第九椎骨下两旁各开一寸半是穴也。

真人曰：设有眼痛目昏，可于青灵穴掐五七十度，擦五七十度，兼用静功，自尔快乐。

养浩生曰：青灵穴端在何处？

真人曰：青灵穴乃手少阴心经，在肘上三寸，伸肘时，臂对眼下与乳相平赤白肉际青筋上是穴也。

真人曰：或有目睛热障[2]，治攒竹者；或有双目冷泪，治合谷、青灵者；又有眼久疾，治清冷渊、合谷诸穴，已载前。

按摩耳症穴法第五

养浩生曰：设有耳症，宜按何经？

真人曰：设有耳闭者，可于翳风穴掐五七十度，擦五七十度，兼用静功，自尔快乐。

养浩生曰：翳风穴端在何处？

真人曰：翳风穴乃手少阳三焦经，在耳后尖角陷中，开口得穴。治鼠疬。

真人曰：设有耳痛，可于颊车穴掐五七十度，擦五七十度，兼用静功，自尔快乐。

养浩生曰：颊车穴端在何处？

〔1〕眉：原作“胥”，据文义改。

〔2〕障：原作“瘴”，据文义改。

真人曰：颊车乃足阳明胃经，在耳坠珠下三分，曲颊端陷中，开口有空是穴也。兼治手痛口㖞。

真人曰：设有耳聋气闭，可于听会穴掐五七十度，擦五七十度，兼用静功，自尔快乐。

养浩生曰：听会穴端在何处？

真人曰：听会穴乃足少阳胆经，在耳珠前陷中，开口得穴，口衔物方可如法。设两耳虚鸣，可于听会、合谷二穴通治。

按摩喉口齿诸疾穴法第六

养浩生曰：设有咽喉口齿有疾，宜按何经？

真人曰：设有喉肿、乳蛾等疾，可于少商穴掐五七十度，擦五七十度。如不愈，用破磁片针此穴，出血即愈。

养浩生曰：少商穴端在何处？

真人曰：少商穴乃手太阴肺经，在大指内侧，去爪甲如韭叶是穴也。

真人曰：设有口臭者，可于大陵穴掐五七十度，擦五七十度。日行数次，自尔快乐。

养浩生曰：大陵穴端在何处？

真人曰：大陵穴乃是足厥阴心包络经，在手掌横纹正中间。兼治鹅掌风。

真人曰：设有小儿乳蛾，可于合谷穴掐五七十度，擦五七十度。日行数次，自尔快乐。

养浩生曰：合谷穴端在何处？

真人曰：合谷穴乃手阳明大肠经，在大指、次指歧[1]骨凸肉尖上是穴也。

真人曰：设有手肿痛，可于吕细穴掐五七十度，擦五七十度，兼用静功，自尔快乐。

养浩生曰：吕细穴端在何处？

真人曰：吕细穴乃足少阴肾经，在脚后跟内踝骨尖后动脉陷中是穴也。兼治股内湿痒生疮及便毒。或亦动掐颊车及列缺者，功夫皆同。

按摩肩背指诸疾穴法第七

养浩生曰：设有肩、臂、指有疾，宜按何经？

真人曰：设有背强痛者，可于至阳穴掐五七十度，擦五七十度，兼用静功，自尔快乐。

---

〔1〕歧：原作“岐”，据文义改。下同。

养浩生曰：至阳穴端在何处？

真人曰：至阳穴乃督脉经，在第七椎骨下，俯首取之是穴也。

真人曰：设有手腕无力及手臂肿痛，或因折伤不能握物，或肩臂痛不能举者，皆于阳池穴掐五七十度，擦五七十度，兼行动功，自尔快乐。

养浩生曰：阳池穴端在何处？

真人曰：阳池穴乃手少阳三焦经，在手背骨上陷中是穴也。

真人曰：设有五指尽痛、不能握物者，可于外关穴掐五七十度，擦五七十度，兼行静功，自尔快乐。

养浩生曰：外关穴端在何处？

真人曰：外关穴乃手少阳三焦经，在手腕骨上二寸，腕后陷中是穴也。

真人曰：设有肩臂手不能举者，可于肩颙穴掐五七十度，擦五七十度，兼行静功，自尔快乐。

养浩生曰：肩颙穴端在何处？

真人曰：肩颙穴乃手阳明大肠经，在肩柱骨上肩端两骨间陷中，举臂取之，有空处是穴也。

真人曰：设有手痛屈伸甚难，可于曲池穴掐五七十度，擦五七十度，兼用静功，自尔快乐。

养浩生曰：曲池穴端在何处？

真人曰：曲池穴乃手阳明大肠经，在肘外横纹尖上，屈手取之是穴也。

真人曰：设有臂肘筋牵痛者，可于曲泽穴掐五七十度，擦五七十度，兼用静功，自尔快乐。

养浩生曰：曲池穴端在何处？

真人曰：曲池穴乃手厥明心包经，在肘内廉正中间，屈肘取之。兼治九种心痛。

真人曰：设有手掌生疮、生疥者，可于劳宫穴掐五七十度，擦五七十度。日行数次，自尔快乐。

养浩生曰：劳宫穴端在何处？

真人曰：劳宫穴乃手少阳心经，在手中尖屈，无名指点到处是穴。兼治心痛。

真人曰：或者肩背酸疼，掐按肩颙、曲池；指拘挛，合谷、八风；背膊痛，高□、大柱，俱看病势，兼静功、动功行之。

按摩心脾气诸疾穴法第八

养浩生曰：设有心脾气有症，宜按何经？

真人曰：设有心胃病并诸气者，可于上脘穴掐五七十度，擦五七十度，兼行静功，自尔快乐。

养浩生曰：上脘穴端在何处？

真人曰：上脘穴乃任脉经，在巨阙下一寸半、脐上五寸是穴也。

真人曰：设有胃弱饮食不进及脾痛者，可于中脘穴掐五七十度，擦五七十度，兼用静功，自尔快乐。

养浩生曰：中脘穴端在何处？

真人曰：中脘穴乃三脘经，在脐上四寸，自鸠尾骨尖下至脐中用草心量，折中是穴也。

真人曰：设有胃气不和及脾寒者，可于食仓穴掐五七十度，擦五七十度，兼用静功，自尔快乐。

养浩生曰：食仓穴端在何处？

真人曰：食仓穴乃足少阴肾经，在中脘两旁各开二寸是穴也。

真人曰：设有胃脘痛并诸气者，可于巨阙穴掐五七十度，擦五七十度，兼用静功，自尔快乐。

养浩生曰：巨阙穴端在何处？

真人曰：巨阙穴乃任脉经，在鸠尾下一寸、脐上六寸半陷中是穴也。

真人曰：更有下脘穴，乃任脉经，在建里下一寸、脐上二寸，治同中脘。

真人曰：设有痞气，可于章门穴掐五七十度，擦五七十度，兼用静功，自尔快乐。

养浩生曰：章门穴端在何处？

真人曰：章门穴乃足厥阴肝经，在大横纹外直季胁肋端，脐上二寸两旁横九寸。侧卧，屈上足、伸下足，手臂屈，中指放耳垂下，肘尖尽是穴也。

真人曰：设有胃虚泄痢者，可于天枢穴掐五七十度，擦五七十度，兼用静功，自尔快乐。

养浩生曰：天枢穴端在何处？

真人曰：天枢穴乃足阳明胃经，在脐旁各开二寸是穴也。

真人曰：或有心气痛，掐擦巨开〔1〕、膻中、中脘、气海穴者；痞块，亦治章门、中脘、命门者；小肠气，气海、归束〔2〕、大敦者；蛔虫痛，中脘、食仓者，皆宜参用。

按摩腰肾膝足诸疾穴法第九

养浩生曰：设腰肾、膝足有疾，宜按何经？

真人曰：设有腰脊痛不得俯者，可于腰俞穴掐五七十度，擦五七十度，兼用静功，自尔快乐。

养浩生曰：腰俞穴端在何处？

真人曰：腰俞穴乃督脉经，第二十椎骨下宛宛中。挺伏舒身，两手相重支额，纵

〔1〕开：疑为“阙”字之误。

〔2〕束：疑为“来”字之误。

四体后取其穴。

真人曰：设有胁痛者，可于支沟穴掐五七十度，擦五七十度，兼用静功，自尔快乐。

养浩生曰：支沟穴端在何处？

真人曰：支沟穴乃手少阳三焦经，在手腕骨背上三寸，两骨间陷中是穴也。

真人曰：设有脚肿，可于行间穴掐五七十度，擦五七十度，兼用静功，自尔快乐。

养浩生曰：行间穴端在何处？

真人曰：行间穴乃足厥阴肝经，在足虎口中，大指、次指歧骨间是穴也。

真人曰：设有脚背肿痛，可于内庭穴掐五七十度，擦五七十度，兼用静功，自尔快乐。

养浩生曰：内庭穴端在何处？

真人曰：内庭乃足阳明胃经，在足大指次外间陷中是穴也。

真人曰：设有脚肿者，可于陷谷穴掐五七十度，擦五七十度，兼用静功，自尔快乐。

养浩生曰：陷谷穴端在何处？

真人曰：陷谷穴乃足阳明胃经，在足大指外去内庭一寸是穴也。兼治面目浮肿、咽痛、肠鸣腹痛及热病汗不出者。

真人曰：设有足麻痛者，可于解溪穴掐五七十度，擦五七十度，兼用静功，自尔快乐。

养浩生曰：解溪穴端在何处？

真人曰：解溪穴乃足阳明胃经，在足腕上系带处，在陷谷。四手半内庭上量至足背穴寸陷中是穴也。

真人曰：设有足红肿及无力，或两足生疮者，可于商丘穴掐五七十度，擦五七十度，兼用静功，自尔快乐。

养浩生曰：商丘穴端在何处？

真人曰：商丘穴乃足太阴脾经，在内踝骨下赤白肉际微前陷口中是穴也。

真人曰：设有脚头踝骨痛者，可于丘墟穴掐五七十度，擦五七十度，兼用静功，自尔快乐。

养浩生曰：丘墟穴端在何处？

真人曰：丘墟穴乃足少阳胆经，在足外踝微前近三分是穴也。

真人曰：设有跟骨痛者，可于昆仑穴掐五七十度，擦五七十度，兼用静功，自尔快乐。

养浩生曰：昆仑穴端在何处？

真人曰：昆仑穴乃足太阳膀胱经，在足外踝骨后跟骨不陷中是穴也。

真人曰：设有腿痛者，可于绝骨穴掐五七十度，按五七十度，兼用静功，自尔快乐。

养浩生曰：绝骨穴端在何处？

真人曰：绝骨穴乃足少阳胆经，在足踝上三寸动脉五中间是穴也。

真人曰：设有寒湿脚气及两脚燥裂生疮，并衄血不止者，俱于京骨穴掐五七十度，擦五七十度，兼用静功，自尔快乐。

养浩生曰：京骨穴端在何处？

真人曰：京骨穴乃足太阳膀胱经，在外足侧大骨下赤白肉际陷中，按而得穴。

真人曰：设有转筋脚气，可于承山穴掐五七十度，擦五七十度，兼用静功，自尔快乐。

养浩生曰：承山穴端在何处？

真人曰：承山穴乃足太阳膀胱经，在腿肚肉尖上分内正中间陷中是穴也。一法在承筋穴法治。承筋乃足太阳膀胱经，在腿肚正中间胫后，从脚跟上来七寸是穴也。

真人曰：设有筋痛，可于阴陵泉穴掐五七十度，擦五七十度，兼用静功，自尔快乐。

养浩生曰：阴陵泉穴端在何处？

真人曰：阴陵泉穴乃足太阴脾经，在膝下内侧。取阳陵泉穴为先，相对是穴也。阳陵泉穴乃足少阳胆经，在膝外高骨下，容已指取之，微前陷中是穴也。

真人曰：设有膝盖红肿酸痛，可于膝眼穴掐五七十度，擦五七十度，兼用静功，自尔快乐。

养浩生曰：膝眼穴端在何处？

真人曰：膝眼穴乃足阳明胃经，在膝盖骨犊鼻穴外旁陷是穴也。又有膝关穴，乃足厥阴肝经，在膝盖骨下犊鼻穴内旁陷中是穴也。

真人曰：设有膝痛冷痹不仁，可于梁丘穴掐五七十度，擦五七十度，兼用静功，自尔快乐。

养浩生曰：梁丘穴端在何处？

真人答曰：梁丘穴乃足阳明胃经，在膝上二寸两筋间是穴也。

真人曰：设有膝红肿疼，可于宽骨穴掐五七十度，擦五七十度，兼用静功，自尔快乐。

养浩生曰：宽骨穴端在何处？

真人曰：宽骨穴在膝盖上，梁丘穴两旁各开一寸是穴也。

真人曰：设有膝难屈伸及腰痛者，可于委中掐五七十度，擦五七十度，兼用静功，自尔快乐。

养浩生曰：委中穴端在何处？

真人曰：委中穴乃足太阳膀胱经，在膝腕正中间有紫脉上是穴也。

真人曰：设有膝盖痛，可于阴市穴掐五七十度，擦五七十度，兼用静功，自尔快乐。

养浩生曰：阴市穴端在何处？

真人曰：阴市穴乃足阳明胃经，在膝正面上三寸是穴也。

真人曰：设有腿酸疼痛，可于风市穴掐五七十度，擦五七十度，兼用静功，自尔快乐。

养浩生曰：风市穴端在何处？

真人曰：风市穴乃足少阳胆经，在膝上腿外侧两筋间。令人直立垂手，中指尽处是穴也。

真人曰：设有风气腿疼不能动者，可于环跳穴掐五七十度，擦五七十度，兼用静功，自尔快乐。

养浩生曰：环跳穴端在何处?

真人曰：环跳穴乃足少阳胆经，在臂枢砚子骨间缝内侧。卧，屈上足、伸下足方得穴。

真人曰：设有腹痛亦治，脊俞胁痛亦治，章门者。

养浩生曰：穴法同否?

真人曰：后已备载，此不再宣矣。

丹亭卢真人广胎息经卷之四

却病部六　按摩

按摩伤寒诸穴法第十附疟

养浩生曰：设有伤寒诸症，宜按何经？

真人曰：设有体本虚弱、易感风寒者，可于风门穴掐五七十度，搓五七十度，兼行静功，自尔快乐。

养浩生曰：风门穴端在何处？

真人曰：风门穴乃足太阳膀胱经，在背第二椎骨两旁各一寸半是穴也。

真人曰：设有疟疾寒热、伤寒结胸者，可于间使穴掐五七十度，搓五七十度，兼用静功，自尔快乐。

养浩生曰：间使穴端在何处？

真人曰：间使穴乃足厥阴心包络，在手掌后横纹上，去内关一寸两筋陷中是穴也。

真人曰：设有伤寒谵语、结胸、腹痛等疾，可于期门穴掐五七十度，搓五七十度，兼用静功，自尔快乐。

养浩生曰：期门穴端在何处？

真人曰：期门穴乃足厥阴肝经，在直乳下二寸第二肋端。兼治热入血室。

真人曰：设有久疟，可于百劳、中脘、间使如前治，穴法已载不宣。

按摩痰疾诸穴法第十一

养浩生曰：设有诸痰症，宜按何经？

真人曰：设有哮吼喘急，可于天突穴掐五七十度，擦五七十度，兼用静功，自尔快乐。

养浩生曰：天突穴端在何处？

真人曰：天突穴乃任脉经，在结喉下二寸宛宛中两筋间是穴也。

真人曰：设有胸膈闷痛、痰涎壅盛，可于璇玑穴掐五七十度，擦五七十度，兼用静功，自尔快乐。

养浩生曰：璇玑穴端在何处？

真人曰：璇玑穴乃任脉经，在天突下一寸陷中，仰头取之是穴也。

真人曰：设有吼喘等症，可于俞府、华盖、乳根掐五七十度，擦五七十度，兼用静功，自尔快乐。

养浩生曰：三穴端在何处？

真人曰：俞府已见痨症。华盖穴乃任脉经，在璇玑下一寸陷中，仰头取之是穴。乳根乃足阳明胃经，在乳下一寸六分陷中，仰面取之是穴也。

真人曰：设有气急痰盛及肺痈，可于肺俞穴掐五七十度，擦五七十度，兼用静功，自尔快乐。

养浩生曰：肺俞穴端在何处？

真人曰：肺俞穴乃足太阳膀胱经，在背第三椎骨两旁各间一寸半是穴也。

真人曰：设有哮吼喘急，可于脊中穴掐五七十度，擦五七十度，兼用静功，自尔快乐。

养浩生曰：脊中穴端在何处？

真人曰：脊中穴乃督脉经，在第十一椎骨下。俯而取之，穴对前中、上脘。令人平站，将绳自结喉上垂下至上脘，又将此绳自大椎垂绳尽处是穴也。

真人曰：设有咳嗽寒痰之疾，可于列缺穴掐五七十度，擦五七十度，兼用静功，自尔快乐。

养浩生曰：列缺穴端在何处？

真人曰：列缺穴乃手太阴肺经，在手腕后上侧一寸半，两手相叉，食指尽处高骨缝间是穴也。

真人曰：间有哮喘，用天突、灵台、小冲小指端；久嗽，用三里；痰火，用百劳、三里；痰气，用巨关〔1〕、中脘，皆宜查明穴法参用。

按摩头痛诸穴法第十二

养浩生曰：设有头痛诸疾，宜按何经？

真人曰：设有头痛诸疾，可于百会穴掐五七十度，擦五七十度，兼用静功，自尔快乐。

养浩生曰：百会穴端在何处？

真人曰：百会穴乃督脉经，在头正中间。先鼻中直上，分路正直，用草心前肩间量至后发际，左耳尖量至右耳尖，当中折断，手摸容豆许是穴也。兼治脱肛。

---

〔1〕关：疑为“阙”字之误。

真人曰：设有诸头风疼及脑泄、鼻衄，可于上星穴掐五七十度，擦五七十度，兼用静功，自尔快乐。

养浩生曰：上星穴端在何处？

真人曰：上星穴乃脊[1]脉经，在头，男左女右。用草心自手掌后横纹量至中指尽处，然后移至鼻尖，上牵至脑上尽处是穴也。

真人曰：设有头痛，可于囟会穴掐五七十度，擦五七十度，兼用静功，自尔快乐。

养浩生曰：囟会穴端在何处？

真人曰：囟会穴乃督脉，在上星上一寸陷中，可容豆许是穴也。

真人曰：设有头风、筋挛、衄血等症，可于风府穴掐五七十度，擦五七十度，兼用静功，自尔快乐。

养浩生曰：风府穴端在何处？

真人曰：风府穴乃督脉经，在顶后两骨正中间，入发际一寸，与风池相平是穴也。

真人曰：设有头风，可于风池穴掐五七十度，擦五七十度，兼用静功，自尔快乐。

养浩生曰：风池穴端在何处？

真人曰：风池穴乃足少阴胆经，在耳后大筋内，入发际五分，风府两旁各开二寸是穴也。

真人曰：或有偏正头风，用太阳、风池、合谷[2]者；或有脑泄，用上星者，皆宜查明穴法，如前参用。

按摩偏疝等疾诸穴法第十三

养浩生曰：设有偏疝及妇人带下等疾，宜按何经？

真人曰：设有小肠疝气等疾，可于水道穴掐五七十度，按五七十度，兼用静功，自尔快乐。

养浩生曰：水道穴端在何处？

真人曰：水道穴乃足阳明胃经，在天枢下五分，关元两旁各开二寸是穴也。

真人曰：设有疝气偏坠，可于归来穴掐五七十度，擦五七十度，兼用静功，自尔快乐。

养浩生曰：归来穴端在何处？

真人曰：归来穴乃足阳明胃经，在脐心下七寸、两旁各二寸。卧下，举头，有鼠形肉上是穴也。

真人曰：设有疝气，可于大敦穴掐五七十度，擦五七十度，兼用静功，自尔快乐。

---

〔1〕脊：据文义，疑当作“督”。

〔2〕谷：原作“各”，据文义改。

养浩生曰：大敦穴端在何处？

真人曰：大敦穴乃足厥阴肝经，在足大指甲后，去爪如韭叶聚毛中是穴也。

真人曰：设有男子疝气并女子漏下，可于太冲穴掐五七十度，擦五七十度，兼用静功，自尔快乐。

养浩生曰：太冲穴端在何处？

真人曰：太冲穴乃足厥阴肝经，在足大指第一缝间，相去一寸半是穴也。

真人曰：设有妇人赤白带下，治气海、中脘、中极，皆宜查穴参用。

按摩瘿疬痔等疾第十四

养浩生曰：设有瘿疬痔等疾，宜按何经？

真人曰：设有痔漏、肠风，可于长强穴掐五七十度，擦五七十度，兼用静功，自尔快乐。

养浩生曰：长强穴端在何处？

真人曰：长强穴乃督脉经，在尾骶骨尖上陷中，伏地得穴。

真人曰：设有鼠疬，可于天井穴擦五七十度，擦五七十度，兼用静功，自尔快乐。

养浩生曰：天井穴端在何处？

真人曰：天井穴乃手少阳三焦经，在手曲肘尖骨上后一寸，叉手在腰取之，两筋中是穴。

真人曰：设有痔疾，可于二白穴掐五七十度，擦五七十度，兼用静功，自尔快乐。

养浩生曰：二白穴端在何处？

真人曰：二白穴在掌后横纹四寸。两穴相对，一穴在筋内，一穴在筋外。

真人曰：设有鼠疬，可于肩井穴掐五七十度，擦五七十度，兼用静功，自尔快乐。

养浩生曰：肩井穴端在何处？

真人曰：肩井穴乃足少阳胆经，在肩上陷中缺盆骨尽处。以三指按取，当中指陷便是此穴。兼治妇人半产；如晕，兼治三里补之。

真人曰：设有鼠疬，可于缺盆穴擦五七十度，擦五七十度，兼用静功，自尔快乐。

养浩生曰：缺盆穴端在何处？

真人曰：缺盆穴乃足阳明胃经，在颈下肩端横骨上，近颈看，有青脉牵颈陷中是穴。或又于肘尖陷中治之。

真人曰：设有脱肛，可于百会穴掐五七十度，擦五七十度。再五倍、明矾[1]水洗净，以木贼烧存性，敷蕉叶托上，愈。百会穴查前。

真人曰：或有痔漏，治腰膂、手臂、二白三穴，皆宜查明参用。

---

〔1〕矾：原作“凡”，据文义改。

按摩男妇诸杂症穴法第十五

真人曰：设有下元诸疾，可于灵台穴掐五七十度，擦五七十度，兼用静功，自尔快乐。

养浩生曰：灵台穴端在何处？

真人曰：灵台穴乃督脉经，在第六椎骨节下，俯首取之。

真人曰：设有妇人带下、月经不调并男子腰痛、肾寒遗精，俱于肾俞穴掐五七十度，擦五七十度，兼用静功，自尔快乐。

养浩生曰：肾俞穴端在何处？

真人曰：肾俞穴乃足太阳膀胱经，在第十四椎骨下两旁各开一寸半。

真人曰：设有内热火盛腹痛，可于内关穴掐五七十度，擦五七十度，兼用静功，自尔快乐。

养浩生曰：内关穴端在何处？

真人曰：内关穴乃足厥阴心包络，在手后掌横纹去大陵穴二寸两筋间，正坐仰首取之。

真人曰：设有男子诸风痛、女子血气痛，可于申脉穴掐五七十度，擦五七十度，兼用静功，自尔快乐。

养浩生曰：申脉穴端在何处？

真人曰：申脉穴乃足太阳膀胱经，在足外踝下五分赤白肉际是穴。

真人曰：设有淋漓白浊及妇人经事不调，并阴跷痫病夜发者，可于照海穴掐五七十度，擦五七十度，兼用静功，自尔快乐。

养浩生曰：照海穴端在何处？

真人曰：照海穴乃足少阴肾经，在足内踝赤白肉际，令对坐取之。

真人曰：妇人设有月经不调，可于三阴交穴掐五七十度，擦五七十度，兼用静功，自尔快乐。

养浩生曰：三阴交穴端在何处？

真人曰：三阴交穴乃足太阴[1]脾经，在足内踝上三寸骨筋陷中是穴。

真人曰：设有中风、溺水、阳绝、肠痛等症，可于神阙[2]穴掐五七十度，擦五七十度；兼用盐炒热，填满上，用火熨。如小便不通，用葱槌碎，填熨。神阙穴乃任脉经，在脐中。

真人曰：设有妇人无子及月水不调，可于阴交穴治。阴交乃任脉经，在脐下一寸。妇人血气块痛、调经种子者，可于气穴治。气穴乃足少阴肾经，在□[3]两旁各开一寸半，左名包门，右名子户。诸疮，百虫窠、三里、解溪，俱如前掐、擦，兼他功。

---

〔1〕阴：原作“阳”，据文义改。

〔2〕阙：原作“关”，据文义改。下同。

〔3〕□：原脱一字，据文义当为“脐下三寸”等若干字。

各经出像脉络附解十四篇[1]

今将各经图附后。

足少阳胆经一附解

人曰：胆者，清净之府，决断出焉。其经多气而少血，在肝之短叶间，重二两三铢，包精汁三合。起目锐眦之瞳子髎，于是循听会客主人，上抵头角，循颔厌下悬颅，由悬厘外循耳上发际，至曲鬓由率谷外折下耳后，循天冲、白浮窍，又自完骨外折上，过角孙，循本神，过曲差，下至阳白，会复从睛明上行，循临泣、目窗、正宫、承灵、脑空、风池，在发际中循肩井，却左右相交，出手少阳之后，过大椎。

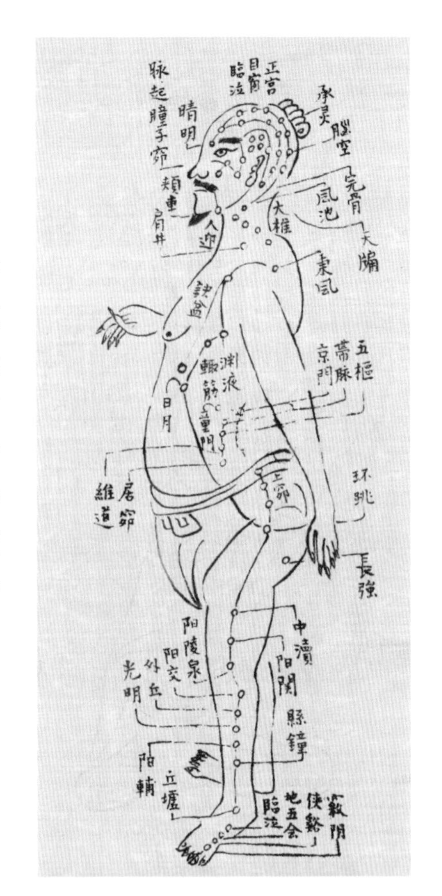

足厥阴肝经二附解

真人曰：肝者，将军之官，魂之所居也。其经少气而多血，形左三、右四共七叶，居左胁右肾前，并胃，着脊第九椎。其脉起足大指毛际大敦穴，循足附上行，问太冲、中封，历蠡沟、中都、膝关、曲泉、阴包、五里、阴廉，遂由足太阴冲门府舍入任经阴毛左右，交绕阴器，会脉曲骨、中极、关元，循本经之章门、期门，挟胃属肝，下足少阳胆经，胃分络胆，由期门贯脾食窦、肺云门、足渊、液胃、人迎，循喉行足地仓、四白，连目系，会巅百会。其支者从目系下行任外本经，下颊交环于口唇。又一支从期门属肝，别贯膈，行脾食窦外，本经里上注肺，下行中焦，挟行中腕[2]，以交于手太阴经之脉而环布无已。

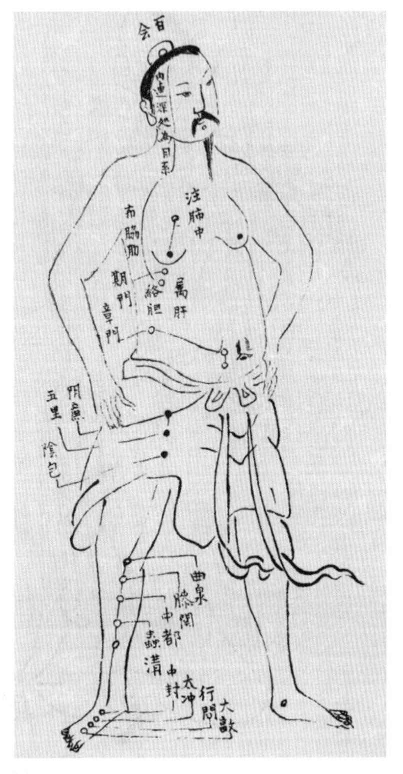

〔1〕各经出像脉络附解十四篇：原书无此标题，整理时据目录补。

〔2〕腕：疑为“脘”字之误。

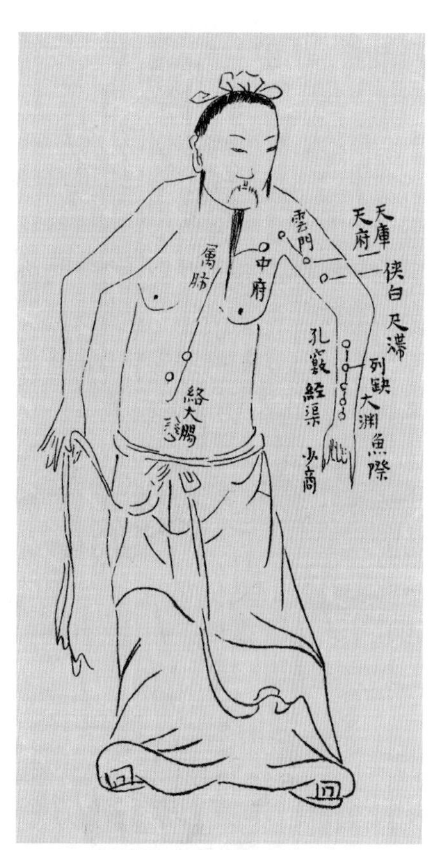

手太阴肺经三附解

真人曰：肺者，相傅之官。其形似盖，四垂六叶，两耳附着于脊之第三椎。中有二十四空行列，以分布诸脏腑清浊之气，而为之华盖。其经多气而少血。其脉起于中焦，受足厥阴之交，由是循任脉之外、足少阴经脉之里，以次下膝，当脐上一寸任之水分穴，绕络大脏，复行本经之外，循胃口绕逦上膈而会属于肺脏，循肺系出而横行胸部四行之中府、云门，以出腋下，下循臑内，历天府、挟白，行手少阴心之前，不入肘中，抵天泽，循臂内上骨之下廉，历孔窍、列缺穴，入寸口之经渠、太渊，以上鱼际，出大指之端少商穴而终。其支者，从腕后列缺穴达次指内廉，出其端而交于手阳明焉。

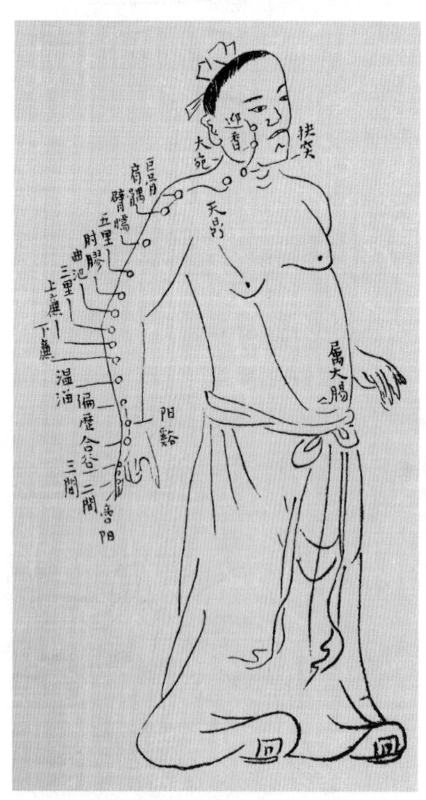

手阳明大肠经四附解

真人曰：大肠者，传送之官也。长二丈一尺，广四寸，当脐右回十六曲，其上口即小肠之下口。其经血、气俱多。起于大指、次指之端商阳穴，受手太阴经之交，行阳之分，由是循次指，历二间、三间，出合谷两骨间，上阳溪两筋中，以至五里、臂臑，络手以阳，之臑会，上肩，至本经之肩髃、巨骨，上行督之大椎，下入足阳明之缺盆，络绕肺脏，复下膈当胃经。其支自缺盆行于颈，由天鼎、扶突上贯于頞，入于齿缝，出夹口吻，交于人中，左脉之右，右脉之左，上夹鼻孔，循未胶、迎香而终，以交足之阳明穴焉。

足阳明胃经五附解

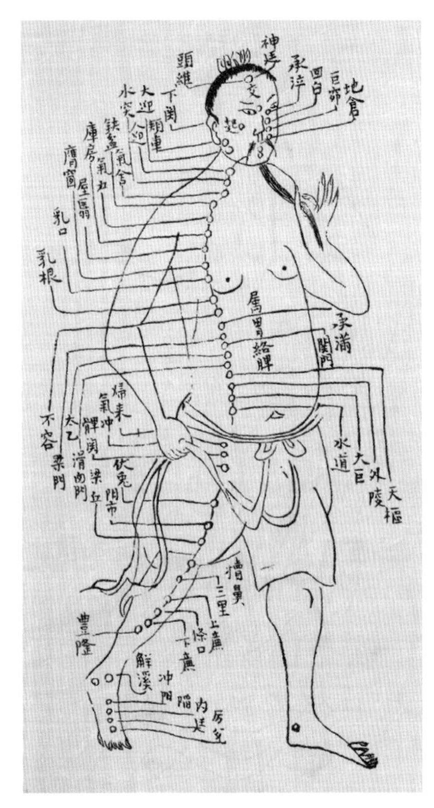

真人曰：胃者，水谷之海，六腑之大源。体一尺五寸，纡回长一尺六寸，居中焦。其经气、血俱多。起鼻两旁手阳明之迎香穴，由是而上，左右交于頞中，过足太阳睛明下，循鼻外，历承泣，至巨窌，上凿缝中出，循地仓绕唇，交于承浆，由承浆出人迎，循颊车过胆，客主人，合足少阳悬厘，循下关、头维、督之神庭。分支从大迎、人迎以至缺盆；于此又分支，从缺盆以至太乙、滑门，过天枢以至气冲，过足少阴肓俞，至气冲、梁丘，下膝膑；于此又经分犊鼻，下至足之冲阳，入中指之内庭，至厉兑而终。

足太阴脾经六附解

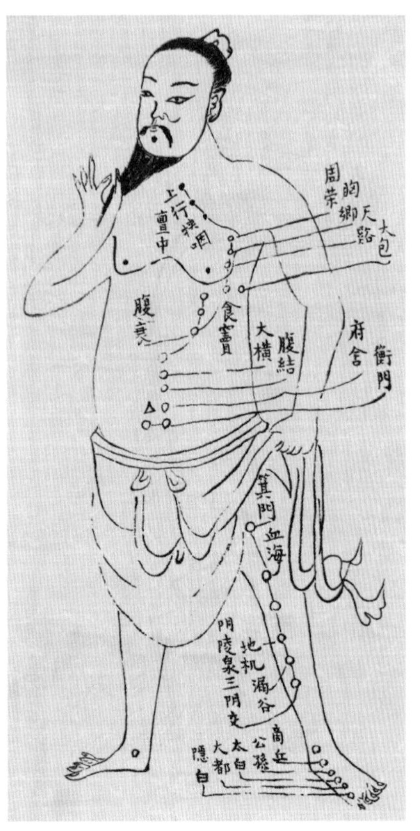

真人曰：脾者，仓廪之官，乃荣之居也，其经多气而少血。其形广三寸，长五寸，掩于大仓，附着脊第十一椎。经起足大指隐白[1]，次受足阳明二交，循大指以历太白、商丘，上三阴交，历血海、箕门，入腹至于冲门、府舍，令任经脉，循腹大横，历腹哀至任之中、下二脘，属脾络胃，再由腹哀循食窦、大溪、胸乡、周荣外折向大包，又外折，由肺之中府上交胃人迎，挟咽连舌，至舌本而终焉。其支者，循腹哀至胃，会任脉中脘，注于任之膻中，交于手少阴心分。

〔1〕白：原作“向”，据文义改。

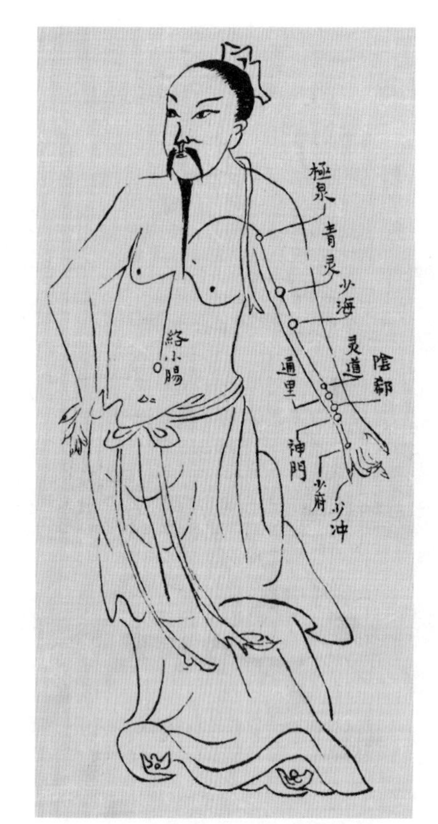

手少阴心经七附解

真人曰：心者，君主之官，乃主之本也。其经多气而少血。形如未敷之莲，居肺下膈上，附着于脊第五椎上。有二系，一系上与肺通；一系入肺两大叶，由肺叶而下，曲折向后，并连脊细络，贯脊髓，与肾相通，诸脏系皆于此而通于心。其脉起于心，循任脉外，当脐二寸之分而络小肠，从心系复上至肺脏，出腋下，抵极泉，下循臑内，历青灵、少海、通里，至掌手腕[1]骨，循阴郄、神门入掌少府，循小指少冲穴而终，以交手太阳。其支者，从心系出任脉，上行，挟咽以贯目系。

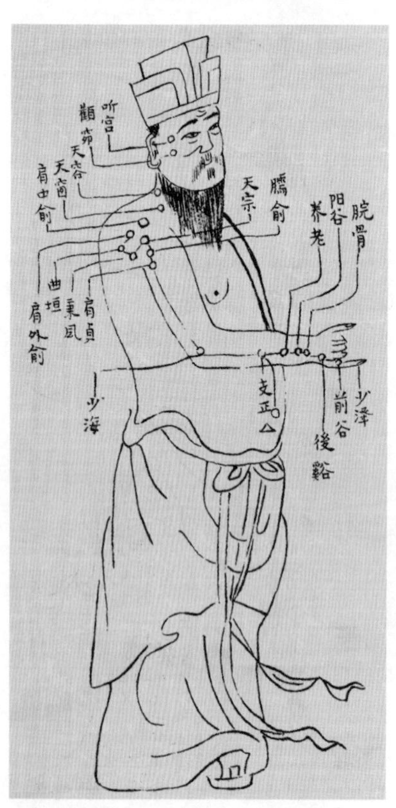

手太阳小肠经八附解

真人曰[2]：小肠者，受盛之官。其体长三丈二尺，左回迭十六曲，其上口即胃之下口，其下口接大肠之上口，在脐上二寸。水分至是泌别清浊，其清者入膀胱，浊者下大肠。其经多气而少血。起于小指端之少泽穴，由指外前谷、后溪上腕，出踝，历腕骨、阳谷、养老，上臂，循支正出肘历、少海，过手阳明、少阳之外，循肩贞、臑俞、天宗、秉风、曲垣、肩外俞、肩中俞诸穴，上会于督之大椎，分左右交于两肩，入足阳明之缺盆，循肩下腋，当任脉膻中，络心，循胃系下膈，过任之上脘、中脘，当脐上二寸，从胃之缺盆、颈之天窗、天容、颧窌至目外角，过足少阳之瞳子窌，入耳中之听宫而终。

〔1〕腕：原作“完”，完骨穴在头部耳后，此则为手腕部，据文义改。
〔2〕真人曰：原脱，据上下文补。

足太阳膀胱经九附解

真人曰：膀胱者，州都之官，津液生焉。体重九两二铢，纵广二寸，居肾下之前，大肠之侧，当脐上一寸水分穴之所，小肠下口乃膀胱之上际也，水液由此渗入焉。其经多血而少气。起于目内眦之睛明穴，巡攒竹，过督之神庭、通天五穴，斜左右交于督之百会。由此分一支抵上角，过足少阳之率谷、浮白、窍阴，直者循络却、玉枕下项，抵大椎、陶道，却挟脊两旁下大杼以至白环俞十七穴；复由腰分支历上、次、中、下四窌，出会阳，下贯臀承扶、股门、浮郄、委阳，入腘之委中；又一正支自天柱下，从髆左右历附分、魄户以至秩边十四穴，过足阳明之髀枢，循承扶外与前入腘中者合。正支者，下循合阳，直至小足指尖之至阳而止，交于足少阴经焉。

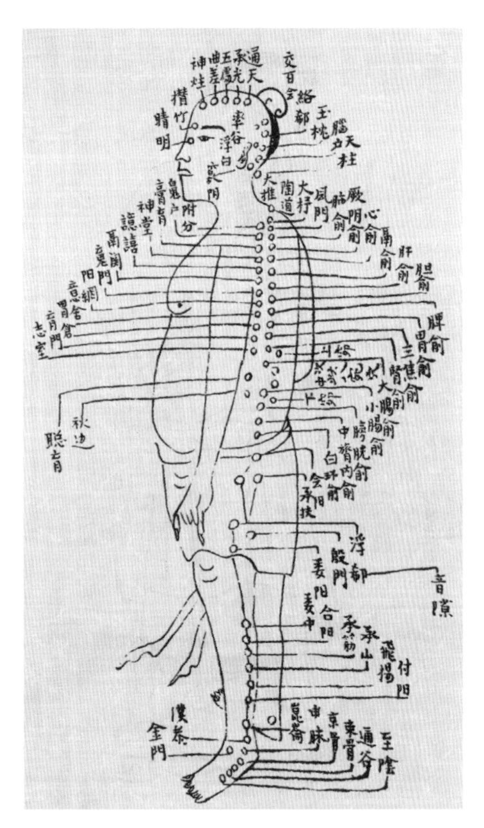

足少阴肾经十附解

真人曰：肾者，作强之官，伎巧出焉，精之居也。其经多气少血。形如石卵两枝，紫黑色，附脊十四椎前，与脐平。其经起于足小指下足心涌泉穴，由涌泉循太溪别入太钟、照海、水泉，行于厥阴、太阴，历复溜、交信，会足太阴之三阴交，上筑宾、阴谷，令督脉之长强，循本经之横骨以至中注、盲俞六穴，下会任之关元而络膀胱。其直者复上行，循商曲贯肝，上达幽门，上膈，历步廊入肺，循神封、俞府等穴而上循喉咙，并足阳明胃经之人迎，挟舌本而终焉。其支者，自神藏别出，绕心注胸，合任之膻中以交于手厥阴。

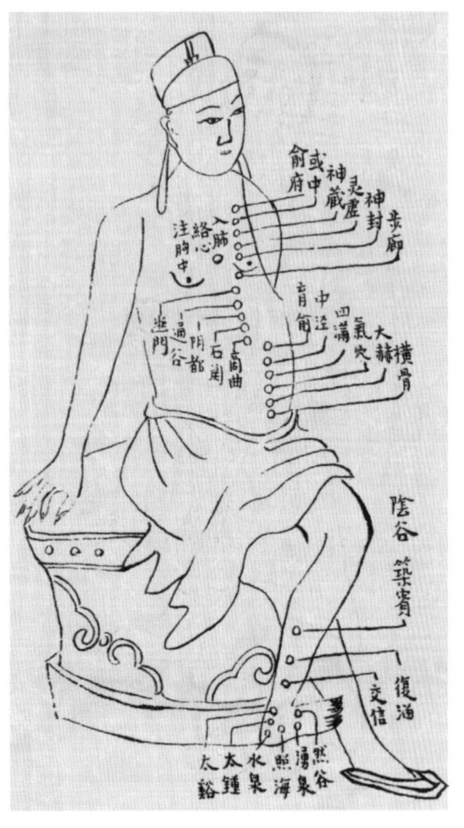

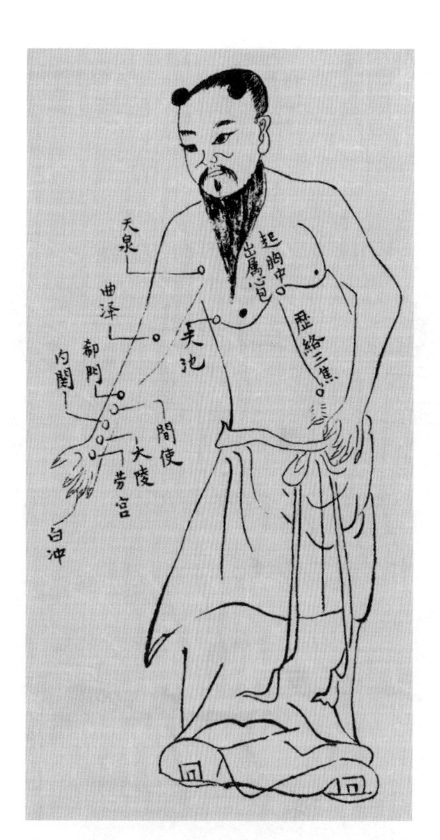

手厥阴心包经十一附解

真人曰：心包络者，一名心主，以脏象考之，在心下横膜之上，竖膜之下，与横膜相连。而黄脂漫裹者，心也；其漫脂之外，细筋膜如丝与心肺相连者，心包络也，乃相火之用焉。其经多血而少气。起于胸中，出属心包，由是下膈，络于三焦之上脘、中脘及脐下一寸。下焦之分，上循胸中，出胁下腋，主寸天池，上行抵腋下，循天泉、曲泽行臂两筋间，循郄门、间使、内关、大陵入掌中劳宫，循中指端之中冲。其支者自劳宫别行，循小指、次指出与三焦相火为表里焉。

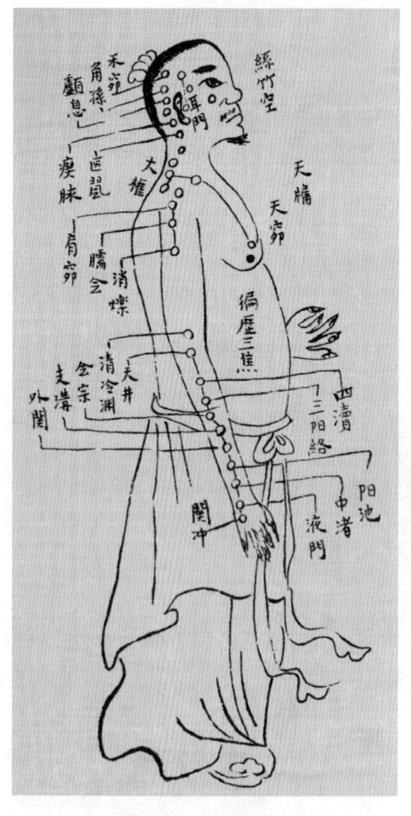

手少阳三焦经十二附解

真人曰：三焦者，水道出焉。其经多血而少气。其脉起于小指、次指端之关冲穴，上出次指之间，历液门至阳池，出臂，外循外关以至三阳、四渎，上贯于肘，抵天井、清冷、消泺，上肩，行臑会、肩窌、天窌，过手太阳秉风、足少阳肩井，下阳明缺[1]，复阳明外交会膻中，络绕心包，下膈，偏历三焦。其支者，从任脉膻中而出缺盆，挟耳，过肾[2]大椎，循天牖上挟耳，经翳风、瘈脉、颅息，上角孙，过足少阳之悬厘及太阳之睛明，曲以下颊，至手太阳颧窌。又支自翳风入耳之分中，方循丝竹空而交于足少阳焉。

〔1〕缺：其下疑脱“盆”字。
〔2〕肾：据文义，疑为“督”字之误。

任脉图十三附解

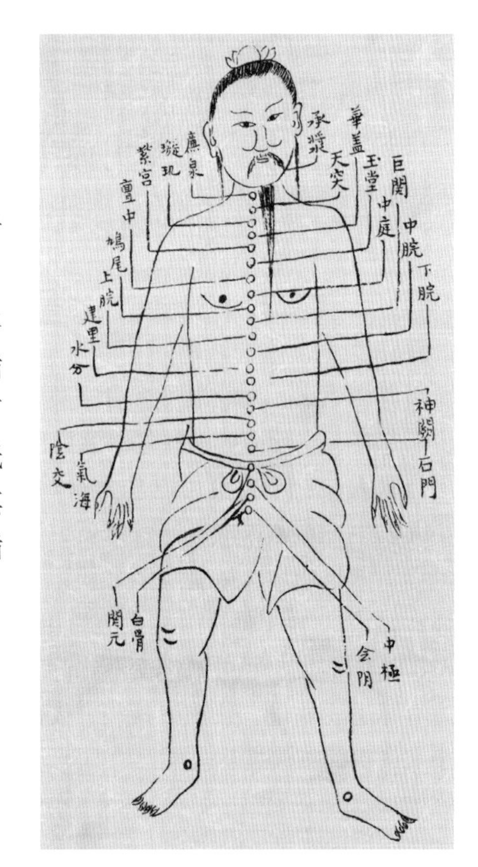

任脉经穴歌〔1〕 任脉分三入，起于会阴，上曲骨、中极、关元，到石门、气海、阴交、神阙，立水分、下脘，循建里、中脘、上脘、巨阙，起鸠尾、中庭、膻中，萃玉堂、紫宫，树华盖、璇玑、天突、廉泉，清上颐，还以承浆。

真人曰：任者，总也。乃肾之配，与督本同一源而分为二者也。脉起中极下会阴，分循曲骨，上毛际，至中极，行腹里，循关元、石门、气海、阴交、神阙、水分，至于承浆，抵龈交，分行系两目之中央，会承泣而终焉。其支者，循脊里，为经络之海，其浮而外者，循腹上行，会于咽喉，别络唇口也。

督脉经图十四附解

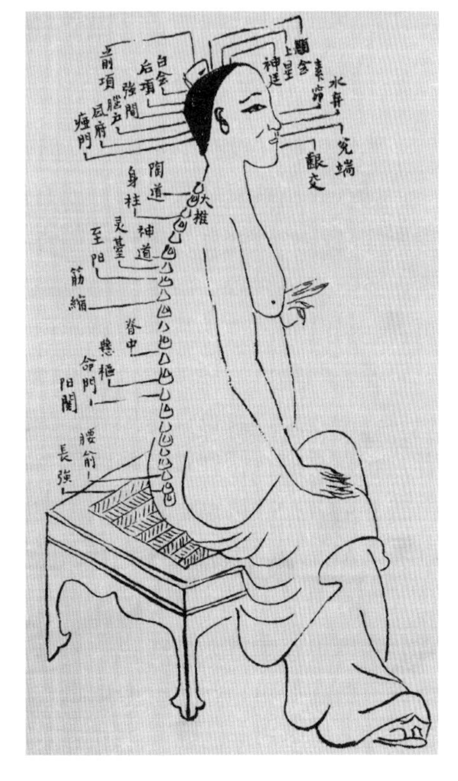

督脉经穴歌 督脉背中行二十七穴，始长强、腰俞、阳关、命门，当悬枢、脊中，走筋缩、至阳、灵台、神道，长身柱、陶道、大椎，俞哑〔2〕门、风府，连脑户、强间、后顶、百会，前顶、囟会、上星，图神庭、素髎、水沟，里兑端、龈交，斯已矣。

---

〔1〕歌：此字疑衍，此下一段文字并非歌诀。后“督脉经穴歌”之“歌”字同。

〔2〕哑：原作“瘂”，同“哑”。

却病部七 按推小儿

总 论

养浩生曰：世间最可悯者，莫若小儿，以其得病之际，疾痛痾痒莫能形于言语，少有忽略，垂死而已。恳乞仁慈后世婴儿，行大方便。

真人曰：小儿莫可以功大袪治，上古祖师作有按推之法，即小儿导引术也。盖小儿初生，形体未成，筋骨未就，脏腑未完，精神未全，血气虚浮，肌肤软脆。资以乳养，渐长成形，故有变蒸之候：三十二日为一变，六十四日为一蒸。变者，变其形体；蒸者，蒸长肌骨。共设五百七十六日，当以初生之日为始，算定日数，可以变蒸；论如不足，不可认作变蒸之症。一岁零七个月满，方得成人；九十六日变蒸足，方有脉生于寸口。凡欲治其病，先辨其症候，次识其手法，再知其治法，三者既备，小儿诸疾何难治焉！

辨[1]证第一

养浩生曰：设有小儿疾，以何察识？

真人曰：察识之方不一，或有视面部者，或有视指纹者，或有一指诊脉者。若夫视面部之法：额红者，热也；额青者，风也。印堂青者，惊也；红者，火也。山根青者，屡惊也；赤者，泻也。年寿微黄者，正色也；陷下者，夭也；黑者，痢疾也；深黄者，霍乱吐泻也。鼻准微黄赤白者，正色也；深黄者，火燥也；黑者，死也。人中短缩者，吐痢也。唇黑者，蛔厄也。口润红者，正色也；燥干者，脾热也；黄者，食积也；白者，失血也；青黑者，惊风也，亦死症也。承浆青色者，当食时受惊也；黄者，吐逆与痢也；红者，烦躁也，夜啼也；青者，吉色也。久病眉红者，死证也。两白睛青色者，肝风也；黄者，积攻也。黑睛黄者，伤寒也。风池与气池黄，吐逆也；红者，烦躁啼叫也。两颐赤者，肺家客热也。两太阳青者，惊也；红者，赤淋也。青色入两耳者，死症也。两脸黄者，痰也；色青者，客惊也；红者，风热也。两颐青者，吐虫也；黄者，积滞也。风门黑者，病也；青者，惊也，《金匮》青者亦惊也。哭者，病在肝也；汗者，心虚也；笑者，脾多痰也；啼者，肺有风也；睡者，肾有亏也。此上辨面部形色也。

〔1〕辨：原作"辩"，据文义改。下同。

若夫三关，以男左女右手食指定之，初节为风关，在寅位；二节为气关，在卯位；三节为命关，在辰位。凡病纹在初关，易治；过中关，难治；直透三关者，不治。色红者，风热轻；赤者，风热盛；紫者，惊热；青者，惊积；青赤相半，惊积、风热俱有；青而紫，主急惊风；青而淡紫，伸缩来去，主慢惊风；紫丝、青丝或黑丝隐隐相杂，似出不出，主慢脾风。若四足三关，必青；水惊三关，必黑；人惊三关，必赤；雷惊，色黄，或青、或红。有纹如线一直者，是乳食伤脾及发热惊；左右一样者，是惊与积齐发；有三叉或散，是肺生风痰，或似齁鮯声。有青，是伤寒及咳；有红白相兼，主痢，红多白痢，黑多赤痢。虎口脉纹乱，乃气不和。盖脉纹见有五色：黄、红、紫、青、黑，色常黄、红，有色无形，此安宁脉也。一见形，即是病脉。由其病盛，色能变黄，黄盛作红，红盛则紫，紫盛作青，青盛作黑；至于纯黑，则难治也。又当辨其形，有如流珠者，主膈热三焦不和，饮食欲吐，泄泻肠鸣，自痢泄泻，烦躁啼哭；有如流珠差大，名曰环珠者，主脾虚停食，胸腹膨闷，烦渴发热；有如长珠，一头大、一头尖者，主脾伤饮食，积滞腹痛，寒热不食；如有来蛇下头粗大者，主脾胃湿热，中脘不利，干呕不食；有如去蛇上头粗大者，主脾虚冷积，吐泻烦渴，气短神困，多睡不食；有如弯弓，反相中主者，主寒热邪气，头目昏重，心神惊悸倦怠，四肢少冷，小便赤色，咳嗽吐涎；有如弯弓，反向大指者，主痰热心神恍惚，作热，夹惊，夹食，风痫，向内者吉，向外者凶；有如枪形者，主风热发痰作搐；有如鱼骨形者，主惊痰发热少食，或痰盛发搐，乃肝木克脾土也；有如水字形者，主惊风食积，烦躁痞闷，少食夜啼，痰盛口噤搐搦，此脾虚积滞，木克土也；或曰水字，肺疾也，谓惊风入肺也；有如针形者，心肝热极生风，惊悸顿闷，困倦不食，痰盛发搐；有透关射指者透关向里为射指，主惊风痰热，聚于胸膈，乃脾、肺损伤，痰邪乘聚；有透关射甲者透关向外为射甲，主惊风恶症，十死一生；有如鱼刺者，风关青色主初惊，气关主疳，命关脾虚，难治；有如乙字者，初关主肝惊，二关急惊，三关慢惊、脾风；有如曲虫者，肝病甚也；有如虬纹者，心虫动也；有如环者，肾有虫也。斜向右，主风寒；斜向左，伤风；勾脉，伤寒；长虫，伤冷。青白紫筋，上无名指三关，难治；上中指三关，易治。

手诀第二

养浩生曰：症候既得闻命矣，尚有手诀，敢请教益？

真人曰：手法不一，有于三关作法者，凡作法者，先掐心经，点劳宫，男推上三关退寒，加暖属热；女反此，退下为热也。有于六腑作法者，凡作法者，先掐心经，点劳宫，男退下六腑，退热加凉；女反此，推上为凉也。有名黄蜂出洞者，凡大热作此法，先掐心经，次掐劳宫，先开三关，后以左右二大指从阴阳处起一撮一上，至关中离坎上，掐穴发用之。有名水里捞月者，凡大寒作此[1]法，先清天河水，后五指皆

[1] 此：原脱，据文义补。

跪，中指向前，四指随后，右运劳宫，以凉吹之，退热可用；若先取天河水，至劳宫右运，呵暖气，主发汗。有名凤凰单展翅者，凡温热作此法，用右手大指掐总筋，四指翻在大指下，大指又起又翻，如此做至关中，五指取穴掐之。有名打马过河者，凡温凉作此法，右运劳宫毕，曲指向上弹，内关池使间[1]。天边生凉，退热用之。有名飞经走气者，凡气滞作此法，先运五经，后五指开张一滚做关中，用手打拍，乃气行也。又法，以一手推心经，至横纹住；以一手揉气关，通窍也。有名按弦搓摸者，凡化痰做此法，先运八卦，后用指搓病人手，关上搓，关中一搓，关下一搓，拿病人手轻轻慢慢而摇。有名天门入虎口者，凡清脾作此法，用右手大指掐儿虎口，中指掐住天门，食指掐住总位，以左手五指聚住揉，斗肘轻轻慢慢摇，生气、顺气也。又法，自乾宫经坎、艮入虎口按之。有名猿猴摘果者，凡消食作此法，以两手摄儿螺蛳上皮摘之。有名赤凤摇头者，凡治惊作此法，以两手捉儿头摇之，其处在耳前少上。有名二龙戏珠者，凡惊吊眼，以两手摄儿两耳轮戏之。如初受惊眼不吊，两边轻重如一；如眼上则下重，下则上重。有名丹凤摇头者，凡治惊做此法，以一手掐劳宫，一手掐心经摇之。有名黄蜂入洞者，但凡去风寒做此[2]法，曲小耳，小指揉儿劳宫。有名凤凰鼓翅者，凡黄肿，掐精灵二穴，前后摇摆之。有名雁游飞者，凡黄肿做此[3]法，以大指自脾土外边推去，经三关、六腑、天门、劳宫边，还止脾土。有名运水入土者，凡脾土虚弱作此[4]法，以一手从肾经推去，经兑、乾、坎、艮至脾土按之。脾胃火旺，水火不能兼济用之。有名运土入水者，凡肾水频数，照前法反回是也。亦治小便赤涩。有名老汉扳缯者，凡痞块，以一指掐大指根骨，一手掐脾经摇之。有名斗肘走气者，凡痞块，以一手托儿斗肘运转，男左女右；一手捉手摇动。有名运劳宫者，乃曲中指运儿劳宫也。右运凉，左运汗。有名运八卦者，以大指运之，男左女右，开胃化痰。有名运五经者，以大指往来搓五经纹，能动脏腑之气。有名推四横纹者，以大指往来推四横纹，能上下之气，气喘腹痛可用。有名分阴阳者，曲儿拳，于手背上四指节从中往两下分之，分利气血。有名和阴阳者，从两合之，理气血用。有名天河水者，推之自上而下也。请按住间使，退天河水也。

有掐手面者：一掐心经，二掐劳宫，推上为热。诸脏有疾，引孔开窍。又，一掐肺经，二掐离宫。离上起，乾上止。中间轻，两起、止处重。治肺家嗽。又，一掐大肠经，侧推到虎口，推上为补，小儿泄泻退下，主泄泻也。又，一掐肾经，二掐小横纹，退六腑，治小便赤色涩滞。又，一掐脾土，曲指左转为补，直指推之为泄，治小儿虚弱之症，乳食少进。又，一掐肾水下节，二掐肾水大横纹，退六腑，为凉退潮。又，一掐总筋，清天河水，退热。又，一掐揉小天，必治天吊惊风，又能生肾水。又，一推扳门，治小儿气促、气攻。此掐手面九法也。

有掐手背者：一掐威灵穴，专治急症惊风。一掣一死，掐此穴，有声可治，无

[1] 内关池使间：指内关、阳池、间使三个穴位。
[2] 此：原脱，据文义补。
[3] 此：原脱，据文义补。
[4] 此：原脱，据文义补。

声难治。一掐两扇门，治小儿急惊，口眼歪斜，左向右重，右向左重；又治热不退，汗不来。又，一掐精宁穴，治痰涌气促、气急，掐此穴可退。又，一掐二人上马穴，治小便赤涩、清，补肾水。又，一掐后溪穴，推上为清，推下为补。小便涩宜清，肾经亏弱宜补。又，一掐外劳宫，治粪白不变，五谷不消，肚疼泄泻；内外齐掐，止疟疾。又，一掐阳池，治小儿风痰之症。又，一掐一风窝，治小儿久病腹疼或慢惊。又，一掐五指节，治小儿被吓，掐之可醒苏人事，不昏迷。又，一掐龟尾，并揉脐，治小儿水泻乌沙，膨胀脐风，月家盘肠等惊。揉脐法以斗肘，毕，又以左大指按儿脐下丹田，以右大指周围搓磨之，一往一来。又，一掐斗肘下筋、曲池上总筋，治急惊。此掐手背十一也。

又有止吐泻者：可于横门刮至中指尖，掐之主吐。在一节处掐。又法于肢门推向横纹，掐吐法。又，中指一节内推上，止吐。又，横纹推向肢门，掐止吐。又，提手背，四指内顶横纹，主吐；还上主止吐。又，手背刮至中指一节处，主泻；中指尖第一外节掐，止泻。横纹推尚肢门，主泻；肢门推向横纹，止泻。退外脾泻法：推外脾补虚止泻。如被水惊，肢门大冷；如破风惊，肢门大热；如被惊吓，又热又跳，先扯五指。要辨冷热，如泻黄尿，热；如泻青尿，冷。此行吐泻、止吐泻诸法也。

又有掐手六筋者：皆从大指边向里数也，第一赤筋乃浮阳，属火，以应心与小肠，主霍乱，外通舌，反则燥热，却向乾位掐之，则阳自然散也，又于横门下本筋掐之，下五筋仿此。第二筋乃阳，属木，以应肝胆，主温和，外通两目，反则赤涩多泪，却向坎掐之，则两目自然明也。第三总筋居中，属土，总五行以应脾胃，主温暖，外通四大肢门，反则主肠鸣霍乱、吐泻痢疾，却在中界掐之，则四肢舒畅也。第四筋赤淡黄筋，居中分界，火土兼备，以应三焦，主半寒半热，外通四大肢门，周流一身，反则主壅塞之疾，却向中宫掐之，则元气周流，通壅塞之患也。第五白筋乃浊阴，属金，以应肺与大肠，主微凉，外通两鼻孔，反则胸膈胀满、脑昏生痰，却在界后掐之。第六黑筋乃重浊纯阴，以应肾与膀胱，主冷气，外通两耳，反则主尪羸昏沉，却在坎位掐之。此六筋掐法。凡内热外寒，掐浮筋止；作冷，掐阳筋即出汗；诸惊风，掐总筋；作寒，掐心经筋即转热；作热，掐阴筋转内热；外寒，掐肾经即止。此六筋掐法备之于斯也。

又有掐足法：凡男左手右足，女右手左足，一掐大敦穴，治小儿鹰爪惊。本穴掐之，就揉解溪穴，治小儿内吊惊往后仰；本穴掐之，就揉中臁穴，治小儿惊来；掐之，就揉涌泉穴，治小儿吐泻。本穴掐，左转揉，吐即止；右转揉，泻即止。左转不揉，吐；右转不揉，泻。男依此，女反之。仆参穴，治小儿脚掣跳、口咬，本穴就揉，左转补吐，右转补泻；又惊又吐又泻，掐此穴及足中指有效。承山穴，治小儿气吼，本穴掐之，又揉委中穴。小儿望前扑，掐此。

小儿诸惊推揉等法第三

养浩生曰：按推诸穴既得闻命矣，其应病作用恳赐慈惠焉。

真人曰：应病作用，不过诸法以成一手法。

如因酒食无度、劳郁伤神，以致四肢作冷，口含母乳一喷一吐，肚上青筋，气急，此系心经有热。推三关五十，推天河水二百，退六腑一百，运八卦一百，运五经水里捞月五十，用火胸前六焦，小便头上掐一爪，用蛇蜕四足缠之即好。

如因荤腥热炙脾胃，头足乱舞，因风受热，推三关一百，推肺经一百，运八卦五十，推脾土一百，运五经七十，推天河水三百，水底捞月飞经走气二十。天心穴掐之二筋，一掐急用灯火，手足、肩膊上一燋，喉下一燋；喉下三燋，脐下一燋。

如因生冷过度、乳食所伤于五脏六腑，天寒肚响，身软唇白，即是六腑寒、乳食伤。推三关三百，分阴阳一百，推脾土一百，推四大肠二百，黄蜂五十，捞月十二，六扇门将手心揉脐及龟尾五十，男左女右。后将灯火断之，颊车一燋，更推背心。

如因失饥伤饱，饮食不纳，脾胃虚弱，五心潮热，子午虚烧，人日瘦弱，遍身热气，吼口渴，手足常掣，眼红，推三关一十，推肺经二百，推脾土一百，运八卦分阴阳一百，二扇二十。要汗后再加退六腑二十，水底捞月二十。

如因生冷太过，或迎风食，血经变成沙，行遍身四肢，黑青筋过脸，肚腹膨胀，唇黑，五脏有寒，皆因好食凉物。推上三关二百，推脾土二百，二扇三十，运八卦一百，四横纹五十，黄蜂二十，分阴阳三十，将手心擦脐五十，用灯火青筋缝上七燋，背亦断青纹更好。又将黄土一块，碗研烂为末，七醋一钟，铫内炒过，将手袱包在头上，往下推引入脚，用针刺破，再用灯芯火四心断之。

如因吃饮食受吓，或吃冷物，以伤荣卫，大叫一声一死眼闭，一掣一跳开口，即是被吓，心经有热。推三关三十，清天河水一百，补脾土一百，清肾水五十，运八卦一百，天门入虎口，揉斗肘。用火颠门、口角上下、肩膊、掌心、脚跟、眉心、心演、鼻各一燋。或用老鸦蒜晒干，烧为末，在心窝揉之。

如因寒受惊，风痰结涌，乳气不绝，口吐白沫，四肢摆，眼翻，即是因寒受热吓，肺经有病。推三关一百，推肺经一百，推天河五十，按弦搓磨运五经三十，掐五指节三次。囟心上用灯火四燋，口角上下各一燋，心演、脐下各一燋。

如因伤食于脾土，夜间饮食太过，胃中不能克化，气吼，肚膨青筋，眼翻白，即是因乳食伤，五脏有寒。推三关一百，推肺经一十，推脾土二百，运八卦五十，分阴阳五十，将手揉脐五十，按弦走搓磨精宁穴一十。青筋缝上用灯四燋；如泄，猪尾骨上一燋；若吐，心窝上下四燋；脚软，鬼眼一燋；手软，曲池一燋；侧拐，又一燋；头软，天心一燋，脐上下各一燋；若不开口，心窝一燋。

如因吃甜、辣之物，耗散荣卫，临啼哭四肢掣跳，哭不出，即是被吓，心经有热。一推三关二十，清天河三百，退六腑一百，分阴阳五十，清肾水五十，水里捞月五十。

如到晚昏沉不知人事，口眼歪斜，手足掣跳，寒热不均，推三关五十，退六腑五十，补脾土五十，掐五手指十，分阴阳十，按弦走搓磨十。

如因食生冷，积毒以致伤胃，肺中有风痰，裹心经、心络之间，手捏拳，四肢掣跳，口眼歪斜，是也受吓感风。推三关二十，推脾土二十，推肺经五十，运八卦五十，推四横纹五十，运五经二十，猿猴摘果二十，掐五指节三次。后用灯芯断鼻梁、眉心、心演、总筋，足鞋带以生姜油擦之，或在臁上阴阳掐之。

如因乳食之间受其惊搐，脾经有痰，咬牙嘴，眼歪斜，四肢掣跳，心间迷闷，即是脾肾亏损，久疟被吓，非一日之疾。推三关一百，补脾土二百，推肺经二百，运八卦五十，掐五指节二十，天门入虎口，揉斗肘一十，丹凤摇头二十，运五经三十。此惊难救，掐住眉心良久便好。两太阳、心窝用潮粉油推之，用火上下手足各四燋。

如因临产下剪，风入脐中，口吐白沫，四肢掣动捻拳，偏眼是也。推三关二十，推肺经十。将灯火脐上七燋，大指节各四燋，囟门四燋，喉下、心间各一燋。

如因饮食或冷或热，伤于脾胃，失于调理，冷痰涌于肺经，四肢后仰，哭声不出，疾向后伸是也。推三关一百，丹凤二十，推四横纹二十，推脾土二百，补肾一百，运八卦一百，分阴阳二十。脚膝上四燋，青筋缝上七燋，喉下三燋。将内关掐之。

如因父母同处，与之风处，乳食所伤，风痰经于胃、口、手足向后，即是肺经有热。推三关五十，推脾土一百，推肺经二百，补肾水五十，分阴阳一百；飞经走气十。囟门用灯火四燋，两眉二燋，总筋、鞋带各一燋，喉下二燋，周脐四燋。眼翻不下，耳珠下掐之。

如或当风睡卧，或风雨多眠，风痰太盛，哭声不止，遍身战动，脸色青黄，手掣口歪是也，此脾惊受病。推三关五十，推肺经一百，推脾土一百，运土入水二百，推肾水五十，分阴阳一百，按弦走搓磨五十。用竹沥小儿吞之。手缩，用黄蜡、细茶、飞盐，擂烟为末，皂角末五分，七醋一钟，下铫，黄蜡二钱化成饼，贴心窝。

如因母得孕或食荤毒之物，或受劳郁之气，落地或软或硬，开口如哑，即是曾在母腹中受胎毒也。推三关二十，分阴阳一百，退六腑十九，飞经走气二十。运五经，天门入虎口，揉斗肘四十。头上、喉下各三燋，脐上四燋。倘不开口出声，四大爪甲上掐之。或软，不醒，心脐下提之；醒不开口，用母乳将小儿后心窝揉之。

如因母当风睡卧，或小儿月内受风，痰涌心口，落地睡红撮口手捏，头偏左右，哭不出声。是疾也，推三关一百，推肺经一百，运八卦五十，推横纹五十，双龙摆尾二十。掐中指，君不效。青筋缝上七燋，背上二燋，脐上四燋，百劳穴下二燋。

如因乳食生冷荤腥之物，伤于五脏六腑，肚腹冷痛，乳食不进，身体软弱，肚起青筋，眼黄手软，即是六腑有寒。推脾土一百，推三关一百，推大黄一百，运土入水五十，推肾、肺经各一百，清肾水一百。揉脐，灯火断之。

如因食生冷过度，耗伤荣卫，鼻流鲜血，口红眼白，四肢软弱，皆为火盛。推三关二十，清心经三百，退六腑一百，分阴阳一百，清肾水一百，运八卦五十，水里捞月五十，走气五十。

如因乳食受惊，夜眠受吓，手抓人衣仰上，哭声号叫，身体寒战，即是肺经有热，心经有风。推三关二十，清天河水二百，推肺一百，打马过天河十，清肾水一百，二龙戏珠十，天门入虎口二十。顶心一燋，四心一燋，心演、眉心同足大敦穴揉。

如因夜睡多寒及多食生冷，胃寒腹胀，四肢冷，肚痛响，眼翻白，吐乳呕逆，是胃口过寒伤乳。推三关一百，推肺经一百，推四肢横纹五十，凤凰展翅十。心窝、中腹各断七燋。

如因乳食不和，冷热不调，有伤五脏六腑，先寒后热，手足掣跳，牙咬眼翻，推三关、脾土各一百，运土入水五十，运八卦五十，丹凤摇头五十。将手相合，横侧掐之。若不醒，大指头掐之。

如因湿处多眠，或食毒物，乃伤脾土，手担下，眼黄口黑，人事皆迷，掐不知痛是也。推三关一百，推脾土一百，推肺经一百，分阴阳一百，黄蜂入洞十。飞经走气，天门入虎口，揉斗肘一十。眉心四燋，心窝七燋，手曲池一燋，囟心四燋。

如因乳食受吓，或夜眠受惊，又或冷热饮食，两眼看地，一惊便死，口歪手捏，沉睡不起，推三关二十，天河水二百，赤凤摇头十，推脾土十，肺经十。按弦走搓磨，用灯火肚脐四燋，囟门四燋，喉下二燋。用皂角灰、童便及屎涧，用火焙干，将囟门贴之。

如两手若丫登，推三关一百，二扇门十，分阴阳五十，运八卦五十，飞经走气十。曲池四燋，虎口上纹四燋。不止，不治。

如坐地样惊，推三关一百，二扇门十，揉委中一百，揉膝一百，鞋带一百，揉内关、猪尾，用灯火断之。

如脚软向后乱舞，揉膝螺蛳骨上，周脐各四燋，喉下三燋。

如双手一撒便死，直手垂下，推眉心，用火断四燋；推三关五十，运曲池五十，揉一窝风一百。后用灯火总筋，断手背上各四燋。

如昏沉不知人事，推三关一百，运八卦、推肺经各一百，补脾土五百，清天河水一百，凤凰展翅十。掐眉心、人中、颊车，后用火断心演、总筋、鞋带各一燋。

如两手丫向前，用推两手后，用灯火断心演、总筋、囟门。

如哭声不止，手抱腹身展转，推三关一百，补脾土一百，二扇门一百；黄蜂入洞，推大肠一百，揉脐及龟尾各一百。脐上下灯火断七燋。

此三十二种应病掐法，也可一一详记，视病酌量行之，自然百发百中。总而言之，“却病”四卷之多，七部之广，然亦不过如棋经、阵谱，可临时活变用之。倘必一一每病泥每法，则尤为大笑者也。

小儿诸图附后

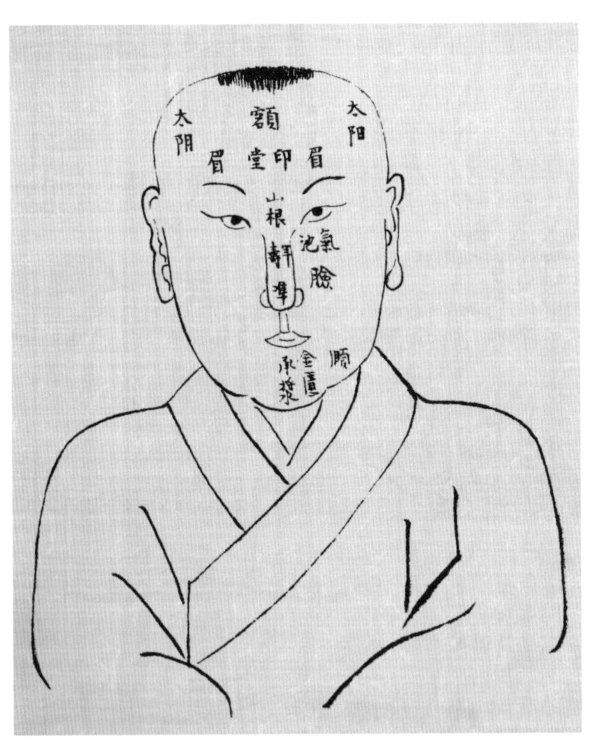

太阳
額
太阳
眉
印
堂
眉
山根
氣
池
臉
年壽
準
金匱
承漿
頣

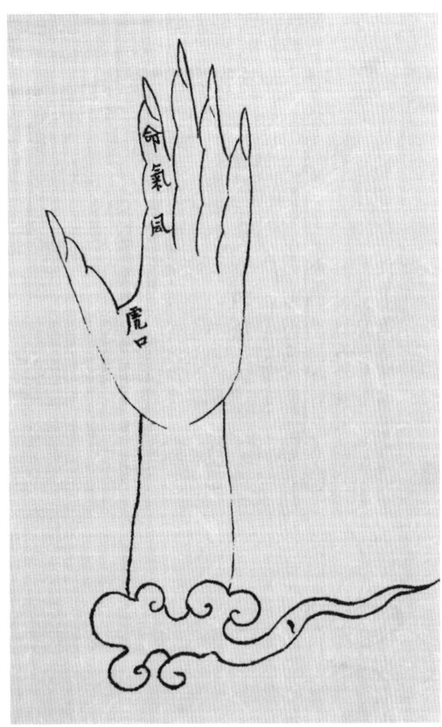

命
氣
風
虎口

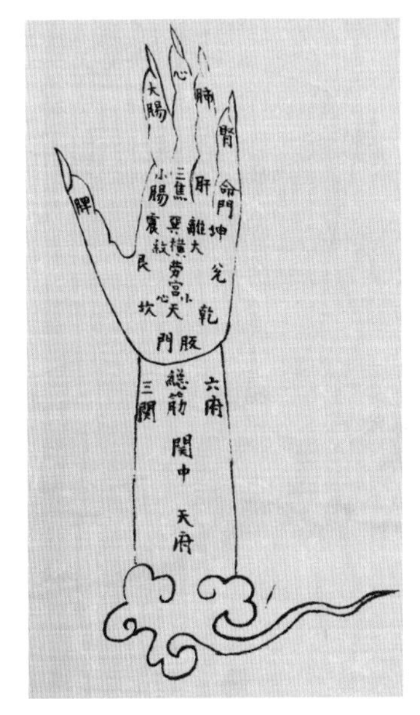

大腸
心
肺
腎
脾
小腸
三焦
肝
命門
震
巽
離
坤
艮
兌
坎
乾
三關
總筋
六府
天府

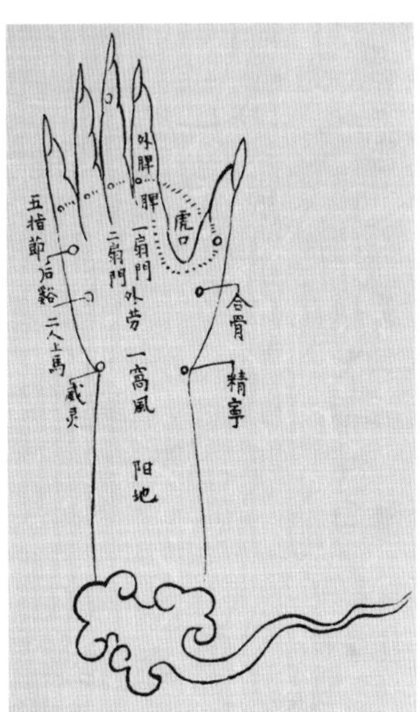

外脾
脾
虎口
五指節
一扇門
二扇門
外劳
合骨
后谿
二人上馬
威灵
一窩風
精寧
阳地

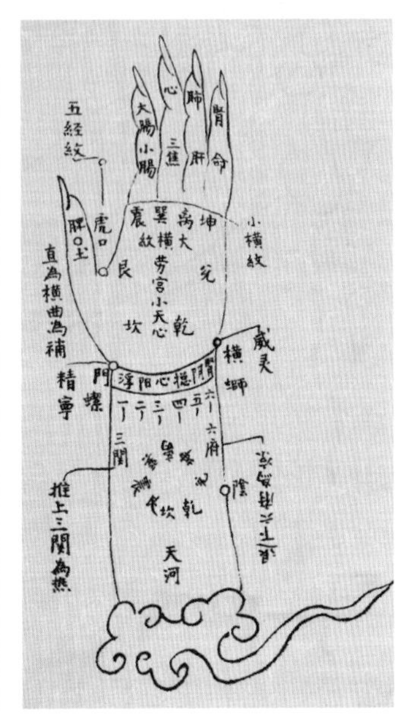

五經紋
大腸
心
肺
腎
小腸
三焦
肝
命
小横紋
虎口
震
巽
坤
艮
劳宫
兑
小天心
坎
乾
直為横曲為補
威灵
精寧
三關
六府
推上三關為熱
天河

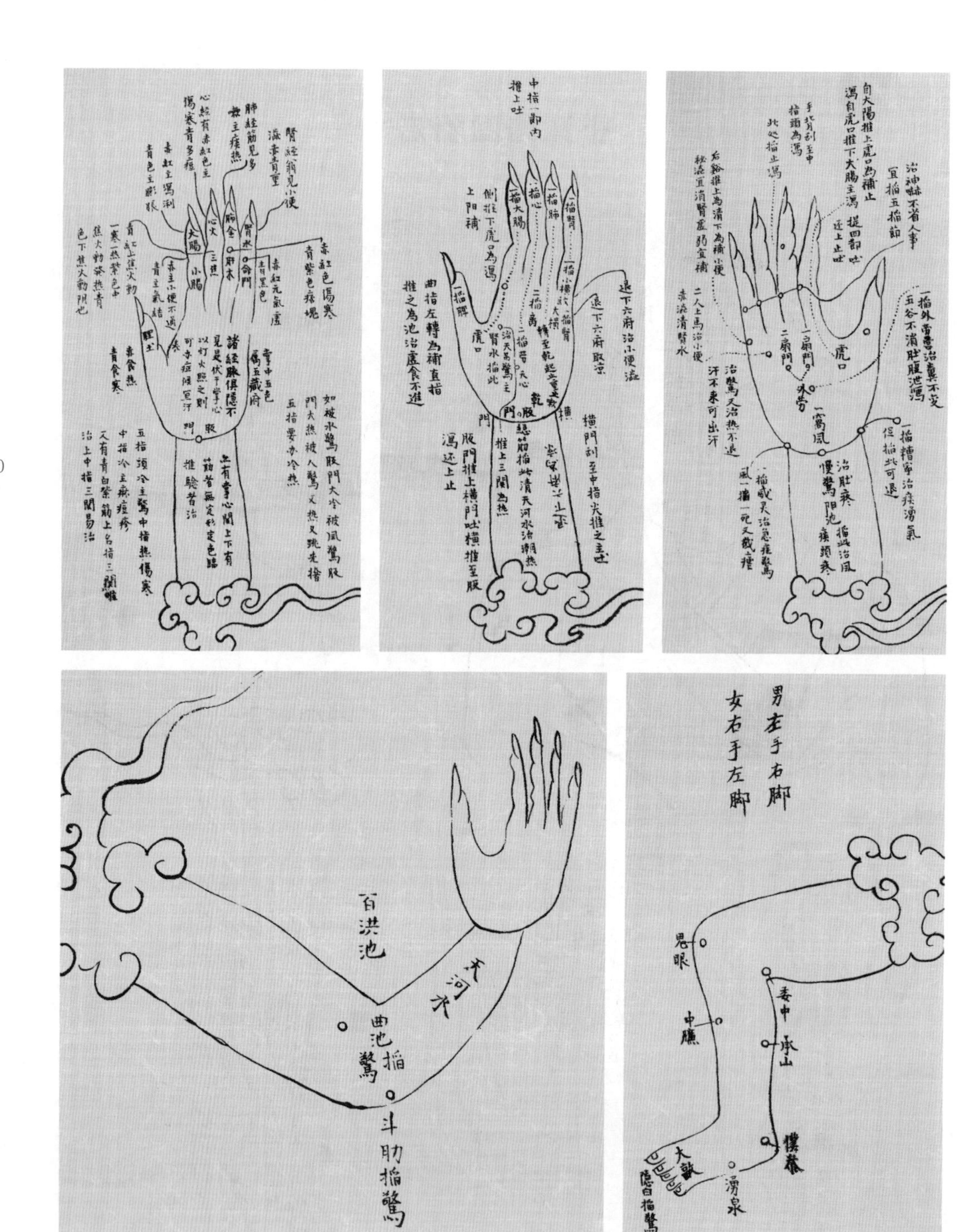
百洪池
天河水
曲池
掐
驚
斗肘掐驚
男左手右脚
女右手左脚
鬼眼
委中
中臁
承山
僕參
大敦
湧泉
隱白掐驚

丹亭卢真人广胎息经卷之九[1]

了道部一　胎息诸真口诀

总　论

养浩生曰：成真秘谛，弟子既得闻命矣；但自古祖师了道之后，虽有口诀，散在经籍，不无异同，敢乞慈座哀怜，剖示弟子以及后学，则法雨恩波，浸润遐迩。

真人曰：上古诸真了道口诀虽云浩繁，然有一段至简至妙之言，寓诸图册。先宜知其孰为胎息之方，孰为鼎器之所，孰为火，孰为药，以至种种作用及诸节次，辨拆明白，则祖师了道之大略，瞭若睹掌也。

养浩生曰：敢问诸真胎息之诀？

真人曰：胎息者，谓胎我之息也。息既成胎，则所谓归根复命之真学术也。如《玉皇胎息经》云：胎从伏气中结，气自有胎中息。气入身中谓之生，神去离形谓之死。知神气可以长生，固守虚无以养神气，神行即气行，神住即气住。若欲长生，神气相注。心不动，念无来无去、不出不入，自然常住。勤而行之，是真道路。

真人曰：睹此一经，已尽胎息诀。但固守虚无，乃胎息之下手处；而心不动念，又下手之口诀也。《尹真人胎息诀》曰："此诀无他，只是将祖窍中凝聚那点阳神，下藏于气穴之内，谓之送归上釜牢封固，又谓之凝神入气穴。"此穴在内、外两窍，外窍喻桃李之核，内窍喻核中之仁。古仙有曰："混沌初开混沌圈，个中消息不容传，劈开窍内窍中窍，踏破天中天外天。"此"窍之窍"，世尊标为"空不空"。如来藏老君云："玄之又玄，众妙之门。"海蟾亦曰："无底曰橐，有孔曰籥，中间一窍，无人摸着。"此指窍中之窍而言也。是窍也，为阴阳之源，神气之宅，胎息之根，呼吸之祖。胎者，藏神之府；息者，化胎之源。胎因息生，息因胎住。而窍中之窍，乃神仙长胎住息之真去处也。然天地虽大，亦一胎也；而日月之往来、斗柄之旋转者，真息也。又不观三代之书乎，《易》曰："成性存存，道义之门。"《遗教经》云："制之一处，无事不辨。"皆直指我之真人呼吸处而言之也。然则真人呼吸处，果何处耶？吾昔闻之师云：藏元精之窗冥府，结胎息之丹元宫，上赤下黑，左青

〔1〕卷之九：卷之五至卷之八为房中内容，本次校点暂予删去。

右白，中央黄晕之宫，乃真人之呼吸处，正当脐轮之后，肾堂之前，黄庭之下，关元之上，即《黄庭经》所谓“上有黄庭，下有关元，前有幽阙，后有命门”是也，廖蟾晖云“前对脐轮后对肾，中间有个黄金鼎”是也。既藏此处，即将向来所凝之神安于窍中之窍，如龟之藏，如蛇之蛰；如蚌之含光，如蟾之纳息，绵绵续续，勿动勿忘，若存而非存，若无而非无。引而收之，于无何有之乡；运而藏之，于能阖辟之处。少焉，呼吸相含，神气相抱，结为丹母，镇在下田，外则感召天地灵阴之正气，内则擒制一身铅汞之英华，如北辰所居，众星皆拱。久则神气归根，性命合一，而大药孕于其中也。然凝神调息，皆有口诀。不然，恐思虑之神，妄交于呼吸之气，结成幻丹，反害药物，所以仙翁云：“调息要调真息息，炼神须炼不神神。”《阴符经》云：“人知其神之神，不知不神之所以神。”不神者，性也。盖性者，神之根也。神本于性，而性则未始神。神中炯炯而不昧者，乃是真性也。《仙姑大道歌》曰：“我为诸君说端的，命蒂原来在真息。”真息者，命也。盖命者，气之蒂也。气本于命，而命则未始气。气中氤氲而不息者，乃是真命也。这个不神之神，与那个真息之息，他两个是真夫妻、真阴阳、真龙虎、真性命，纽结作一团，混合作一处，打成作一片，煅炼作一炉，或名之曰牛女相逢，又曰玄牝相从，又曰乌兔同穴，又曰日月同宫，又曰魂魄相投，又曰金火浑融，究而言之，不过凝神合气之法耳。是以神不离气，气不离神，吾身之神气合，而后吾身之性命见矣；性不离命，命不离性，吾身之性命合，然后吾身未始性之性、未始命之命见矣。《崔公入药镜》云：“是性命，非神气。”权而言之，则二；实而言之，则一。神气固非二物，性命则当双修。然而双修之旨，久失其传，以致玄禅二门，互争高下。刘海蟾云：“真个佛法便是道，一个孩儿两个抱。”清和翁云：“性命双修教外传，其中玄妙妙而玄，簇将元始归无始，逆转先天作后天。”此端奥妙，非师罔通，口诀玄微，详载于后，今姑摭诸仙所证者言之，便于初机而易得悟入也。按：白玉蟾云，“昔日遇师真口诀，只要凝神入气穴。”气穴者，内窍也。蛰神于中，藏气于穴。以如来空空之心，含真人深深之息，则心息相依，息调心宁。盖蕴一点真心于气中，便是凝神入气穴之法。神既凝定气穴，常要回光内照。照须不离，则自然旋转，真息一升一降，而水、火、木、金相为进退矣。仙谚曰：“欲得长生，先须久视。”于上丹田，则神长生久视；于中丹田，则气长生久视；于下丹田，则形长生。夫日月之照于天地间，螺蚌吸之，则生珠；顽石蓄之，则产玉。何况人身自有日月，岂不能回光返照，结自己之珠，产自己之美玉哉！然而神即火也，气即水也，水多则火灭，火多则水干。中年之人，大抵水不胜火者多矣，所以命宜早接，油宜早添。添油之法，不过宝气，今复详言，则天人一气之旨尽露矣。夫天人之际，惟一气相为阖辟、相为联属也尔，而非有二也。故我而呼也，则天地之气于焉而发、而散；我而吸也，则天地之气于焉而翕、而聚，此天人相与之微，一气之感通者然也。故天地所以能长且久者，以其呼吸于内也；人能效呼吸天地于其内，亦可与天地同其长久。曹仙姑云：“元和内运即成真，呼吸外施终末了。”以口鼻之气往来者，外呼吸也；乾坤之气阖辟者，内呼吸也。外呼吸乃色身上事，接济后天以养形体；内呼吸乃法身上事，栽培先天以养谷神。盖内呼吸之息，原从天命中来，非同类不能相亲，是以圣人用伏气之法，夺先天地之冲和，逆上双关，前返乎后，以达本根，使母之气伏子之气，子母眷恋于其间，则息息归根，而为金丹之母矣。前辈云：“伏气不服气，服气须伏气。服气不长生，长生须伏气。”气之积于下者，无地可透，自然而升之，而上至髓海；气之积于上者，无地可奔，自然降之，而下至气海；二气相接，循环无端。古先达人得济长生者，良由有此逆用之法也。此法自始至终，丢他不得。起手时，有救护补益之功；第二节，有流戊就己之功；第三节，有添油接命之功；第四节，有助火接金之功；第五节，有火炽而有既济之功；第六节，有胎成而有沐浴之功；第七节，温养而有乳哺之功；婴儿救出于苦海，此时到岸不须舟，这着功夫方才无用矣。且人之始生也，一剪肚脐，而几希性命即落在我之真人呼吸处矣，既之而在于天地之间，又既之而在于肉团之心，又既之而散于耳目口鼻、四肢百骸。日复一日，神驰气散，乃死之徒也。故神仙以归复法度人，必先教之返本。返本者何？以其散之于耳目口鼻者，复之于肉[1]团之心，谓之涵养本原。又将肉团心之所涵养者，复返之于天地之间，谓之安神祖窍。又以天地间之所翕聚者，而复返之于呼吸处，乃真人呼吸处也，谓之蛰藏气穴。日复一日，神凝气聚，乃生之徒也。古仙曰：“屋破修容易，药枯生不难，但知归复法，金宝积如山。”此时补完乾体，接续气数，以令亲之所生，以完天之所赋，真汞才有八两，真铅始足半斤，气若婴儿，心同赤子，阴阳吻合，混沌不分，出息微微，入息绵绵，渐渐入而渐渐柔，渐渐和而渐渐定。久则窍中动息，兀然自在，内气不出，外气返进，此是胎元之初，众妙归根之始也。吕知常曰：“一息暂停，方可夺天地造化。”程子曰：“若非窃造化之机，安能长生。”翁葆生曰：“一刻之工夫，可夺天地一年之气数。”此三老者，岂虚语哉！盖胎息妙谛，凝之时，入无积聚，出无分散，体相虚空，泯然入定。定久，内外合一，动静俱无，璇玑停轮，日月合璧，万里阴沉，春气合九霄，清彻露华凝，妙矣哉，其阴阳交感之真景象欤！斯时也，元精吐华而乾金出矿矣，此系重开混沌，再入胞胎，开无漏花，结菩提果，非夙有仙骨者，不能知此道之妙也。

真人曰：此即尹蓬头真人诀也，详而且明，但其中七节功夫，俱系胎息时，行一日功有一日验。火者，意也；金者，性也。谓胎息能助我之意，以定我之性也，故曰助火载金也。火炽，谓真意将凝；既济，则神气相合之谓也。余皆明醒易知。

《悟玄子胎息诀》曰：二六时中胎息，或坐或卧，冥心闭目，真入清彻景界，息念俱住。一阳动时，不拘坐卧，身心俱寂，目视身中采铅，觉气息在丹田中往来，自然铅汞相投，名为胎息。

《刘真人胎息诀》曰：气入脐为胎，神入脐为息，胎、息混合，融而为一，然后为胎息。不以口鼻为胎息，但以心静无为，自合正气，胎息要妙，正是内无妄想，外无虚诞，胎息之质，自混合归一。

《玄肤子胎息诀》曰：所谓息者有二焉：曰凡息，曰真息。凡息者，呼吸之气也；真息者，胎息也，上下乎本穴之中，晦翁先生所谓翕然而嘘，如春沼鱼者是也。

〔1〕肉：原作“内”，疑形误，据文义改。

凡息既停，则真息自动，橐籥一鼓，炼精化气，熏而上腾，灌注三宫，是谓真橐籥、真鼎炉、真火候也。

《苏东坡胎息诀》曰：有隐者教予曰，人能正坐，瞑目，调息，握固，心定息微，则徐闭之，虽无所念而卓然精明、毅然刚烈，如火之不可犯。息极则少通之，复则微闭之，为之惟数以多为贤，以久为功。不过十日，则丹田湿而水上行，愈久愈湿，充至如烹，上行之水滃然如云蒸，如泥丸。又曰：方闭息时，常卷舌而上，以舐悬雍，虽不能到，而意到焉，久则能也。如是不已，则汞自入口。方调息时，则漱而烹之，满口而后咽之。此气送至丹田，以意养之，久则化而为铅，此所谓龙从火里出，虎向水中生也。

《刘真人胎息诀》曰：知至道者，天不杀；伏元气者，地不灭。夫至道不远，只在己身，用心精微，命乃长久。《刘公秘旨》云：欲行长生，当修所生。始初元本精气，精气传而为形。形为受气之本，气是有形之根源。气禀形之由，可察成形之理。经曰：人能深根固蒂，长生久视之道也。又曰：道有体而无形，形中子母何不守之。且形中以元气为母，以元神为子。初因呼吸之气而成形，故为母也；形气既立，而因有神，故为子也。夫神与气和，但循环于腑脏之内，驭呼吸之气于上下往来，久久习之，则神自明而气自和。神既内明，照彻五脏六腑，以运用于四肢，故黄帝三月内视，住心凝气，缠绵五脏，斯言可推而得之也。又曰：意中动静，气得神同，行道自持，神自光明。今世之人，神与气各行，子与母相离，虽呼吸于内，神常逐物于外，故道不离日用间，心要在腔子里。因此之故，遂使气无主而神不通，神不通而精自散。当以神为主宰，形为宅舍，主人不营于内，日营于外，自然宅舍空虚而气体衰朽。况末世道流，不知日用之功，每一昼夜，百刻之中，呼吸之气总之一万三千五百息，鼻有二窍，周于百刻揔六千，分十二时。盖人之气数潜通天运，出于自然，皆外役于神，无一息住于形体之中，何能冀长生久视之道？经云：若知神气之所主、子母之运行，则长生不死之门可见也。不知修省之辈，若气无主宰，任自呼吸，唯通利五脏、消化五谷而已，不能回阴返阳，填补脑血。师曰：吾以神为车、气为马，终日御之而不倦。尹真人曰：神能御气，则鼻不息。斯至言也。师云：气是添年药，心为使气神。以神归气内，丹道自然成。又曰：千经万论总玄微，命蒂由来在真息。

真人曰：已上五段，悟玄子“息念俱住”，是下手处；盖住念固可以住息，然住息亦可以住念。刘真人“气入脐为胎，神入气为息”，又自“心静无为”中来。玄肤子之“凡息既停，则真息自动”，夫真息既定而能动，安有精而不化气之理？东坡之诀，全备之矣。刘祖师之以神气相驭，则又下手之真种子矣。

《李道垣[1]胎息诀》曰：夫驭气之法，上至泥丸，下至命门，二景相随，可救残老。若呼不得神宰，则一息不全；吸不得神宰，亦一息不全。如能息息归根，使神气相合，则胎从伏气中结，气自有胎中息，胎气内结，永无死矣。功成之后，男子聚精，如女子结婴，虽动于欲，不与神争，是真返精为神也。此乃上清真人修息之诀，人能日用行之，日得其味，渐入大清真道也。

〔1〕垣：疑为“纯”字之误。下同。

《海蟾翁胎息诀》曰：夫元气者，大道之母，大道之根。阴阳之质，在物名亨利，在人名元气。元气者，性命也。凡一昼夜一万三千五百息，常于口鼻中泄了真气。圣人久炼胎息者，常纳于丹田，故微微出入，定息安身而得长生。长生者，乃神气相合，与道合真也。

《袁天纲胎息诀》曰：夫阴阳者，天地之真气。一阴一阳，生育万物，在人为呼吸之气，在天为寒暑之气。又云：此两者能改移四时之气，乃以已包藏真气。又云：春至在巽，能发生万物；夏至在坤，能长养万物；秋至在乾，能成熟万物；冬至在艮，能含藏万物。此皆阴阳出没、升降，故阳气出，水盛木；阴气出，火盛金。阳生于子，出于卯；阴生于午，入于酉；此四仲之辰，皆天地之门户也。凡学道者，必取四时之正气，故修行人动息为阴，定息为阳。作丹之时，须得心定、身定、意定、神定、息定，方得龙亲虎会，结就圣胎，名曰真人胎息。

《于真人胎息诀》曰：凡修行者，先定心气。心气定，则神凝；神凝，则心安；心安，则气升；气升，则境忘；境忘，则清静无为；无为，则命全；命全，则道生；道生，则绝相；绝相，则觉明；觉明，则神通。经云：心通万法皆通，心灭万法皆灭，乃如来真定者也。盖修道者先定心，定心之法既得，还丹不远，金液非遥，仙道得矣。

《徐神翁胎息诀》曰：夫神者，虚无之用；息者，元气之用。炼去尘世之境，若无是非人我，财色取舍得失，冤亲平等如一，自然佑护，道心成矣。经云：神、气、精三者便是灵台，修行之人若是息定，则精、气、神三件可常不殆，必为出世之仙。

《烟萝子胎息诀》曰：夫动者本动，静者本静，古者本无动静，且动、静者一源。盖为一切众生妄想，圣人留教，教人定息。神随气定，气定则神定。若气动心动，心动神疲。凡修道之人不行胎息，则有动静之源，怎入无为之门户，走失了也。

《达摩祖师胎息诀》曰：夫炼胎息者，炼气定心是也。常息气于心轮，则不着万物。气若不定，禅亦空也；气若定，则色身无病，禅道两忘。修行之人因不守心，元气失了不收，道难成也。古人云：气定心定，气凝心静。是大道之要。又云：还丹道人无所挂念，日日如斯，则名真定禅观。故三世圣贤修行，皆是此诀，名曰禅定双修也。

真人曰：夫驭气在神，故李道垣所以有呼吸不得神宰则息不全之语也。至于海蟾谓元气为性命，夫真胎内结，毫无出入，非性命而何？“定息为阳”，此天纲先生直究之于无始之初也。若于真人定心气之诀，一言以尽之矣，嗟嗟！徐神翁谓“息者，元气之用”，因其为元气，所以精气神皆赖之焉。息也，精、色、气、神也，宁有二乎？烟萝子谓“神随气定”，政与达摩祖师“炼气定心”之旨合也。

《李真人胎息诀》曰：夫胎息真气者，入于静室，焚香，面东南，结跏趺坐。心无挂念，意无所思，澄神定息，常于遍身观之，自然通畅。诸学之人不得全闭定气，全闭则伤神，但量自家息之长短放气出入，不得自耳闻之，如此则妙也。若常常调息，不出不入，久而在丹田固守之者，名为真胎息，道必成矣。

《抱朴子胎息诀》：凡修行之人，须要定息。息者，止也，安也，顺也，归也，伏也，宁也，静也。若四威仪中常作如是，决入真道。勿着诸境，虚心实腹，最为妙也。但证息定心，则气寂，气寂则神安，神安则境空，境空则寂灭，寂灭则无事，无事则清静，清静则道生，道生则自然，自然则逍遥。既入逍遥，则无不自在，得做神仙，自然五行总聚，六气和合，八卦配偶，成于内丹，身形永劫不坏也。

《亢仓子胎息诀》曰：凡炼修入道，息心勿乱，息精勿泄，息神勿惕，息气勿出，息言勿语，息血勿滞，息唾勿速，息涕勿弃，息嗔勿恼，息身勿劳，息怨勿念，息我勿争，息害勿记。若人行住坐卧常持如是，其心自乐，自然成就。不修此理，枉费其功，终无成法。但日日如是，其丹必就。更若动静两忘，道不求自得也。

《元宪真人胎息诀》曰：凡学无为胎息者，只是要清静心也，亦名真如。本无药物，有若太虚相似，无去无来，无上无下，非动非静，寂寂寥寥，与真空同体，与大道同源，与本来面目相逢者也。若修大道，心澄境忘，心境相忘，则入无为真道也。学道之人如是法门，其丹自成，自然气定而行胎息矣。

《何仙姑胎息诀》曰：夫炼者，修也；息者，气也；神者，精也；息气本源者，清静真气也。观内丹田，细细出入，如此者，龙虎自伏。若心无动，神无思，气无出，精无欲，则名曰大定。真气存于形质，真仙之位变化无穷，号曰真人也。

真人曰：夫心意无淆乱，则息自易定，此李真人所以谆谆也。至若息定则气自知止，止之既久，自是能安；既已安矣，则百脉皆顺而从之矣。百脉既顺，而本本原原之有不归根者乎！归之既久，势必潜伏，其宁静已入真空也。此《抱朴子》所以成道之旨也。亢仓子所言“息气勿出”，是紧要言。其息心等诀，又息气之助也。再若元宪真人所谓胎息者直是安清静心，夫心能清净，则气住胎长，固无难矣，与何仙姑“息气本源者，清静真气也”之旨同。

《铁冠道士胎息诀》曰：夫胎息者，须存心定意，抱守三关，精气神也。每于二六时中，常抱守三关，则自然有宝聚也。国富民安，心王自在，乃神气和畅，少病患、烦恼，身体便利，耳目聪明，是修真径路。如三五年间常行此法，天神护佑，自然得道也。

《张果老胎息诀》曰：夫胎者，受生也。息气纳于元海，在母脐下一寸三分，名曰丹田，受真精以成形。纳天地之气，一月如珠，二月如露，三月如桃花。子在母胞之时，母呼则呼，母吸则吸，至于十月，气足而生，六情转于外，岂能返视元初，而不能守于内息，则有生有死也。圣人曰：我不纵三尸六情，常息于丹田，守而无退，则为道子矣。

《侯真人胎息诀》曰：夫真一法界者，不离于本源，则是一心也。不动不行，心则是源；不停不住，源则是心。其心清净，则成大药；其心或乱，则成大贼，夺其精，盗其神，败其炉，失其药，患其身，丧其命也。凡在道之人，必先修心静定之法。但于心静，必得心定。心定则神安，神安则铅汞相投、龙虎相亲也。周天数足，添精、益气、养神，此三法要全，则万神咸会于丹田，血气周流于遍体，逍遥于长生之道。四威仪中，当证其神，绝其虑，忘其我，灭其境，抱其真，此妙静之道也。

《鬼谷子胎息诀》曰：凡修道之士，返本还纯，内合真气，故道还。则三才四象、五行六气、七元八卦而炼精气神，成其形质，则是虚中取实，无中取有，乃秘真丹也。故炼心为神，炼精为形，炼气为命，此是阴阳升降之气也。气源者，命之根也。故修三法者，则大道成矣。

《轩辕黄帝胎息诀》曰：凡修行者，常行内观，遣去三尸，出于六欲，返内存三，心神守舍，气闭不散，诸神欲畅。养气、炼形、存性，此三法不可弃，是真一胎息也。玄关之内，必生大药也。

《悬壶真人胎息诀》曰：大道以空为本，绝相为妙，洞达本源，静定大素，纳气于丹田，炼神于金室，定心于觉海。心定则神宁，神宁则气住，气住则自然心乐。常于百刻之中，含守真息。又云：神息定而金木交，心意宁而龙虎会，此内丹真胎之用也。

真人曰：夫"存心定意"，即抱守三关妙诀也；而"抱守三关"，非所谓胎息乎！此铁冠道士诚至言哉。若张果老之"息气纳于元海"，此固要言不凡。而侯真人心静铅汞相投，又直抉大宝藏矣。鬼谷子所谓气源为命根、轩辕氏所谓气住为神畅，与夫悬壶真人之"神息定而金木交，心意宁而龙虎会"同旨也。

《逍遥子胎息诀》曰：夫修者，志也，养也；养者，伏也，息也。凡欲养息，先须养精；凡欲养精，先须养神；凡欲养神，先须养性；凡欲养性，先须养命。性命者，神气也，魂魄也，阴阳也，坎离也，久而成之，结成圣胎，乃真胎息也。

《天师胎息诀》曰：夫元气无形，真心无法，大道无迹，唯炼息一法，乃含真道。又云：心定，气定，神定。凡修道家，若令大丹元道，清虚寂静，绝虑忌忧，空虚忘物，万物无纵，是真修胎息，仙成无疑矣。

《郭真人胎息诀》曰：夫炼者，修也，养也，虚也，耳不听也，眼不见也，鼻不闻也，舌不味也，息气定心也。此法从不有中有，不无中无；非色为色，非空为空，此乃真胎息养气调神之法。又云：视不见我，听不得闻，离种种边，名为上道，此法最为上也。

《黄老君胎息诀》曰：夫本立天地，生于阴阳，清气为天，浊气为地；清气为心，浊气为肾。被世牵惹，引动人心，故清浊不分也，怎晓此理哉！每动作经行处，眼见耳闻，五贼送了真元，眼送子心，心着声音，神劳以烦，真元坏了。大凡动念则泄了真气，故胎息不成，如何得道？若人静坐，心念不动，息念忘心，气息调匀，久而成仙矣。

《柳真人胎息诀》曰：夫人往往在世间，不知自身日用物皆造化也，噫！乃上天气也。元精不衰，物结成器，上依天之精气，聚而成形；下接地之浊气，凝而成体，内抱一真。世人不识，故泄于外，乃精、气、神也。若不守此三者，老、死近矣。圣人不离此三法，行住坐卧，久结成胎，神仙必矣。颂曰：为人在世不知根，一向贪心失本真，不管元阳真息气，至令天怒病缠身。

《骊山老姆胎息诀》曰：经云，天地，万物之盗；万物，人之盗；人又万物之盗，故三盗相返。走失了真气、精神，也不得成夫胎息。若修行之人，不爱万物，自不盗你本性。故云：本分道人，我不要你的，你不要我的，只宜守分。守分者何也？乃是不出不入，常守本源，不动不静，不来不去，似有似无，是个死的活人，仙道近矣。

真人曰：志者，笃志；颐，则多方颐养；伏，不止伏气，兼伏心也；真者，纯一无伪，即古人所谓剖心以受之，尽命以守之，捐躯以赴之，惟欲了此道也。诚能如此，则性命双修，此逍遥子之诀也。张天师炼息一诀所谓炼息即守心气也，非郭真人“耳不听”“眼不见”，何以“不有中有”“不无中无”乎！黄老君之五贼送真元，柳真人之管自家之真息气，骊山老姆之守本分、驱三盗，无非欲竟此真息机也。

《李仙姑胎息诀》曰：夫世人奉道修持，须要朝真谢罪。每于庚申甲子之日、父母远忌之辰、三元八节之日，宜修斋醮，神天护佑。更若每日清静无事，澄心静坐，调神养气，不离本室，自然三宫升降，六气周流，百脉通行，万神齐会于黄庭。黄庭者，中宫也。若常守中宫，精气不走，此乃真胎息也。

《天台道者胎息诀》曰：凡人修炼，常行平等忍辱，屏去邪心，坚固真志，运心肾二气上下往来，交媾于中宫，诸神不散，温养元气，丹砂、黄芽自出，深根固蒂，胎息绵绵，久而长生出世，得道必矣。

《刘真人胎息诀》曰：若修胎息元道之法，心不杀、不盗、不欲、不邪、不妄、不颠，心自明朗，常守斋戒，调真息观照遍身世界，身心清静，乃是长生。人若金坑宝贝，坚守六门不开，邪气不入，身无病患；倘六门不闭，盗尽金宝，人生疾也，道自不成也。颂曰：心中真气是天英，正是神清气镜明，大道若依玄妙用，心中清静气生灵，一去一来不暂停，上下无休造化成，神静气澄无事染，这回息住自然灵。后之斋者，不息元道，妄念不停，生灭不息，气随物去，怎成仙胎?

《朗然子胎息诀》曰：凡修行人，焚香入室，静坐冥心，叩齿集神定意，将意马心猿收在一处，放在丹田令温养之，内观勿出。如元帅行军，神是主，气是军。气到处神到，二物相逐，不得相离，万病不干，千灾皆灭。学道之人若得此法，勤而行之，立跻圣域。今日贫道方泄天机，你若不行，我有殃也。

《百嶂祖师胎息诀》曰：夫胎息者，世人不知诸贤皆从此证果，若得此法，自亦圣贤。但不得口诀，不得下手，不得亲传，怎做得过？一等愚人便要定心猿，捉意马，往往空费其功夫，不成大事。若真修炼之人，欲捉心猿、收意马，先须调气定息，然后澄心息虑，乃可应也。若不如是，则过空了时光日月。不因师指，此事难知也。

《曹仙姑胎息诀》曰：夫胎息者，非方术之所能为。为者，则失天道，道必远矣。且人之生也，须以神存气，气留道生，神与气二者相胥，乃生性命。虚者通灵而先明，和者周流而柔润。神安则气畅，气畅则血融，血融则骨强，骨强则髓满，髓满则腹盈，腹盈则下实，下实则行步轻捷，行步轻捷则动作不疲。四肢康健，犹国之封域平泰；血气和盛，犹国之府库充实。譬人家富，神志和悦，颜色自怡，行步歌舞，仙道近矣。故曰：今人念佛、念道，只要除灾救祸，不如志真除妄还好么！达人观斯而行之，自成胎息矣。

《冲虚子胎息诀》曰：凡修道之人，先须修心静之门。了心修道，则省力而易成；不了心修道，反费功而无益。先了心源，然后息定，自然龙虎降伏，仙必成矣。夫丹田者，乃元始之宫也，管三百六十座精光神，守护元气。内有龟一座，吐纳元气，往来呼吸，一昼一夜一万三千五百息。使元气于口鼻中泄了，故引邪气侵入，乃生病也。丹田者，生气之源。一名土釜，二名精路，三名气海，四名守海宫，五名太源，六名神龟，七名元海，八名采宝，九名戊土，十名本根，皆是太和元气居止之处。若存真气于此，则得长生久视之道。行住坐卧，常纳气于丹田，则得元气成宝，久炼得仙也。

真人曰：夫斋醮之设，原系洗心改过之资。心苟洗，过苟无，则真灵湛寂，方可真入胎息真境。何也？劫前劫后，既无过失，则入道无魔，此仙姑所以证道之验也。至于平等、忍辱、屏邪，又天台道者紧要之切戒，此又无形之斋醮也。刘真人之"不杀、不盗、不欲、不邪、不妄、不颠"，与朗然子之收心猿意马，又何以异哉！若百嶂之先"调气定息，然后澄心息虑"，方且并其心虑而无之，何况夫罪过乎！曹仙姑之"以神存气"，冲虚子之"了心修道"，盖不神之神，无心之心，又超出三界混溟之外也。

《混然子胎息诀》曰：凡修道之人，若要长生不死，先须炼心。真人云：心者，在肺之下一寸三分，曰玉壶，内有虚无一气。经云：虚中生白，一名玉壶，二名神室，三名玉馆，四名绛宫，五名丹田。号黄庭，字华英，中有至玄妙不死之神，中有灵宝天尊，中有救苦天尊，中有元始符命，中有太乙真人。常持元气勿令走散，丹砂结就，大如黍米，色如黄金一色，又名宝琳玄珠。若人识得、辨得，塞其六门，常守天尊，真胎息自成，延年久视而不死也。

真人曰：夫黄庭乃中宫，混然子以心名之者，何也？盖心固非中宫，然中宫乃心之居也。心未居之，则曰黄庭；心既居之，则亦曰心焉而已。其灵宝诸天尊，不过精气神之别名也。非塞口鼻六门，则诸天尊讵能安乎？

《太虚真人胎息诀》曰：纵即是缓，缓即是不及，不及即神昏，神昏即意散，意散即汞走；拘即是急，急即是太过，太过即是火炎，火炎即是铅飞，此二者有差，则药物消耗也。又谓用功之际，身不得动，念不得起。动身则气散，谓之铅走；心动则液散，谓之汞走。当夫玄牝之气入乎其根，闭极则失于急，任之则失于荡，欲令绵绵续续，勿令间断耳。若存者，顺其自然而存之，神久自宁，息久自定，息入自然，无为妙用，胎息成矣。未尝至于动劳迫切，故曰用之不勤。

《玄谭道笔胎息诀》曰：起于此而终于此，为一息。众人之息以喉，盖起于喉而终于鼻；真人之息以踵，盖起于根而终于心，呼吸归根是也，乃曰真息。玉溪子所谓气入于根为息，真水真火者，住息为水，动息为火；朝牝夜玄者，谓含眼光之法，昼则垂帘幙防外视也，夜则开眶廓防睡魔也。

《李淳风胎息诀》曰：气入脐为息，神入气为胎，胎息混合，融而为一。然后炼胎息不以口鼻，为胎息但静心无为，自合正气。胎息要妙，正是内无妄想，外无虚诞，内外无役，守至中之精，神定心安，胎息之质自然混合归源，坎离既济，根深叶茂，源远流澄。如如不动，久久炼固丹田，其理不在外求，胎息自成，普现静虚世界。

《苦竹真人胎息诀》曰：常于昼夜之间，少食宽衣，坐于静室之内。手握金印，足踵土炉，唇齿相粘，身心默默，眼不视物，调鼻息以绵绵，杂念俱除，万虑放下，四门紧闭。两目内观，想见黍米之珠，结在黄庭之上，方存性日上泥丸里，次安命月于丹田中。似有似无，莫教间断。自然心火下降，肾水上升，口中甘津自生，灵真附体，乃真胎息已成，自知长生之路矣。

真人曰：不拘不纵，即是以如来空空之心，行其人深深之息，此太虚真人胎息时之火候也。玄潭道笔谓“起于根而终于心”，夫起于根亦宜终于根而已矣，心云乎哉！不知根即心也，终于心即终于根也。李淳风“气入脐为息，神入气为胎”，即此二句，万古胎息真诀全露之于兹矣。苦竹真人性日命月之喻，似涉存想，然其中又曰“似有似无”，则亦非存想形迹之悠悠也。

《邋遢仙胎息诀》曰：十二时中，常令清虚。灵台无物，谓之清；一念不起，谓之静。领任脉而遇尾闾、上泥丸，降督脉而下明堂、归土釜，三元旋转，前降后升，络绎不绝，心若澄水，意若空壶。即将谷道轻提，鼻口紧闭。倘若气急，徐缓咽之；恐落昏沉，动加注想。又以一念数息，从百至千，方为妙用。不可差行异路，劳而无功。修丹之士若不能踵息、炼气、忘机，皆为妄作。此乃修行第一件真难事也。

《尹蓬头胎息诀》曰：端坐，初行先要固本。开关流通气液，纳气于肾前脐后中极之所，默守玄关。只要一灵真意不散，湛然不着，寂然不染，一意不动，万感不失，内境不出，外境不入。有事无事，其心常忘；处静处喧，厥志惟一，则荣辱不能摇其心，邪淫不能惑其志。以我观我，不沦于六贼之魔；居尘出尘，不落于万缘之化。守无为之道，得自然之理。其身静坐，呼吸肾气，俟其动作，即腾到天地之根。如此行之日久，即觉内肾之中急急撞动。调匀鼻息，以意引之，急提谷道，鼓腹催逼，半晌之间，随气上腾如火起，自尾闾历历然有声，流双关，到脊中，临玉枕。倘不上不下，须当努力握运，冲上顶门，任其自然。如此行之不倦，则泥丸风生，绛宫火炽，是谓心火下降，肾水上升，三气交感之应也。其气欲降，方为鼻息引之，自觉漕溪之水化为甘露，升到泥丸，入华池，常有香甜之味。咽下重楼，落黄房，归土釜，即闭三宝，垂帘内观，丹田之中常有暖气，面返童颜，肌肤润泽，神气冲和，畅于四肢，周流不息，功夫至此，可以益寿延年。入定出神，切莫自满自足、自暴自弃，再行炼已之功，可脱轮回之苦也。

《玄师胎息诀》曰：道在虚无之中，而未识虚无之境；人居生死之内，而未审生死之门。逸人答曰：求虚无者，当须内观；求其外者，去道远矣。人身真气，经纬上下，周行八百一十丈。中有祖穴，乃天地之祖，万气之根也。人能闭目净虑塞窍，内运胎息，自有真气上至泥丸，下至丹鼎，周流不已。久久行之，骨健身轻；再加凝神入定功夫，则仙阶指日也。

真人曰：邋遢仙所谓十二时常令清静，尹师所谓“只要一灵真意不散”，皆下手之的诀也。玄师所谓“求虚无者，当须内观”，夫苟真清真静，自然能真意不散；夫既真意不散，即是内观虚无。则三师之诀，又可通而为一也。

《太始氏胎息诀》曰：夫道，太虚而已矣。天地日月皆从太虚来，故天地者，太虚之真胎也；日月者，太虚之真息也。人能与太虚同体，则天地即我之胎，日月即我之息。太虚之包罗，即我之包罗，岂非所谓超出天地日月之外，而为混虚氏之人欤。

真人曰：天地者，太虚凝定之气；日月者，太虚往来之气。天地凝结于太虚之内，所以能长日月；往来于太虚之中，所以能久修仙法。子倘使真气胎天地之胎，一意不散；倘使真气息日月之息，运行在内，则此身岂有不太虚者乎！

《李道纯胎息诀》曰：谛观三教圣人书，息之一字最简。直若于息上作功夫，为仙为佛不劳力，息缘达本禅之机，息心明理儒之极，息气凝神道之玄，三息相须，无不充足矣。

《张景和胎息诀》曰：真玄自牝，自呼自吸。似春沼鱼，如百虫蛰。灏气融融，灵风习习。不浊不清，非口非鼻。无去无来，无出无入。返本还原，是其胎息。

《王子乔胎息诀》曰：奉道审子午卯酉四时，乃是阴阳出入之门户。定心不动谓之禅，神通万变谓之灵，智周万事谓之慧，道元合气谓之修，真气归根谓之炼，龙虎相交谓之丹，三丹同契谓之了。有志于此，根源依法，修持日入，长生大道也。

《许栖岩胎息诀》曰：凡修道者，纳气于丹田，定心于觉海。心定则神凝，神凝则气住，气住则胎长矣。胎之长，内于息之位也。无息不胎，无胎不息，住息长胎，圣母神孩。故曰：胎息定而金木交，心意宁。

《性空子胎息诀》曰：我之本体本自圆明，圆明者，是我身中天地之真胎也；我之本体本自空寂，空寂者，是我身中日月之真息也。唯吾身之天地有真胎矣，而后天地之胎与我之胎相为混合，而胎我之胎；惟吾身之日月有真息矣，而后日月之息相为混合，而息我之息；惟吾身之本体既虚空矣，而后虚空之虚空与我之虚空相为混合，而虚空我之虚空。

《阴符升降篇·胎息诀》曰：真息、元气，乃人身性命之根，深根固蒂，长生久视之道。人之有禀，大道一元之气在母胎系，与母同呼吸。及乎降诞之后，剪去脐蒂一点元阳，栖于丹田之中，真息出入，通于天门，与天相接。上至泥丸，长于元神；下入丹田，通乎元气。庄子云：众人之气以喉，真人之息以踵。踵也者，深根固蒂之道。人能屏去诸念，真息自定，身入无形，与道为一，住世长年。

《金丹问答》问胎息。曰：能守真一，则息不往来，如在母胞中，谓之太定也。

问出神。张紫阳云：能守真一，则真气自凝，阳神自聚。盖以一心运诸气，气住则神住，真积力久，功成行满，然后调神出壳也。

真人曰：息气凝神，此胎息第一义。然有李道纯之“息气凝神”，方有张景和之呼吸玄牝。若王子乔之“真气归根”，许栖岩之定心觉海，则性空子之本体方可园明而成深根厚蒂之学术也。设无《升降篇》之“屏去诸念”，《金丹问答》之“能守真一”，张紫阳之“真积力久”，则息焉而不住，住焉而不化，虽千龄万祀，终同愚叟，怎得乘鸾跨鹤，上列至真也哉！

丹亭卢真人广胎息经卷之十

了道部二　诸真胎息了道口诀

《胎息赋》曰：胎者凝而成质，息者聚而成丹。五芽金而眷恋，二气足以盘桓。行布四肢，驻风光以悦泽；咽归六腑，扶表里以清安。原夫去自中和，飘然品汇，入之根兮可保，导之源兮始贵。滔滔四海，承父母之元精；浩浩三宫，纳乾坤之正气。诚以神为气主，气禀神成。玄牝为出入之户，身体作盛爱之城。渐息尘劳，贵心神而不乱；次调关节，使血气而易成。是以床坐端居，神光内视，纳新清而莹冷，吐放浊而滋荣。初离地户，息息而过于重楼；才入天门，绵绵而历于三昧。岂不神气符合，人道相明，丝丝气随于神化，微微两逐而风生。存下华池，流作霏霏之状；闭归元海，咽为辘辘之声。美哉！根盛枝荣，精枯人死。鼓津液而虚爱，返本原而方盛。凝住金鼎，依依而形，若弹丸结向玉田，混混而状同鸡子。且夫阴阳哲异，男妇性分，连连而气通脏腑，久久而身若风云。住世长年，驻红颜而美悦；返老却少，填赤体而氤氲。所以求出世之功，取四时而服食，适意而銮舆前引，登云而龙驾浮迎。身转壮而羽翼生成，气长存而天香馨馥。

《咏道诗·胎息诀》曰：河车搬运昆山下，不动纤毫到玉关。妙在入门牢闭锁，阴阳一气自循环。

真人曰：《胎息》一赋，开露真机，如“存下华池”“闭归元海”，皆采取之妙境也。《咏道诗》谓“入门牢闭锁”，谓闭口鼻；非闭锁口鼻，安能一气自循环乎？

《破迷正道歌·胎息诀》曰：四象五行归戊己，炼烹金液混元精。万朵紫云笼北海，千条百脉撞昆仑。

真人曰：“四象”，眼、耳、口、鼻；“五行”，精、神、魂、魄、念。“戊己”者，意也，谓四象、五行咸归于意也。“北海”者，气也，谓以神育气也。如此，则千条百脉，逆挽而上也。

刘海蟾曰：专气致柔神久留，往来真息自悠悠，绵延迤逦归元命，不汲灵泉常自流。

《大成集·胎息诀》曰：圆不圆来方不方，森罗天地暗包藏。如今内外两层向，体在中央一点黄。

《上阳子胎息诀》曰：一身上下定中央，肾前脐后号黄房。流戊作媒将就己，金来归性贺新郎。

真人曰：致柔，乃专气之火候。专气者，专功于气也。“神久留”，亦以神驭气之意也。此胎息时之下手也。“不汲灵泉”，是自在河车，何须用力，非海蟾何以知此！《大成集》一诀乃指胎息之厺处也，并如上阳子诀也。

《陈致虚胎息诀》曰：一条直路少人行，风虎云龙自啸吟。坐玄更知行气主，真人之息又深深。

《抱朴子胎息诀》曰：息调心净守黄庭，一部浑全园觉经。悟却此身犹是幻，蒲团坐上要惺惺。

《陈虚白胎息诀》曰：经营勤鄂体虚无，便把元神里面居。息往息来无断间，圣胎成就合虚无。

真人曰：“行气主”者，神也。知行气之主，则知运动，岂不深深！此陈致虚之妙诀也。至于息调，必本于心净。然此息乃内息，又不可不知。惺惺者，不昧之元神也，即前之行气主也。此《抱朴子》之妙诀也。“息往息来”，亦是往来之内息，非外息也，此陈虚白之妙也。

《金丹大要·胎息诀》曰：胎息绵绵渐觉完，气冲夹脊透泥丸。累累似弹腭中下，过了重楼香又甜。

又曰：正路当行人未知，呼天吸地验高卑。观音寻到脚根底，闭息之人向此推。

《石杏林胎息诀》曰：万物生皆死，元神死复生。以神归气穴，丹道自然成。

《李清庵胎息诀》曰：归根自有归根窍，复命宁无复命关。踏破两重消息子，超凡入圣譬如闲。

《群仙珠玉胎息口诀》曰：心思妙意思通玄，脐间元气结成丹，谷神不死同胎息，长生门户要绵绵。

真人曰：“金丹大诀”所谓“胎息绵绵渐觉完”者，谓一万三千五百息将欲凝结也；自有“累累似弹腭中下”者，以神凝气结之候也。功夫至此，可以不饥不渴，坐欲忘也。如“观音寻到脚根底”，此真气贯彻涌泉穴之验也。此功夫非气功纯久不能到此。若石杏林谓“生皆死”，谓有我种种之杂念也；死元神者，即心死然后神活之意；神归气内，即凝神入气穴之意。盖以我真一气，杂之神合，我绵密凝定之气岂不成丹。李清庵“踏破两重消息”者，初机尾闾是一消息，是上升之消息；内则祖穴，是二消息，是入鼎之消息。踏破此两消息，方得气气归，何难于超凡入圣。《群仙珠玉》所谓“谷神不死同胎息”：谷神者，神气所结之物。此神此气，分则有二，合则惟一，不因胎息，何能长存，若欲胎息在于绵绵也。

《黄庭经·胎息诀》曰：后有密户前生门，出日入月吸呼存。

《旌阳祖师胎息口诀》曰：内交真气存呼吸，自然造化返童颜。

《还元篇·胎息诀》曰：西方金母最坚刚，走入壬家水里藏。

《薛紫贤胎息诀》曰：要知大道希夷理，太阳移在月明中。

《还金篇·胎息诀》曰：先贤明露丹台旨，几处灵乌宿桂柯。

《陈默默胎息诀》曰：两般灵物天然合，些子神机里面求。

释鉴源《青莲经·胎息诀》曰：古佛之音超动净，真人之息自游丝。

《罗念庵胎息诀》曰：一息暂随无念杳，半醒微觉有身浮。

般若尊者《答东印度国王胎息诀》曰：出息不随万缘，入息不居蕴界。

《萧紫虚胎息诀》曰：定息凝神入气穴，琼浆醒就从天降。

萼绿华《气穴图·胎息诀》曰：水银实满葫芦里，封固其口置深水。

李长源《混元实章·胎息诀》曰：只就真人呼吸处，放教姹女往来飞。

真人曰：《黄庭经》之“出日入月呼吸存”者，日月即神气也，入出乃出入于祖穴间也。惟此神气出入于祖穴间，则此呼吸方存于祖穴内，故曰“出月入日呼吸存”也。旌阳翁“内交真气存呼吸”，谓真气内交，夫神也；存者，亦存于祖穴内也。《还元篇》之“西方金母”，乃性也，性亦是神；“走入壬家”，乃气也，谓神归气也。薛紫贤之太阳、月明，亦不过一神一气，《还金篇》之乌桂柯又何以异兹！陈默默之“些子神机”守，无非以神取气之法。释鉴源、罗念庵、般若尊者，皆一味定息，玄言至显至露之旨也。萧紫虚“琼浆”，乃华池真液。萼绿华之水银、葫芦，乃封闭之真气；“深水”，又藏气之所也。李长源“放教姹女往来飞”者，何也？盖呼吸有所处，而此真气必往来于夹脊任督间，飞走不定，故如此云云。

了道部三　诸真药物了道口诀

养浩生曰：胎息口诀，历蒙仁慈指示。但药物口诀，亦乞详指，以抉愚蒙。

真人曰：盖药在人身，即太乙祖气。此气历代祖师虽隐在丹经，我今一一为汝拈出，子其潜心听之！

《陈虚白药物口诀》曰：古歌云，借问如何是我身，不离精气与元神。我今说破生身理，一粒玄珠是的亲。夫神与精、气，三品上药。炼精化气，炼气成神，炼神合道，此七返九还之要诀也。红铅黑汞，木液金精，朱砂水银，白金黑锡，金翁黄婆，离女坎男，苍龟赤蛇，火龙水虎，白雪黄芽，交梨火枣，金乌玉兔，乾马坤牛，日精月华，天魂地魄；水乡铅，金鼎汞，水中金，火中木，阴中阳，阳中阴，黑中白，雄里雌，异名众多，皆譬喻也。然则何以谓之药物？曰：修丹之要，在乎玄牝；欲立玄牝，先固本根。本根之本，元精是也。精即元气所化，故精、气一也；以元神居之，则三者聚于一也。杏林曰：万物生复死，元神死复生。以神归气内，丹道自然成。施肩吾曰：气是添年药，心为使气神。若知行气主，便是得仙人。若精虚则气竭，气竭则神游。易曰：精气为物，游魂为变。欲其归根，不亦难乎！玉溪子曰：以元精来化之元气，而点化之以至神，则神有光明而变化莫测矣。名曰神，是皆明身中之药物，非假外物而言之也。然而产药有川源，采药有时节，制药有法度，入药有造化，炼药有火功，吾曩闻之。师曰：西南之乡，土名黄庭，恍惚有物，杳冥有精。分明一味水中金，但向华池着意寻。此产药之川源也。垂帘塞兑，窒韵调息，离形去智，几于空忌。观君终日默如愚，炼成一颗如意珠。此采药之时节也。天地之先，无根灵草，一意制度，产成至宝。大道不离方寸地，功夫细密有行持。此制药之法度也。心中无念，念中无念，注意规中，混融一气。又云：息息绵绵无间断，行行坐坐更分明。此入药之造化也。清净药林，密意为丸，十二时中，无念火药。金鼎常令汤用暖，玉炉不要火教寒。此炼药之火功也。大抵玄牝为阴阳之原，神气之宅；神气为性命之药，胎息之根，呼吸之祖，深根固蒂之道。胎者，藏神之府；息者，化胎之原。胎因息生，息固胎住。胎不得息不成，息不得神无主。若乃人之未生，漠然太虚，父母构精，其兆始见，一点初凝，纯是性命，混沌六月，玄牝立焉，玄牝既立，系如瓜蒂。婴儿在胎，时注母气，母呼亦呼，母吸亦吸，凡百动荡，内外相感，何识何知，何明何晓。天之气混沌，地之气混沌，但有一息存焉。及期而育，天地翻覆，及惊胞破，如行太行山巅失足之状，头悬足撑而出之，大叫一声，其息即忘，故随性情，不可俱也。况乱以沃其心，巧以玩其目，爱以牵其情，欲以化其性，浑然天真散之，而为万物者皆是也，胎之一息无复再守。神仙教人炼精，必欲返其本初，重生五脏，再立形骸，无质生质，结成圣胎。其诀曰：专气致柔，能如婴儿乎！除垢止念，净心守一，外想不入，内想不出，终日混沌，如在母腹。神定以会乎其气，气和以合乎其神。神即气而凝，气即神而住。于寂然休歇之场，恍乎无何有之乡。天心冥冥，住意一窍，如鸡抱卵，似鱼在水，呼至于根，吸至于蒂，绵绵若存，再守胎中之一息也。守无所守，真息自住，泯然若无。虽心于心无所存住，杳冥之内，但觉太虚之中，一灵为造化之至宰。时节若至，妙理自彰。轻轻然运，默默然举，微以意而定气，应造化之枢机，则金木自然混融，水火自然升降，忽然一点大如黍珠，落于黄庭之中，此乃采铅投汞之机。为一日之内，结一日之丹。《复命篇》曰：夜来混沌颠落地，万象森罗总不知。当此之时，身中混融，与虚空等，亦不知气之为神，神之为气。似此造化，亦非存想，是皆自然之道，吾亦不知其所以然而然。药既生矣，火斯出焉。大抵药之生也，小则可以配坎离之造化，大则可以同乾坤之运用。金丹之旨，又于此泄露无余也，岂傍门小法所可同日语哉！若不吾信，舍玄牝而立根基，外神气而求药物，不知自然之胎息而妄行火候，弃本趋末，逐妄迷真，天夺其筭，吾末如之何也已矣！

真人曰：此篇详入纤悉，深造玄微，语语口诀，字字真机，法子果能依而行之，则于药物之说，思过半也。

《太初真人药物诀》曰：古仙上圣炼修大丹，不外乎铅汞二物。昔紫阳真人梦谒西华帝君于九天之上，授以《指玄篇》，但言炼铅汞而已。翠虚真人曰：天中妙有无极宫，宫中万卷《指玄篇》，篇篇皆露金丹旨，千句万句会一言，教人只去寻铅汞，二物采入鼎中煎。奈何世之修炼者，不识铅汞为何物。或曰：铅即黑铅也，汞即水银。珠中抽汞，和以黑铅，安于釜中，凡火烹煎。而陈翠虚则曰：黄丹、胡粉、蜜陀僧，此是嘉中造化能，若觅凡阳真一法，世间能有几人曾！又曰：灵汞原非是水银，丹砂不赤大迷人，这般真物谁能识，识者骖鸾脱世尘。由此观之，则铅、汞非世上水银、黑锡也。或曰：肾，黑色，故象黑铅；心，赤色，故象朱汞。存心想肾，夙夜不忘，心肾交感，四肢安康。而钟离真人则曰：存心想肾枉劳烦，不识铅汞也大难，人我山高业火重，于生流浪漫轮还。由海琼亦曰：铅汞不在身中取，龙虎当于意外求，会得这些真造化，何愁不晓炼丹头。由是论之，则铅、汞非身中之心、肾也。或曰：真汞者，男之精也；真铅者，女之血也。刚柔配合，两情交雅，呼精吸气，谓之阳丹，而抱一子，则曰：或人自采求同类，妄指童女为真铅，或用刀圭取经血，或用男女生人元。或指阴炉为偃月，或采三峰吸津液，总是邪淫妄术，学之无益招大愆。由是论之，则铅、汞又非男女之精、血也。然则孰为是真铅、真汞也？《金碧经》云：炼银于铅，神物自生。银者，金精色铅。北灵水者，道枢其数一，名阴阳之始，故能生银。则是坎为真铅也。《参同契》曰：汞曰为流珠，青龙与之俱，举东以合西，魂魄自相拘。又曰：太阳流珠，常欲去人，牵得金华，转而相因。则是离为真汞也。而钟离真人乃曰：心肾即非水火，坎离安得为汞铅，神仙不得已而语比喻，教君合太玄。然则真铅、真汞岂非坎离也。虽不可谓之铅汞，而铅汞实在坎离中出。纯阳真人曰：阳龙原向离宫出，阴土还从坎土生。张紫阳曰：真阳生于坎，真汞生于离。是坎能生真铅，离能生真汞也，明矣。而彭真一乃曰：水虎，真汞之本；火龙，真铅之门。此为真秘之言，不易之论。然则真铅也，不生于坎，而生于离；真汞，不生于离，而生于坎也。铅、汞不过二字，而万真千贤不肯明言水火一味，遂使后学展转疑惑，无所取证。既不知铅汞是何物件，又不知汞铅从何生产，内非父母所产之躯，外非山林所产之物，皓首茫然，返起虚无之叹，又岂知铅汞实天地之元气，日月之真精，生于胞中，自无外入。一是阴中之阳，配为真铅，故号为男；一是阳中之阴，配为真汞，故号为女。铅外阴而内阳，如月之有兔；汞外阳而内阴，如日之有乌。是故铅虽生于坎，其用却在于离；汞虽生于离，其用却在于坎。坎离互用，铅汞成形，一母两子，同出异名。所谓真铅汞者，此也。还丹真基，如是尽之矣，学者奚疑焉。

真人曰：此论反复辩驳，切中时弊。今世之学者不存想心肾，则采取精血；不然，亦煅炼炉火，以希服食。讵知自有一种真铅、真汞隐于自己坎离之宫，明以指之，则未有思虑之神与未有呼吸之气也。此神此气即坎离，即龙虎，即铅汞，即水火，即日月，名虽有二，究则惟一，何以别焉！

《尹真人药物诀》曰：夫学之大，莫大于性命。性命之说不明于世也久矣。何谓之性？元始真如、一灵炯炯者是也；何谓之命？先天至精、一气氤氲者是也。然有性便有命，有命便有性，性、命原不可分，但以其在天则谓之命，在人则谓之性，性、命实非有两。况性无命不立，命无性不存，而性命之理又浑然合一者哉。故《易》乾道变化，各正性命。《中庸》曰：天命之谓性，此之谓也。乃玄门端以气为命，以修命为宗，以水府求玄立教，故详言命而略言性，是不知性也，究亦不知命；禅门专以神为性，以修性为宗，以玄宫修定立教，故详言性而略言命，是不知命也，究亦不知性。岂知性命本不相离，道释初无二致。神气虽有二用，性命则当双修也。惟贤人之学，存心以养性，修身以立命。圣人之学，尽性而致命。谓性者，神之始，本于性，而性则未始神，神所由以灵；命者，气之始，本于命，而命则未始气，气所由以生。身中之精，寂然不动，盖坚刚中正、纯一精粹者存，乃性之寄也，为命之根矣；心中之神，感而遂通，盖喜怒哀乐、爱恶嗜欲者存，乃命之寄也，为性之枢矣。性而心也，而一神之中炯；命而身也，而一气之周流。故身心，精神之舍也；而精神，性命之根也。性之造化系于心，命之造化系于身。见解知识出于心哉，思虑念想，心役性也；举动应酬出于身哉，语默视听，身累命也。命有身累，则有生死；性受心役，则有去来。有生死不能致命也，有去来不能尽性也。故盈天地间，皆是生气，参赞两间，化育万物，其命之流行而不息者乎，盖生之理具于命也；盈天地间，皆是灵觉，明光上下，照临日月，其性之炳然而不昧者乎，盖觉之灵本于性也。未始性而能性我之性者，性之始也；未始命而能命我之命者，命之始也。天窍圆而藏性，地窍方而藏命。禀虚灵而成性，中天地而立命。性成命立，其中有神。命蒂元气，性根元神。潜神于心，聚气于身，其中有道。性有所质之性，有天赋之性；命有分定之命，有形气之命。君子修天赋之性，克气质之性；修形气之命，付分定之命。分言之则二，合言之则一，其中有理。是以神不离气，气不离神，吾身之神气合而后吾身之性命见矣；性不离命，命不离性，吾身之性命合而后吾身未始性之性。未始命之命，乃吾之真性命也。我之真性命，即天地之真性命，亦即虚空之真性命也。故圣人持戒定慧而虚其心，炼精气神而保其身。身固则命基永固，心虚则性体常明。性常明则无来无去，命永固则何死何生！况死而去者，则仅仅形体耳，而我之真性命，则通昼夜，配天地，彻古今者，何常少有泯灭者哉！常观之草木焉，归根复命，而性在其中矣。性而神也则花，花而实也，而命有在其中也。自形中之神以入神中之性，此之谓归根复命。又尝譬男女媾精焉，而一点之善，落于子宫者，一气合之而为命也，而性即有于期间。其即一阴一阳之相搏，而点于黄中之中以成性，乃妙合而凝，不测之神乎！此之谓性命妙全。奈妙合之道不明，修性者遗命，且并率性之窍妙不得而知之，矧能炼之乎！非流于狂荡，则失于枯寂，不知真命，末后何归？修命者遗性，且并造化之功夫不得而知之，矧能守之乎！非失于有作，则失于无为，不知其性，劫运何逃？即二氏之初，亦岂如是乎。吾闻释迦坐于西方，亦得金丹之道，是性命兼修为最上乘法。吕祖曰：只知性，不知命，此是修行第一病；只修祖性不修丹，万劫阴灵难入圣。岂但今之导引者流而以形骸为性命也哉，又岂但今修性命者流而以性命为性命也哉，是皆不惟无益于生命，而俱有害于性命也。故常论之人在母腹，呼吸相含，是以母之性命为性命，而非自为性命。至于出腹断蒂，而后自为性命。然亦非真常之性命也，必于自为性命中，养成本来面目，露出一点真灵。形依神，形不坏；神依性，神不灭。知命而尽性，尽性而知命。乃所谓虚空本体，无有尽时；天地有坏，这个不坏，而能重立性命，再造乾坤者也。故道家不知此，则谓之傍门；释氏不知此，则谓之外道，又安能与天地合德也哉！

真人曰：此篇论性命极精极微。或曰：性命岂亦药物也哉。夫性命固非药物，而所以药物处即性命也。且性属汞，命属铅，初无二致。故修性命即修铅汞也，知性命即知铅汞也。吾故曰：真知性命者，而后可以言药物。

尹真人又曰内附闭任开督、聚火载金二法：闻之师曰，人受天地中真气以生，原有真种可以生生无穷，可以不生不灭，但人不能保守，日月消耗，卒至于亡。间知保守，又不知煅炼火法，终不坚固，易为造化所夺。苟能保守无亏，又能以火煅炼，至于凝结成丹，如金如玉，可以长生，可以不死。盖欲炼此丹，须以药物为主。欲采药物，当在根本用功。何以为根？本吾身中太极是也。天地以混混沌沌为太极，吾身以杳杳冥冥为太极。天地以此，阴阳交媾而生万物；吾身以此，阴阳交媾而生药物。大药之生于身，与天地生物不异。只是阴阳二气，一施一化；而玄黄相交，一禀一受，而上下相接，混而为一，故曰混混沌沌，乃天地之郛郭杳冥，亦是大药之胞胎也。《南华经》云：至道之精，杳杳冥冥。《道德经》云：窈兮冥兮，其中有精。其精甚真，惟此真精乃吾身中之真种子也。以其又于混沌，故名太极；以其为一身造化之始，故名先天；以其阴阳未分，故名一气。又名黄芽，又名玄珠，又名真铅，又名阳精。此精若凝结于天地之间，或为金玉，或为石，历千百年而不朽。人能反身以求之于自己，阳精凝结成宝，则与天地相为无穷，金玉奚足比哉！然此阳精不容易得，盖人之一身，彻上彻下，凡属有形者，无非阴邪滓浊之物，故云房真人曰：四大一身皆属阴，不知何处是阳精。缘督子曰：一点阳精秘在形山，不在心肾，而在乎玄关一窍。赵中一曰：一身内外皆属阴，莫把阳精里面寻。丘长春曰：阳精虽是房中得之，而非御女之术。内非父母所生之躯，外非山林所产之宝，但着在形山上摸索皆不是，亦不可离形体而向外寻求。若此等语，何异水中捞月、镜里攀花！真个智过颜闵，实难强猜。是以祖师罕言之，而世人罕知之。不独今人为然，古人亦有难知之语。如玉鼎真人曰：五行四象坎和离，诗诀分明说与伊。药生下手功夫处，几人会得几人知。紫阳真人曰：此个事，世间稀，岂是等闲人得知。杏林真人曰：神气归根处，心身复命时，这些真孔窍，料得少人知。伯阳真人曰：一者以掩蔽，世人莫知之。一者，何也？就是那未发之中不二之一，即前者所谓先天一气是也。《翠虚篇》云：大药须凭神气精，采来一处，结成丹头。只是先天气，炼作黄芽白玉英。《复命篇》云：采二样未判之气，夺龙虎始媾之精，闪入黄房，煅成至宝。《崇正篇》云：寒渊万丈睡骊龙，颔下藏珠炯烂红。谨密不惊方采得，更依时日法神功。盖采者，以不采采之；取者，以不取取之。在于净定中有，非动作可为也。昔黄帝遗其玄珠，使知索之，离朱索之，吃诟索之，皆不得，乃使罔象，罔象得之。罔象者，忘形之谓也。必忘形罔象，然后先天一气可得。《击壤集·先天吟》云：一片先天号太虚，当其无事见真腴。又云：若问先天一字无，后天方要着功夫。何谓先天？寂然不动，窈窈冥冥，太极未判之时是也。何谓后天？感而遂通，恍恍惚惚，太极已判之时是也。《混元宝章》云：寂然不动感而通，窥见阴阳造化工。信乎寂然不动，则心与天通，而造化可夺也。《翠虚篇》云：莫向肾中求造化，须从心里觅先天。当其喜怒未发之时，睹闻不及之地，河海净然，山岳藏烟，日月停景，璇玑不行，人脉归根，呼吸俱泯，既深入窈冥之中，竟不知天之为盖，地之为舆；亦不知世之有人，已之有躯。少焉，三宫气满，机动籁鸣，则一剑凿开混沌，两手劈裂鸿蒙，是谓无中自有。宁玄子云：不在尘劳不在子，直须求到窈冥间。何谓窈冥间？虚极净笃之时也。心中无物为虚，念头不起为净。致虚而至于极，守净而至于笃，阴阳自然交媾。阴阳一交，而阴精产矣。故陈图南曰：留得阳精，神仙现成。盖阳精日日发生，但常人不知翕聚，以致散之周身。至人以法追摄，聚而结一黍珠，释氏呼为菩提，仙家名曰真种。修性者若不识这个菩提子，即《圆觉经》所谓种性外道是也；修命者若不识这个真种子即《玉华经》所谓枯坐旁门是也。张紫阳云：大道修之有难易，也知由我也由天。若不知药生，不知采取，不知烹炼，但见其难，不见其易；诚知药生时候，采取口诀，烹炼功夫，但见其易，不见其难，此两者在人遇师与不遇师耳。故曰：月之园，存乎口诀；时之子，妙在心传。然时之子却有两说：有个活子时，有个正子时。昔闻尹师曰：欲求大药为丹本，须认身中活子时。又偈曰：因读《金丹序》，方知玄牝窍；因读《入药镜》，又知意所到。大丹有阴阳，阴阳随动静。静则窈冥，动则恍惚。应真土分戊己，戊己不同时。己到但自然，戊到有作为。烹炼坎中铅，配合离中汞。铅汞结丹砂，身心方入定。曰动静，曰窈冥，曰真土，皆是发明活子时之口诀也。云何谓之动静？曰：寂然不动，返本寂静，坤之时也，吾则静以待之。静极而动，阳气潜萌，复之时也，吾则动以应之。当动而或杂之以静，当静而或间之以动，或助长于其先，或恐失于其后，皆非动静之当也。夫古之至人，其动也天行，其静也渊默，当动则动，当静则静，自有常法。今之学者，不知丹法之动静有常，或专乎静，或专乎动。其所谓动者，乃行气之动；其所谓静者，乃禅定之静，二者胥失之矣。《指玄篇》不云乎：人人血气本通流，荣卫阴阳百刻周。岂在闭门学行气，正如头上又安头。曷尝以行气为动哉！《翠虚篇》不云乎：性此乾坤真运用，不必兀兀徒无言。无心无念神已昏，安得凝聚成胎仙。岂以禅定为静哉！凡人动极而静，自然入于窈冥。窈冥即是寐时，虽元无天无地，无我无人，境界却不至涉于梦境。若一涉梦境，即有喜怒烦恼、悲欢爱欲种种情况，与昼间无异，且与窈冥时无天无地、无我无人景象绝不相似。窈窈冥冥，惟昼间动极思静，有此景象。若夜间睡熟，必生梦境，安得有此！昼间每有窈冥时候，人多以纷华念虑害之，而求其入窈冥者，盖亦鲜矣。《崔公入药境》云：一日内十二时，意所到皆可为。一日之内意到不止一次，则采药亦不止一次。张平叔云：一粒复一粒，从微而至着是也。大抵药物当以真意求之，故曰：好把真铅着意寻。又曰：但向华池着意寻。盖人身真意是为真土，真土之生，有时不由感触，自然发生，虽舆中马上一切喧闹之地，不能禁止，故曰真土。真土有二，戊、己是也。土既有二，则意亦有二必矣。所谓土者，一阴一阳是也。谓之真者，无一毫强伪。若有一毫强伪，即是用心揆度谋虑，便属虚假，非真意也。有此真意，真铅方生。何谓有此真意，真铅方生？盖动极而静，真意一到，则入窈冥，此意属阴，是为己土。阴阳交媾，正当一阳乍动之时，自觉心花发现，暖气冲融，阴阳乍交，真精自生。真精即是真铅，所谓水乡铅，只一味是也。阴阳交罢，将判未判，恍恍惚惚，乃是静极而动，此意属阳，是为戊土。此时真铅微露，药苗新嫩，此乃有物有象之时，与平旦几希，一役拨动关捩，急忙用动采取，则窈冥所生真精方无走失。所谓采取功夫，即达摩祖师《形解诀》，海蟾祖师《初乘诀》，二诀大略相同，不外吸、舐、撮、闭四字。纪阳祖云：窈窈冥冥生恍惚，恍恍惚惚结成团。正是此诀。离则是有为之法，然非真土一生，何以施为，是以采铅由于真土生也。故曰真土擒真铅，铅升与汞配合，汞得铅自不飞走。故曰真铅制真汞，铅汞既归真土，则身心自甭寂然不动，而金丹大药结矣。是以一时之内，自有一阳来复之机。是机也，不在冬至，不在朔旦，亦不在子时，非深知天地阴阳，洞晓身中造化者莫知，活子时如是之秘也。既曰一日十二时，凡相媾露皆可为，而古仙必用半夜子阳初动之时者，何也？其时太阳正在北方，而人身气到尾间关，盖与天地相应，乃可以盗天地之机，夺阴阳之妙，炼魂魄而为一，合性命以双修。惟此时乃乾坤复之间，天地开关于此时，日月合璧于此时，草木萌蘖于此时，人身之阴阳交合于此时。神仙于此时而采药，则内真外应，若合符节，乃天人合发之机，至妙至妙者也。陈泥丸云：无当天地合发时，盗取阴阳造化机。《阴符经》云：食，其时百骸理；盗，其机万化安。何者谓之机？天根理极微。今年初尽处，明日起头时。此际易得意，其间难下词。人能知此意，何事不能知。此际正是造化真机之妙处。尽真机之妙者，周易也；尽周易之妙者，复卦也；尽复卦之妙者，初爻也，故曰复，其见天地之心乎。盖此时天地一阳来复，而吾身之天地亦然。内以来取吾身之阳，外以盗取天地之阳，则天地之阳有不悉归我之身中，而为我之药物者乎！然则天地虽大，造化虽妙，亦不能越此发机之外也。此感彼应，理之自然。人若知此天人合发之机，遂于中夜静坐，凝聚神气，收视返听，闭塞其光，筑固灵根，一念不生，万缘顿息。浑浑沦沦，如太极之未判；溟溟涬涬，似两仪之未兆。湛兮独存，如清渊之印月；寂然不动，如止水之无波。内不觉其一身，外不觉其宇宙。逮夹亥之末、子之初，天地之阳气至，而急采之。未至，则虚以待之，不敢为之先也。屈原《远游篇》云：道可受兮，不可传。其小无外兮，其大无垠。毋滑尔魂兮，彼将自然。一气孔神兮，于中夜存。虚以待之兮，无为之先。《旌阳老祖三药歌》云：存心绝虑候积凝。《指玄篇》云：塞兑垂帘默默窥。皆藏器待时之谓也。呜呼！时辰若至不劳心，力自相交自凝结。入室按时须等着，一轮羲驭自腾升。岂可为之先哉！夫金丹大药，孕于先天，产于后天，其妙在乎太极将判之间，静已极而未至于动，阳将复而未离乎阴。斯时也，冥冥兮如烟岚之罩山，蒙蒙兮如雾气之笼水；霏霏兮如冬雪之渐凝渐聚，沉沉兮如浆水之渐澄渐清。俄顷痒生毫窍，肢体如绵，心觉恍惚，而阳物勃然举矣。此时阳气通，天信至，则琼钟一叩，玉洞双开。时至气化药产神知，地雷震动巽门开，龙向东潭涌跃来，此是玄关透露，而精金出矿之时矣。邵康节曰：恍惚阴阳初变化，絪缊天地乍回旋，中间些子好光景，安得功夫入语言。白玉蟾云：因看斗柄运周天，顿悟神仙妙诀。一点真阳生坎位，补却离宫之缺。自古乾坤这些、离坎日月无休歇。今年冬至，梅花依旧凝雪。先圣此日闭关，不通来往，皆为群生设。物物总含生育意，正在子初亥未。造物无声，水中火起，妙在虚危穴。如今识破金乌飞入蟾宫窟。所谓虚危穴都者，即此户禁门是也。其穴在任、督二脉中开，上通天谷，下达涌泉。故先人有言：天门常开，地户永闭。盖精气凝聚常在此处，水火发端也在此处，阴阳交化也在此处，有无交入也在此处，子母分胎也在此处。《翠虚篇》曰：有一子母一分胎，妙在尾箕斗牛女。此穴干涉最大，系人生死岸头，故仙家名为生死窟。《参同契》云：药固灵根者，此也；拘畜禁门者，此也。《黄庭经》云：开塞命门保玉都者，此也；闭子精路可尝活者，此也。盖真阳初生之时，形如烈火，状似朕风，斩关透路，而必由此穴经过。因闭塞紧密，攻击不开，只得驱尾间，连空焰，赶入天衢，往上奔，一撞三关，真透顶门，得与真汞配合，结成母砂，非拘禁门之功而谁与！

真人曰：此篇玄机泄尽，殆无余蕴。其论先后两天、阴阳二土，亦其精核。修行法子诚能熟读详味，以之合于成真卷中，参其功而行之。孰曰不借之而入无上甚深者乎，诚恐以空文视之，徒作黼黻玄黄之炫耳。

《昭然子药物诀》曰：金是情，情是铅，铅性飞。木是性，性是汞，汞性好走。一情不动，便是抽铅；真性明朗，便是添汞，全在意也。

真人曰：观此一节，则抽铅添汞之旨显然毕露于兹也。盖铅含五金之气，其性甚杂，亦如情具五识之根，亦杂也，所以养生家每以铅喻情。汞禀飞走之性，其形难死，亦如性寓飞扬之胎，亦难定也。诚能离我之情，则性自定；空我之性，则情自消，所以全以真意煅炼之也。

《悟玄子药物诀》曰：天地形气，独秉化权，万物皆含其气而生，所谓乾父坤母者。以此试观禽一冲，而制在气履空；如实鱼一跃，而制在气穿水。如无众木凋残，松柏独茂者，气盛也；群动寂灭，龟鹤不瘁者，气吐也。形为留气之舍，气为保形之符。故欲长生，先以气为药。

又曰：列子云，气聚则生，气散则死，是命在造化不在我也。人能得其枢要，掌握呼吸之息，息之出入由吾掌握，则命在我又不在天也。人能使真气钟聚于一身之内，而积功自然脱化。

真人曰：语云，气是添年药。夫人自气形之始，以至有生之后，莫非一气以为循环。苟能于有生之后，保此天然一息，则天地之化柄自我而葆，造化之枢亦自我而摄，虽与混沌，相为终始可也，又何生生死死之多事乎？观悟玄子之二段玄言，可爽默会也。

丹亭卢真人广胎息经卷之十一

了道部四　诸真药物口诀

玄肤子曰：或问先天之气为真铅，其旨安在？答曰：真者，对凡而言。真则无形，而凡则有象也。必欲竟其说，请言其本。夫自乾坤交，而坎离之体成矣。乾坤交则混沌之体已破，故后天卦位退乾坤于至尊无用之地，而以离坎代之。盖南北者，天地之两极也。先天卦位本乾坤所居，今退而不用，以离坎代之，则后天之用行也。离为日，照耀于南；坎为月，照耀于北，日月交光而万物生焉。虽曰后天之用，则实先天之体为之，故坎之真气化而为铅，即天一所生之水也；离之真精化而为汞，即地二所生之火也。铅汞、水火，皆人间有形有象之物，谓之真铅、真汞，则不可名不可象也。故不得已而假有名之物以拟之，而加之曰真，而实则阴精阳气而已。《易》曰：精气为物，精与气合而人始生。皆先天之用也，以其互藏也。故男得其精，而用精者化；女得其气，而用气者昌。用精者化，故顺而成人；用气者昌，故逆而成丹。先天之气为真铅，厥有旨也。以先天未扰之真铅，制后天久积之真汞，则其相爱相恋之情，如夫妻子母之不忍离，是皆自然而然，有不知其所以然者。

又曰：元气为铅，元精为汞，元神果何物乎？曰：元神为性，精气之主也。以其两在而不测，通灵而无方，故命之曰神。故神住则精凝，精凝则气归，气归则丹结。元精非交感之精，心中之真液也。元气非呼吸之气，乃虚无中之真气也。元神非思虑之神，父母未生之前之灵真也。

又曰：何以知神之统乎精气乎？即举一身之后天者言之。神太惊则精散而性神[1]，神太淫则精脱而痿缩。故神藏于精，则曰精神；神藏于气，则曰神气。修真之士，莫要于养神。神则性也，性定则神安，神安则精自住，精住则气自生。何以故？性定则心火不上炎；火不上炎，则水不干，故身中之精亦住。凡身中五脏六腑之精，皆水也。精盛于肾者，精水成潮，滃然上腾如云雾然。吾以元神斡旋上下，是水火交而成既济也。

真人曰：玄肤子数说，可谓精透矣。然分元神、元气、元精而三之，以之论理则可，以之下手则不可。何也？语云：本来真性是金丹，四假为炉炼作团。夫神即性也，气虽是添年之药，则亦配合此性，而为延接之资者也。则三者之中，方且不可得而二之，况三之乎！故曰以之论理则可也。

〔1〕神：此字疑有误。

《丘长春·药物诀》曰：气无出入息定谓之真铅，念无起灭神凝谓之真汞。息有一毫之未定，散而归阴，非真铅也；念有一毫之未住，流为儿趣，非真汞也。非夙有仙骨，安能如是。

真人曰：此论铅汞最精且确。欲定神，先定气。欲定气，先定息。所谓真铅制真汞者，此也。

《金丹大要·药物诀》曰：我师既指先天一气自虚无中来致虚，续曰：既自虚无中来，却非天之所降，地之所出，又非我之所有，亦非精，亦非血，非草木，非金石，是皆非也，谁得而知之乎？《易》曰：西南得朋，乃与类行。又曰：君子以虚受人。佛谓西方莲花世界。马祖曰西江水。悟真篇曰：药在西南是本乡。又曰：蟾光终日照西川。又曰：铅遇癸生须急采。又曰：取将坎位中间实，点化离宫腹内阴。《太乙真人破迷歌》曰：如何却是道？太乙含真气。太乙岂非西乎！西南者，金火所在也。坎癸者，水铅所居也。黑铅是先天一气，而隐于此方也。然本无方位，故曰自虚无中来。又曰：道之为物，通气而生。气复资气而育气，天地万物未有非气而自生育者。然吾所谓气，却非天地呼吸、口鼻往来。要知是气之名，须究内外之道：气之在外者，曰黑铅；气之在内者，为黑汞，即修定之道也。

真人曰：夫真一之气，原自虚无中来。何也？未有此身之先，已有此气，则此身不过此气之招摄耳。黑铅者，气也；黑汞者，神也。何以内外言之？盖此气虽亦在内，然呼吸趋蹶、击搏运动皆气也，毕竟在外而非内也。神又何以气言也，盖气之灵变处即是神也。

《金丹大要》又曰：精气神有先天，有后天。其论后天精曰：夫精者，极好之称，在人身中通有一升六合。此男子二八已满未泄之成数，称得一斤。积而满者，至三升。损丧者，不及一升。精与气相养，气众则精盈，精盈则气盛。其论后天气曰：人受生之初在胞胎内，随母呼吸而成。及乎生下，剪去脐蒂一点元灵之气，聚于脐下。凡人惟气最先，呼吸、眼耳、口鼻、身意皆由于气。在人身八百一十丈，与脉偕行，衰旺相关。养生之士，先资其气，在于寡欲。行走则气急而嗄，甚睡则气粗而齁，惟坐静则气平而缓。其论后天神曰：人身外有一万八千阳神，身内有一万八千阴神。所主者绛真人，即心王也。其人表正，其神亦正；其人諂曲，其神亦邪。

真人曰：此皆论后天也，所以后天处即是先天。其阴阳二神，其心中之机权变术，非乎用之阳明则曰阳神，用之阴暗则曰阴神。

莹蟾子曰：大凡学道，须从外药起，然后及内药。内药者，无为而无不为也；外药者，有为而有以为也。内药则无形无质，外药则有体有用。无形无质者又实有，有体有用者又实无。外药者，色身上事；内药者，法身上事。外药是地仙之道，内药是天仙之道。外药了命，内药了性。

真人曰：此段议论可作前《金丹大要》中黑铅、黑汞等语的注疏。

《九转琼丹论·药物诀》曰：大丹受乎神水，感气而生，因气成质。仙家定水为宗，化气结子，与母相恋，名为大丹。子受气而成形，丹禀水而立质，兹明受气而生，斯乃仙家共禁之诀，未常轻泄天机也。水虽有形，终而无质，神仙以法制之，升而复能生质也。升降既已合度，虚无灵质生焉，故曰：无质生质是还丹。

真人曰：大丹感乎神水，受气而生，此二句已尽金丹大蕴。

《仙化图·论药物》曰：第一转金丹，如粪壤中有虫，乃其名曰蜣螂；第二转，如蜣螂转粪成丸子；第三转，如蜣螂有一雌一雄；第四转，如蜣螂共滚粪丸，从地上行；第五转，如两个蜣螂共抱粪丸，守而精思；第六转，如粪丸之中有蠕白者；第七转，如粪丸蠕已成蝉形；第八转，如蝉形已弃其粪丸之壳；第九转，如蜣螂死，粪丸裂，其蝉飞。此喻精妙。

真人曰：九转功夫不过是自无形以入有形，无质成有质。虚中结象，便是转还，便是丹药。

抱一子《显道图·药物诀》曰：造道原来本不难，功夫只在定中间。阴阳上下常升降，金水周流自返还。紫府青龙交白虎，玄宫地轴合天关。云收雨散神胎就，男子怀胎不等闲。

许宣平《玄珠歌·药物诀》曰：天上日头地下转，海底婵娟天上飞。乾坤日月本不还，皆因斗柄转其机。人心若与天心合，颠倒乾坤正片时。虎龙战罢三田静，收舍玄珠种在泥。

李道纯《中和集·药物诀》曰：火符容易药非遥，天癸生如大海潮。两种汞铅知采取，一齐物欲尽镕销。掀翻万有三元合，炼尽诸阴五气朝。十月脱胎丹道毕，婴神出壳谒神霄。

又曰：炼汞烹铅本没时，学人当向定中推。客尘欲尽心无着，天癸才生神自知。情寂金来归性本，精凝坎去补南离。两般灵物交并后，阴尽阳纯道可期。

真人曰：以上四诗，皆妙入玄微。如抱一子“功夫只在定中”，是生药之基也。许宣平之“天上日头”“海底婵娟”，乃水升火降之喻也；“斗柄”乃人身之真息也。李清庵二诗，前首乃采药功夫，后首乃配药功夫也。

《石杏林药物诀》曰：万籁风初起，千山月作圆。急须行政令，便可运周天。

《莹蟾子药物诀》曰：可道非常道，行道是外功。些儿真造化，恍惚窈冥中。

《石得之药物诀》曰：药取先天气，火寻太阳精。能知药取火，定里见丹成。

《吕纯阳药物诀》曰：要觅长生路，除非想本元。都来一味药，刚道数千般。

《金碧经·药物诀》曰：元君始炼汞，神室含洞虚。玄白生金公，巍巍建始初。

《梅志仙采药歌诀》曰：阴跷泥丸，一气循环，下穿地户，上撄天关。

真人曰：以上六诗，皆明采药。石杏林之“万籁”“千山”，是河车上行之时也；莹蟾子之“恍惚窈冥”，是将得药之光景也。石得之、吕纯阳皆以先天一气为真种子，《金碧经》则以气投神，梅志仙则三关通透。细续参审，反复诸诀，自得真味。

《彭鹤林采药诀》曰：得诀归来试炼看，龙争虎战片时间。九华天上人知得，一夜风雷撼万山。

《上阳子采药诀》曰：虎之为物最难言，寻得归来玄又玄。一阳初动癸生处，此际因名太易先。

《陈泥丸采药诀》曰：半斤真汞半斤铅，隐在灵源太极先。须趁子时当采取，炼成金液入丹田。

《吕纯阳采药诀》曰：投得金精固命基，日魂东畔月魄西。于中炼就长生药，服了还同天地齐。

《徐神翁药物诀》曰：烁烁金华日月精，溶溶玉液乾坤髓。夜深天宇迥无尘，惟有蟾光照神水。

《陈默默药物诀》曰：兑金万宝正西成，桂魄中秋倍样明。便好用功施采取，虚中以待一阳生。

《玄奥药物诀》曰：一泓神水满华池，夜夜池边白雪飞。雪里有人擒玉兔，赶教明月上寒枝。

《陈图南药物诀》曰：窈冥才露一端倪，恍惚未曾分彼此。中间主宰这些儿，便是世人真种子。

《陈翠虚药物诀》曰：只取一味水中金，收拾虚无造化窟。捉将百脉尽归源，脉住气停丹始结。

《龙眉子药物诀》曰：先天一气号真铅，莫信迷徒妄指传。万化滋张缘朕兆，一灵飞走赖拘钤。

真人曰：以上十诗，皆明采药火候。彭鹤林之“一夜风雷”，乃采药之光景也；上阳子之“一阳初动”，乃大药初生之时也；陈泥丸之“子时”，乃身中子时也；吕纯阳之“日魂东”“月魄西”，乃以神归气也；徐神翁之“蟾光”“神水”，亦是以神养气也；陈默默之“桂魄中秋”，乃药望之时也；《玄奥集》之“明月”“寒枝”，亦是采药上升之验；陈图南之“窈冥”“恍惚”，亦虚极静笃，药苗新嫩之际；陈翠虚之“脉住气停”，乃大药归根之时；龙眉子之“一灵飞走赖拘钤”，亦是以神制气之意。读者须当细味。

《钟离翁药物诀》曰：塞兊垂帘寂然窥，满空白雪乱参差。殷勤收拾无令失，伫看孤轮独上时。

《薛道光药物诀》曰：无不为之有以为，坎中有白要归离。水源初到极清处，一点灵光人不知。

《吕纯阳药物诀》曰：莫怪瑶池消息稀，只缘人事隔天机。若人寻到水中火，有一黄童上太微。

《李莹蟾药物诀》曰：玄关欲透作功夫，妙在一阳来复初。天癸才生忙下手，采取之时须快速。

《邵康节药物诀》曰：忽然夜半一声雷，万户千门次第开。若识无中含有象，许君亲见伏羲来。

《上阳子药物诀》曰：元来一味坎中金，未得师传枉用心。忽而打开多宝藏，木非土也不成林。

《陈翠虚药物诀》曰：父精母血结成丹，尚自他形似我形。身内认吾真父母，方才捉得五行精。

《陈泥丸药物诀》曰：西南路上月华明，大药还从此处生。记得古人诗一句，曲江之上鹊桥横。

《玄奥集·药物诀》曰：炼丹仔细用功夫，昼夜殷勤守药炉。若遇一阳才起复，嫩时须采老时枯。

《张三峰药物诀》曰：佛印指出虚而觉，丹阳扻破无中有。捉住元初那点真，万古千秋身不朽。

真人曰：以上十诗，如钟离翁之白雪参差，乃采药之形象也；如薛道光之水源极清，乃真药极旺之时也；如吕翁之“水中火”，乃气中液也；李莹蟾之“玄关欲透”，乃三关将透之时也；即康节之夜半声雷，乃地户已透之时也；上阳之“打开多宝藏”，非止三关通透，且能归中宫也；陈翠虚之身内父母，乃一神一气，真药物也；陈泥丸之西南月华，西南坤，左金右火，产药之地也；《玄奥集》之采嫩忌枯，恐气旺不采，致生他变也；张三峰之“捉住元初”，元初者性也，性即是神，欲捉神，先捉气，气住神自住也。

《珠玉集·药物诀》曰：水乡铅，只一味，不是精神不是气。元来即是性命根，隐在先天心坎内。

上阳子又曰：恰恰相逢绝妙奇，中秋天上月圆时。阳生息采毋令缓，进火功夫要虑危。

陈泥丸又曰：离坎名为水火清，本是乾坤二卦成。但取以精点离穴，纯乾便可摄飞琼。

《玄奥集·药物口诀》曰：恍惚之中有至精，龙吟虎啸最堪听。玄珠飞趁昆仑顶，昼夜河车不暂停。

《薛紫贤药物诀》曰：乾乾相从响发时，不从他得豁然知。桔槔说尽无生曲，井底泥蛇舞柘枝。

《许宣平药物诀》曰：返本还元已到乾，能升能降号飞仙。一阳生处兴功日，九转固为得道年。

陈翠虚又曰：日乌月兔两轮圆，根在先天采取难。月夜望中能采取，天魂地魄结灵丹。

《金丹撮要·药物诀》曰：一气圆成五物真，五物圆成一气灵。夺得乾坤真种子，子生孙兮又生孙。

《回谷子药物诀》曰：精神气血归三要，南北东西共一家。天地变通飞白雪，阴阳和合产黄牙。

《王果斋药物诀》曰：精气神兮药最亲，以此修丹尚未真。修丹只要乾坤髓，乾坤髓即坎离仁。

真人曰：以上十诗，如《珠玉集》“水乡铅，只一味”，分明指出先天一气；至于上阳子之中秋月上，则气旺欲升之时；陈泥丸之取坎填离，则死气制神之法；《玄奥集》之“河车”、薛紫贤之“桔槔”、许宣平之“飞仙”，皆真气上溯之意也；陈翠虚之先天根、《金丹撮要》之“真种子”、回谷子之“阴阳和合”、王果斋之乾坤精髓，孰非此真一之气者乎。

《陈泥丸药物诀》曰：铅汞相传世所稀，朱砂为质雪为衣。朦胧只在君家舍，日日君看君不知。

《李清庵药物诀》曰：先天至理妙难穷，铅产西方汞产东。水火二途分上下，玄关一窍在当中。

《王阳明药物诀》曰：闲观物态皆生意，静悟天机入窈冥。道在险易随地乐，心总鱼鸟自流行。

《邵康节药物诀》曰：天心复处是无心，心到无时无处寻。若谓无心复无事，水中何故却生金。

《陈楠药物诀》曰：夺取先天妙，夜半看辰杓。一些珠露，阿谁运到稻花头。便向此中采取，宛如碧莲舍蕊，滴破玉池秋。万籁风初起，明月一沙鸥。

《高象先药物诀》曰：梦谒西华到九天，真人授我指玄篇。其中简易无多字，只要教人炼汞铅。

《马丹阳药物诀》曰：铅汞是水火，水火是龙虎，龙虎是神气，神气是性命。

《指玄篇·药物诀》曰：奔归气海名朱骥，飞入泥丸是白鸦。昨夜虎龙争战罢，雪中微见月钩斜。

《醒眼诗集·药物诀》曰：木金隔间各东西，云起龙吟虎啸风。二物寥寥天地迥，幸因戊己会雌雄。

陈泥丸又曰：子时气对尾闾关，夹脊河车透甑山。一颗水晶入炉内，赤龙含汞上泥丸。

真人曰：以上十诗，陈泥丸朱质雪衣，亦神凝气结之喻耳；李清庵之水火下上，乃采药时水升火降之验；王阳明之天机窈冥，盖窈冥即是天机之深处；“天心”复乃地下雷轰，康节深会道体之言也；“炼汞铅”乃以神合气，象先精入微机之处也；若马丹阳“铅汞”等语，足以了千万卷丹经也；《指玄篇》之“朱骥”“白鸦”，盖形真气周流之状耳；《醒眼诗》之虎啸龙吟、陈泥丸之“夹脊河车”，乃贯穿三关之证也。

云房真人曰：驱回斗柄玄关里，斡转天机万象通。片饷虎龙频闻罢，二物相交顷刻中。

《翠虚篇·药物诀》曰：醉倒酣眠梦熟时，满船运载过曹溪。一才识破丹基后，放去收来总是虚。

《古仙歌·药物诀》曰：水银一味是仙药，从上流传伏火难。若遇河车成紫粉，粉雷一味化金丹。

《玄奥集·药物诀》曰：移将北斗过南辰，两手双擎日月轮。飞越昆仑山上去，须臾化作一天云。

阴长生曰：深夜龙吟虎啸时，急驾河车无暂歇。飞晶运上昆仑顶，进火玉炉烹似雪。

《张元化药物诀》曰：源流一直上蓬莱，散下甘泉润九垓。从此丹田沾雨露，黄牙遍地一齐开。

《原道歌·药物诀》曰：妙运丹田勤上下，须知一体合西东。几回笑指昆仑顶，夹脊分明有路通。

《玄奥集》又曰：独步昆仑望窈冥，龙吟虎啸甚分明。玉池常滴阴阳髓，金鼎时烹日月精。

《群仙珠玉·药物诀》曰：默默阳丹事迥别，须向坎中求赤血。捉来离位制阴精，配合调和有时节。

《金丹集·药物诀》曰：河车搬运上昆山，不动纤毫到玉关。妙在八门牢锁闭，阴阳二气自循环。

真人曰：以上十诗，云房真人"斗柄""天机"，盖指吾身之真息；《翠虚篇》"载过曹溪"，乃真气过关也；《古仙歌》之"河车"，亦是真息。《玄奥集》二诗，前诗言真气上泥丸，化作甘露之验；后诗亦同属一意。阴长生、张元化与《原道歌》皆指真气上行，诀俱明露；《珠玉》诗坎中赤，亦指气言；《金丹集》，前胎息已载，不赘。

《无一歌集·药物诀》曰：到此得一复忘一，可以元化同出没。设若执一不能忘，大似痴猫守空窟。

《白玉蟾药物诀》曰：汞心炼神赤龙性，铅身凝气白虎命。内外浑无一点阴，万象光中主清镜。

《吕纯阳药物诀》曰：盗得乾坤祖，阴阳是本宗。天魂生白虎，地魄产青龙。运宝泥丸住，搬精入土宫。有人明此法，万载貌如童。

《玄奥集·药物诀》曰：要识玄关端的处，儿女笑指最高峰。最高峰峰秀且奇，彼岸蒙蒙生紫芝。只此便是长生药，无限修行人不知。

真人曰：以上四诗，《无一歌》之得一忘一，盖指气而言。白玉蟾之"汞心炼神"，谓炼汞即炼神也；"铅身凝气"，谓炼铅即凝气也；炼神则心愈灵，凝气则身长固。纯阳翁之天地魂魄，亦不外此意；《玄奥集》之女儿笑指高峰，亦是气上昆仑之旨也。

外附：诸真碎玉药物诀

吕纯阳诀曰：无中出有还丹象，阴里生阳大道基。

李清庵诀曰：极致冲虚守静笃，静中一动阳来复。

钟离翁诀曰：一点最初真种子，信得丹田万古春。

白玉蟾诀曰：一阳才动大丹成，片饷工夫造化灵。

莹蟾子诀曰：虚极又虚元气凝，静之又静阳来复。

刘海蟾诀曰：渺邈但捞水里月，分明只采镜中花。

旌阳祖诀曰：恍惚窈冥二气精，能生万象合乾坤。

还阳子诀曰：日精若与月华合，自出真铅在世来。

李道纯诀曰：坎水中间一点真，急须取向离中凑。

李清庵又云：三物混融三性合，一阳来复一阴消。

刘奉真诀云：些儿欲问天根处，亥子中间得最真。

《河车歌诀》云：两物擒来共一炉，一泓神水结真酥。

段真人诀云：四象五行攒簇处，乾坤日月自然归。

《渐悟集》歌曰：固晓丹烧火炎下，故使黄河水逆流。

虚靖天师诀曰：元神一出便收来，神返身中气自回。

《还源篇》诀曰：气是形中命。

《玄学正宗》曰：肾中生气，气中有真水；心中生液，液中有真气。

曹仙姑诀曰：神是性兮气是命，神不外驰气自定。

张平叔诀曰：真土制真铅，真铅制真汞，铅汞归真土，身心寂不动。

了道部五　火候

养浩生曰：古昔真师大药口诀，已蒙一一详示，敢乞火候之旨？

真人曰：语云，真火本无候。其卦爻符策，为初学者摄心之具耳。其实一日之内，意到处便是火。自意起时以至灭时，即属行火之候，何必纷纷辨别，以自敝其神哉吾！今以自古诸真火候口诀一一陈布，子其识之。

《陈虚白火候诀》曰：古歌云，圣人传药不传火，从来火候少人知。夫何谓不传？非秘不传也。盖采时谓之药，药之中有火焉；炼时谓之火，火之中有药焉。能知药而取火，则定里之丹成，自有不待传而知者也。诗曰：药物阳中阴，火候阴内阳。会得阴阳旨，火候一处详。此其义也。后人惑于丹书，不能顿悟，闻有二十四气、七十二候、二十八宿、六十四卦、十二分野、日月合璧、海潮升降、长生三昧、阳武阴文等说，必欲究竟何者为火？何者为候？及心一生种种着相，虽得药物之真，懵然不敢烹炼。殊不知真火本无候，火、药不计斤。玉蟾曰：火本南方离卦，属心。心者，神也。神即火也，气即药也。以火炼药而成丹者，即是以神驭气而成道也。其说如此分明，如此直捷，夙无仙骨，诵为虚言，当面错过，真可叹惜！然火候口诀之要，尤当于真息中求之。盖息从心起，心静息调，息息归根，金丹之母。《心印经》曰：回风混合百日功，灵者此也。《入药镜》所谓起巽风，运坤火，入黄房，成至宝者，此也。海蟾翁所谓开辟乾坤造化机，煅炼一炉真日月者，此也。何谓？真人潜深渊浮游，守规中心，以神驭气，以气定息。橐钥之开辟，阴阳之升降，呼吸出入，任其自然。专气致柔，含光默默，行往坐卧，绵绵若存，如妇人之怀孕，如小龙之养珠。渐采渐炼，渐凝渐结，功夫纯粹，打成一片，动静之间，更守消息。念不可起，念起则火炎；意不可散，意散则火冷。但使其无过不及，操守得中，神抱于气，气抱于神，一意冲和，包裹混沌，斯谓火种相续，丹鼎常温，无一息之间断，无毫发之差殊。如是炼之一刻，一刻之周天也；如是炼之一时，一时之周天也。炼之百日，谓之立基；炼之十月，谓之胎仙。以至元海阳生，水中火起，天地循环，乾坤反复，亦皆不离一息。况所谓沐浴温养，进退抽添，其中密合天机，潜符造化，而不容吾力焉。故曰：火虽有时不须时，些子机关我自知。无子午卯酉之法，无晦朔弦望之节，无冬至夏至之分，无阴符阳火之别。无十二时，只用一时之说。若言其时，则十二时意所到皆可为；若言其妙，则一刻之工夫自有一年之节候。但安神息，任天然，此先师之的说也；昼夜屯蒙法自然，何用孜孜看火候，此先师之确说也。噫！圣人传药不传火之旨，尽于斯矣。若谓药自药，火自火，则吾不知矣。诗曰：学人何必苦求师，泄露天机只此书。踏破铁鞋无觅处，得来全不费工夫。

真人曰：此诀明醒，易于觉悟。诚能于真息中含真火，真意中定真息，则虽一息之间，亦可夺天地三百六十火功也。人能端心定息，何虑不默合符策？又奚必算爻定策之纷纷多事乎！

《尹真人火候诀》曰：夫乾坤交姤，收外药也；卯酉周天，收内药也。外交媾者，后上前下，一升一降也；内交媾者，左旋右转，一起一伏也。两者循环，状似璇玑。故魏伯阳云：循环璇玑，升降上下。周天六爻，难以察观。世人只知有乾坤交媾，而不知有卯酉周天，是犹有车而无轮，有舟而无舵，欲望载远，讵可得乎！故《还元篇》云：轮回玉兔与金鸡，道在人身人自迷。满目尽知调水火，到头几个识东西。东者，木性也；西者，金情也。一物分二，间隔东西，令得斗柄之机斡旋，则木性爱金，金情恋木，相为交结，而金木交并也。金木交并，方成水火全功，丹经为之和合四象者，此也。故张全一《铅火秘诀》云：火药之生有时节，亥末子初正半夜。精神相媾合光华，恍恍惚惚生明月。姤罢流下喷泡然，一阳来复外转泄。急须闭住太素关，火迫药过尾闾穴。采时用目守泥丸，垂下左上且凝歇。谱之瞻理脑升玄，右边放下复起折。六六数毕药升乾，阳极阴生往若适。须开关门以退火，目光下瞩守坤田。右下左上方凝住，二八数了一周天。此是天然真火候，自然升降自抽添。了无弦望与晦朔，也无沐浴共长篇。异名剪除譬喻扫，只斯两名是真诠。其法在乾坤交媾后行，则所结金丹不致耗散也。先以法器顶住大玄关口，次以行气主宰，下照坤脐。良久，徐徐后左上照乾顶；少停，从右降下坤脐。是为一度。又坤脐而升上乾顶，又从乾顶而降下坤脐，如此三十六转，是为进阳火。三十六度毕，开关以退火。亦用下照坤脐，从右上至乾顶；左边放下坤脐。是为一度。如此二十四度，是为退阴符，二十四度毕。故张紫阳曰：斗极建四时，八节无不顺。斗极实兀然，魁杓自移动。只要尔眼皎，上下交相送。须向静中行，莫向忙时动。所以用两眼皎者，何也？盖眼者，阳窍也。人之一身皆属阴，惟有这点阳耳。我以只一点阳，从下而上，从左至右，转而又转，战退群阴，则阳道日长，阴道日消。故《易》曰：龙战于野，其血玄黄。又能使真气上下循环，如天河之流转，其眼之功可谓大矣！盖人初结胎时，天一生水，生黑睛而有瞳仁，属肾；地二生火，而有两眦，属心；天三生木，而有黑珠，属肝；地四生金，而有白珠，属肺；天五生土，而有上下胞胎，属脾。由此观之，则五脏精皆发于目也。因师指窍之后，见妇人小产、牛马落胎并抱鸡之蛋，俱先生双目，而脏腑皆未成形，始知目乃先天之灵，元神所游之宅也。《皇极经世》曰：天之神栖于日，人之神发于目。大矣哉，人之神发于目也。生身处，此物先天地生；没身处，此物先天地没。水、火、木、金、土之五行，攒簇于此；肝、心、脾、肺、肾之五脏，钟灵于此；唾、涕、精、津、液、气、血之七物，结秀于此。其大也，天地可容；其小也，纤毫不纳。非吾一身之大宝也欤！

真人曰：盖神虽是先天之火，于运用趁逐而飞者，机全在目，故此篇不啻详言之也。则眼亦谓之后天火可矣。至于起伏上下，此篇已细剖矣，又何赘焉？

《昭然子药物诀》曰：凡要明心见性，且将平日心中所爱、一切善恶尽底屏去，毫末不存。终日兀兀如痴婴儿，凝神入气穴，朝暮切切，丝毫无间，如猫捕鼠，如鸡抱卵，无去无来，念念相续。如坐万仞岩头，一念乖讹，丧身失命。行住坐卧，死人一般。因地一提，方是性命功夫。

真人曰：如坐万仞岩头，即是至真火候。以此推而言之，儒者之戒慎不睹恐惧，不闻渊默雷声，尸居龙见，皆是养火功夫，患人不能行耳。

《悟玄子火候诀》曰：世人终日纷扰，精神困惫，全仗夜间一睡。真人有息无睡。谓之息者，心无思也。耳无闻，目无见，曰体无动。如种火相似，元气停蓄相抱，真意绵绵。与虚空同体，自能与虚空同寿。

真人曰：有息自能无睡。与虚空同体，即是息之之法。虚空同体者，非槁木死灰之谓也。外若无为，内实有用，灵光内抱，石蕴玉辉，达人鉴兹，神留气住，虽欲不寿，有不能也。

《刘真人火候诀》曰：火候，喻六十四者。行功之际，除乾坤为鼎器，坎离为药物，火候升降，在六十卦中。计三百六十爻，比一年三百六十日。一日用两卦，朝屯暮蒙一卦，有六爻两卦，计十二爻，乃一日十二时也。此皆譬喻，实乃升降进阳火、退阴符，不过三十数，比一月也。罢功为沐浴。此一升一降、晦朔弦望、六十卦爻、三百六十日，尽入我腔子内，周而复始，循环无端。

真人曰：卦爻皆属取象，诚哉言也。又有初学行功，神浮气粗，或假兹卦爻，以为凝定之助，则亦不过得兔之筌耳。

《玄肤子火候诀》曰：或问，火符进退、朝屯暮蒙，其旨同异？答，予闻真火无候，大药无根，诚哉是言。夫火者，神火也，真息则火之橐钥也。今夫神气相守之时，神虽无为，而气不能无动，故一阖一辟，与经脉上下，相为流通。所以觉其动者谁也？神也。一气流通，元神独觉，神与气融，宽急相得，火力调匀，然后药就而丹成也。所谓朝屯暮蒙，不过言其进退之则，有如是耳。得其意，忘其象，可也。

真人曰：神为真火、真息为火之橐钥，此千圣不易之言，亦至秘之言也。

《一阳子火候诀》曰：火候最秘，圣人不传，今略露之。药非火不在，药熟则火化矣；火非药不生，火到则药成矣。

真人曰：药、火之为一物也，睹此自明。

又曰：凡运火之际，忽觉夹脊真气上冲，泥丸沥沥然有声，从头似有物触上脑中。须臾如雀卵，颗颗自腭下重楼，而冰酥香甜甘美之味无比。觉有此味，乃验金液还丹，徐徐回归丹田。自此而后，常常不绝。闭目内视脏腑，历如照烛，渐次有金光罩体也。

真人曰：此行火之时水升火降之验也。法子功夫至此方为真功夫，真受用。

《玄学正宗·火候诀》曰：以日为年者，将四千三百二十时，为月十二月除之，得三百六十时。将时为年者，置上三百六十年，月十二乘之者，共得四千三百二十月；又以月法二十乘之，得十二万九千六百余日；再以时法十二乘之，得一百五十五万五千二百年也。三年九转，共夺得四百六十六万五千六百年造化之功。

真人曰：此犹以年、月、日、时乘数而言也。自予论之，天地之气化，春、夏、秋、冬，一年一个升降。吾于用功之时，运一息之功，则真气自尾闾而上，自泥丸而下，一息亦有一息之升降。一日一万三千五百息，则有一万三千五百度升降也。一月之间，即夺得天地四千万五千年升降也。一年之间，即夺天地四百八十六万升降。三年之间，已得三倍。夫天地以升降化生群动，炼丹以升降凝结真阳，孰谓不借火功之力哉，人宁可自轻用吾之一息矣乎！

《金丹问答》云：问，防危？答曰，防火候之差失，忌梦寐之昏迷。《翠虚篇》云：精生有时，时至神知。百刻之中，切忌昏迷。

《张三峰火候论诀》曰：火之功最大。盖性能融物者，惟火为然。故未得丹时，须借火以凝之，又借意以媒之；既得丹时，须借火以养之，又借意以调之。然火候微旨，概自从古以来而学之人，少有知者。要而言之，真穴有三三者，惟当顺而利用之，太过则损之，不及则益之。伴得中和，才无水干火寒之病。此须口诀，非可笔之文词间也。

栖云翁曰：人身有三斗三升火，不得风不着。

真人曰：《金丹问答》之“防火候”者，即防意也。张三峰之“借意以媒之”，间亦火也。在凝之之时，即为火；媒之之时，即为意。栖云峰之“三斗三升火，不得风不着”，盖风即巽风，乃真息也。

今将其机在目之诀列后：

王子真诀曰：昨霄姹女启灵扉，窥见神仙会紫薇。北斗南辰前后布，两轮日月往来飞。

萧紫虚诀曰：如龙养珠常自颔，如鸡伏卵常自抱。金液还丹在眼前，迷者多而悟者少。

陈翠虚诀曰：不是灯光日月星，药灵自有异常明。垂帘久视澄明处，一颗堂堂现本真。

《翠虚篇》诀曰：莫谓金丹事等闲，切须勤苦一钻研。殷勤好与师资论，不在他途在目前。

《玄奥集》诀曰：青牛人去几多年，此道分明在目前。欲识目前真的处，一堂风冷月婵娟。

陈泥丸诀曰：大道分明在眼前，时人不会误归泉。黄芽本是此坤气，神水根基与汞连。

《玄学统宗》诀曰：几回抖搜上昆仑，运动璇玑造化分。昼夜同而还复始，婴儿从此命长存。

陈泥丸又曰：男儿怀孕是胎仙，只为蟾光夜夜圆。夺得天机真造化，身中自有玉清天。

《判惑歌》诀曰：这骨董，大奥妙，妙在常有观其窍。此窍分明在目前，下士闻之即大笑。

《金丹赋》诀曰：龙呼虎呼，魂吞魄吐。南北交姤于水火，卯酉轮于子午。总括乾坤之策，优游变化之王。子母包罗于匡廓，育养因依于鼎釜。

南谷子诀曰：至道不远兮，常在目前；窃天地之气兮，修成胎仙。

纯阳子诀曰：有人问我修行诀，遥指天边日月轮。

已上诸真，皆发明行气主宰，机在于目之义。

白紫清诀曰：只将戊己作丹炉，炼得红丸化玉酥。慢守火符三百日，产成一颗夜明珠。

张三峰诀曰：年月日时空有象，卦爻斤两亦支离。若人会得绵绵意，正是勿忘勿助时。

左元放诀曰：火候无为合自然，自然真火养胎仙。但得神息居丹扃，调燮先天接后天。

《咏道诗》诀曰：调和铅汞不终朝，同密根源养圣胞。先使日魂擒月魄，阴阳文武运初爻。

葛仙翁诀曰：息息归中无间断，天真胎里自凝坚。

薛紫贤诀曰：四象包含归戊己，辛勤中月产婴儿。

《悟真篇》诀曰：果生枝上终期熟，子在胎中岂有殊。

《醉中吟》诀曰：宝珠笑舞辞天谷，才脱胞胎又入胎。

张紫阳诀曰：婴儿是一含真气，十月胎完入圣基。

白玉蟾诀曰：鸡能抱卵心常听，蝉到成形壳始分。

又曰：采药物地不动之中，行火功于无为之内。

张三峰诀曰：以默以柔存火候，勿忘勿助养灵肥。

刘海蟾诀曰：兀兀无为融至宝，微微文火养潜龙。

张紫阳诀曰：自有天然真火候，不须柴炭及吹嘘。

又曰：漫守药炉看火候，但安神息任天然。

又曰：此中得意休求象，若究群爻慢役情。

高象先诀曰：昼夜屯蒙法自然，何用孜孜看火候。

陈冲素诀曰：火虽有候不须时，些子神机我自知。

彭真人诀曰：从来真火无形象，不得师傅也太难。

《司真篇》诀曰：纵识朱砂及汞铅，不知火候也如闲。

又诀曰：若到一阳来起复，便堪进火莫迟延。

又诀曰：受气之初容易得，抽添火候要防危。

《咏道诗》诀曰：细心调燮文和武，端的无中养就儿。

又诀曰：定意微微行火候，便从复卦运初爻。

又诀曰：巽风呼吸吹乾火，炼得炉中胜似霜。

补遗：诸真火候诀

《白紫清药物诀》曰：流俗浅识、末学凡夫，岂知元始天尊与天仙、地仙日月采药物而不停，药物愈采而愈不穷也；又岂知山河大地与蠢动、含灵时时行火候而无暂住，火候愈行而愈不歇也。神凝则精气聚，而百实结者，结胎之药物也。真息往来，而未尝少有间断者，温养之火候也。

《王重阳火候诀》曰：圣胎既凝，足以爻火。安神定息，任其自然。此以神感，彼以神应。天机妙用，自然而然。

《王道火候诀》曰：金液神丹，全在火候。火是药之父母，药是火之子孙。

《上阳子火候诀》曰：运火者，运内外之火。火者，药火也。候者，符候也。符者，符合也。

《陈泥丸火候诀》曰：扫除一切小技术，分别火候采药物。从将百脉尽归源，脉住气停丹始结。

《萧紫虚火候诀》曰：药物调和，悟者甚易；火候消息，行之恐难。十月工夫存者杳，绵绵之息三万年。气数在来来往往之间，所以养丹田之宝。此宝长存，夺金鼎之珠。此珠复守，驾动河车，离尘世尾闾之外；移居天谷，上昆仑蓬岛之山。

附：其机存目诀

《内指内玄诀》曰：含光便是长生药，变骨成金上品仙。

上阳子诀曰：玄微妙诀无多语，只在眼前人不愿。

《崇正篇》诀曰：搬运有功连昼夜，斡旋至妙体璇玑。

《火候歌》诀曰：欲透玄玄须谨独，谨独功夫机在目。

陈泥丸诀曰：真阴真阳是真道，只在眼前何远讨。

薛道光诀曰：分明只在眼睛前，自是时人不见天。

刘海蟾诀曰：下降上升循毂轴，右旋左复合枢机。

了道部六　诸真鼎器口诀

养浩生曰：火候诸诀，已蒙一一详为陈示，敢问鼎器所在？往古诸真果何发挥？

真人曰：语云鼎器，原无鼎。古有以太虚为炉，天地为鼎者；又有以天地为炉，身心为鼎者。总之皆是，但用时稍有不同。用之于炼虚之时，则当以太虚为炉鼎；用之于炼药之时，又当以身心中所以然处为鼎也。太虚炉鼎之法，乃古人炼虚时，无事无为之一法，非文字可传，至其时，自知行其事。若身中鼎器，非师的指实，难自悟。予今一一为学者拈出，尔依其下手，自有得处。

《陈冲素鼎器诀》曰：《悟真篇》云，要得谷神常不死，须凭玄牝立根基。真精既返黄金屋，一颗明珠永不离。夫身中一颗，名曰玄牝，受气以生，实为神符，三元所聚，是无所别，精神魂魄，会于此火。乃金丹还返之根，神仙凝结圣胎之地也，古人谓之太虚之蒂，先天之柄，虚无之宗，混沌之根，太虚之谷，造化之源；归根窍，复命关，戊己门，庚辛室，甲乙户，西南乡，真一处，中黄房，丹元府，守一坛，偃月炉，朱砂鼎，龙虎火，黄婆舍；铅炉土釜，神水华池第一；神室，灵台，绛宫，皆一处也。然在身中而求之，非口，非鼻，非心，非肾，非肝，非肺，非脾，非胃，非尾闾，非脐轮，非膀胱，非谷道，非两肾中间一穴，非脐下一寸三分，非明堂泥丸，非关元气海，然则在于何处？曰：我的妙诀，名曰规中。一意不散，结成胎仙。契云真人潜深渊浮，游守规中，此其所也。老子曰：多言数穷，不如守中。正在乾之下，坤之上，震之西，兑之东。坎离水火，交垢之乡。人一身天地之正中，八脉九窍，经脉联辏，虚间一窍，空悬一珠，不依形而立，惟体身而生。似有似无，若存若亡，无内无外，中有乾坤，黄中通理，正位居体。《书》曰：惟精惟一，允执厥中。《度人经》曰：中理五气，混合有神。崔公谓之贯尾闾、通泥丸，纯阳谓之穷取生身受气初。平叔曰：劝君穷取生身处。此元气之所由生，真息之所由起，故玉蟾又谓之念头动处。修丹之士不明此窍，则真息不住，神仙无基。此一窍先天而生，后天而接，先后二气，总为混沌。杳杳冥冥，其中有精；恍恍惚惚，其中有物。物非常物，精非常精也。天得之以清，地得之以宁，人得之以灵。谭真人曰：得灏气之门，所以归其根；知元神之囊，所以韬其光。若蚌内守，若石中藏，所以为珠玉之房，皆真旨也。然此一窍，亦无边傍，更无内外，若以形体、色象求之，则又成大错谬矣。故曰：不可执于无为，不可形于有作，不可泥于存想，不可着于持守。圣人法象，见于丹经。或谓之悬中高起，状似蓬壶，关闭微密，神运其中；或谓之状如鸡子，黑白相扶，纵广一寸，以为始初，弥历十月，脱出其胞；或谓白如练达如环，方广一寸三分，包一身之精粹。此明示玄关之要，微露造化之机。学才不探其玄，不味其旨，用功之时，使守之以为蓬壶，存之以为鸡子，想之以为连环，模样如此，形象如此，执有为有，存神入妄，岂不大谬耶！要知玄关一窍，玄牝之门，乃神仙聊指造化之基尔。玉蟾曰：似有而非，除却自身，安顿何处？然其中体用权衡，本自不殊，如以乾坤法天地，离坎体日月也。《契》云：混沌相交接，权舆树根基。经营养鄞鄂，凝神以成躯。则神气有所归，魂魄不致散乱，回光返照便归来，造次不离当在此。诗曰：经营鄞鄂体虚无，使把元神里面居。息往息来无间断，全胎成就合元初。玄牝之旨，備于斯矣，抑又论之。杏林云：一孔玄关窍，三关要路头。忽然轻运动，神水自然流。又曰：心下肾上处，肝西肺左中，非肠非胃腑，一气自流通。今曰玄关一窍，玄牝之门，在人一身天地之正中，造化固吻合乎！此愚常审思其说大略。精明犹未直指天，不爱道流传人间。太上慈悲，必不固吝愚，敢净尽漏泄天机，指出玄关的的大意，冒禁相符，使骨肉相合。修仙之士一见，豁然心领神会，密而行之，句句相应是书，在处神物护持。若业重福薄，与道无缘，自然邂逅斯诀，虽及见之，忽而不信，亦不过瞽之文章，聋之钟鼓耳。玄之又玄，彼焉知之！其密语曰：径寸之质，以混三才，在肾之上、心之下，仿佛其内，谓之玄关。不可以有心守，不可以无心求。以有心守之，于莫之有；以无心求，终见其无。若何可也？盖用志不分，乃凝于神，但澄心绝虑，调息令匀，寂然常照，勿使昏散候气。安知真人入定，于此定中观照内景，才若意到，其兆即萌，便觉一息，泛规中起，混沌续续，兀兀腾腾，存之以诚，听之以心，六根安定，胎息凝凝，不闭不散，任其自然。静极而嘘，如春沼鱼；动极而噏，如百虫蛰。氤氲开阖，其妙无穷。如此之时，便须忘气合神，一归混沌，致虚之极，守静之笃，民不动念，无来无去，不出不入，湛然常住，是谓真人之息。以踵踵者，其息深深之义。神气交感，此其应也。前所谓元气之所由生，真息之所由起，此意到处便见造化，此息起处便是玄关。非高非下，非左非右，不前不后，不偏不倚，人一身天地之正中正此处也。采取在此交媾，在此烹炼，在此沐浴，在此温养，在此结胎。脱胎在此，超入神化无不在此。今若不明说破，学者必妄意猜度，非太过，则不及矣。紫阳真人曰：饶君聪慧过颜闵，不遇明师莫强猜。只为丹经无口诀，教君无处结灵胎。然此窍阳舒阴惨，本无正形，意到即开，开合有时。百日立基，养成气母，虚室生白，自然见之。昔黄帝观内三月，盖此道也。自脐以下，肠胃之间，谓之酆都地狱，九幽都司，阴秽积结，其阳不居，故灵宝度炼之法存想，此谓之幽关，岂修炼之所哉。学者诚思之。

真人曰：此反复发明，显露易识，不用笺注，读之易得，诚非业重缘浅者所得。倘得者不身体力行，则又未见其妙也。

尹真人曰：祖窍真际，举世罕知，不得师傅，俨似暗中射垛。盖祖窍中者，乃老子所谓玄牝之门也。《悟真篇》曰：要得谷神长不死，须凭玄牝立根基。所以紫阳修炼金丹，全在玄牝。于四百字序云：玄牝一窍，而采取在此交媾，在此烹炼，在此沐浴，在此温养，在此结胎，在此至于脱胎神化，无不极此。修炼之士，诚能知此一窍，则金丹之道尽也，所谓得一而万事毕者是也。然而丹经大都喻言，使学者无所归着。前辈指为先天主人，万象主宰，太极之蒂，混沌之根，至善之地，凝结之所，虚无之谷，造化之源，不二法门，甚深法界。归根窍，复命关，中黄宫，希夷府，总持门，极乐国，虚空藏，西南乡，戊己门，真一处，黄婆舍，守一坛，净土西方，中黄正位，这个神室，真土黄庭，种种异名，难以悉举。然此一窍，在身中求之，非口，非鼻，非心，非肾，非肝肺，非脾胃，非脐轮，非尾闾，非膀胱，非谷道，非两肾中间一穴，非脐下一寸三分，非明堂、泥丸，非关元、气海。然则果何处耶？纯阳祖师云：玄牝玄牝真玄牝，不在心兮不在肾。穷取生身受气初，莫怪天机都泄尽。且以生身之理言之：父母一念，将媾之际，而圆陀陀，光烁烁，先天一点灵光，撞于母胞。如此，儒谓之仁，亦曰无极；释谓之珠，亦曰圆明；道谓之丹，亦曰灵光，皆指此先天一气混元至精而言，实生身之原，受气之初，性命之基，万化之祖也。及父母交罢，精血包罗于此，即吾儒所谓太极是也。由是而五脏，由是而六腑，由是而四肢百骸，由是而能视、能听、能持、能行，由是而能仁、能义、能礼、能智，由是而能神、能圣、能文、能武。究竟生身本原起从，太极中那一些儿发出来耳。《参同契》云：人所禀躯体，本一无元精云布。因气托初，气一凝定，玄牝定焉。上结灵关，下结气海。灵关藏觉、灵、性，气海藏生、气、命。性、命虽分龙虎二弦，而性命之根则总持于祖窍之内。故老子曰：玄牝之门，是谓天地根。何谓玄牝之门而曰天地根也？岂非吾身之天地，吾身之玄牝耶；吾身天地之根，吾身玄牝之根耶；吾身玄牝之门，吾身天地之门耶？而天地之门之所从出，独不有所谓先天地一，而为天地之根乎。故天地之根，乃天地之所由分天而分地也。而玄牝之门之所从出者，独不有所谓先玄牝生，而为玄牝之根乎。故玄牝之根乃玄牝之所由分玄而分牝也。何以谓之玄也？岂非从有名之母中发出来也。何以谓之玄之又玄？岂非从无名之始中发出来也。无名之始，释氏指为不二法门。子思曰：其为物不二，则其生物不测。庄子曰：昭昭生于冥冥，有伦生于无物。而欲悟性以见性者，其将求之昭昭而有伦，抑亦求之冥冥而无物乎。冥冥无物，莫窥其朕，吾儒所谓无声无臭，释氏所谓威音王已前是也。然则何以谓之王？而其所以主张威音者，太极也，故谓之王。余于是而在学仙、学佛者，但觉其王之所在而尊之耳。既尊王矣，而又并其王而无有之，是溯太极而还于无极也。无极者，真中也，故曰圣圣相传在此中。此中就是尧舜允执之中，孔子时中之中，子思未发之中，《易》之黄中通理之中，《度人经》之中理五气之中，释迦之空中之中，老子之守中之中。然中字有二义：若曰中，有定在者在此中也；若曰中，无定位者，乾坤合处乃其中也。以其可得而允执也，故曰有定在。然岂时在此一身之内为然也，是虽一身之外，而遍满天地，亦皆吾心之中也。《易》曰：周流六虚。然周流于天虚之外，而非不是退藏于一身之窍，而非有余。故曰：一窍能纳太虚空。《中道经》曰：天之极上处距地之极下处，相去八万四千里。而天地之中，适当四万二千里之中处也。若人身，一小天地也。而心、脐相去，亦有八寸四分。而中心之中，适当四寸二分之中处也。此窍正在乾之下、坤之上，震之西、兑之东，八脉九窍，经络联辏，虚间一窍，空悬黍珠，是人一身天地之正中，乃藏元始祖气之窍也。若知窍而不知妙，犹知中而不知一。昔人有言曰：心是地而性是王，窍是中而妙是一。一有数种：有道之一，有神之一，有气之一，有水之一，有数之一，有一贯之一，有协一之一，有精一之一，有守一之一，有归一之一。归一者，以其一而归乎其中也。守一者，以其一而守乎其中也。有中则有一，一而非中，则非圣人之所谓一也；有一便有中，中而非一，则非圣人之所谓中也。故孔子之一，以其中之一而贯之也；尧舜之中，以其一之中而执之也。伏羲氏之河图而虚其中者，先天也，乃吾身祖窍之中也。孔子曰：先天而天弗违。老子曰：无名，天地之始。即释所谓茫乎无朕，一片太虚是也。神禹氏之洛书而实其中者，后天也，乃吾身祖窍之一也。孔子曰：后天而奉天时。老子曰：有名，万物之母。即道家所谓露出端倪，一点灵光是也。然而河图中矣，中而未始不一；洛书一矣，而未始不中。中包乎一，一主乎中，岂非精微之妙理，无为之神机耶。《道德经》曰：多言数穷，不如守中。《洞玄经》曰：丹书万卷，不如守一。一者，生生不息之仁也。《中庸》曰：修道以仁。《论语》曰：天下归仁。《礼记》曰：中心安仁。《周易》曰：安土敦乎仁。尝譬之果实之仁：中有一点者，太极也；而抱之两片者，两像也。《易》曰：易有太极，是生两像。故易也者，两而化也；太极也者，一而神也。以此一点之神，而含养于祖窍之中，不得勤，不得怠，谓之安神祖窍，非所以复吾有之乾元乎；以此一点之仁，而敦养于坤土之中，而勿忘，而勿助，谓之安土敦仁，非所以立吾身之太极乎。又若莲子之中，有一条而抱之两片者，非所谓一以贯之耶。一而二，二而三，三而万物，故张紫阳云：道之虚无生一气，便从一气产阴阳。阴阳再合成三体，三体重生万物昌。文始先生问于老子曰：修身至妙，载于何章？老子曰：在于深根固蒂，守中抱一而已。何谓守中？曰：勤守中，莫放逸，外不入，内不出，还本原，万事毕。故老子所谓守中者，守此本体之中也；儒之执中者，执此本体之中也；释之空中者，本体之中，本洞然而空之也。老子所谓抱一者，抱此本体之一也；释之归一者，归此本体之一也；儒之一贯者，以此本然之一贯之也。惟精惟一者，《易》之所谓精一入神者是也；允执厥中者，《记》之所谓王中心无为，以守至正者是也。夫曰王中心者，透以一点之仁，主此中心之中，而命之曰主，所谓天君者是也。夫何为哉？以守至正而已。命由此立，性由此存，两者同出异名，原是窍中旧物。如今复返窍中，蒙庄所谓南海之倏，地海之忽相遇于混沌之地矣。修丹之士不明祖窍，则真息不住而神化无基，药物不全而大丹不结。盖此窍是总持之门，万法之都。无边傍，便无内外。不可以有心守，不可以无心求。以有心守之，则着相；以无心求之，则落空。若何可也？受以诀曰：空洞无涯是玄窍，知而不守是功夫。常将真息安止其中，如如不勤，寂寂惺惺，内外两息，浑然无事，则神恋气而凝，命恋性而住，不归一而一自归，不守中而中自守。中心之中既立，五行之心自虚，此老子抱一守中、虚心实腹之本者也。

真人曰：此论虽言繁意博，然研深极理，故不厌其烦。法子亦不可不知。

昭然子曰：若要道法灵光，须守丹扃上下四隅不偏，返谓中。天、地八万四千里，人心、肾相去八寸四分。中指节文为则，自脐起至鸠尾骨位只有八寸四分。言脐者，与肾相对。心之下除三寸六分，肾之上亦除三寸六分，中余一寸二分，为黄庭守一之所，中正之道。千圣不传之秘法也。

真人曰：此论真捷显露，法子宜知。

又诀曰：一意守元海，不可须臾离。于中宫丹扃，勿令息出入。其间一万三千五百息之源，五脏六腑，生气之本。息定神定，神定气定。此至人之道，能守此穴，神仙可望也。

《刘真人鼎器诀》曰：天上三十六者，天气下降半空三万六千里，人身心火下降中宫丹扃三寸六分。地下三十六者，地气上升半空亦三万六千里，人身肾水上升中宫亦三寸六分。中有天地一十二者，即中宫之中一寸二分去处也。真成八寸四分，即如天之距地八万四千里也。此一十二分，为黄庭注念之所，乃人身中真橐钥也，玄牝之门。玄关一窍，由此而立，为先天一气合丹之所，长生久视之道，正在此处用功。

真人曰：以刘真人之诀合昭然子之后诀，则一寸二分之处，中含一万三千五百度之真气也。如此明显，而犹知焉而不行，行焉而不力，真地狱种子也。

《玄奥论·鼎器诀》曰：人身中有真鼎器，心之下，肾之上，肝之西，肺之东，大肠左，小肠右，胃之前，脾之后，方圆一寸二分，名金胎土釜，藏先天真一之金，即元性之祖气，名华池神水琼浆。一名铅汞鼎，又名金鼎。欲留朱里汞，又曰半升铛，内煮山川。《悟真篇》曰：鼎内渐添延寿药，皆此也。

《玄肤子鼎器诀》曰：所谓谷神者，非块然不动之谓也。乃以神入于气穴之中，相与守而不留也。老子曰：载营魄抱一，能无离乎。夫气穴者，乃吾人胎元受气之初，所禀父母精气而成者，即吾各具之太极也。其名不一：曰气海，曰关元，曰灵谷，曰天根，曰命蒂，曰归根窍，曰复命关，即此处也。方其处胎之时，呼吸之气与母相通。及乎母子分胎，剪断脐蒂，则自安炉鼎，各立乾坤，而一呼一吸，常归于本穴之中。故庄子曰：真人之息以踵。踵者，深深之息也。

真人曰：《玄奥论》与玄肤子之指鼎器处，可谓详悉。大凡阅诸真口诀，最宜印证，此失彼得，方得了然。今故类似列之，庶使后代法子易于寻求。虽大丹之全诀，已备载于《成真卷》中，更于此间一披求，焚香静对，则千祀万古之高真皆来为吾之剖晳灵秘也。

尹真人曰：人之元气逐日发生。子时复卦，气到尾闾；丑时临卦，气到肾堂；寅时泰卦，气到玄枢；卯时大壮，气到夹脊；辰时夬卦，气到陶道；巳时乾卦，气到玉枕；午时姤卦，气到泥丸；未时遁卦，气到明堂；申时否卦，气到膻中；酉时观卦，气到中脘；戌时剥卦，气到神阙；亥时坤卦，复归气海矣。

《金丹大要·鼎器诀》曰：人之脊骨穴第三十四节名曰尾闾穴，上有九窍，内外相连脊髓，两傍三条径路，直主顶门泥丸宫，下降以至丹田。从下至上第十八节为中关，泥丸为上关，此三关也。

《玄学正宗·鼎器诀》曰：人身有任、督二脉。任脉起于中极之下，以至毛际，循腹里，上关元，至咽喉，属阴脉之海。督脉起于下极之俞，至于脊里，上至风府，入脑上巅，循额至鼻柱，属阳脉之海。所以谓之任、督者，任则女子得之，以妊养也；督则以其督领经脉之海也。鹿运尾闾，盖能通督脉；龟纳鼻息，盖能通任脉。人通此二脉，则百脉皆通。《黄庭经》曰：皆此心为运天经，昼夜存之自长生。天经乃吾身之黄庭，呼吸往来于此，又任督二脉之总也。

真人曰：合此三说，则任督二脉与真气之出入升降了如也。或曰：此卷名曰《鼎器》，奚任、督之云乎？答曰：任督者，鼎器之关津也。设无此关津，孰清鼎器之去路哉！

《生经》曰：脐下三寸为下丹田，方圆四寸，着于脊梁两肾中间，左青右白，上赤下黑，中央黄色，名曰大海。贮其血气，一名大中极。言人身上下四向，最为中也。中央正位，即丹田金胎神室也。

真人曰：金胎神室在正中。此云“脐下三寸”者，并其下降之径路而言之也。

《李清庵鼎器诀》曰：两仪兆判分三极，乾以直专坤阖辟。天地中间玄牝门，其动愈出静愈入。

《王阳子鼎器诀》曰：谷神从此立天根，上圣强名玄牝门。点破世人生死穴，真仙于此定乾坤。

《谭处端鼎器诀》曰：阴居于上阳居下，阳气先升阴气随。配合虎龙交姤处，此时如过小桥时。

《河上公鼎器诀》曰：窈窈冥冥间众妙，恍恍惚惚葆真窍。敛之潜藏一粒中，放之弥漫六合表。

《张紫阳鼎器诀》曰：震龙汞出自离乡，兑虎金生在坎方。二物总因儿产母，五行全要入中央。

《张景和鼎器诀》曰：混元一窍是先天，内面虚无理自然。若向未生前见得，明知必是大罗仙。

《葛仙翁鼎器诀》曰：乾坤合处乃其中，中在虚无与空阔。簇将龙虎窍中藏，造化枢机归掌握。

《罗公远鼎器诀》曰：一窍虚无天地中，缠绵秘密不通风。恍惚杳冥无色象，真人现在宝珠宫。

《天来子鼎器诀》曰：玄牝之门镇日闲，中间一窍混灵台。无关无锁无人守，日月东西自往来。

《张鸿蒙鼎器诀》曰：天地之根始玄牝，呼日吸月持把柄。隐显俱空空不空，寻之不见呼之应。

《高象乾鼎器诀》曰：真一之道何所云，莫若先敲戊己门。戊己门中有真水，真水便是黄芽根。

《丁野鹤鼎器诀》曰：三教一元这个圈，生在无为象帝先。悟得此中真妙理，始知大道祖根源。

《萧紫虚鼎器诀》曰：学人若要觅黄芽，两处根源共一家。七返七还须识主，功夫毫发不容差。

《李灵阳鼎器诀》曰：个个无生无尽藏，人人本体本虚空。莫道瞿昙名极乐，孔颜乐亦在其中。

《陈致虚鼎器诀》曰：一者名为不二门，得门入去便安身。当年曾子一声唯，误了关浮多少人。

《薛紫贤鼎器诀》曰：天地之间犹橐钥，橐钥须知鼓者谁。动静根宗由此得，君看放手有风无。

《纯阳翁鼎器诀》曰：阴阳二物隐中微，只为愚徒自不知。实实认为男女是，真真唤作坎离非。

《李道纯鼎器诀》曰：道本虚无生太极，太极变而先有一。一分为二二生三，四象五行从此出。

《寿涯禅师鼎器诀》曰：陀罗门启妙难穷，佛佛相传只此中。不识东西真实样，空穿铁履走西东。

《马丹阳鼎器诀》曰：老子金丹释氏珠，圆明无欠亦无余。死户生门宗此窍，此窍犹能纳太虚。

《曹文逸鼎器诀》曰：借问真人何处来，从前原只在灵台。昔年云雾深遮蔽，今日相逢道眼开。

《刘长生鼎器诀》曰：一窍虚闲玄牝门，调停节候要常温。仙人鼎内无他药，维矿消成百炼金。

《李道纯鼎器诀》曰：乾坤阖辟无休息，离坎升沉有离合。我为诸君明指出，念头起处立丹基。

《刘海蟾鼎器诀》曰：函谷关当天地中，往来日月自西东。试将寸管窥玄妙，虎踞龙蟠象气雄。

《无心昌老鼎器诀》曰：自晓谷神通此窍，谁能理性欲修真。明明说向中黄路，霹雳声中自得神。

《白玉蟾鼎器诀》曰：性之根，命之蒂，同出异名分两类。合归一处结成丹，还为元始先天气。

《赵缘督鼎器诀》曰：虚无一窍正当中，无生无灭亦无穷。昭昭灵灵相非相，杳杳冥冥空不空。

《张紫阳鼎器诀》曰：此窍非凡窍，乾坤共合成。名为神气穴，内有坎离精。

《李莹蟾鼎器诀》曰：阖辟应乾坤，斯为玄牝门。昔从无出入，三界独称尊。

《司马子微鼎器诀》曰：虚无一窍号玄关，正在人身天地间。八万四千分上下，九三五六列循环。大包法界浑无迹，细入尘埃不见颜。这个名为祖气穴，黍珠一粒正中悬。

《还源篇·鼎器诀》曰：气是形中命，心为性内神。能知神气穴，即是得仙人。

刘海蟾曰：先天神室本虚闲，自有中黄神气到。

纯阳翁曰：守中绝学方知奥，抱一无言始见佳。

徐佐抑曰：焂忽遨游归混沌，虎龙蟠踞入中黄。

正阳翁曰：要识金丹端的处，未生身处下功夫。

如如居士曰：坤之上，乾之下，中间一贯难酬价。

《金丹歌》曰：身譬屋兮屋譬身，却将居者比精神。

紫阳真人曰：先把乾坤为鼎器，次将乌兔药来烹。

伯阳真人曰：此两孔穴法，金气说相胥。

《黄庭经》曰：出入二窍合黄庭，呼吸虚无见吾形。

又曰：方寸之中谨盖藏，精神还归老复壮。

《龙虎上经》曰：圆中高起，壮似蓬壶。关闭微密，神运其中，炉灶取象。

《阴符经》曰：爰有奇器，是生万象。

太上曰：当其无有器之用。

又曰：天地之间，其犹橐钥乎！

《太玄经》曰：藏心一渊，美厥灵根。

坤卦曰：正位居体。

鼎卦曰：正位凝命。

艮卦曰：君子思不出其位。

真人曰：《鼎器》一篇，历引曩昔了道诸真口诀，间不笺注者何？盖此有彼无甲，隐乙显己，互相笺注也，故不复赘语，如此读者其善察焉。

丹亭卢真人广胎息经卷之十二

了道部七　诸真了道作用口诀

养浩生曰：诸真鼎器口诀既蒙一一拈示矣，敢问所谓作用之法？

真人曰：既知药火而不明作用，亦是有舟无舵。今再为指出，子其洗心听之。

《尹真人作用诀》曰：欲修长生，须识长生之本；欲求不死，当明不死之人。故曰：认得不死人，方才人不死。那不死的人，道家呼为铁汉，释氏呼作金刚，即世人本来妙觉真心是也。此心灵灵不昧，了了常知，其体不生不灭，其相无去无来。究之于先天地之先，莫知其始；穷之于后天地之后，莫知其终。高而无上，广不可及，渊而无下，深不可测。乾坤依此而覆载，日月依此而照临，虚空依此而宽广，万灵依此而变通。三教圣人修道，是修到个成仙作佛也是这个，戴角披毛也是这个。圣、凡二路，由此而分出，生死无别途，登涅槃唯此一法。然世间万汇，未有一物不被无常所吞，独有这人无生灭可缚，无色相可窥，端端正正，停停当当，分分晓晓的。而人自不悟其所本来也，不悟者何？为有妄心。何谓妄？盖为一切众生，从无始以来，迷却真心，不自觉知，故受轮回，枉入诸趣。原夫真心无妄，性智本明，妙湛元精，由妄瞥趣，俄然晦昧，则失彼元精，粘湛发知，故转智为识，形中妄心，名之曰识。心本无所知，由识故知；性本无生，由识故生。生身种子，萌蘖于兹，开无有漏花，结生死果。今人妄认方寸中有人昭昭灵灵之物，浑然与物同体，便以为元神劫劫，轮回之种子耳。故景岑云：学道之人不悟真，只为从前认识神。无量劫来生死本，痴人唤作本来人。嗟夫！世人以奴为主，而不知认贼为子而不觉。是以世尊教人先断无始轮回，根本者此也。此根既断，则诸识无依，复我元初常明本体。然而大道茫茫，当从何处下手？是以齐襟必牵领，整网要提纲。昔先师指出修行正路一条，教人打从源头上作起。若源头洁净，天理时时现前，真识自然污染不得。譬如杲日当空，魍魉灭迹。此一心地法门，是古今千圣不易之道。故老子曰：若夫修道，先观其心。观心之法，妙在灵关一窍。人自受生感气之初，禀天地一点元阳，化生此窍，以藏元神。其中空空洞洞，至虚至明，乃吾人生生主宰。其所谓有之则生，无之则死，生死盛衰，皆由这个。儒曰灵台，道曰灵关，释曰灵山，三教同一法门，总不外此灵门一窍。佛氏曰：佛在灵山莫远求，灵山只在汝心头。人人有个灵山塔，好向灵山塔下修。论其所也。玄教曰：大道根茎识者稀，常人日用孰能知。为君指出神仙窟，一窍弯弯似月眉。论其形也。盖此窍乃神灵之台，秘密之府，真净明妙，虚彻灵通，卓然而独存者也，众生之本源。故曰：心地诸佛之所得；故曰：菩提交彻融摄；故曰：法界寂静常乐；故曰：涅槃不浊不漏；故曰：清净不妄不变；故曰：真如离过绝非；故曰：佛性护善遮恶；故曰：总持隐复合摄；故曰：如来藏超越玄秘；故曰：庄严国统众德而大备，烁群昏而独照；故曰：圆明其实皆一窍也。背之则凡，顺之则圣，迷之则生死始，悟之则轮回息。欲息轮回，莫若体乎至道；欲体至道，莫若观照本心；欲照本心，应须普眼虚鉴。常数朗月辉明，每向定中慧照，时时保得此七情未发之中，时时全得此八识未染之体。外息诸缘，内绝诸妄，含眼光，凝耳韵，调鼻息，缄舌气，四肢不动。使眼、耳、鼻、舌、身之五识，各返其根；其精、神、魂、魄、意之五灵，各安其位。二六时中，眼常要内观此窍，耳常要逆听此窍。至于舌准，常要对着此窍。运用施为，念念不离此窍；行住坐卧，心心常在此窍。不可刹那忘照，率尔相违。神光一出，便收来造次，弗离常在，此即子思所谓不可须臾离者是也。先存之以虚其心，次虚之以廓其量，随处随时而无碍自在。正合《龙虎经》云：至妙之要，先存后忘。此又口诀中之口诀也。然要并除六识，尤在知所先后。意虽为六识之主帅，眼实为五贼之先锋。故古德云：心是枢机，目为盗贼。欲伏其心，先摄其目。盖弩之发动在机，心之缘引在目。机不动则弩住，目不动则心住。《阴符经》云：机在目。《道德经》云：不见可欲，使心不动。《鲁论》曰：非礼勿视。朱子曰：制于外，所以养其中也。《金笥宝录》曰：眼乃神游玄牝门，抑之于眼使归心。眼守此窍不离，即如来正法眼合涅槃心之秘旨。故《楞严经》曰：作是观者，名为正观；若他观者，名为邪观。又《观经·观心品》云：三界之中，以心为主。能观心者，究竟解脱；不能观者，毕竟沉沦。《道德》首章云：常有欲以观其窍者，观此窍也；常无欲以观其妙者，观此窍中之妙也。昔黄帝三月内观者，观此也。太上亦曰：吾从无量劫观心得道，乃至虚无。观心非易，正念犹难。是以念头起处，系人生死之根。古仙云：大道教人先正念，念头不住亦徒然。《圆觉经》云：居一切时，不起妄念。于诸妄心，亦不息灭。住妄想境，不加了知。于无了知，不辨真是。《起信论》曰：心若弛散，即便摄来念，住正念。念起即觉，觉之即无。修行妙门，唯在于此处。靖天师曰：不怕念起，惟怕觉迟。念起是病，不续是药。当知妄念起于识根，斗境成妄，非实有体。有众生时，智劣识强，但名为识；当佛地时，智强识劣，但名为智。只转其名，不转其体。初一心源，廓然妙湛，洞彻精了而意念消。意念既消，自六识而下，莫不皆销，即文殊所谓：一根既返元，六根成解脱。既无六根，则无六尘；既无六尘，则无六识；既无六识，则无轮回种子；既无轮回种子，则我一点真心独立无依，空空荡荡，光光净净，而万劫常存，永不生灭矣。此法直指人心，一了百当，何等直捷，何等了当，何等简易！但能镜养本源，观照本窍，久则油然心生，浩然气畅，凝然不动，寂然无思，豁然知空，了然悟性，此所谓皮肤剥落尽，一真将次见矣。功夫到此，自然精神朗发，智慧日生，心性灵妙，隐显自在，自然有一段清宁阖辟之机，飞跃活动之起。自然有一点元阳真气从中而出，降黄庭，入土釜，贯尾闾，穿夹脊，上冲天谷，下达曲江，流通百脉，灌溉三田，驱逐一身百骸之阴邪，涤荡五脏六腑之浊秽。如用善见王之药，众病咸消；若奏狮子筋之弦，群音顿绝。所以云：一心疗百病，不假药方多。是知一切诸圣贤，皆从此心方便门入得祖佛，为人天之师。凡夫不能证者，由不识自心故。又曰：海枯终见底，人死不知心。六道群蒙皆此门出，历千劫而不返，一何痛哉！所以诸佛惊人入火宅，祖师特地西来，乃至千圣悲嗟，所为不达，唯心出要道耳。如《宝藏论》云：夫天地之内，宇宙之间，中有一宝，秘在形山，识物灵照，内外空然，寂寞惟见，其谓玄玄。巧出于紫薇之表，用在于虚无之间。端化不动，独而无双，声出妙响，色吐华容，穷睹无所，寄号空空。唯留其声，不见其形；唯留其功，不见其容。幽显明朗，物理虚通，森罗宝印，万象真宗。其为也色，其寂也冥。本净非莹，法尔圆成，光超日月，德迈大清，万物无作，一切无名，转变天地，自在纵横，恒沙妙用，沌混而成，谁闻不喜，谁闻不惊。如何以无价之宝，隐于阴入之坑。哀哉哀哉，其为自轻；悲哉悲哉，晦何由明！其宝也，焕焕煌煌，朗照十方；寂而无物，应用堂堂；应声应色，应阴应阳；奇物无根，妙用常存；瞬目不见，测目不闻；其本也冥，其化也形，其为也圣，其用也灵，可谓大道之真精。其精甚灵，万有之因，凝然常住，与道同伦。天下最亲，莫过心也。百姓日用而不知心，如鱼在海而不知水。故佛经云：一切众生，从旷劫来。迷倒本心，不自觉悟，妄认一小浮沤。以此迷中复迷，妄中起妄，随境流转，寓目生情，取舍万端，无时暂暇，致使昏惑，造业循环。六道密网自围，不能得出究竟，冥初皆一妄迷真之咎耳。故灵夫天地情，牵引何时了，辜负灵台一点光。夫灵台一点光者，即真如灵知心也。最玄最妙，通圣通灵。极高明，极广大，化万法之王为群为之体。监御三界，横亘千方。自沌混未辟之前，而已曾有；虽天地既坏之后，亦未常无。一切境界，皆是心光。若人识得心，大地无寸土。故曰：三界唯心迷。人心外求法，至人见境是心，境即是心之境，心即是境之心。对境不迷，逢缘不动，能生互成，一体无异，若能达境，唯心便是。悟心成道，觉尽无始，妄念摄境，归心出缠，真如离垢，解脱永合，清净本然，则不更生山河大地，诸有为象。如金出矿，终不更染尘泥；似木成灰，岂解再生枝叶。一得永得，尽未来际，永脱樊笼，长居圣域矣。虽然此最上一乘大道，若根器利者，一迢直入如来地。若根器钝者，将如之何？必由下学而上达的功夫，渐次引入法门可也。使之行一步，自有一步效验；升一级，自有一级规模，亦是行远自迩、登高自卑之意。若不知入门下手功夫，安能递到了乎极则地位。若未能尽心，而安能知性；未能明心，安能见性。夫明心、尽心之要者，时以善法抹助自心，时以赤水润泽自心，时以境界净治自心，时以精进坚固自心，时以忍辱坦荡自心，时以觉照洁白自心，时以智慧明利自心，时以佛智见开发自心，时以佛平等广大自心。故知明心是生死海中之智楫，尽心是烦恼病中之良医。若昧此心，则永劫轮回而遗失真性；若明此心，则超出烦恼而圆证涅槃。始终不出此心，离此心别无玄妙也。后面虽有渐第功夫，不过是成就这个而已。张平叔曰：只为丹经无口诀，教君何处结灵胎。殊不知经中口诀自在，大都秘毋言子，不肯分明说破。今将丹经、梵典中口诀一一拈出，与后人作破昏暗的照路灯，辨真伪的试金石。

真人曰：此篇尽去诸法，直指一心为上乘修行之路。虽曰尽性功夫，而至命之学术未常不寄之也。奈今世法子，不明性命一致，乃妄分玄释，是此非彼，互相訾垢，则又非真知道者也。

《白阳子作用诀》曰：夫修真者，要知一身血气、脉络之要。人欲修养，而不知一身血气、脉络联布之要，炼精则为精凝，炼气则为气滞，炼神则为神乱，反致血气逆滞，发生他疾，不可不鉴也。盖以人身脐内一寸三分，名为天地根，又为血海、气海，又为生身处，又为玄牝，即守丹田是也。以天地根言之，人之有生，由于坤母初受乾父一点灵明元阳在此元海之中，随生右肾，以为命门；继生左肾，为阴阳二精区。生肝木为魂，心火为神，脾土为意，肺金为魄；左肾为精区，属水。递互相生，以为五脏六腑。以至百骸九窍，皆由一元气脉之流通也。由是百日胎成，十月气足，乃生此身。且其未生之时，一呼一吸，其气未及于口鼻出入，由其有此元气在于脐窍之内，而随母腹呼吸出入。及其既生，声自口发，呼吸之气始从口鼻出入。随束脐带，则此元气之根就束脐中。故曰天地根，曰生身处，曰元海、气海者，皆此也。由是阴阳二道气脉根源于此，经由命门精区贯下阴极，与阳之穴回绕谷道尾闾之间，交互脊梁二十四骨节，傍与脊骨内一条大白脉督率五脏六腑。大小脉络，节节相通，直上后项双关玉枕关，透入泥丸宫、百会穴相会。谓之百会者，以其一身百脉皆会于此，实元神所栖之府，所谓人人有个元始天尊，为一身百神朝会者，即此穴也。脉既合此，又从额门天庭穴当而尾闾，分经两太阳穴，下至舌上二窍，送至金津玉液，日夜咽下，灌溉心火。而其根源，实出二肾真水而来。其脉又自舌下贯至咽喉，总入心管，复归中田元海之里，常周流回转而生生不息焉。以其要而言之，不过曰任督二脉而已。谓之督脉者，其脉起自阴跷之下，并于脊里，上至风府，入脑上巅，循额至鼻柱，属阳脉之海。谓之任脉者，起自舌下咽喉，循腹里至中极之下，至毛际，属阴脉之海。谓之任者，女子得之，以妊养也。谓之督者，以其督领经脉之海也。人有二脉，为一身阴阳之海，如此实一气之真元。故人一吸而气上升，则一身之中百脉皆随之而上升；一呼而气下降，则一身之中百脉皆随之而下降。天地间一吸，而气上升而潮升，则千流万派皆随之而盈；一呼，而气下降而潮退，则千流万派皆随之而涸。此人之一身血脉路布之要如此，欲修真者，不可以不知也。鹿寿五百岁为白鹿，千岁为青鹿，盖能通其督脉者也。龟寉之寿皆千岁，盖能通其任脉者也。又况人为万物之灵，诚修夫任督以收摄之，岂不至于长生住世哉。故《南华真经》曰：缘督以为经，可以保身，可以长生。人能通此二脉，则百脉皆通，自然周身流转，无停壅之患。而长生久视之道，断在此矣。《内指玄通秘密诀》云：法水能朝有秘关，逍遥日夜遣轮环。于中壅滞生诸病，才决通流便驻颜。朗然子曰：溯流直上至泥丸，关节才通便驻颜。《翠虚篇》云：采之炼之未片饷，一气渺渺通三关。三关往来气无穷，一道白脉朝泥丸。泥丸之上紫金鼎，鼎中一块紫金团。化为玉浆流入口，香甜清爽来舌端。吞之服之入腹中，一脏通畅六腑安。盖丹之入口，如蜜之甜，如波澜之清凉，是知得修养之功效然也。

真人曰：此篇论周身血脉与任督一脉，殆无余蕴，修行者讵曰不知此而他求哉。

《悟玄子作用诀》曰：炼念在息。息之一字，有调息、数息、踵息、胎息、瞬息。调息，或坐或卧，屏纷静虑，且勿用意升降，惟呼吸绵绵，气入丹田之中。念不可起，意不可散，听其自然。待熏蒸一会，自尔生阴化为玉液，濯溉五脏，喉中竟有甘津，乃其验也。到此时，还宜守虚，久之寂定，方可徐徐而起。切不可纵酒多欲。若痰火盛，或暴风骤雨，不可调息服气。数息，乃初入之功。凡人心为外诱，一旦离境，不能自主，所以用心息相依法拴系此心。由粗入细，自一息数至百千息，才得此心离境，至无人无我，可坐忘。此法最截径，最容易，最无病。《卫生经》曰：调息与数息不同，数息有意调息无。亦政谓此。

真人曰：此调息、数息之大略，初入门者不可不知。

又诀曰：凡息定久，意念不散，元气油然翕然于肾间，切勿急迫。俟其既壮，充满腰腹，始以神斡旋归尾闾，使之上至于夹脊双关，上风府，至泥丸，达鼻入喉，经于胸臆，以复中宫。气经三田，上下交泰，所谓常使气充关节透，自然精满谷神存是也。

《河滨丈人作用诀》曰：凡学调气法者，先宜习闭气。以鼻吸入，渐渐腹满，乃闭之。久不可忍，从口细细吐出，不可一呼即尽。气足，复如前闭之。始而十息，或二十、三十，渐熟渐多。但能闭至七八十息以上，则腑脏胸膈之间皆清气之布护矣。以多为贵，以久为功。若日夜得一二度，精神完固，则风寒暑湿、积滞凝结之疾自消灭矣。调气之初，务要心神安和；若不安和，且宜俟之。亦不可饱满；若有结滞，宜宣呵之。若强壅遏，必且逆流，而疮疡、中满之疾作也。

真人曰：悟玄子之“意不可散”，是诚要语，而且诀亦详明可行。河滨丈人习闭气法固妙，然初病在吸气，次病在吐病。倘不吸、不吐，任其自如，令此身若寄胞胎中，孰谓其非神息之一至法乎。

《刘真人作用诀》曰：每下手行功，凝神定性，候静极而动，动极而静。即阳气初生坎户之际，舌拄上腭。初不见形状，久久纯一不杂，真气从坎户至玄宫，微微觉其气自尾闾升上鹊桥，至于夹脊双关，到玉枕穴，如火之热，冲上泥丸宫则气通，关窍自开，满顶如汤，愈久愈妙，盘绕如月。良久，结金液徐徐降至舌端，甜若甘露，如水之清，咽下重楼，纳入中宫，混成一气。

《玄肤子作用诀》曰：下手之功，莫先藏神。藏神者，凝神也。凝神之要，莫先遣欲。《清净经》云：遣其欲而心自静，澄其心而神自清。《易》曰：圣人以此洗心，退藏于密。所谓洗心，即澄神之谓也。周子云：无欲故净。所谓无欲，即遣欲之尽也。故澄神之要，莫先遣欲。

又诀曰：或谓抽铅添汞，可得闻欤？曰：予闻之白阳先生，得药归鼎之后，养以天然真火，绵绵若存，其中抽铅造化，皆出自然。如以米炊饭，夫铅之投汞，譬之水之投米也。水不过多，米不过少，火力既调，则水渐干而米渐长，斯成饭也。水渐干则抽铅之谓也，米渐长则添汞之谓也。抽非内减也，神入气中，如天之气行于地，而潜机不显也；添非外益也，气包神外，如地之气承乎天，而渐以滋长也。由是而胎圆神化，身外有身，要亦自然而然也。

真人曰：抽铅添汞之法，在于一万三千五百气足之后。夫真气既足，自有一段自然不生气之妙。加以神火日煅，气将渐次成神，如煎盐熬霜之法，添一分汞，自抽一分铅也。玄肤子此论甚透，宜味之。刘真人之“净极而动，动极而净”，须中心有主方能，不然将坐驰也。玄肤子之前段言下手“莫先藏神”，有此一着，可以言动静。

白阳子又诀曰：凡有痰涎之形，决不可轻为数吐，务宜收而漱咽之。鼻引清气，以意送至丹田之内，久久咽之，自无痰涎太溢之患。或不足而遇唇干、舌燥、口渴，即宜下部微微提呼气液之升，口内数漱，以致津液满口咽之。鼻引清气，亦以意送至丹田。如此不计次数，是即唐李真人呼吸提咽纳气之术。凡欲修炼，使元阳常居本元而不消散走失，即常言所谓血归血路，脉归脉路，自然疾病不作。苟运而不至于归根复命，而有半途间断之费，则必至精凝血滞于一处，必致生他疾，或便，或脏，或胀，或背发，生痈疽、疮毒、坠下等证也。

《金丹大要·作用诀》曰：凡百作为，皆主于意。声色臭味，皆关于意。意为即为，意止即止。故求丹取铅，以意迎之；取火入鼎，以意送之；烹炼沐浴，以意守之；温养脱化，以意成之。故崔公《入药镜》曰：一日内，十二时，意所到，皆可为。此又大要之要也。

真人曰：白阳子引唐李真人呼咽提气之术，虽非至道，然却疾者不可不知。《金丹大要》之以意为主，是诚大要也哉！不知此意，希欲成丹，吾不知也。

《陈泥丸作用诀》曰：夫炼丹之要，以身为坛炉鼎灶，以心为神室，以端坐息定为采取，以操守照顾为行火，以作止为进退，以间断不专为堤防，以运用为抽添，以真气熏蒸为沐浴，以息念为养火，以制伏身心为野战，以凝神聚气为守城，以忘机绝虑为生杀，以念头住处为玄牝，以打成一块为交结，以归根复命为丹成，以移神为换鼎，以身外有身为脱胎，以返本还源为真空性[1]，以打破虚空为了当。故能聚则成形，散则成气，去来无碍，道合自然矣。

真人曰：此段语简而意详。大丹周折，不过如此耳。

《金丹大要·作用诀》曰：铢也者，将准而定之也。爻也者，将效而用之也。象也者，将象而为之也。卦也者，将卦以示人，使人以此而为则例也。爻与铢者，明轻重也；象与卦者，明进退也。积三百八十四爻而成六十四卦，积三百八十四铢而成十六两，是谓之一斤也。斤足卦满，喻丹之将成矣。

真人曰：凡言三百八十四者，合周天也，喻圆满也。神气圆满，非周天而何！

《玄学正宗·作用诀》曰：神为气主，神动则气随；气为水母，气聚则水生。

真人曰：知凝神聚气，则水自生。水既生，则神气愈旺而丹自结。

《灵枢经·作用诀》曰：日行二十八宿。人经脉上下、左右、前后二十八脉，周身十六丈一尺，以应二十八宿。漏下百刻，以分昼夜。故有一呼脉再动，气行三寸；一吸脉亦再动，气行三寸。呼吸定息，气行六寸。十息，气行六尺。日行二分，二百七十息，气行十六丈二尺；气行交通于中，一周于身，下水二刻。日行二十五分，五百四十息，气再周于身，下水四刻。日行四十分，二千七百息，气行十周于身，水下二十刻。日行五宿，二十五分，一万三千五百息，气行五十营，水下百刻。日行二十八宿，漏水皆尽脉络矣，凡行八百一十丈。

〔1〕性：此字疑衍。

真人曰：天以太阳运行而生万物，人以真气运行而结灵丹。或曰：人身一呼一吸而气脉自行，何假胎息？答曰：语云，外呼吸者，色身上事；内呼吸者，法身上事。且人之一呼一吸，积一昼夜，气方行五十营。吾今胎息一息，气即一营也。一昼夜倘不住功，即得一万三千五百营，是一日即夺一年来气候也。外以益吾色身，内即结吾法体，非浅里愚见者可知也。

宋齐丘曰：忘形以养气，忘气以养神，忘神以养虚。只此忘之一字，则是无物也。就于忘之一字上作功夫，可以入大道之渊微，夺自然之妙用。

真人曰：此个忘字，皆是得一步忘一步也。如不养气，何以忘气；气不得神，何以忘神。自是去不得。

《玄关显秘论·作用诀》曰：以眼视眼，以耳听耳，以鼻调鼻，以口缄口。潜藏飞跃，本乎一心。先当习定凝神，惩忿窒欲。惩忿窒欲，则水火既济；水火既济，则金木交并；金木交并，则真土归位；真土归位，则金丹自然大如黍珠。日服一粒，神归气复，充塞天地。

真人曰：眼耳口鼻，各自为者，为其根也。其根既为，则眼耳口鼻无为也。此归根之捷法也。

问作用？张紫阳曰：螟蛉况子，传精送神。

真人曰：修行法子，能如螟蛉之专，则于结胎又何难焉。

《金笥宝箓·作用诀》曰：但于一念妄想之际，思平日心不得净者，此为梗耳，急舍之。久久纯熟，则自净也。夫妄想莫大于喜怒。怒里回思则不怒，喜中知抑则不喜。种种皆然，久而自净，岂独坐时。故曰：以事炼心，情无他用。

又诀曰：静坐之际，先行闭息之道。闭息者，夫人之息，一息未除而一息续之；今明一息既生而抑后息，后息受抑故续之者，缓缓耳，久而息定。抑息千万不可动心，动心则逐于息。息未止，心已动矣。

真人曰：前诀止念，后诀定息，皆绝妙之作用也。统而论之，必念止然后息定。念若不止，则胡思乱想，寻头觅绪，则邪火生矣。火生则气促，倘强制之，必作他患。

《关尹子作用诀》曰：衣摇空得风，气呵物得水。水注水即鸣，石击石即火。知此说者，风雨雷电，皆缘气而生。气缘心生，犹如内想。大火久之觉热，内想久之觉寒。知此说者，天地之德，皆可同之。

列子问至人：潜行不窒，蹈火不热，行乎万物之上而不栗，何以至此？关尹子答曰：是纯气之守也。

真人曰：心为万法之源。故极心之量，则包天地；竟心之妙，则俟鬼神。倘神能合乎气，吾气则能通神，所谓神通是也。神通自能变化。今符咒家偶取一口先天祖气，风云、雷雨、鬼神、将吏皆能立至，况纯气之守者乎。知乎此者，方曰至人。

今将明心诸诀附后。

太玄真人诀曰：父母生前一点灵，不灵只为结成形。成形罩却光明种，放下依然彻底清。

三茅真君诀曰：灵台湛湛似冰壶，只许元神在里居。若向此中留一物，岂能证道合清虚。

自然居士诀曰：心如明镜连天净，性似寒潭止水同。十二时中常觉照，休教昧了主人翁。

空照禅师诀曰：这个分明各各同，能包天地运虚空。我今直指我心地，空寂灵知是本宗。

智觉禅师诀曰：菩萨从来不离真，自家昧了不相亲。若能静坐回光照，便是生前旧主人。

天然禅师诀曰：心本绝尘何用洗，身中无病岂求医。欲知是佛非身处，明鉴高悬未照时。

主敬道人诀曰：未发之前心是性，已发之后性是心。心性源头参不透，空从住迹极搜寻。

无心真人诀曰：妄念才兴神即迁，神迁六贼乱心田。心田既乱身无主，六道轮回在眼前。

高僧妙虚诀曰：惺惺一个主人翁，寂然不动在灵宫。但得此中无挂碍，天然本体自虚空。

太乙真人诀曰：一点圆明等太虚，只因念起结成躯。若能放下回光照，依旧清虚一物无。

《华严经》诀曰：有数无数一切劫，菩萨了知即一念。于此善入菩提行，常勤修习不退转。

海月禅师诀曰：六个门须一个关，五门不必更遮拦。纵他世事纷纷乱，堂上家尊镇日安。

水庵禅师诀曰：不起一念须弥山，特立当头着意看。粘一缕丝轻绊倒，家家门底透长安。

大沩智云诀曰：真佛无为在吾身，三呼三应太惺惺。若人不悟元由者，尘劫茫茫认识神。

无垢子诀曰：五蕴山头一段空，同门出入不相逢。无量劫来凭屋住，到头不识主人翁。

惟觉禅师诀曰：劝君学道莫贪求，万事无心道合头。无心始体无心道，体到无心道也休。

志公和尚诀曰：顿悟心源开宝藏，隐显灵踪现真相。独行独坐常巍巍，百亿化身无数量。

呆堂禅师诀曰：应无所住生其心，廓彻圆明处处真。针下顶门开正眼，大千沙界现全身。

《指玄篇》诀曰：应得真空若更无，有何生死有何拘。有朝脱下胎明袄，作个逍遥大丈夫。

段真人诀曰：心内观心觅本心，本心俱绝见真心。真心明彻通三界，外道邪魔不敢侵。

张远霄诀曰：不生不灭本来真，无价夜光人不识。凡夫虚度几千生，杂在矿中不能出。

薛道光诀曰：妙诀五千称道德，真诠三百颂阴符。但得心中无一字，不参禅亦是功夫。

无垢子诀曰：学道先须识自心，自心深处最难寻。若还寻到无寻处，方悟凡心是佛心。

逍遥翁诀曰：扫除六贼净心基，荣辱悲欢事勿追。专气致柔窥内景，自然神室产摩尼。

《弄丸集》诀曰：天机奥妙难轻泄，颜氏如愚曾氏鲁。问渠何处用功夫，只在不闻与不睹。

张三峰诀曰：真心浩浩无穷极，无限神仙从里出。世人耽着小形体，一颗玄珠迷不识。

《解迷歌》诀曰：若要真精无漏泄，须净灵台如朗月。灵台不净神不清，昼夜功夫休断绝。

北塔祚诀曰：切忌随他不会他，大随此语播天涯。真静性中才一念，早是千差与万差。

横川珙诀曰：洞水无般会逆流，见他若切故相酬。西来祖意实无意，妄想狂心歇便休。

草堂禅师诀曰：断臂觅心心不得，觅心无得始安心。心安之后虚灵了，满目琼花无处寻。

佛国禅师诀曰：心心即佛佛心心，佛佛心心即佛心。心佛悟来无一物，将军止渴望梅林。

《华严经》偈诀曰：若人欲识佛境界，当净其意如虚空。远虑妄想及诸趣，令心所向皆无碍。

《宝积经》颂诀曰：诸佛从心得解脱，心者清净名无垢。五道鲜洁不受染，有解此者名大道。

圆悟禅师诀曰：佛佛道同同至道，心心真契契真心。廓然透出威音外，地久天长海更深。

世奇首座诀曰：诸法空故我心空，我心空故诸法同。诸法我心无别体，只在而今一念中。

张拙秀才诀曰：光明寂照遍河沙，凡圣原来共一家。一念不生金体见，六根才动被云遮。

中峰禅师诀曰：从来至道与心亲，学到无心道即真。心道有无俱泯灭，大千世界一闲身。

张无梦诀曰：心在灵关身有主，气归元海寿无穷。

白少先生诀曰：千休千处得，一念一生差。

彭寉林诀曰：神室即是此灵台，中有长生不死胎。

永明延寿诀曰：有念即生死，无念泥洹沙。

胡敬斋诀曰：无事时不教心空，有事时不教心乱。

道玄居士诀曰：一出便收来，既归须放下。

罗念庵诀曰：毋以妄念戕真念，毋以客气伤元气。

莎衣道人诀曰：心若在腔子里，念不出总持门。

白乐天诀曰：自从学得空门法，消尽来生种种心。

净业禅师诀曰：动不忘于观照，静不忘于止息。

《韬光集》诀曰：心在是念亦在是，动如斯静亦如斯。

冲妙诀曰：身不动而心自安，心不动而神自守。

徐无极诀曰：性从偏处克将去，心自放时收拾来。

佛印禅师诀曰：一念动时皆是火，万缘寂处即生春。

陶弘景诀曰：修心要作长生客，炼性当如活死人。

无着禅师诀曰：明即明心空寂，见即见性无生。

《华严经》诀曰：若能谛观心不二，方见毗卢清静身。

《华严》颂诀曰：始从一念终成劫，悉依众生心想生。

马丹阳诀曰：若能常守弯弯窍，神自灵明气自充。

丘长春诀曰：当时一句师边符，默默垂帘仔细看。

慧目禅师诀曰：一念照之，一念之菩提也；一念宴息，一念之涅槃也。

《还源篇》诀曰：欲炼先天气，先干活水银。

真人曰：以上数语，皆成仙作圣之要。盖凡夫之心，终日趋外，日远日背。惟日行回光返照工夫，则检情摄念，摄念安心，安心养神，养神归性，即魏伯阳所谓“金来归性初，乃得称还丹”也。咦！炼矿成金得宝珍，炼情归性合天真。相逢此理交谈者，千万人中无一人。

了道部八　丹房节目诫谴

养浩生曰：作用口诀，弟子既得闻命矣，敢问何所节目，乞再示焉。

真人曰：所谓节目者，乃丹房中之节目也。虽非大丹之至诀，然而修行者不可不知，予今一一为子言之。

昭然子曰：

— 入室打坐纯熟，须要凝神聚气。气定则神灵，神灵则变化，全在清静。不清静被五脏来侵，元气不全，而无所成。

— 初坐多昏，须节饮食。不可伤饥失饱，则气疏通。虚心则神气清。先师云：省了口中言，少了心头事。夜间睡少，肚里食少，神仙诀了。

— 坐间昏困，不可行走。行走动神，神动气散，气散神昏，神昏与道无益。若昏困时，起身缓缓行数步，复坐，转收精神，调息归根，则睡魔自退也。

一　坐久，真气自下而上，往来升降，肾作热，身跳动，乃真气聚也。听其自然，后有大验。

一　坐久，夜间开眼，见光如日月，或一片光，久而渐灭。乃是妄想光，非为真境界，不可认着，以自生魔。

一　坐，或见山林城市、平日极爱极嫌的人物，皆是妄想。现前扫去莫理，后自然无有也。

一　坐久，形神忽忘，或有真境界，亦是妄想。胡见乱见，不可说与人。皆魔障神机所使，除去复坐。

一　坐久纯熟，或真人出现，忽去忽没，听其自然，不可间断。绵绵若存，无助无忌，灵光发现，万缘顿息，喜怒七情皆不在心。渴则饮四君子汤或白术汤，不可吃茶水。

一　坐忘之际，不可熟睡。熟睡则气化血入肝，不能上腾，主眼目昏花。如不睡则神醒，神醒则阳气入脑，所以林泉有碧眼神仙。大凡修道，不可多睡及熟睡，使气粗神浊，坐时费力。

一　入室坐，务要绝欲忘虑。候身中一阳生，采取进功，不差内外，洞明婴儿。倘出入顶间，务要守护牢固，切不可火漏。火漏则丹败，姹女逃亡。务要火完气足，自然蒂落，往来出入，离身丈尺。亦不可速去，速去迷路。投胎夺舍，直须体骨老成，方可远去务把捉。日久则飞升变化矣，号曰阳神。

一　入室莫多食厚味，使真气停滞，甘液壅滞不能上达。如有此患，饮苦茗二三钟。盖茶能涤荡油腻，化食解酒。清晨饮之，能寒胃。临眠及临用功，先饮一二杯，大能助华池水上行。亦不可过多。

一　凡坐，不可靠实，不可曲背，恐气滞作病。饱极勿坐，劳极勿坐，酒醉勿坐，大怒后勿坐，皆有损也。

一　行功法子，葱蒜不可吃，辛辣发气之物不可吃，火酒不可多吃，生物、冷物、败物、不知名物，俱不可食，大有伤害也。

悟玄子曰：人生之初，命根立于肾间，真息寄于脐内。及其长也，斧斤其真息者，莫甚于色，宜首戒也。佐恶莫雄于酒，宜戒饮也。百病莫长于怒，宜潜消也。颓损莫过于劳，宜节劳也。减算莫切于奢侈，宜俭约也；数有乘除，财无多蓄也。才涉意料，便属妄想，宜断妄也。心一系缚，即属烦恼，宜去烦恼也。兹八者，学道之士皆宜识之。

又曰：学道不知宗祖，是犹居仕而无朝廷也。虽有修为，必多魔障。今后凡有所为，系性命间事者，必炷香礼告，密陈所由，则虚空之际，莫道无性真。不然一者，恐学道无主，则魔孽必多；中心无主，则疑惑难尽。所以必欲有所宗主矣。

天

《太上感应篇》云：勿指天地，以证鄙怀。

又曰：勿怨天。

日　月

《太上感应篇》曰：勿辄指三光，久视日月。

《千金药方》曰：勿怒目视日月，令人失明。

《琐碎录》曰：久视日月，令人损目。

袁天纲《阴阳禁忌历》曰：日月当前，莫得作澁。

《千金要方》又云：凡行、坐、立，勿背日，吉。

《西山记》云：对三光濡溺，则折人年寿。

华佗《中藏经》曰：对月贪欢，成瘵。

《云笈七签》曰：凡小儿，勿令指月，两耳后生疮。捣虾蟆末傅，即差。

星、云汉

《琐碎录》曰：久视星辰，令人损目。

《感应篇》曰：勿唾流星。

《琐碎录》曰：夜视星斗，认取北斗星者，则一无眼疾。

又云：俗传识大人星，不患疟。

又云：勿视云汉，令人损目。

风、雨、雾、露

《琐碎录》曰：大风大雨，勿得出入。

华佗《中藏经》曰：当风取凉，冒雨而行，成疾病。

《博物志》曰：王尔、张衡、马均三人俱冒雾行，一人无恙，一人病，一人死。无恙者饮酒，病者食，死者空腹。

《帝王世记》曰：凡重雾三日，必大雨。雨未降，雾中不可冒行。

《本草》云：柏叶上露，主明目。

又云：百草上露水，愈百疾，令人身轻，不饥，肌肉悦泽。

《酉阳杂俎》云：凌霄花上露，损人目。

霜、雪、雷

《本草》云：冬霜，寒，无毒。团食。主解酒热、伤寒鼻塞、酒后诸热面赤者。

《琐碎录》云：大雪中跣足，不可；便以热汤洗之，随堕。

《千金要方》云：卒降震雷，宜入室闭户，焚香净坐，安心以避之。

《琐碎录》云：雷鸣勿仰卧。

寒　热

《云笈七签》云：凡人触寒来，勿面临火上，成痫，起风眩头痛。

又云：勿太温，消骨髓；勿太寒，伤肌肉。

《千金要方》云：勿触冷开口。

《抱朴子》云：先寒而衣，先热而解。

《琐碎录》曰：伏热者不可饮水，冲寒者不得饮汤。

地　山

《玄宗皇帝杂忌》曰：等闲刀书地，多招不祥事。

《千金要方》曰：掘地二尺以下，即有土气，慎之为佳。

《琐碎录》曰：如入山林，默念仪方，不见蛇狼；默念仪康，不见虎。

《地镜》曰：入名山，必斋五十日，牵白犬，抱白鸡，以白盐一升，山神大喜，芝草、异药、宝玉为出。未到山百步，呼曰林兵、此山王主者名，知之却百邪。

河江水

《琐碎录》曰；渡江河者，朱书禹字佩之，免风涛，保安吉。

《千金要方》曰：凡遇山水、坞中出泉者，不可久饮，应作瘿病。

又曰：深阴地冷水不可饮，又作痎疟。

又曰：远行触热，涂中逢河，勿洗面，生乌皯。

《本草》云：井水沸，不可饮，害人。

又云：甑气水，主长毛发。

身 体

《琐碎录》曰：五脏神喜香，斋则气清神悦，百病不生。

又云：肝恶风，心恶热，肺恶寒，脾恶湿，肾恶渗。

又云：乱头发不可塞壁缝，房内招祟。

《本草》云：张苍常服人乳，故年百岁，肥白如瓠。

又云：收自己乱发，洗净，干，每两入椒五十粒，盐泥封固，入糠火二三升，煅一夜，冷，取出，如黑糟。细研，酒服一钱，髭发长黑。

刘君安长烧自己发，合头垢等，合服如豆大许三丸，名曰还精，令头不白。

《刘根别传》曰：取七岁男齿、女发，与自己头垢合，烧服之，一岁不知老。常为之，使老有少容。

《云笈七签》云：除鼻中毛，所谓通神路也。

又云：甲寅日可割指甲，甲午日可割脚甲。此三尸游处，故以割除，以制尸魄，也名之斩三尸。

涕、唾、汗

《感应篇》曰：不可对日涕唾。

《云笈七签》曰：饮玉泉者，令人延年，除百病。玉泉者，口中唾也。鸡鸣平旦，晡时夜半，一日一夕，凡七漱玉泉饮之。每饮辄满口漱咽，延寿耐老。

《琐碎录》曰：远唾不如近唾，近唾不如不唾。

又云：远唾损气，久唾损神。

《云笈七签》曰：多唾令人心烦。

《王母内传》曰：若能竟日不唾涕者，亦可含一枣，咽津液也。

《神仙传》曰：亥子日不可唾，亡精失气，减损年命。

《养生集要》曰：大汗，急傅粉。着汗湿衣，令人得疮，大小便不利。

《黄帝素问》曰：饮食饱甚，汗出于胃；惊而夺精，汗出于心；持重远行，汗出于肾；疾走恐惧，汗出于肝；摇体劳苦，汗出于脾。

华佗《中藏经》曰：劳伤汗出，成疾。

《四时养生论》曰：汗出毛孔开，勿令人扇凉，亦毋为外风所中。

《琐碎录》曰：多汗损血。

嚏、便、溺

《云笈七签》曰：日出三丈，正面向南，口吐死气，鼻噏日精。至鼻得嚏便止，是为气通。若不得嚏，以软物通之，使必得也。是为补精复胎，长生之道也。

《琐碎录》曰：食、便后，以小纸捻打嚏数次，气通则，目自明，痰自化。

《感应篇》曰：不可对北溺。

《千金要方》曰：忍尿不便，膝冷成痹。

又曰：忍大便不出，成气痔。

又曰：小便勿努，令两足及膝冷。

又曰：大便不用呼气及强努，令人腰痛、目涩。宜任之佳。

《琐碎录》曰：夜间小便时，仰面开目，至老目不昏。

《云笈七签》曰：凡人求道，勿违五逆，有犯者，凶。大小便，向南，一逆；向北，二逆；向日，三逆；向月，四逆；仰视天及星辰，五逆。

行、立、坐

《千金要方》曰：行，不得语，令人失气。

又云：凡欲行，求常存魁罡在头上，所向皆吉。

又云：行及乘马，不用回顾，则神去。

《真诰》曰：夜行，常琢齿，琢齿亦不得限数。鬼神畏其声，不敢犯人。

《西山记》曰：行不可多言，恐神散而损气。

《黄帝素问》曰：久行伤筋，劳于肝也。

华佗《中藏经》曰：久立则肾病。

《黄帝素问》曰：久立伤骨，劳于肾也。

《千金要方》曰：勿跂床悬脚，成血痹，两足重，腰疼。

又云：饱食终日，久坐损寿。

《孙真人枕中歌》曰：坐卧莫当风，频于暖处浴。

《琐碎录》曰：暑月日晒处，虽冷不可坐。热则令人生疮，冷则成小肠气。

《黄帝素问》曰：久坐伤肉，劳于脾也。

早起、夜起

《琐碎录》曰：早起，以左右手摩肾，次摩脚心，则无脚气诸疾。或以热手摩面上，令人悦色。以手背熨目，则目明。

又云：煨生姜，早晨含少许，生胃气，辟山瘴邪气。

又曰：晨兴，以钟乳粉入白粥中拌食，极益人。

又曰：早起，不可用刷牙，恐根浮，兼齿疏易摇，久之患牙痛。刷牙皆马尾为之，极有损。

《太平御览》曰：清晨初起，以两手相叉，上下之，二七止，令人不聋。次缩鼻闭息，右手从头上引左耳，二七止。次引两鬓举之，令人血气流通，头不白。又摩手令热，以摩身体，从上至下，名干沐浴，令人胜风寒时气、寒热头疼，百病皆除。

《云笈七签》曰：凡人旦起，常言善事，天与之福。

又曰：夜起裸形，不祥。

《琐碎录》曰：夜起坐，以手攀脚底，则无转筋之疾。

愁泣、怒叫、喜笑

《云笈七签》曰：勿久泣，神悲戚。

又云：大愁，气不通。

《小有经》曰：多愁则心惧。

《真诰》曰：学仙之法，不可泣哭，及多唾泄，此皆为损液漏精，使喉胸大渴。是以真人道士，常吐纳咽味，以和六液。

《巢氏病源》曰：哭讫，不可即食，久成气病。

又曰：愤懑伤神，通于舌，损心，则謇吃。

《感应篇》曰：勿朔旦号怒。

又曰：勿向北怒骂。

《云笈七签》云：勿卒呼，惊魂魄。勿恚怒，神不乐。

《小有经》曰：多怒则百脉不定。

《云笈七签》曰：大乐气飞扬。

《小有经》曰：多笑则伤脏，多乐则气溢，多喜则忘错昏乱。

《巢氏病源》曰：恣乐，伤魂魄；通于目，损于肝，则目暗。

又云：笑多则肾转腰痛。

歌舞、语言、思念

《感应篇》曰：不可晦腊歌舞。

《云笈七签》曰：慎勿上床卧歌，凶。

《千金要方》曰：食时不可语。语而食者，常患胸背病。

又曰：行不得语，欲语须住。行语则令人失气。

《云笈七签》云：多语则气争。

《小有经》曰：多思则神怠，多念则神散。

《巢氏病源》曰：思虑伤心。心伤则吐衄，血发则发焦。

睡　卧

《黄帝素问》曰：久卧伤气，劳于肺也。

《千金要方》曰：不可当风卧，不可令人扇，皆得病也。

又曰：上床坐，先脱左足。卧，勿当舍脊下。卧讫，勿留灯烛，令魂及六神不安，多愁怨。头边勿安火炉，日久引火气，头重，目赤睛昏及鼻干。

又曰：凡人卧，勿以脚踏高处，久成肾水损房，足冷。

又曰：不得昼眠，令人失气。

又曰：暮卧常习闭口，口开即失气，且邪恶从口入，久成消渴，及失血色。

又曰：屈膝侧卧，益人气力，胜正偃卧。按：孔子寝不尸，故曰，睡不厌踧，觉不厌舒。

又曰：凡卧，先卧心，后卧眼。一夜当作五度反复，常要如之。

又曰：勿湿头卧，使人头风眩闷，发秃面黑，齿痛耳痛，头生白屑。

《巢氏病源》曰：凡卧觉，勿饮水更眠，令水作水癖。

《琐碎录》云：夜卧，或侧，或仰屈一足，则无梦泄之患。

又云：临卧，用黄柏蜜炙，含少许，一生不患咽喉。

又云：雷鸣，勿仰卧。

《云笈七签》云：多睡令人目盲。

《正一修真旨要》曰：暮卧，先诵《黄庭内景玉经》一遍；及卧，使人魂魄自然制炼。常行此法二十八年，亦成仙也。

又曰：饱食便卧，损寿也。

《云笈七签》云：人若睡，必须侧卧蜷跼，阴魄全也。一觉即便展两足又两手，令气通遍浑身，阳气布也。

《四时养生论》曰：夜眠，自头以下常须覆薄被。不如此，则风毒潜入，血气不行。直至觉来，顿痹瘫痪，软脚偏风，因兹交至。

《墨子秘录》曰：麻黄末五分，日中面向南杵之，水调方寸，日可三服，即不睡。若要睡，用糯米粥、葵菜汤解之依旧。此炼丹守炉之秘法也。

又曰：通草、茗汁饮之，不睡也。

《琐碎录》曰：决明子置枕中，最明目。

又曰：不可用菊花为枕，久之令人脑冷。

《云笈七签》曰：神枕法，用五月五日、七月七日，取山林柏木为枕，长一尺二寸，高四寸，空中容一斗二升。以柏心赤者为盖，厚二分。盖缝令密。盖上钻三行，行四十孔，凡一百二十孔，令粟米大。内实芎䓖、当归、白芷、辛夷、杜衡、白术、藁本、木兰、蜀椒、桂、干姜、防风、人参、桔梗、白薇、荆实、肉苁蓉、飞廉、柏实、薏苡、款冬、白衡、秦椒、蘼芜，凡二十四味，以应二十四气。加毒者八味，以应八风：乌头、附子、藜芦、皂荚、茵草、矾石、半夏、细辛。上共三十二味，各一两，㕮咀。以毒者上，安满枕中，用布囊以衣。枕百日，面有光泽。一年，身中所疾及有风疾者，一一皆愈，而身尽香。四年，白头变黑，齿落更生，耳目聪明。神方极验。此方，未卧仍宜用布囊重裹，卧时脱去，方不走药气。

又曰：益眼者，无如磁石。以为盆枕，可老而不昏。

梦魇、洗沐

《千金要方》曰：夜梦恶，不须说，但以水面东噀之，咒曰，恶梦着草木，好梦成宝玉，即无咎也。

《琐碎录》曰：夜停烛而寝，招恶梦。

又云：枕麝香一具于颈间，碎，水注之，永绝恶梦也。

《巢氏病源》曰：人魇，勿烛唤之，魇死。止宜暗唤及远唤。

《琐碎录》曰：夜魇之人，急取梁尘吹鼻中，即醒。

《墨子秘录》曰：取雄黄一具带之，不魇。

葛洪《肘后方》曰：人不寤，勿以灯照之，杀人。但痛啮拇指甲际而唾其面，则活。取韭捣汁饮鼻中，薤汁亦可。冬用韭根汁灌口中。

华佗《中藏经》曰：浴冷水则生肾痹之疾。

《千金要方》曰：凡居家，不欲数沐浴。若沐，必须密室，不得大热，亦不得大寒，皆生百疾。

又曰：饥忌浴，饱忌沐。沐讫，须尽少许食，乃可出。

又云：常以每日浴，朔日沐，吉。

《琐碎录》云：人能终身断沐，永无目疾。

又云：有目疾者，切忌酒后澡沐，令人目盲。

方勺《泊宅编》曰：旧说眼疾不可沐，沐则病，甚至有失明者。白彦良云：未壮之前，岁岁患赤眼，一道人劝其断沐头，则不复病此。彦良不沐，今七十余，更无眼疾。

《云笈七签》曰：五香沐浴者，青木香也。青木华五节，五五相结，故辟恶气，检魂魄。

《沐浴身心经》曰：沐浴用五种香汤，一者白芷，能去三尸；二者桃皮，能辟邪气；三者柏叶，能降真仙；四者零陵，能集灵圣；五者青木香，能消秽召真。

《洞神经》曰：上元斋者，用云水三斛，青木香四两，真檀七两，玄参二两。四种各煮一沸，澄清，温寒适宜，先沐后浴。此难辨者，用桃皮、竹叶剉之。

《琐碎录》云：盛热时自日中来，不得用冷水沃面，恐成目疾。

叩、栉、漱、濯

《九真高上宝书·神明经》曰：叩齿之法，左相叩名曰撞天钟，右相叩名曰击天磬，中央上下相叩名曰鸣天鼓。若卒遇凶恶不祥，当撞天钟三十六遍。若经凶恶辟邪、威神大咒，当搥天磬。若存思念道、致真召灵，当鸣天鼓。闭口缓颊，使声虚而深响也。

《云笈七签》曰：朝夕叩齿，使齿不偏。

《琐碎录》曰：发是血之余，一日一度梳。

《真诰》曰：栉头理发，欲得过多，通流血气，散风湿也。

《琐碎录》云：玳瑁梳能去风屑。

《樵人直说》云：孙思邈以交加木造百齿梳，用之养生要法也。

《千金要方》曰：食毕当漱口数过，令人牙齿不败，口香。

《琐碎录》曰：热汤不可漱口，损牙。

又云：进士刘遁遇异人曰，世人奉养，往往倒置早漱口。不若因而漱去齿间所积，牙变坚固。

又云：濯足而睡，四肢无冷疾。

又云；足是人之底，一夜一次洗。

《云笈七签》曰：脚汗勿入水，作骨痹，亦作遁疾。

戒文三十六款[1]

养浩生曰：敢问戒文有多少数条？

---

〔1〕戒文三十六款：原无此标题，据目录补。

真人曰：旧戒文甚多，恐法子难遵。今谨斟酌古戒，分为三十六款，以便遵行。

一　至道虽以传人为主，敢有人前乱将道妙如作戏谈，及妄传奸诈骄傲、非礼非义之人者，作十谴。

一　至道虽甚秘密，敢有希图重利，遇有德有行有志之士，因其贫而不传者，作十谴。

一　学道贵夫精专勤恪，敢有得诀之后，或不行，或行而不勤，一暴十寒；稍验，妄誉道妙者，名曰悖道，作十谴。

一　自入道之后，先我而仙者，皆我宗祖；后我而仙者，皆我子孙；则亲传我至道者，皆我之慈父也。敢有面誉背毁，及抗傲悖慢者，名曰背师，作十谴。

一　自入道之后，首除色欲，次除烦恼及一切无名妄想、杀盗等情。敢有犯色戒者，作十谴（人伦不在例）；烦恼等情半之。

一　自入道之后，如行功稍得微妙，不可妄自夸大。敢有非系同心之士与之说者，作十谴。

一　此身原系父精母血，恩同罔极，原当终养。敢有假道之名，背亲远游，致亲失所者，作十谴。

一　自入道以后，常搜已过，稍有不正之念，便想灵官在前。如汝不搜过，神自能搜之。如不搜过、不改过者，作十谴。

一　授受之际，首分别师、弟。如有朦胧授受，失却前后之序者，作九谴。

一　道术之有甲，乃接命小术。敢有阐教之时，专言房术者，作八谴。按：甲疑作彼家。

一　传道之际，虽极贫者，必欲尽礼致敬，炷香说誓投词。倘师之见左，必须禀命。如有坐问立谈，及酒筵、卧揭、便亵之时授受者，受者作四谴，授者作八谴。

一　学道之士，首当敬天，次当敬神明。敢有戏狎天地神衹者，作八谴。

一　得诀后，全不行功者，作八谴。或未至某处而妄言至某处，及已至某处而诈言未至某处者，同。其暂行暂止，不以为事者，半之。

一　学道当以舍心为先。此身尚假，何况身以外物。如有割不断、丢不下者，即是系恋，岂能证道，作七谴。

一　传道弟子，虽当贽金为信，尽有为诚，然而贫富不等。富者一贽之外，不可过加需索；贫者随事立功。敢有行同市井者，作七谴。

一　自入道之后，师说度我之命，恩同再造，当托钵养师，徐行侍坐。敢有微示不恭者，作七谴。

一　入道之后，不可妄自受人供养。敢有留难弟子，及蚕食世财者，作七谴。

一　入道之后，当以济人利物为先。敢有损人利己者，作六谴。

一　入道之后，不可作奇异怪事，以孝弟忠信为主，士农商贾为业。敢有诡诞惑世者，作六谴。

一　道人当以导人入善为主。敢有面遇驯良之士，而不曲喻婉诱令其入道者，作六谴。

— 道人或韬藏不密，或遭势力豪恶之家迫胁者，当思阳苦有限，阴谴无穷，宁死不传。如有畏缩传之，作六谴。

— 自入道之后，当以上帝好生之念为主，虽胎卵湿化，一草一木，皆我同类。如有戕贼物命者，作五谴。

— 道人虽栖心物表，然身犹寄世，则当畏王法，畏物议。敢有放肆不检者，作五谴。

— 弟子从师，原非一日可进之道。故今日不得，明日必得之；明日不得，后日必得之。或福缘浅薄，终身不得者有之。敢有迫切过求者，作五谴。

— 学道全在立德。如德果合天，自膺重秩。如有妄自奏名奏职者，作五谴。

— 自入道以后，愈宜虚心印证，发前人之听未发，各宜记识成书。敢有高妙自矜者，作五谴。

— 教虽分三，究理本一。敢有入道之后，妄自争长竞短者，作三谴。其卫正辟邪者，不在此论。

— 道人虽当远市避尘，然尤当以治生为急务，人伦为要道。敢有游荡废业，寡阳失后者，作三谴。

— 传道与人，度其可授，则当尽心悉与。如有藏头露尾，致后世道疑失次者，作三谴。以渐而授者，不在此例。

— 道人虽当和光同尘，然远害全身，犹当留意。敢有追随无益下流凶悖之人者，作三谴。

— 入道以后，首当立功。如系富足，当以财尽力；如系贫乏，当以力尽财。事事于道，心心于道。敢有劳而发怨，及较短长者，作三谴。

— 入道以后，宜以慎言为先戒。敢有仍前哓哓多言者，作三谴。

— 授受之际，不可三人同立，止许一师一弟，次第相度。如伙立群传者，作三谴。

— 入道以后，当以方方阐教、处处开坛为念。如有存心不广，坚秘固吝，不阐扬正脉，谴同遇人不传。

— 入道以后，当以安分为主，淡泊为常。敢有留心甘脆，乐意美丽者，作三谴。

— 《广胎息经》一部十二卷，虽吾之心印，亦乃演旌阳诸祖以下口诀成书，以便后世子孙、一弟子止，许极多不过三人，务要仁慈柔善、谨慎缄默者授之。如授多一人者，作十谴。少一人者，同。不传人者，作二十谴。刊板者，作三十谴。吾虽千禩万年后，必敕经中护经三十六员神将，追摄刊板之人，随令火焚其人，风化其尸，永劫不复现世。

上犯三谴以上，修道多魔所为，拂逆不惬其意。六谴以上，破业败产，苦恼流离。九谴以上，灭子绝孙，身罹横异。十五谴以上，不复人身，改头换面。二十谴以上，身及九玄七祖，尽入阿鼻，不复现子。子其慎之！戒之！

上此《经》所在地，无水旱，人无夭扎，诸神物呵护，固不必言，而其人即系玉牒真官，吾言不妄。

于是，真人说《经》已了，诸大弟子尽皆欢欣踊跃，咸称赞曰：
举世人人胎息同，如何气外觅根宗。
金炉慢慢烹天地，土釜悠悠制虎龙。
一脉泥丸通上下，半铛玉液配西东。
净明不是寻常道，息息远须要守中。

诸祖师源流列[1] 附派

今将诸祖源流列后：
净明第一代启教宗主日中始气孝道仙王
净明第二代启教宗主月中元气孝道明王
净明第三代启教宗主斗中玄气孝道悌王
净明第四代启教宗主兰公
净明第五代启教宗主谌母
净明第六代道师许真君
净明第七代传教祖师吴真君
净明第八代传教祖师洞真胡真君
净明第九代嗣教祖师玉真刘真君
净明第十代嗣教祖师中黄黄真君
净明第十一代嗣教祖师丹扃徐真人
净明第十二代嗣教祖师萧真人
净明第十三代嗣教祖师尘外曹真人
净明第十四代嗣教祖师原阳赵真人
净明第十五代嗣教祖师体玄刘真人
净明第十六代嗣教导师止一邵真人
净明第十七代嗣教导师潜天吴先生
净明第十八代嗣教导师乾初张先生
净明第十九代嗣教导师圣源邹先生
净明第二十代嗣教导师愚谷祁先生
净明第二十一代嗣教导师懒山云真人
净明第二十二代嗣教导师麸子李真人
净明第二十三代嗣教导师雪隐盛先生
净明第二十四代嗣教导师默默韩先生

〔1〕诸祖师源流列：原无此标题，据目录补。

净明第二十五代嗣教导师丹亭卢真人

净明第二十六代嗣教导师石台王先生

净明第二十七代嗣教弟子孙净仪

净明经师君洪崖先生张真人

净明监度师君景纯先生郭真人按：张、郭二真人不在代数之内者。

附派：

前派自吴真君起至石台王师止已完，派曰：上至无为理，初机在守中。宜知归复处，妙象自玄鸿。

今既派宅，乃焚香祷于祖师座下，择净明道经中字二十八编以成，派曰：净明忠孝道应真，德行文恭体圣神，定显慧光灵果结，肃征白毅悌和仁。

校后记

《丹亭卢真人广胎息经》（又称《丹亭真人卢祖师广胎息经》）十二卷，为道家养生著作，作者与撰年不详。全书十二卷。

一、作者与成书

丹亭卢真人（或称“丹亭真人卢祖师”）何许人？目前尚无确实的证据可供查证。

清代《四库全书总目》子部道家类载有《广胎息经》，云：“《广胎息经》二十二卷（两淮盐政采进本），不著撰人名氏，但题为宋人。然第二十一卷中引罗洪先、陈献章语，则明代道流所作，题宋人者，妄矣。其书皆称养浩生问而丹亭真人答，分却病、延年、成真、了道四部，论吐纳之法兼及容成之术，非道家正传也。”《钦定续通志》与《钦定续文献通考》所载相同。

由于书名为《广胎息经》，而也是道家著作，且书中所论也是“养浩生问而丹庭（亭）真人答”，应该所指即为本书。但也存不确之处。首先，书名彼为《广胎息经》与本书之题《丹亭卢真人广胎息经》有所差异。第二，卷数不相同，彼为二十二卷，本书则仅有十二卷。故所言“第二十一卷中引罗洪先、陈献章语”在本书中看不到。第三，部类不相同，彼为却病、延年、成真、了道四部，本书则分为却病、房中、了道三部。抑或此为节抄本？这些只有存疑了。

总之，此书当为明代著作应该没有问题，但“丹亭卢真人”或许姓卢名丹亭，无法确认。至于其生平故里，则尚无从考证。

二、主要内容与特色

本书十二卷，为道家养生著作。全书论述了道家内炼养生却病的理论与方法。作者与撰年不详。卷一至卷四为“却病部”，主要介绍治疗各种病症的道家内炼之术及推拿按摩等法，包括却病部静功（卷一、卷二与卷三前）、却病部动功（卷三后）、却病部按摩（卷三末与卷四首）与却病部按推小儿（卷四后）。其中，卷四“按摩”附有经络图解共十四幅，“按推小儿”附有小儿诸图十幅。卷五至八为房中内容。卷九至卷十二为“了道部”，主要介绍道家内炼之术及戒规等，包括胎息诸真口诀（卷九）、诸真胎息了道口诀、诸真药物了道口诀（卷十）、诸真药物口诀、火候口诀、诸真鼎器口诀（卷十一）与诸真了道作用口诀、丹房节目诫谴（卷十二）等。

三、本次校点的相关说明

本书以真人与养浩生二人问答为纲，较为全面地论述了道家内炼养生却病的理论与方法，有一定的学术参考价值。《广胎息经》在《四库全书总目》子部道家类有提要，但是《四库全书》并没有收录此书。据《中国中医古籍总目》记载，今中华医学会上海分会图书馆珍藏有明抄本《丹亭卢真人广胎息经》十二卷。本次校点即以此本为底本。原书卷五至卷八为房中内容，此次校点暂予删去。

张志斌　廖果

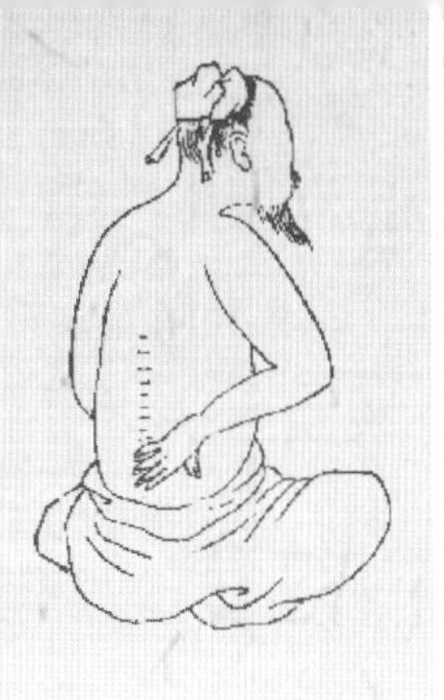
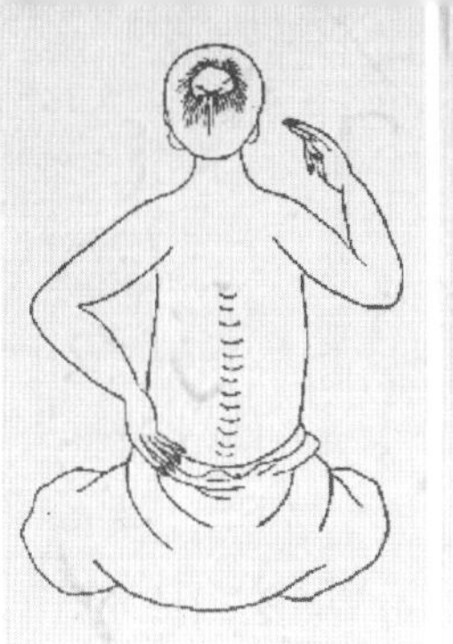
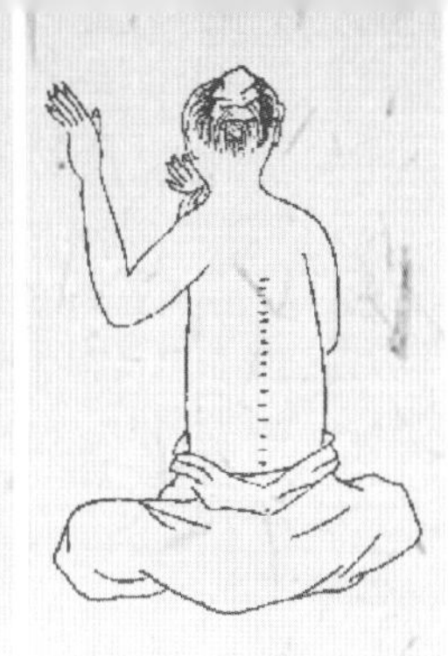

寿世传真（节选）

◎【清】徐文弼 编
◎王淑民 校点

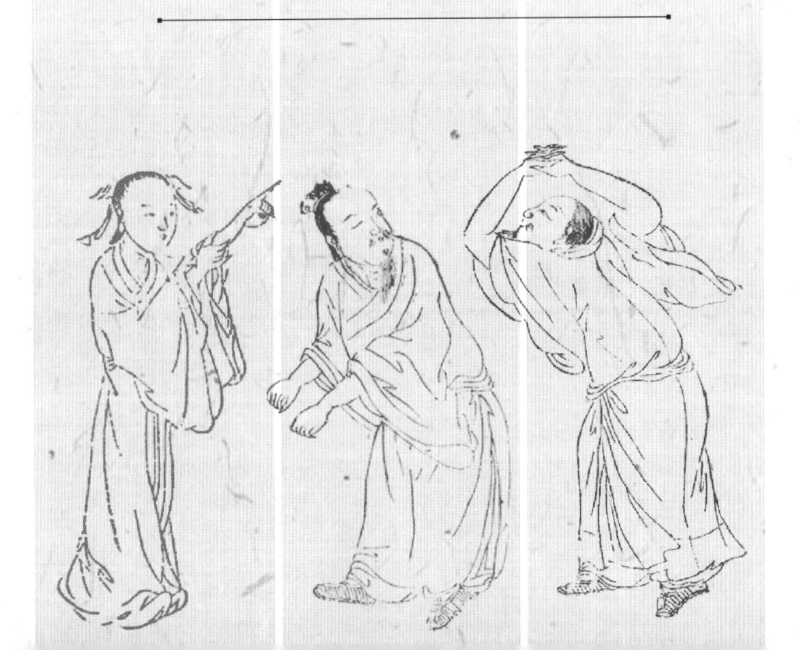

内容提要

《寿世传真》，养生著作，一名《新编寿世传真》。全书分八篇（一作八卷）。清徐文弼（勷右）编于乾隆三十六年（1771 年）。全书从八个方面讲述人体的修养方法。其论导引吐纳部分，论述了引气外功、内功修养法。外功又有分行外功与合行外功，讲述了心功、首功、腰功、肾功等十七种局部外功锻炼方法与十二段锦、八段锦、六字诀等七种合行外功锻炼方法。每一功法多以歌诀形式叙述，简单易记，随时随地可行。

本次校点以现存初刻本清乾隆三十六年辛卯（1771 年）致盛堂刻本为底本。

寿世传真序

纂述家至今日称极盛矣，缃帙缥囊，鸿纤毕备。凡其美而传，传而久，莫不以适于用之为贵。若如养生家言，意主颐性全真，粗之则却疾延年，使人人各得安其寿命，以返一世于隆古，宜为有用之尤者。顾其书至今实少善本，绪言流传，若存若昧，论者未涉其涯，辄概屏为外道，以为山林独善之士或有取焉，而不知为日用饮食间尽人可行。斯岂非纂录者犹有缺陷，而仁寿之术终当有待而传者欤。不佞自庚寅秋，祝厘来京，次年为慈宁大庆，得与匝海胪欢，共依日月之光。时则豫章徐鸣峰先生以补选铨曹同集，叙其始，则与不佞尝并诗典校，有寅僚之谊，过从加密。鸣峰盖今之有道而文者，平生著作等身，所刻诗法吏治二书行海内，于学无所不通，而雅性渊冲，寓物而不留物，独于不佞情亲，其蕴致已可概见。尝为题其小照四幅，颜以“齿德同增”四字，且约他年更续佳话。已而出所辑《寿世传真》一册见视，嘱为叙其首简。余既喜其成书之意与鄙见适合，又嘉鸣峰真能以寿身者寿世，其言尤信而有征也。尝谓著书者意苟近名，往往猎取艰深，示不可测，况如服食炼养家谈空说渺，象罔都迷，学者置而不视，河汉其言，诚无足怪。今视此编，于颐性全真之道，却疾延年之方，莫不撷其菁华，导以窾要，明白简易，本末具该，不出布帛菽粟之谈，尽为日用行习之事。学者诚手一编，知所从来，将人不必仕与隐，地不必喧与宗[1]，随时随处尽可用功，进之可观九仞之成，退亦不失一溉之效，洵乎度世之津梁，卫生之宝筏也。鸣峰在学校为贤师儒，在民社为良父母，今以需次暇晷不忘著述，一本其念切民物、善与人同之愿，以助成我国家太和翔洽之休，将人游化宇，世尽春台，有不在兹者乎。爰不辞衰朽钝眊，欣然泚笔而为之序。

乾隆三十有六年辛卯岁嘉平月

钦赐国子监司业香山老人年家旧寅弟王世芳拜撰

时年一百一十三岁

〔1〕宗：疑为“寂”字之误。

目　录

寿世传真

寿世传真[1]

香山老人　王世芳　定
鸣峰　徐文弼　编

总　述

程伊川曰：世间有三件事可由人力，为国而至于祈天永命，养形而至于却疾延年，为学而至于希贤希圣。此三事分明人力可以胜造化，只是人不为耳。

《真言》曰：凡人着不得力者，身外之事也，着得力者，身内之事也。着力身外之事都无益，着力身内，可以延年益寿。又曰：虽少年致损，气弱体枯，若晚年得悟，防患补益，血气有增，而神足身泰，可以永年。又曰：人年纪一老，则百节病生，四体皆患，即此便是苦狱。平日若肯趁早用功，便可免此苦狱。奈何明知而故不为，岂不可悯！又曰：分明一条好活路，如何不走。

愚谓箕畴五福，以寿为先，以考终正命为全。方幸生逢盛世，翔洽太和，海宇承平，室家保聚，既无扰攘忧戚之患，又无凶荒夭扎之伤，宜化日舒长，咸登寿域，而犹或不尽其天年，谓非自戕厥生，罔识卫生之术欤。此修养所宜亟讲也。

修养宜行外功第一

外功有按摩导引之诀，所以行血气，利关节，辟邪外干，使恶气不得入吾身中耳。语云：户枢不蠹，流水不腐[2]。人之形体，亦犹是也。故延年却病，以按摩导引为先。此诀传自先哲，至平至易，非他奇技异术可比。即大圣所谓血气有未定、方刚、既衰之时，此则预保其衰，固守身之要道也。是道人人皆能，而人不皆行者，其故有三：一则倚恃壮盛，疾苦未形，虽劝导之，而亦不肯行；一则经营职业，竭蹶不遑，虽欣慕之，而又不遐行；一则体气衰惫，举动维艰，虽追悔之，而卒不及行。人果坚其信心，策其懈志，一意念及此身宜保，防患未然，如饥之而食，寒之求衣，未有不得饱且暖者。即谓年寿各有定数，亦当图正命考终，与其疾痛临身，呻吟卧榻，寄命于庸瞽之疗治，乞灵于冥漠之祈祷，何如平时习片刻之勤，免后日受诸般之苦。

〔1〕寿世传真：此前原有“新编”二字，书前、序言、目录均无此二字，为统一见，删除二字。
〔2〕腐：原音假为“付”，据抄本改。

今为就五官四体，各有所宜按摩者，列之为分行外功。又取前人所定，循序俾得周到者，统之为合行外功。分合虽殊，按摩无异，任人审择而从事焉。此固随人随地可行，亦实时即刻见效。愚年齿届衰，而体气仍旺，耳听、目视、手持、足行，且有壮盛侪辈所弗及者，诚得之于已，信而有征。故不惮颖舌焦敝，蕲以寿身者寿世，愿无负此婆心焉，则幸矣。

分行外功诀

心功

凡行功时，先必冥心，息思虑，绝情欲，以固守神气。

身功

盘足坐时，宜以一足跟抵住肾囊根下，令精气无漏。

垂足平坐，膝不可低，肾子不可着在所坐处。凡言平坐、高坐，皆坐于榻与椅上。

凡行功毕起身，宜缓缓舒放手足，不可急起。

凡坐，宜平直其身，竖起脊梁，不可东倚西靠。

首功

两手掩两耳，即以第二指压中指上，用第二指弹脑后两骨作响声，谓之鸣天鼓。治风池邪气。

两手扭项，左右反顾，肩膊随转。

两手相叉抱项后，面仰视，使手与项争力。去肩痛、目昏。争力者，手着力要向前，项着力要向后。

面功

用两手掌相摩使热，随向面上高低处揩之，皆要周到。再以口中津唾于手掌，擦热，揩面上多次。凡用两手摩热时，宜闭口鼻气摩之。能令皱斑不生，容颜光泽。

耳功

耳宜按抑左右多数。谓以两手按两耳轮，一上一下摩擦之。所谓营治城郭，使人听彻。

平坐，伸一足，屈一足，横伸两手，直竖两掌，向前若推门状，扭头项左右顾，各七次。除耳鸣。

目功

每睡醒且勿开目，用两大指背相合擦热，揩目十四次，仍闭住，暗轮转眼珠，左右七次，紧闭少时，忽大睁开。能保炼神光，永无目疾。

用两大指背曲骨重按两眉旁小穴，三九二十七遍；又以手摩两目颧上，及旋转耳，行三十遍；又以手逆乘额，从两眉中间始，以入脑后发际中，二十七遍，仍须咽津无数。治耳目，能清明。

用手按目之近鼻两眦即眼角，闭气按之，气通即止。常行之，能洞观。

跪坐，以两手据地，回头用力视后面五次，谓之虎视。除胸臆风邪。

口功

凡行功时必闭口。

口中焦干，口苦舌涩，咽下无津，或吞唾喉痛，不能进食，乃热也。宜大张口，呵气十数次，鸣天鼓九次，以舌搅口内咽津，复呵复咽，候口中清水生，即热退脏凉。又或口中津液冷淡无味，心中汪汪，乃冷也。宜吹气温之，候口有味，即冷退脏暖。

每早，口中微微呵出浊气，随以鼻吸清气咽之。

凡睡时宜闭口，使真元不出，邪气不入。

舌功

舌抵上腭，津液自生，再搅满口，鼓漱三十六次，作三口吞之，要汩汩有声在喉。谓之漱咽，灌溉五脏。可常行之。

齿功

叩齿三十六遍，以集身神。

凡小便时，闭口紧咬牙齿。除齿痛。

鼻功《内经》曰：阳气和利，满于心，出于鼻，故为喷嚏。

两手大指背擦热，揩鼻上三十六次。能润肺。

视鼻端，自数出入息。

每晚覆身卧，暂去枕，从膝弯反竖两足向上，以鼻吸纳清气四回，又以鼻出气四回，气出极力，后令微气再入鼻中收纳。能除身热、背痛。

手功

两手相叉，虚空托天，按顶二十四次。除胸膈邪。

两手一直伸向前，一屈[1]回向后，如挽五力弓状。除臂腋邪。

两手相捉为拳，捶臂膊及腰腿，又反手捶背上，各三十六。

两手握固，屈肘向后，顿掣七次。颈随肘向左右扭。治身上火丹疙瘩。

两手作拳，用力左右各虚筑七次。除心胸风邪。

足功

正坐伸足，低头如礼拜状，以两手用力扳足心十二次。

高坐垂足，将两足跟相对，扭向外，复将两足尖相对，扭向内，各二十四遍。除两脚风气。

盘坐，以一手捉脚指，以一手揩脚心涌泉穴，湿风皆从此入。至热止，后以脚指略动转数次。除湿气，健步。

两手向后据床，跪坐一足，将一足用力伸缩，各七次，左右交换。治股膝肿。

徐行，手握固。左足前踏，左手摆向前，右手摆向后；右足前踏，手右前左后。除两肩邪。

---

〔1〕屈：原作“曲”，据文义改。下同。

肩功

两肩连手左右轮转，为转辘轳，各二十四次。先左转，后右转，曰单辘轳，左右同转，曰双辘轳。

调息神思，以左手擦脐十四遍，右手亦然，复以两手如数擦胁，连肩摆摇七次，咽气纳于丹田，握固两手，屈足侧卧。能免梦遗。

背功

两手据床，缩身屈背，拱脊向上，十三举。除心肝邪。

腹功

两手摩腹，移行百步。除食滞。

闭息存想丹田火，自下而上，遍烧其体。即十二段锦所行。

腰功

两手握固，拄两胁肋，摆摇两肩二十四次。除腰肋痛。

两手擦热，以鼻吸清气，徐徐从鼻放出，用两热手擦精门。即背下腰软处。

肾功

用一手兜裹外肾两子，一手擦脐下丹田，左右换手，各八十一遍。诀云：一擦一兜，左右换手，九九之数，真阳不走。

临睡时坐于床，垂足解衣，闭息，舌抵上腭，目视顶门，提缩谷道如忍大便状，两手摩擦两肾腧穴各一百二十。能生精、固阳，除腰疼，稀小便。

以上分列各条，随人何处有患，即择何条行之，或预防于无患之先者，亦随人择取焉。

合行外功诀歌

十二段锦歌

闭目冥心坐，握固静思神。
叩齿三十六，两手抱昆仑。
左右鸣天鼓，二十四度闻。
微摆撼天柱，赤龙搅水津。
鼓漱三十六，神水满口匀。
一口分三咽，龙行虎自奔。
闭气搓手热，背摩后精门。
尽此一口气，想火烧脐轮。
左右辘轳转，两脚放舒伸。
叉手双虚托，低头攀足频。
以候神水至，再漱再吞津。

如此三度毕，神水九次吞。

咽下汩汩响，百脉自调匀。

河车搬运毕，想发火烧身。

旧名八段锦，子后午前行。

勤行无间断，万病化为尘。

以上系通身合总行之，要依次序，不可缺，不可乱。先要记熟此歌，再详看后图及每图详注各诀，自无差错。

闭目冥心坐，握固静思神。盘腿而坐，紧闭两目，冥忘心中杂念。凡坐，要竖起脊梁。腰不可软弱，身不可倚靠。握固者，握手牢固，所以闭关却邪也。静思者，静息思虑而存神也。

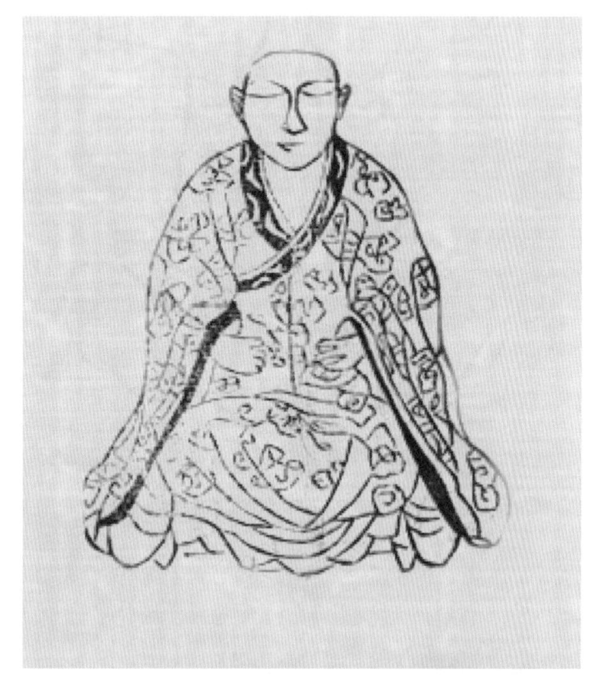

叩齿三十六，两手抱昆仑。上下牙齿相叩作响，宜三十六声。叩齿以集身内之神，使不散也。昆仑即头。以两手十指相叉，抱住后项，即用两手掌紧掩耳门，暗记鼻息九次，微微呼吸，不宜耳闻有声。

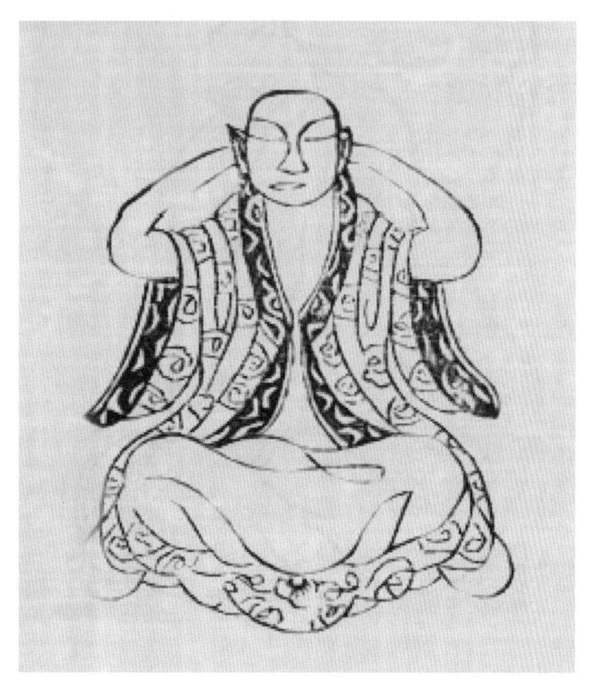

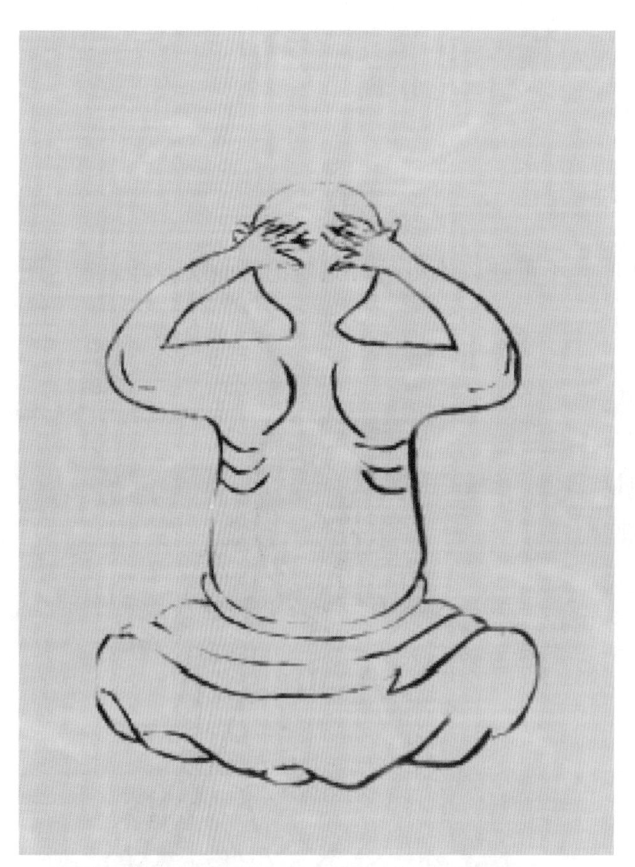

左右鸣天鼓，二十四度闻。记鼻息出入各九次毕，即放所叉之手，移两手掌掩耳，以第二指叠在中指上，作力放下第二指，重弹脑后，要如击鼓之声。左右各二十四度，两手同弹，一先一后，共四十八声。仍收手握固。

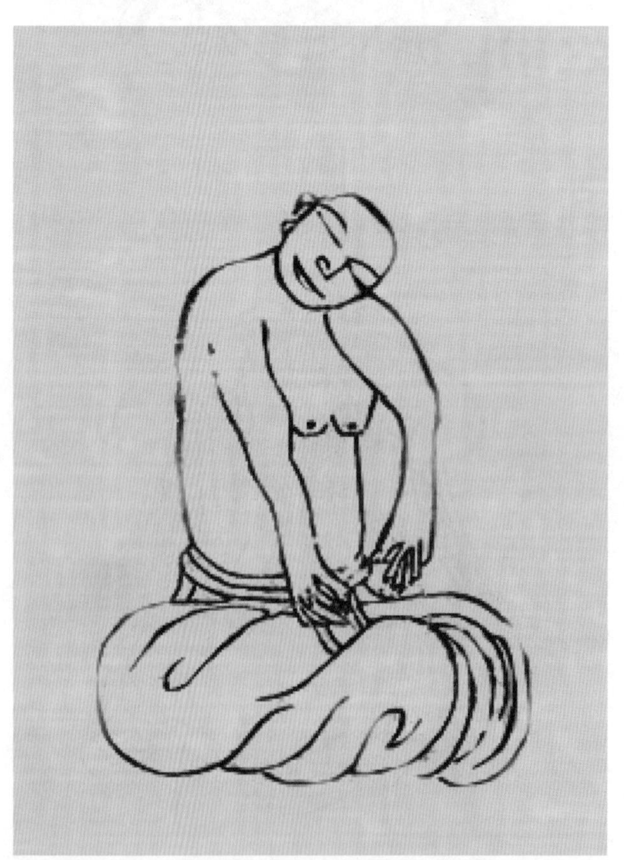

微摆撼天柱。天柱即后颈。低头，扭颈向左右侧视，肩亦随头左右摇摆，各二十四次。

赤龙搅水津，鼓漱三十六，神水满口匀，一口分三咽，龙行虎自奔。赤龙即舌。以舌顶上腭，又搅满口内上下两旁，使水津自生。鼓漱于口中三十六次。神水即津液。分作三次，要汩汩有声吞下。心暗想，目暗看。所吞津液，直送到脐下丹田。龙即津，虎即气。津下去，气自随之。

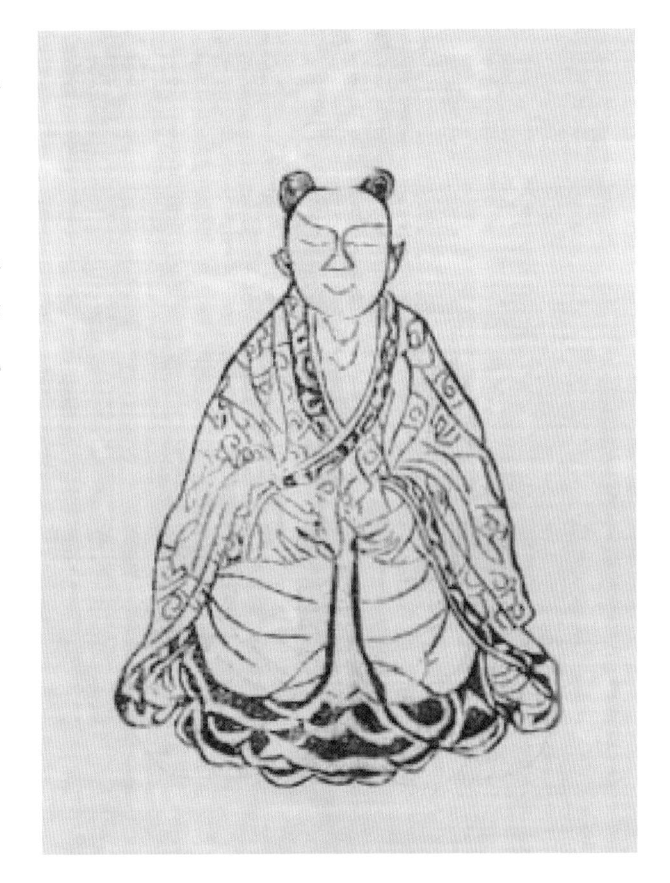

闭气搓手热，背摩后精门。以鼻吸气，闭之，用两掌相搓擦极热，急分两手磨后腰上两边，一面徐徐放气从鼻出。精门，即后腰两边软处。以两热手磨三十六遍，仍收手握固。

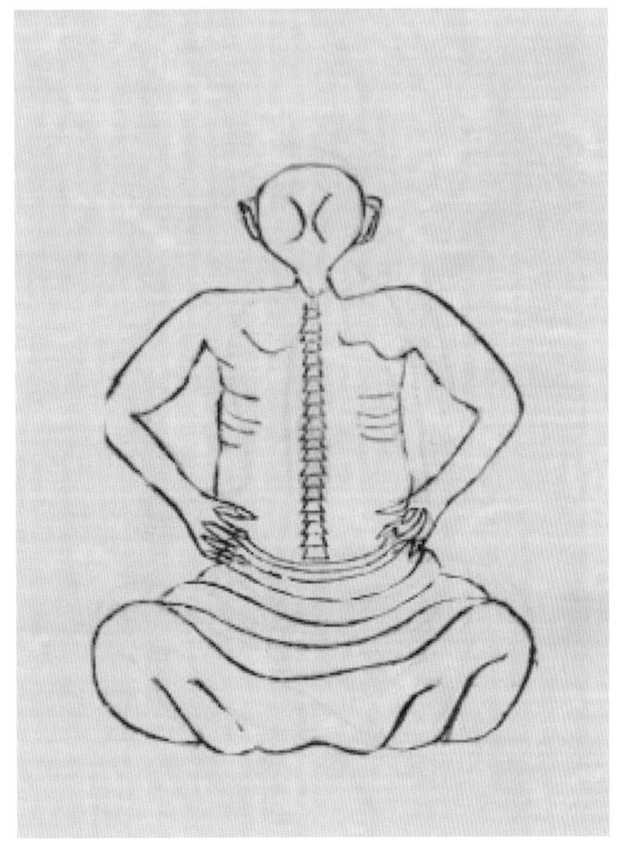

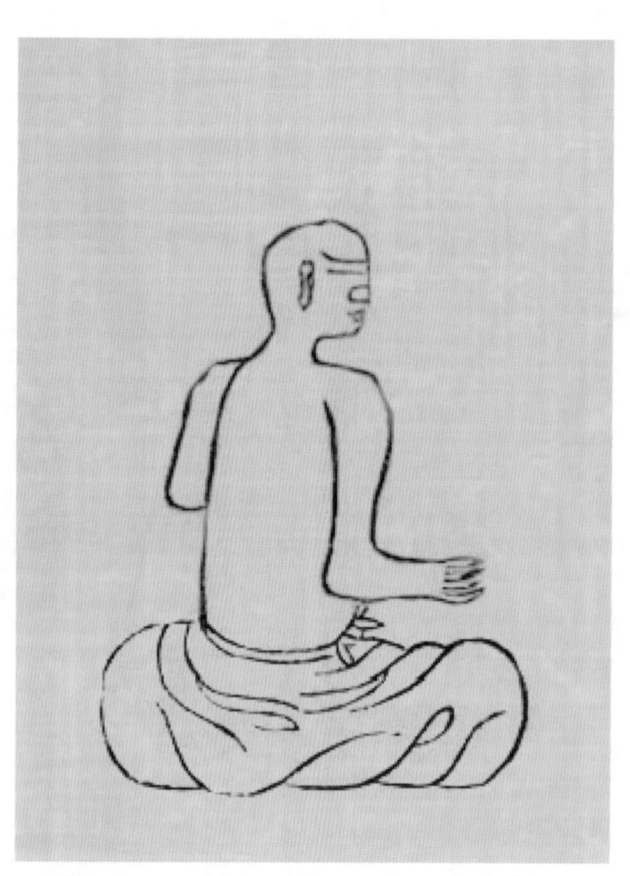

尽此一口气，想火烧脐轮。闭口鼻之气，以心暗想，运心头之火下烧丹田，觉似有热，仍放气从鼻出。脐轮，即脐下丹田。

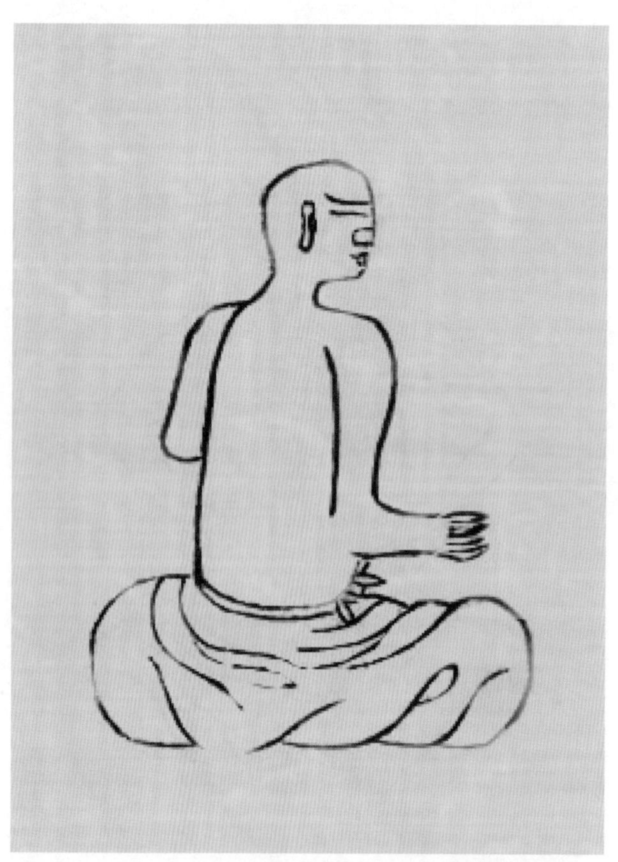

左右辘轳转。屈弯两手，先以左手连肩圆转三十六次，如绞车一般，右手亦如之。此单转辘轳法。

两脚放舒伸，叉手双虚托。放所盘两脚，平伸向前。两手指相叉，反掌向上，先安所叉之手于头顶，作力上托，要如重石在手托上，腰身俱着力上耸。手托上一次，又放下，安手头顶，又托上，共九次。

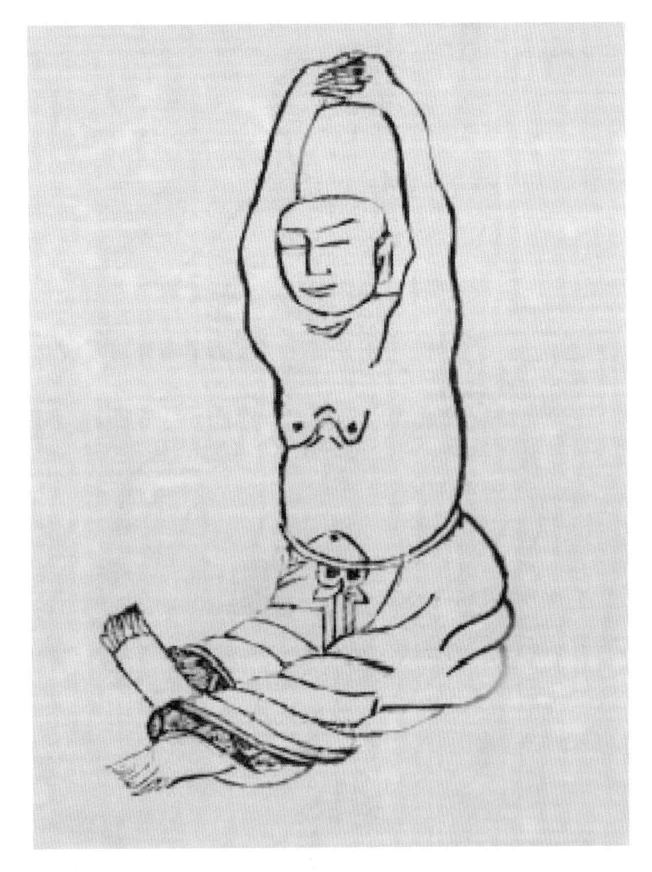

低头攀足频。以两手向所伸两脚底作力扳之，头低如礼拜状，十二次。仍收手握固，收足盘坐。

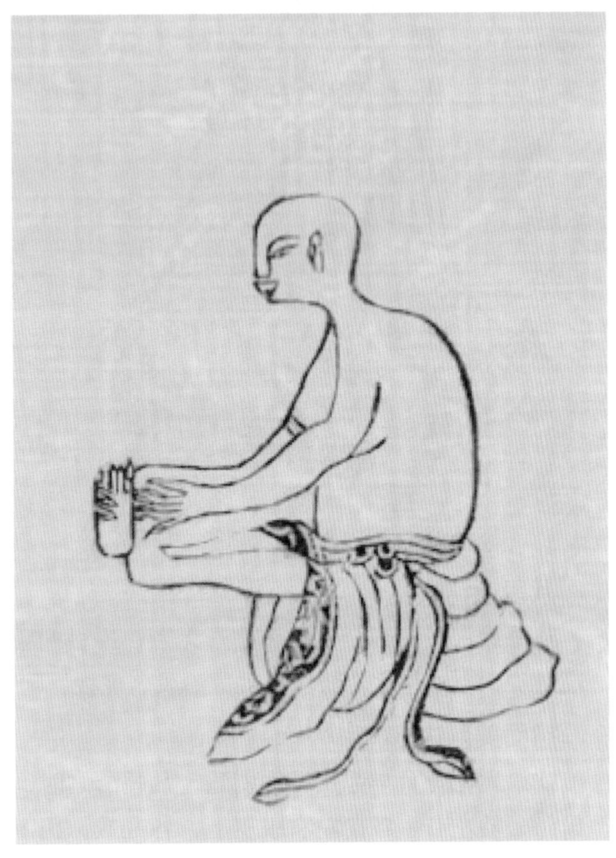

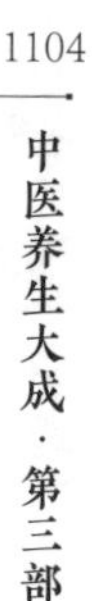

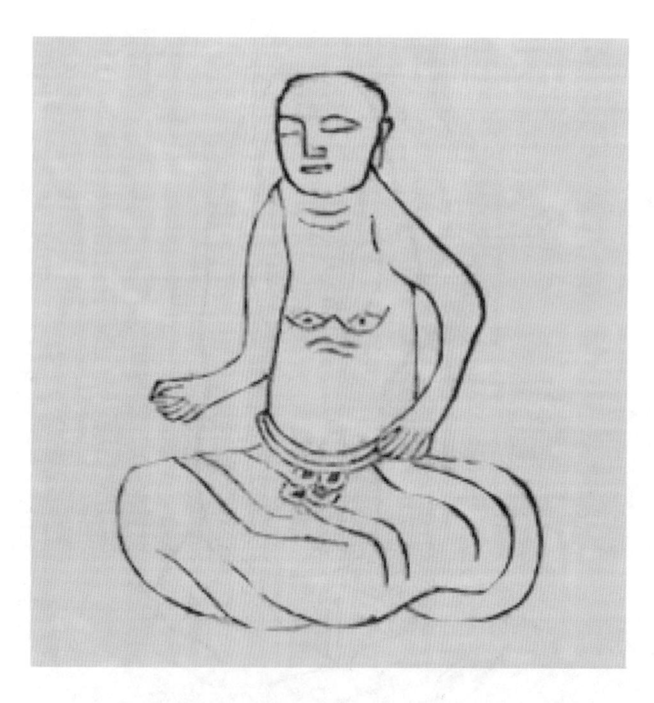

以候神水至，再漱再吞津。如此三度毕，神水九次吞。咽下汩汩响，百脉自调匀。再用舌搅口内，以候神水满口，再鼓漱三十六，连前一度，此再二度，乃共三度毕。前一度作三次吞，此二度作六次吞，乃共九次吞。如前咽下，要汩汩响声。咽津三度，百脉自周遍调匀。

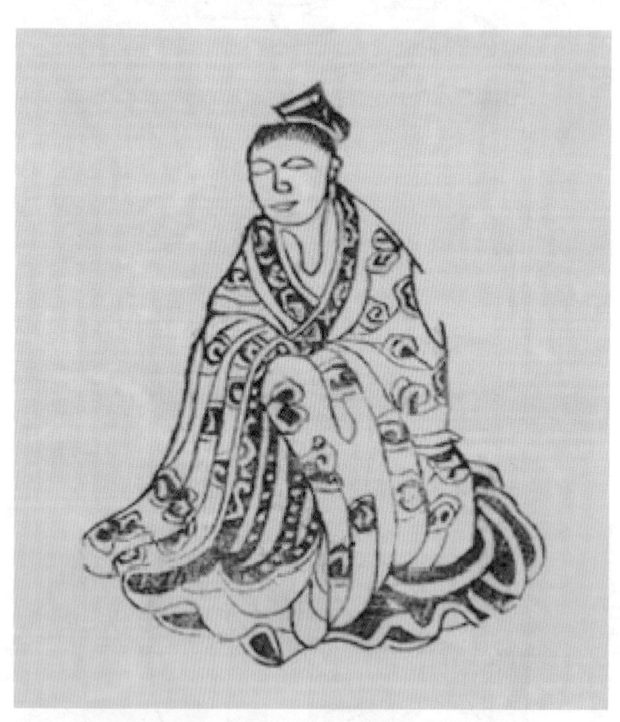

河车搬运毕，想发火烧身。心想脐下丹田中似有热气如火，闭气如忍大便状，将热气运至谷道，即大便处，升上腰间、背脊、后颈、脑后、头顶止。又闭气，从额上、两太阳、耳根前、两面颊，降至喉下、心窝、肚脐下丹田止。想似发火烧，一身皆热。

八段杂锦歌

热擦涂津美面容，掌推头摆耳无聋。攀弓两手全除战，捶打酸疼总不逢。摩热脚心能健步，掣抽是免转筋功。拱背治风名虎视，呵呼五脏病都空。

擦面美颜诀

此诀无论每日早起及日间偶睡，凡睡醒之时，且慢开眼，先将两手大指背相合摩擦极热，随左右手各揩左右眼皮上，各九数，仍闭目，暗用眼珠轮转，向左九遍，又向右九遍，仍紧闭片时，即大睁开，明用眼珠向左右九转。大除风热，永无目疾。

随后又将大指背摩擦极热，即以两指背趁热一上一下揩鼻上三十六遍。能润肺。

随后又将两大指背弯骨按两眼外角边小穴中，各三十六遍。又按两眼之近鼻两角之中如数。大能明目洞视。

随后合两掌，摩擦极热，即以热掌自上而下顺揩面上九十数，要满面高低处俱到。再舔舌上津液于掌，仍摩擦稍热，复擦面上九十次。能光泽容颜，不致黑皱[1]。

此诀极简易，但于睡醒时稍迟下床，便可行之。起来觉神清气爽，即妙处也。久行，各效俱见。

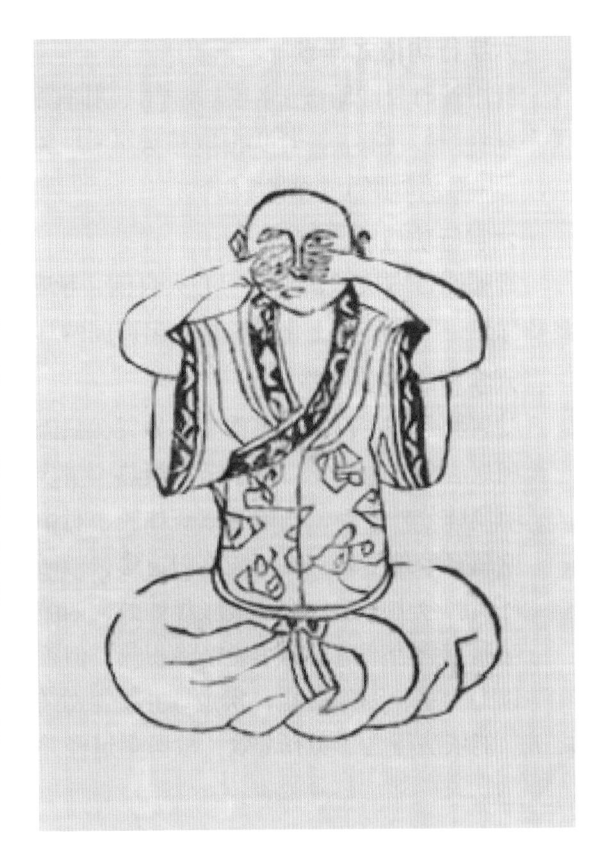

六字治脏诀

每日自子时以后，午时以前，静坐叩齿咽津，即依法念“呵、嘘、呼、呬、吹、嘻”六字，以去五脏之病。宜口中轻念，耳不闻声。每念一字，要尽一口气久，不可出字。六字惟嘘嘻易混，嘘字气从唇出，嘻字气从舌出。

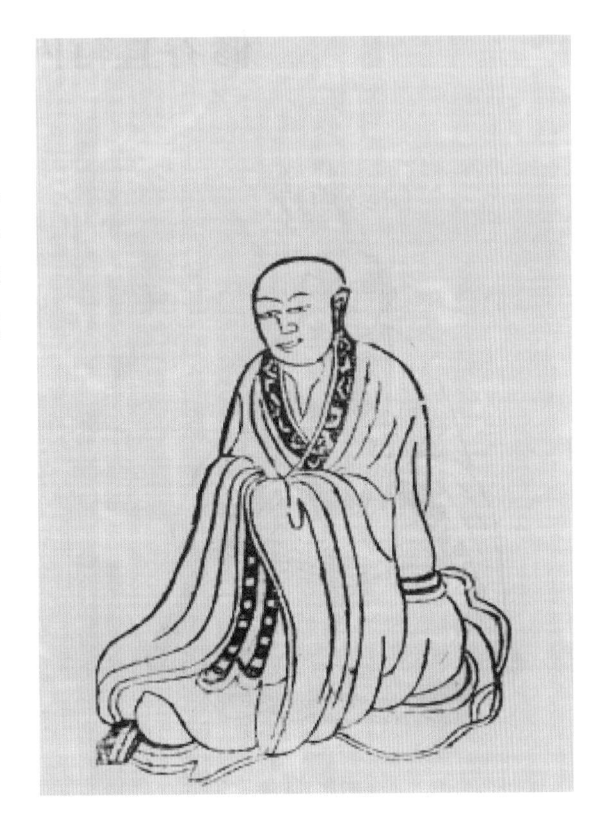

〔1〕皱：原误作“皮”，据抄本改。

六字行功依式样歌

肝用嘘时目睁睛念嘘字要大睁两目，肺宜呬处手双擎呬字要两手如擎物，心呵顶上连叉手念呵字要叉掌按顶，肾吹抱取膝头平念吹字要两手抱膝坐，脾病呼时须撮口念呼字要撮口，三焦有热卧嘻宁念嘻字要仰面身卧。

六字行功应时候歌

春嘘明目木扶肝，夏日呵心火自闲，秋呬定收金肺润，冬吹水旺坎宫安，三焦长夏嘻除热，四季呼脾土化餐，切忌出声闻两耳，其功真胜保神丹。

六字行功各效验歌

嘘属肝兮外主目，赤翳昏蒙泪如哭，只因肝火上来攻，嘘而治之效最速。

呵属心兮外主舌，口中干苦心烦热，量疾深浅以呵之，喉舌口疮并消灭。

呬属肺兮外皮毛，伤风咳嗽痰如胶，鼻中流涕兼寒热，以呬治之医不劳。

吹属肾兮外主耳，腰膝酸疼阳道痿，微微吐气以吹之，不用求方需药理。

呼属脾兮主中土，胸膛气胀腹如鼓，四肢滞闷肠泻多，呼而治之复如故。

嘻属三焦治壅塞，三焦通畅除积热，但须六次以嘻之，此效常行容易得。

以上六字，因疾行之，疾愈即止。某处有病，以某字行之，不必俱行，恐伤无病之脏。能依法行之，实有奇效，故医书道经并载之。

修养宜行内功第二

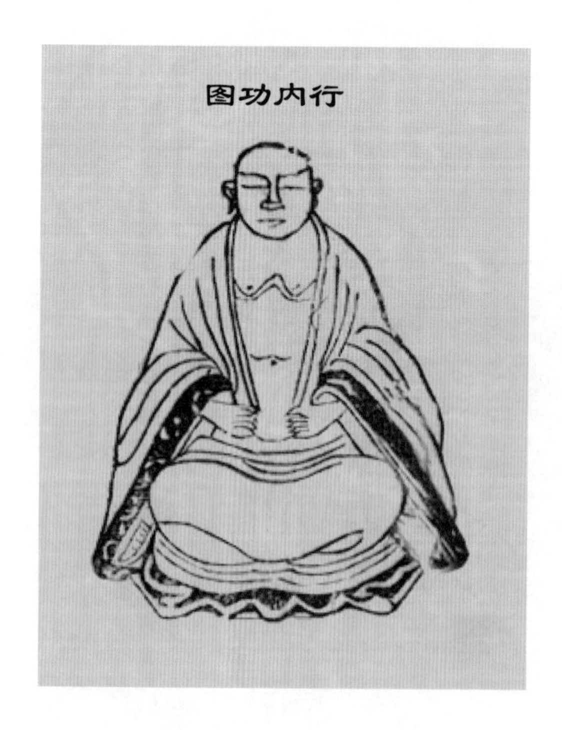

按摩导引之功既行之于外矣，血脉俱已流畅，肢体无不坚强，再能调和气息，运而使之降于气海，升于泥丸，则气和而神静，水火有既济之功，所谓精根根而运转，气默默而徘徊，神混混而往来，心澄澄而不动，方是全修，亦是真养。其它玄门服气之术，非有真传口授，毫发之差，无益有损。今择其无损有益，随人随时随地皆可行者，惟调息及黄河逆流二诀，功简而易，效神而奇，止在息心静气，自堪却疾延年。爰以四语诀之曰：气是延生药，心为使气神，能从调息法，便是永年人。

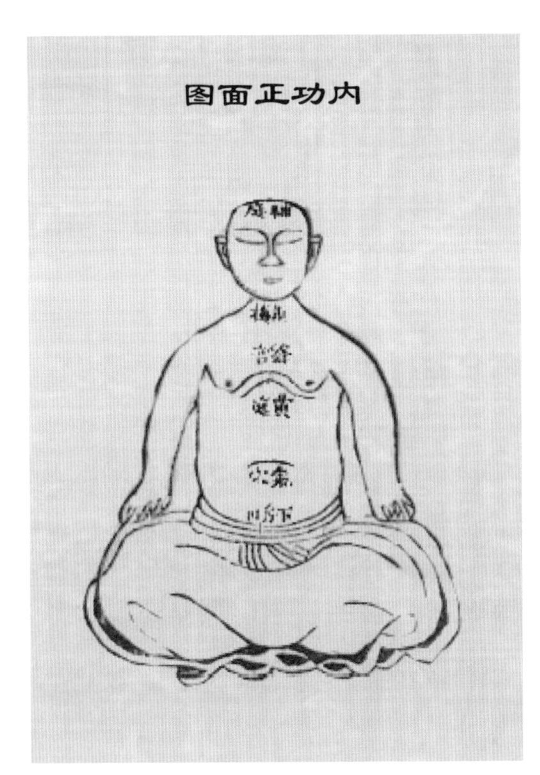

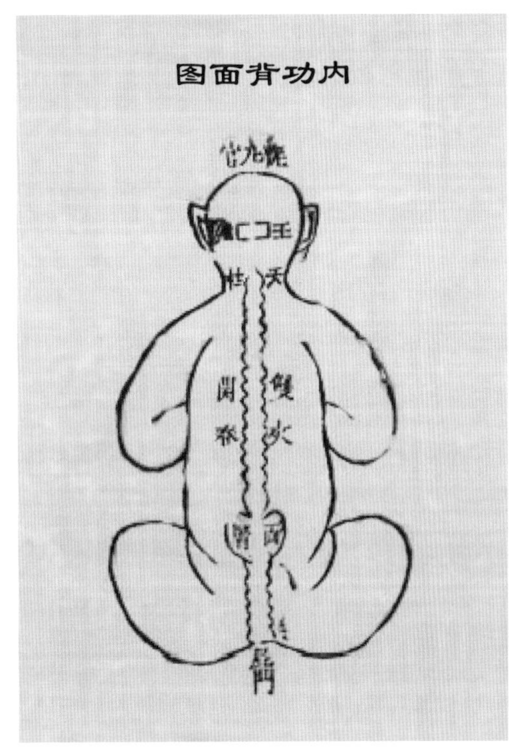

内功诀

此诀，每日子午二时，先须心静神闲，盘足坐定，宽解衣带，平直其身，两手握固，闭目合口，精专一念，两目内视，叩齿三十六声，以舌抵上腭，待津生时鼓漱满口，汩声咽下，以目内视，直送脐下一寸二分丹田之中。

再以心想目视丹田之中，仿佛如有热气，轻轻如忍大便之状，将热气运至尾闾，从尾闾升至肾间，从夹脊、双关升至天柱，从玉枕升至泥丸，少停，即以舌抵上腭，复从神庭降下鹊桥、重楼、绛宫、脐轮、气穴、丹田。

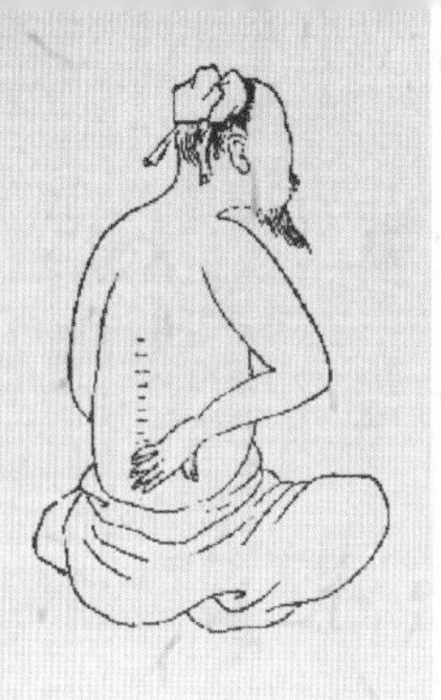
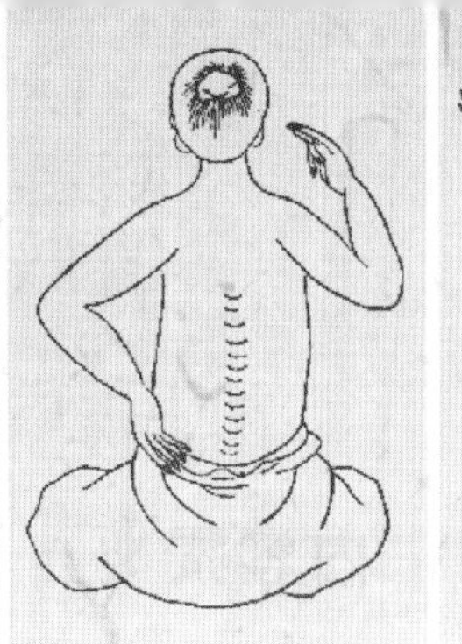
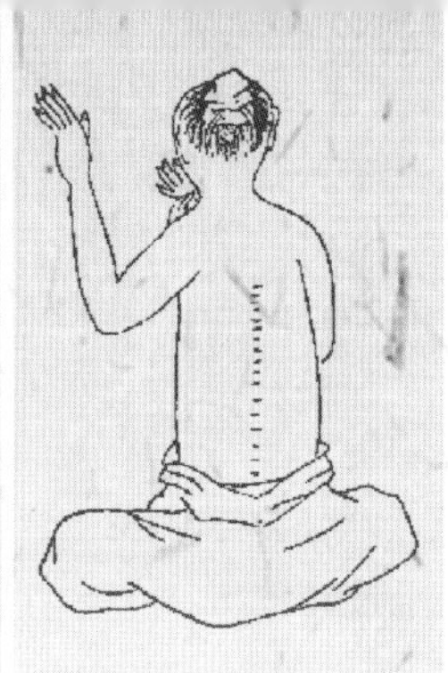

中外卫生要旨（节选）

◎［清］郑官应 辑
◎胡晓峰 校点

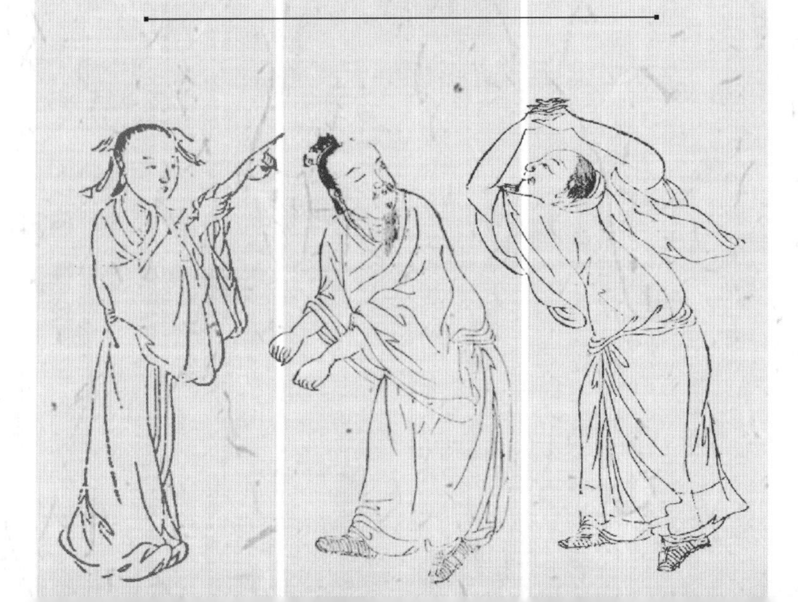

内容提要

《中外卫生要旨》为融会中西医学的综合性养生著作。共五卷。清代郑官应（一名观应，字正翔，号陶斋）于清光绪十六年（1890 年）编辑了前四卷，1895 年完成第五卷。书中汇编大量中外养生及卫生资料，倡导预防为主，指出治未病之方必绝致病之源，慎起居，节饮食，寡欲清心，存神养气可自保其身。归纳养生方法有用药、针灸、按摩三种，强调按摩、导引、针灸养生的重要性。其卷二专论气功导引，图文并茂，如陈希夷却病延年动功、易筋图说、八段锦、六字延寿诀、陆地仙经，以及正面穴道图、背面穴道图等。此书刊行年代不算早，但导引法收录相对丰富，尤其是《易筋图说》，对于考证此图说的源流演变很有意义。因此，虽然《中外卫生要旨》全书已收入本丛书第一部《养生通论》中，本书则节选其卷二之导引图以备考。其中，在第一部已经做过的相关校勘，在此则径改，不再重复校记。

本次校点以清光绪二十八年壬寅（1902 年）铅印本为底本。

中外卫生要旨义

待鹤山人郑序

窃观人生于天地间，静则生阴，动则生阳，阴阳生长，互为其根，动静功夫，贵乎自然。若不得真诀，妄自穿凿，勉强行之，则疾病生矣。所以持静修者，有入定出神，有呕血生疽；行动功者，有身强寡疾，有耗气伤筋。静功要略，上卷已详，兹将前人所行延年却病有效之动功，青莱真人八段锦、希夷真人十二段锦、家藏秘传达摩易筋图说及道经秘传十六段锦、陆地仙经汇为一本，付诸手民，以广流传。窃愿天下人执一勤行，同登寿域，身既康强，精气神旺。达则建功业，兼善天下；穷则有生机，独善其身，而卫生之功岂浅鲜哉！

目　录

中外卫生要旨卷二

中外卫生要旨卷二

却病延年动功

宋　处士　陈希夷　著
清　后学　郑官应　敬刊

立春正月节坐功图势

运主厥阴初气，时配手少[1]阳三焦[2]。

坐功　宜每日子丑时，叠手按髀，转身拗[3]颈，左右耸引各三五度，叩齿，吐纳漱[4]咽三次。

治病　风气积滞，顶痛，耳后痛，肩臑痛，背痛，肘痛诸痛。

雨水正月中坐功图势

运主厥阴初气，时配三焦手少阳相火。

坐功　每日子丑时，叠手按髀，拘颈转身，左右偏引各五度，叩齿，吐纳漱咽。

治病　三焦经络留滞邪毒，嗌干及肿哕，喉痹耳聋，汗出，目锐眦痛，颊痛，诸疾悉治。

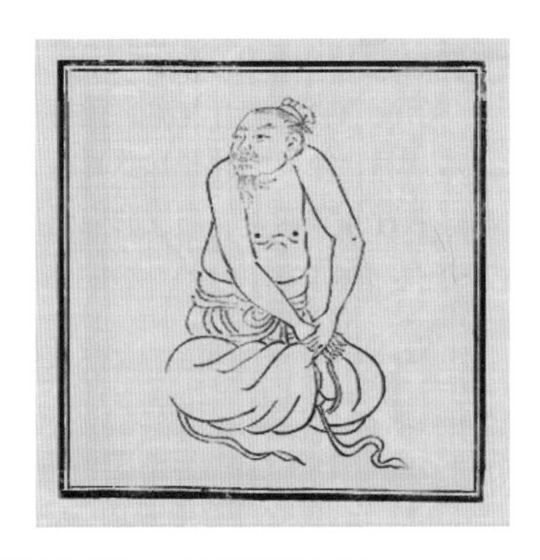

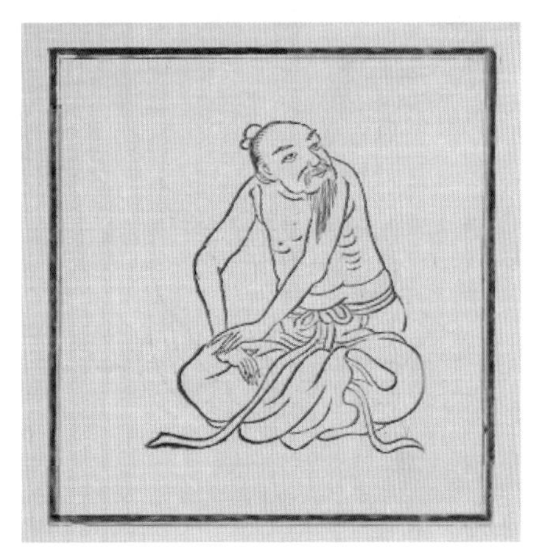

〔1〕少：原作“太”，据下文改。

〔2〕三焦：《遵生八笺·四时调摄笺》此后有“相火”二字。

〔3〕拗：原作“拘”，据《遵生八笺·四时调摄笺》改。

〔4〕漱：原作“嗽”，据《遵生八笺·四时调摄笺》改。

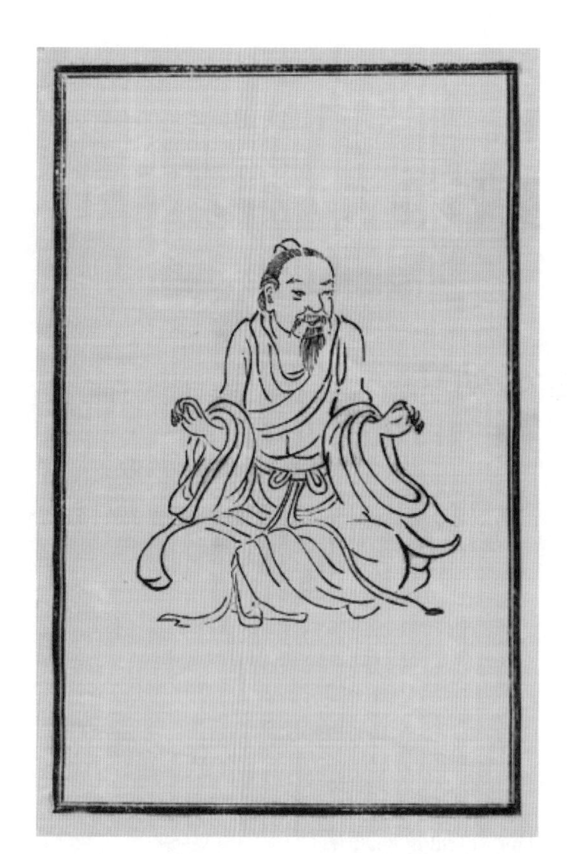

惊蛰二月节坐功图势

运主厥阴初气，时配手阳明大肠燥金。

坐功　每日丑寅时，握固转颈，反肘后向顿掣五六度，叩齿六六，吐纳漱咽三三。

治病　腰膂肺胃，蕴积邪毒，目黄口干，鼽衄喉痹，面肿暴哑，头风牙宣，目暗羞明，鼻不闻臭，遍身疙疮，悉治。

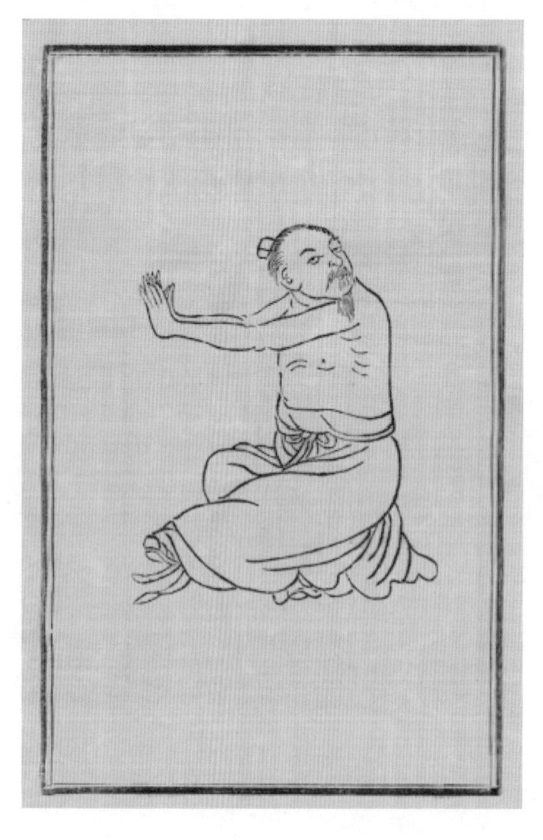

春分二月中坐功图势

运主少阴二气，时配手阳明大肠燥金。

坐功　每日丑寅时，伸手回头，左右挽引各六七度，叩齿六六，吐纳漱咽三三。

治病　胸臆肩背经络，虚劳邪毒，齿痛颈肿，寒栗热肿，耳聋耳鸣，耳后肩臑肘臂外背痛，气满皮肤壳壳然，坚而不痛，瘙痒。

清明三月节坐功图势

运主少阴一[1]气，时配手太阳小肠寒水。

坐功　每日丑寅时，正坐定换手，左右如引硬弓各七八度，叩齿，纳清、吐浊、咽液各三。

治病　腰肾肠胃，虚邪积滞，耳前热，苦寒，耳聋，嗌前颈痛，不可回顾，肩拔臑折，腰软及肘臂诸痛。

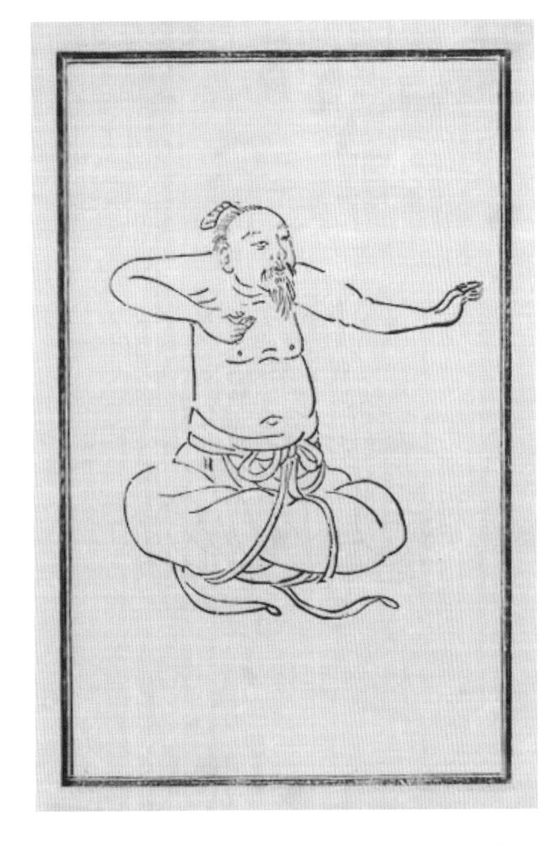

谷雨三月中坐功图势

运主少阴二气，时配手太阳小肠寒水。

坐功　每日丑寅时，平坐，换手左右举托，移臂左右掩乳各五七度，叩齿，吐纳漱咽。

治病　脾胃结瘕瘀血，目黄鼻鼽衄，颊肿颔肿，肘臂外后廉肿痛，臀外痛，掌中热。

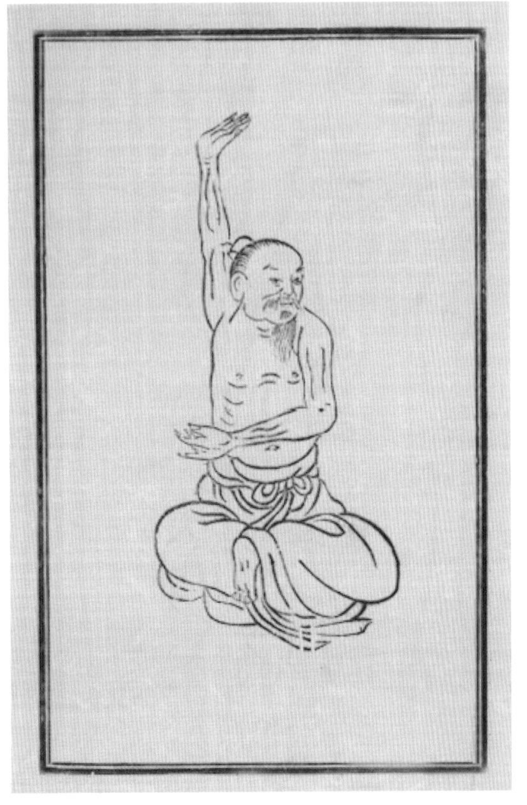

〔1〕一：《遵生八笺·四时调摄笺》作“二”。

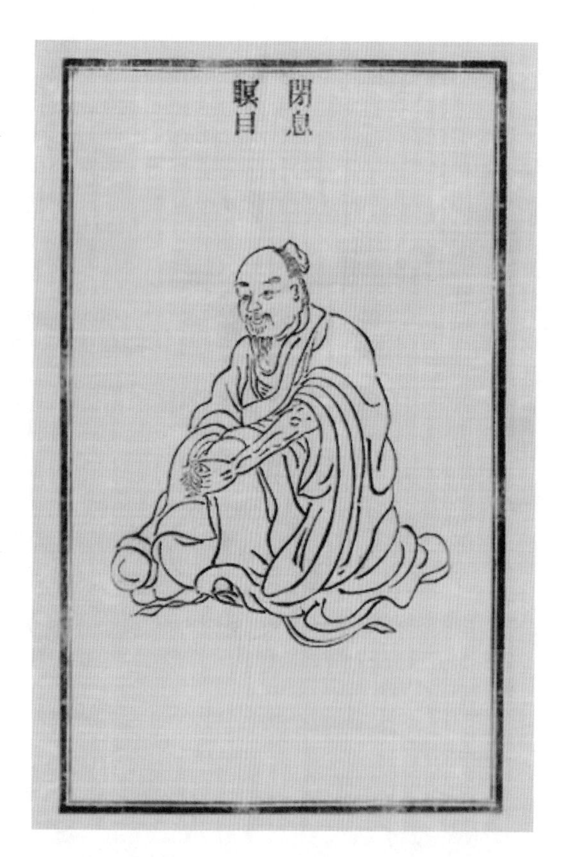

立夏四月节坐功图势

运主少阴二气，时配手厥阴心胞络风木。

坐功　每日以寅卯时，闭息瞑目，反换两手抑掣两膝各五七度，叩齿，吐纳咽液。

治病　风湿留滞，经络肿痛，臂肘挛急，腋肿手心热，喜笑不休，杂症。

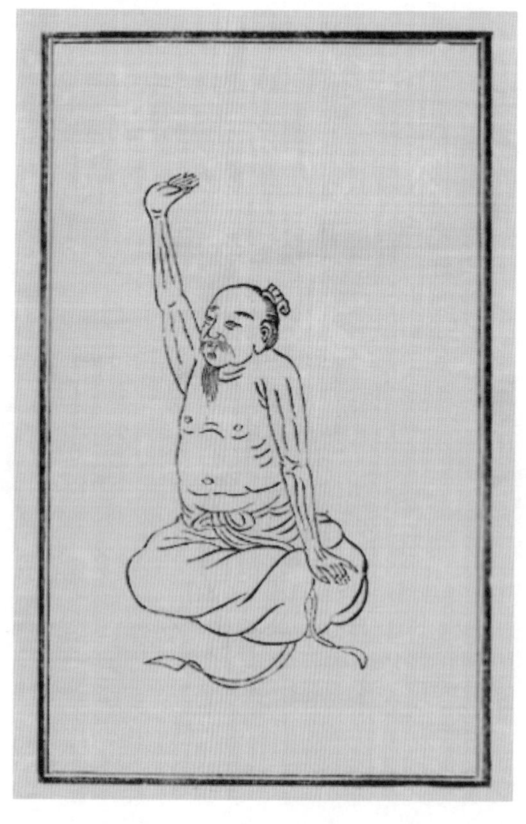

小满四月中坐功图势

运主少阳三气，时配手厥阴心胞络风水。

坐功　每日寅卯时，正坐，一手举托，一手拄按，左右各三五度，叩齿，吐纳咽液。

治病　肺腑蕴滞邪毒，胸胁支满，心中憺憺火[1]动，面赤鼻赤，目黄心烦作痛，掌中热，诸痛。

〔1〕火：《遵生八笺·四时调摄笺》作“大”。

芒种五月节坐功图势

运主少阳三气，时配手少阴心君火。

坐功　每日寅卯时，正立仰身，两手上托，左右力举各五七度，定息叩齿，吐纳咽液。

治病　腰肾蕴积虚劳，嗌干心痛欲饮，目黄胁痛消渴，善笑善惊善忘，上咳下吐气泄，身热而股痛，心悲，头项痛，面赤。

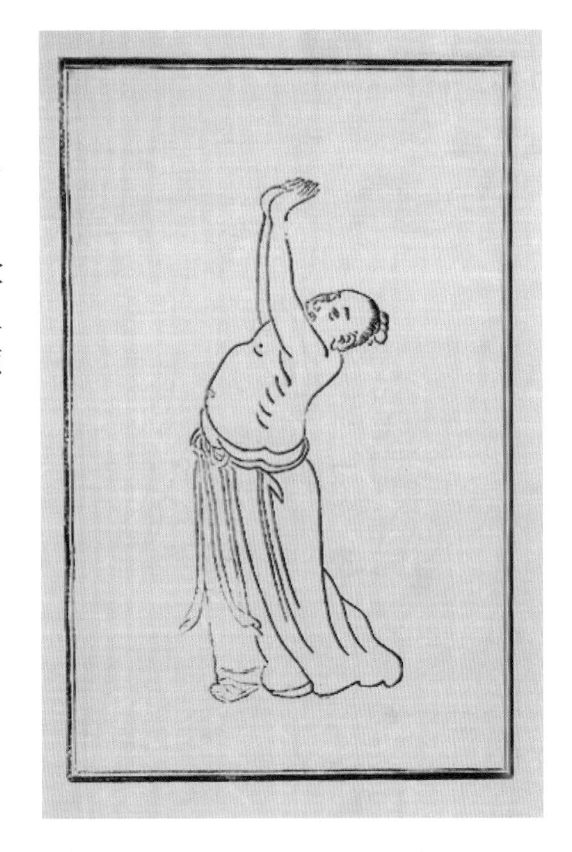

夏至五月中坐功图势

运主少阳三气，时配手少阴心君火。

坐功　每日寅卯时，跪坐伸手，叉指屈指，脚换踏左右各五七次，叩齿，纳清吐浊咽液。

治病　风湿积滞，腕膝痛，臑臂痛，后廉痛厥，掌中热痛，两肾内痛，腰背痛，身体重。

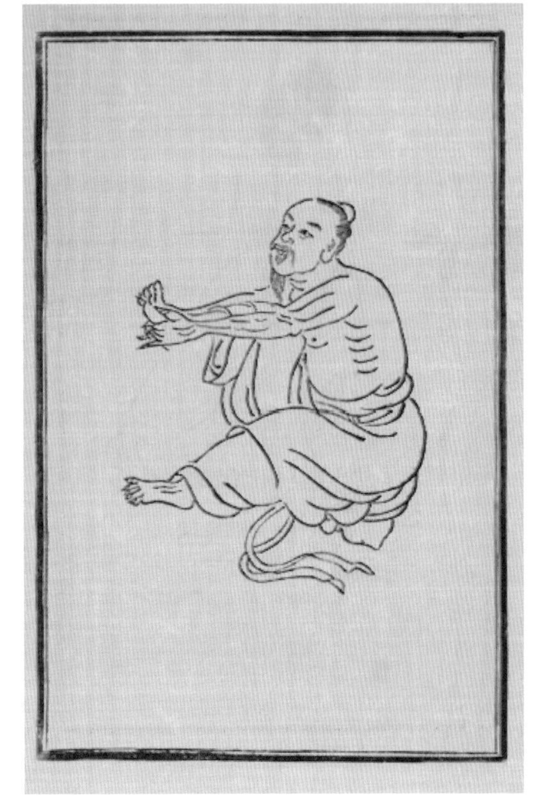

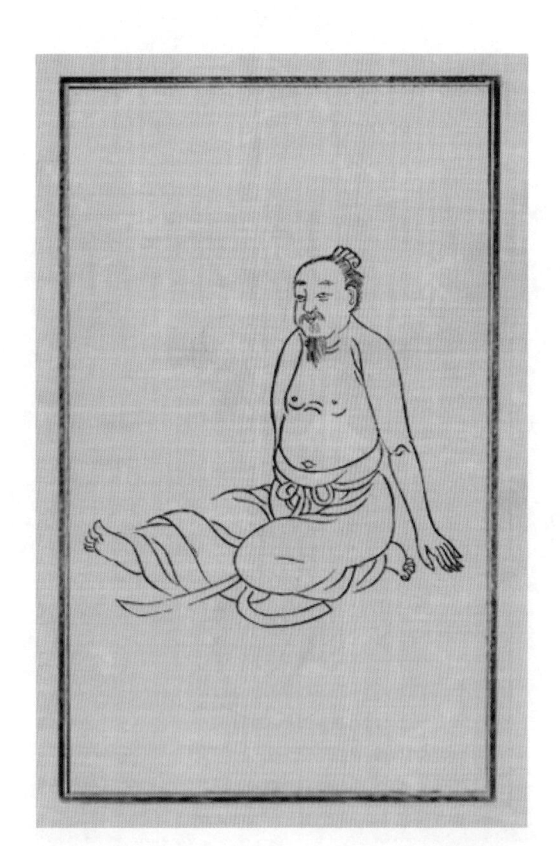

小暑六月节坐功图势

运主少阳三气，时配手太阴肺[1]湿土。

坐功　每日丑寅时，两手踞地，屈压一足，直伸一足，用力掣三五度，叩齿，吐纳咽液。

治病　腿膝腰脾风湿，肺胀满，嗌干喘咳，缺盆中痛，善嚏，脐右小腹胀引腹痛，手挛急，身体重，半身不遂，偏风，健忘，哮喘，脱肛，腕无力，喜怒不常。

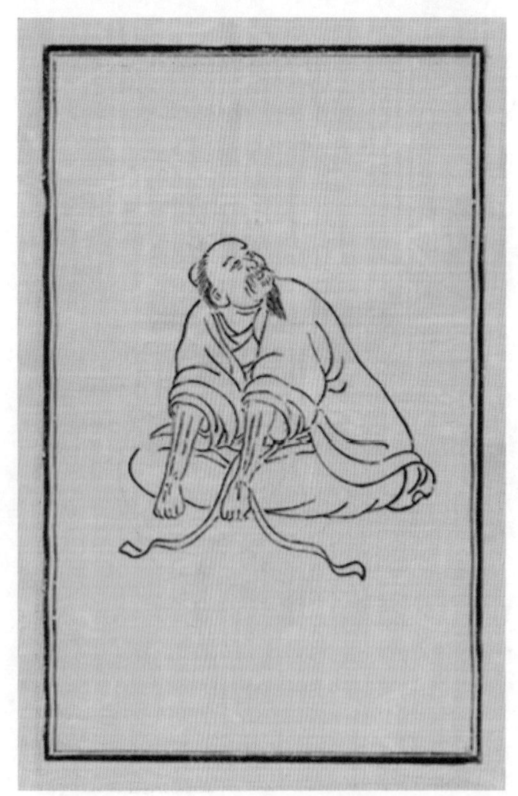

大暑六月中坐功图势

运主太阴四气，时配手太阴肺湿土。

坐功　每日丑寅时，双拳踞地，返首向肩引作虎视，左右各三五度，叩齿，吐纳咽液。

治病　头项胸背风毒，咳嗽上气，喘渴烦心，胸膈满，臑臂痛，掌中热，脐上或肩背痛，风寒汗出中风，小便数欠淹泄，皮肤痛及麻，悲愁欲哭，洒淅寒热。

〔1〕肺：原作“脾”，据下文改。

立秋七月节坐功图势

运主太阴四气，时配足少阳胆相火。

坐功　每日丑寅时，正坐两手托地，缩体闭息，耸身上踊[1]，凡七八度，叩齿，吐纳咽液。

治病　补虚益损，去腰肾积气，口苦善太息，心胁痛，不能反侧，面尘体无泽，足外热，头痛颔痛，目锐眦[2]痛，缺盆肿痛，腋下肿，汗出振寒。

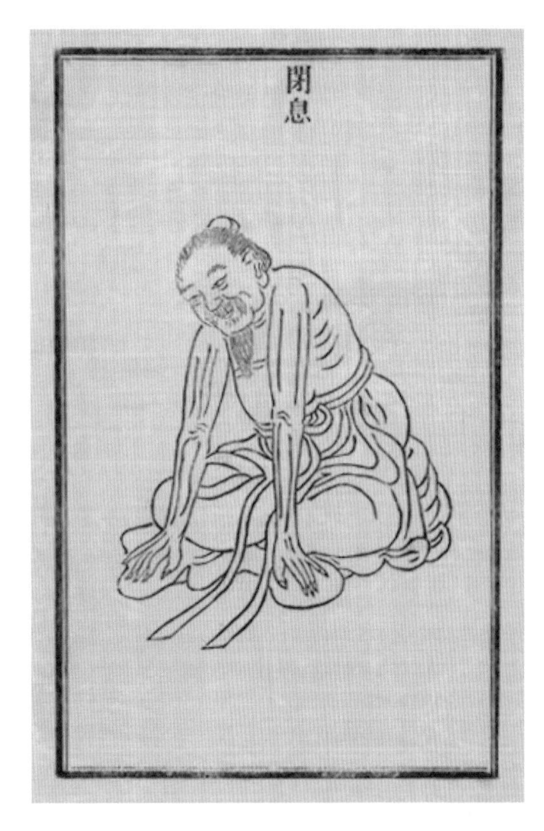

处暑七月中坐功图势

运主太阴四气，时配足少阳胆相火。

坐功　每日丑寅时，正坐转头，左右举引，就反两手捶背各五七度，叩齿，吐纳咽液。

治病　风湿留滞，肩背痛，胸痛脊膂痛，胁肋髀膝、经络外至胫绝骨外踝前及诸节皆痛，少气咳嗽，喘渴上气，胸背脊膂积滞之疾。

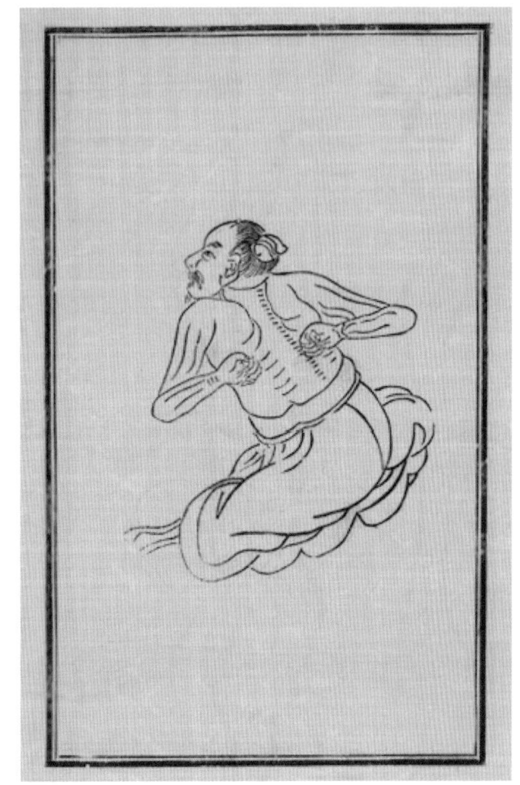

〔1〕踊：原作“涌”，据《遵生八笺·四时调摄笺》改。

〔2〕眦：原作“背”，据《遵生八笺·四时调摄笺》改。

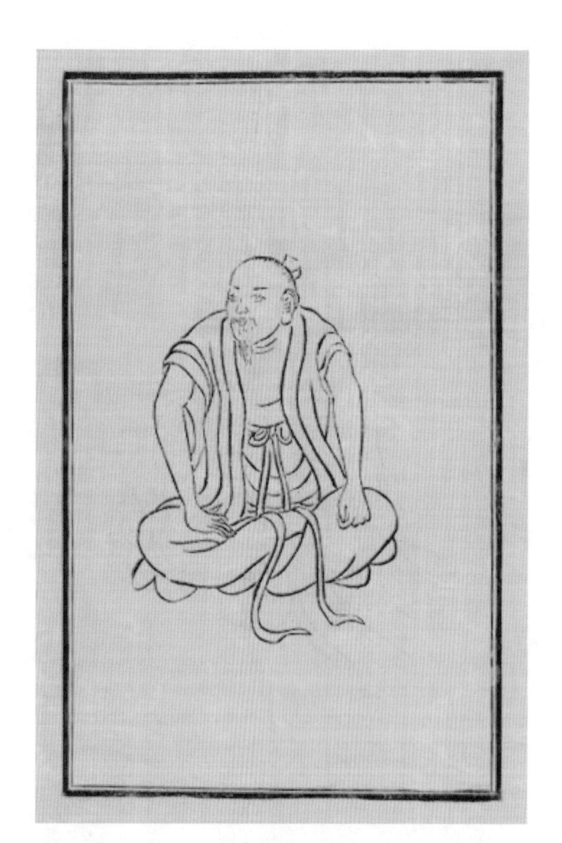

白露八月节坐功图势

运主太阴四气，时配足阳明胃燥金。

坐功　每日丑寅时，正坐两手按膝，转头推引各三五度，叩齿，吐纳咽液。

治病　风气留滞，腰背经络，洒洒振寒，苦伸数欠，或恶人与火，闻水声则惊，狂疟汗出，鼽衄，口㖞唇胗颈肿，喉痹不能言，颜黑呕呵欠，狂歌上登，欲弃衣裸走。

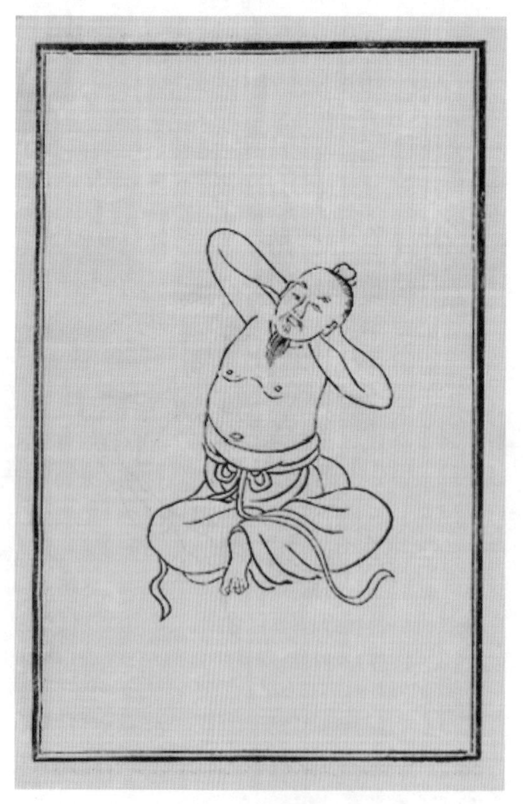

秋分八月中坐功图势

运主阳明五气，时配足阳明胃燥金。

坐功　每日丑寅时，盘足而坐，两手掩耳，左右反侧各三五度，叩齿，吐纳咽液。

治病　风湿积滞，胁肋腰股，腹大水肿，膝膑肿痛，膺乳气冲、股伏兔、胻外廉、足跗诸痛，遗溺失[1]气，奔响腹胀，髀不可转，腘以[2]结，腨似裂，消谷善饮，胃寒喘满。

---

〔1〕失：疑为“矢”字之误。

〔2〕以：疑为“似”字之误。

寒露九月节坐功图势

运主阳明五气，时配足太阳膀胱寒水。

坐功　每日丑寅时，正坐举两臂，踊身上托，左右各三五度，叩齿，吐纳咽液。

治病　诸风寒湿邪，挟胁腋经络动冲，头痛，目似[1]脱，项如拔，脊痛腰折，痔疟狂颠痛，头两边痛，头囟顶痛，目黄泪出，鼻衄，霍乱诸疾。

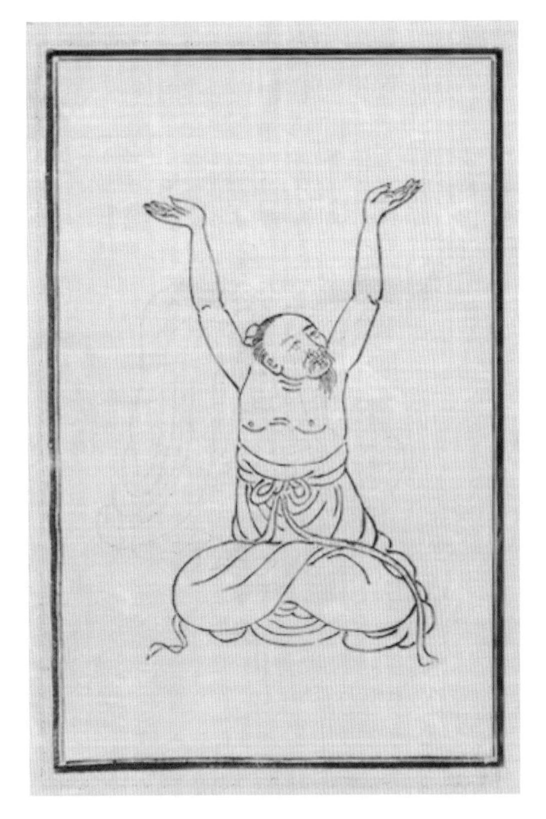

霜降九月中坐功图势

运主阳明五气，时配足太阳膀胱寒水。

坐功　每日丑寅时，平坐，纾两手攀两足，随用足间力纵而复收五七度，叩齿，吐纳咽液。

治病　风湿痹入腰脚，髀不可曲，腘结痛，腨裂痛，项背腰尻阴股膝髀痛，脐反虫，肌肉痿，下肿便脓血，小腹胀痛，欲小便不得，脏毒筋寒，脚气，久痔脱肛。

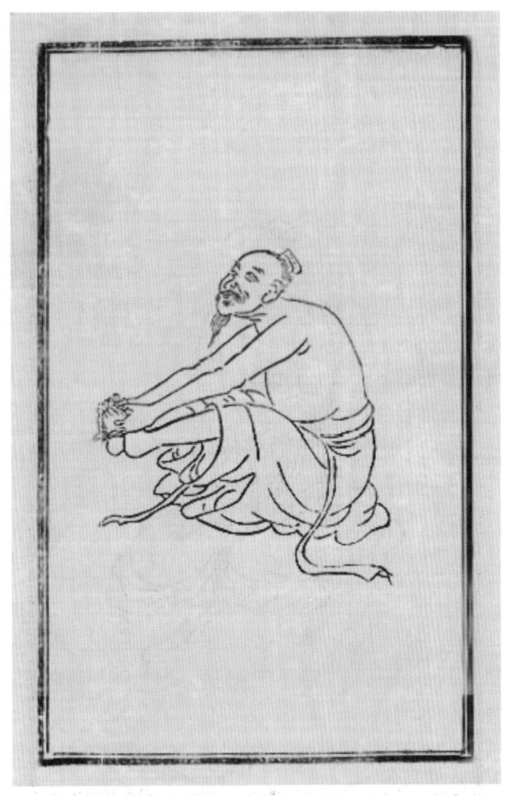

〔1〕似：原作“暗”，据《遵生八笺·四时调摄笺》改。

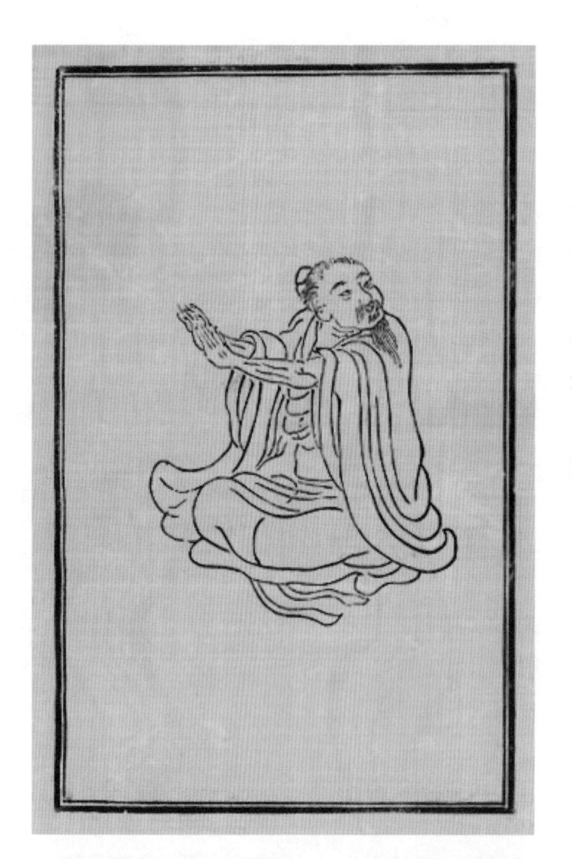

立冬十月节坐功图势

运主阳明五气，时配足厥阴肝风木。

坐功　每日丑寅时，正坐，一手按膝，一手挽肘，左右顾[1]，两手左右托三五度，吐纳，叩齿咽液。

治病　胸胁积滞，虚劳邪毒，腰痛不可俯仰，嗌干，面尘脱色，胸满呕逆飧泄，头痛耳无闻，颊肿，肝逆面青，目赤肿痛，两胁下痛引小腹，四肢满闷眩冒，目瞳痛。

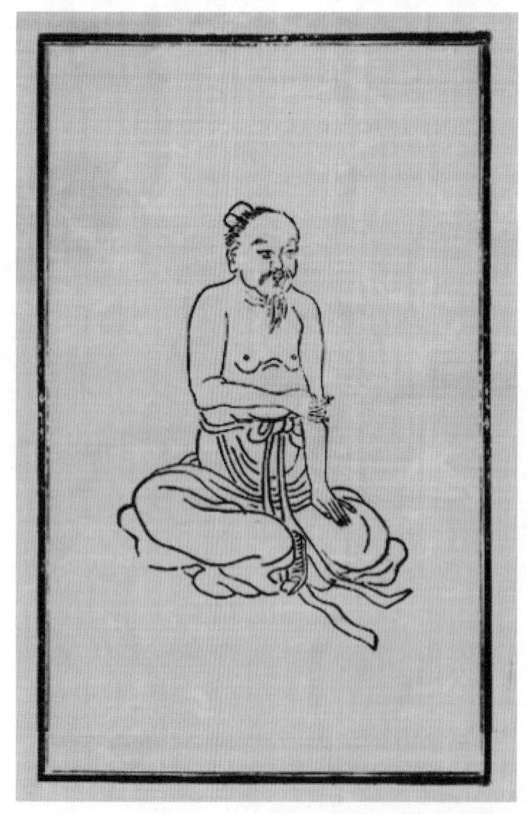

小雪十月中坐功图势

运主太阴终气，时配足厥阴肝风木。

坐功　每日丑寅时，正坐，一手按膝，一手挽肘，左右争力各三五度，吐纳，叩齿咽液。

治病　脱肘风湿热毒，妇人小腹肿，丈夫㿗疝狐疝，遗溺癃闭血淋，睾肿睾疝，足逆寒，胻善瘈，节时肿，转筋阴缩两筋挛，洞泄，血在胁下喘，善恐，胸中喘，五淋。

〔1〕顾：原作“换”，据《遵生八笺·四时调摄笺》改。

大雪十一月节坐功图势

运主太阳终气，时配足少阴肾君火。

坐功　每日子丑时，起身仰膝，两手左右托，两足左右踏，各五七次，叩齿，咽液吐纳。

治病　脚膝风湿毒气，口热舌干，咽肿上气，嗌干及肿，烦心心痛，黄疸肠癖，阴下湿，饥不欲食，面如漆，咳唾有血，渴喘，目无见，心悬如饥，多恐常若人捕等症。

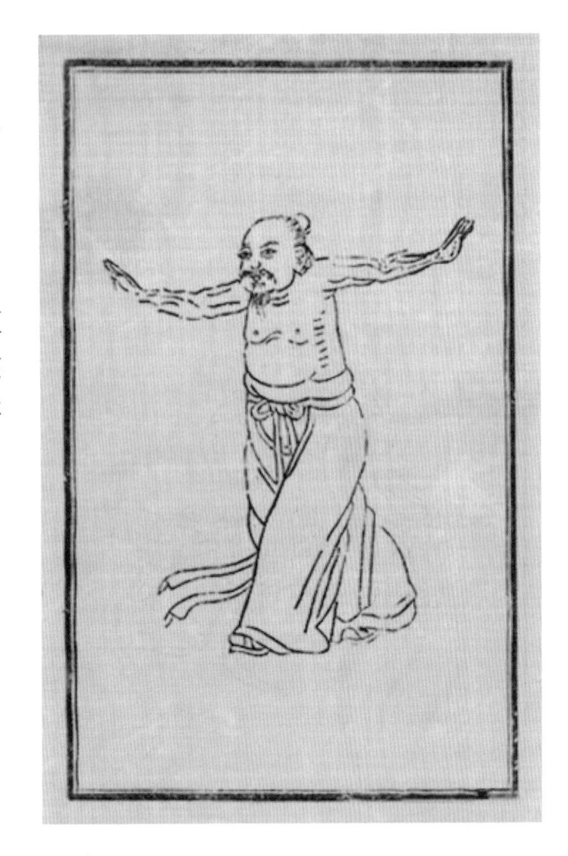

冬至十一月中坐功图势

运主太阳终气，时配足少阴肾君火。

坐功　每日子丑时，平坐伸两足，拳两手按两膝，左右极力三五度，吐纳，叩齿咽液。

治病　手足经络寒湿，脊股内后廉痛，足痿厥，嗜卧，足下热，脐痛，左胁下背肩髀间痛，胸中满，大小腹痛，大便难，腹大颈肿，咳嗽腰冷，脐下气逆。

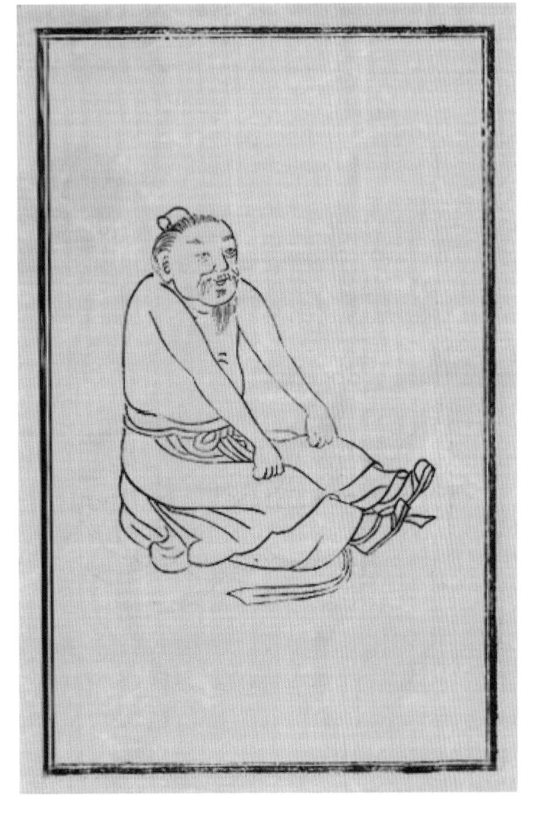

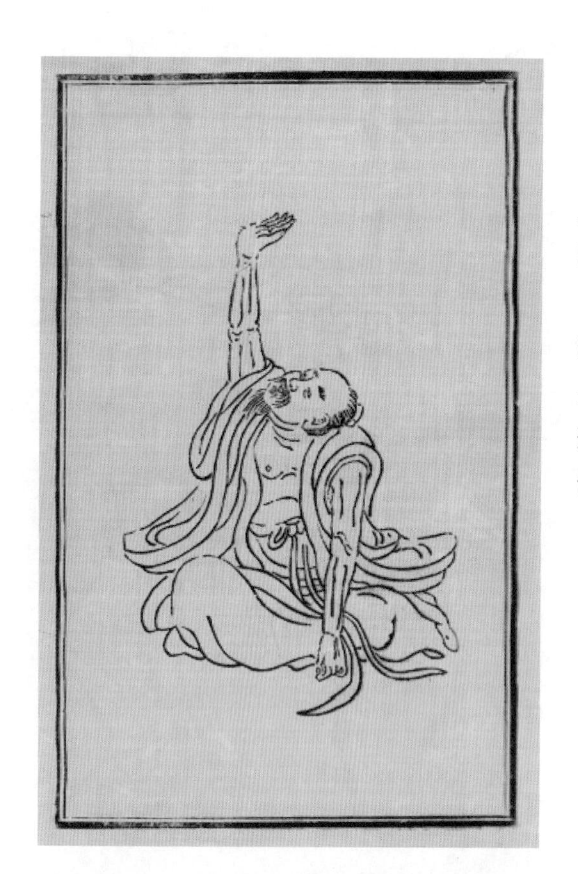

小寒十二月节坐功图势

运主太阳终气，时配足太阴脾湿土。

坐功　每日子丑时，正坐，一手按足，一手上托，挽首互换极力三五度，吐纳，叩齿漱咽。

治病　荣卫气蕴，食即呕，胃脘痛，腹胀哕疟，饮发中满，食减善噫，身体皆重，食不下烦心，心下急痛，溏瘕泄，水闭黄疸，五泄注下五色，大小便不通。

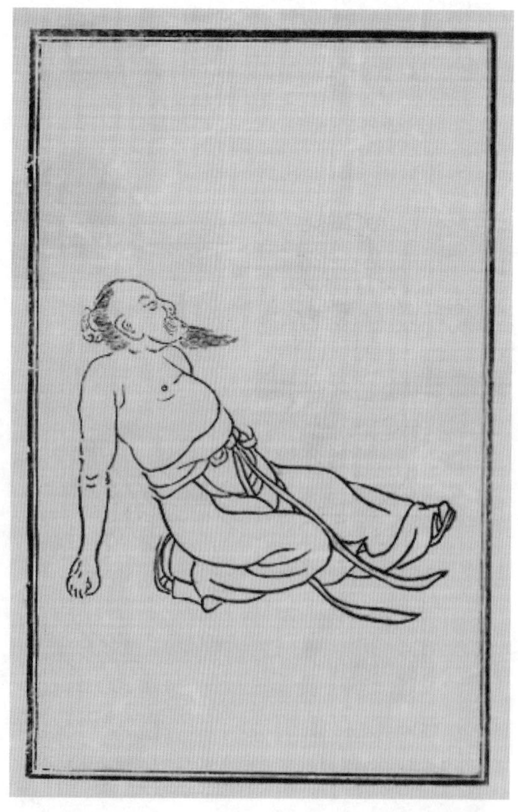

大寒十二月中坐功图势

运主厥阴初气，时配足太阴脾湿土。

坐功　每日子丑时，两手向后踞床跪坐，一足直伸，一足用力，左右各三五度，叩齿，漱咽吐纳。

治病　经络蕴积诸气，舌根强痛，体不能动摇，或不能卧强立，股膝内肿，尻阴臑胻足背痛，腹胀肠鸣，食泄不化，足不收行，九窍不通，足胻肿，苦[1]水胀。

〔1〕苦：《遵生八笺·四时调摄笺》作“若”。

易筋图说

达摩禅师　著
后学郑官应　敬刊

第一套

第一式

面向东立，首微上仰，目微上视，两足与肩宽窄相齐，脚站平，不可前后参差，两臂垂下，肘微曲，两掌朝下，十指尖朝前，点数七七四十九字，十指尖想往上跷，两掌想往下按，数四十九字，即四十九跷按也。

第二式

接前式，数四十九字毕，即将八指叠为拳，拳背朝前，两大指伸开，不叠拳上，两大指跷起，朝身不贴身，肘微曲，每数一字，拳加一紧，大指跷一跷，数四十九字，即四十九紧，四十九跷也。

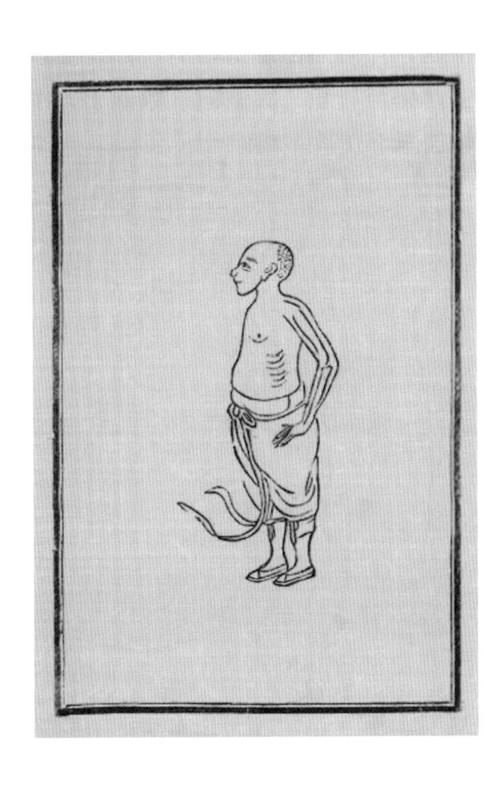

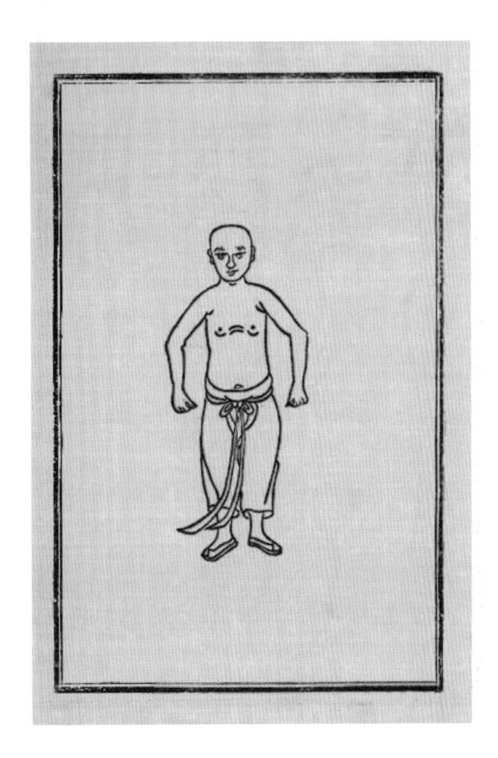

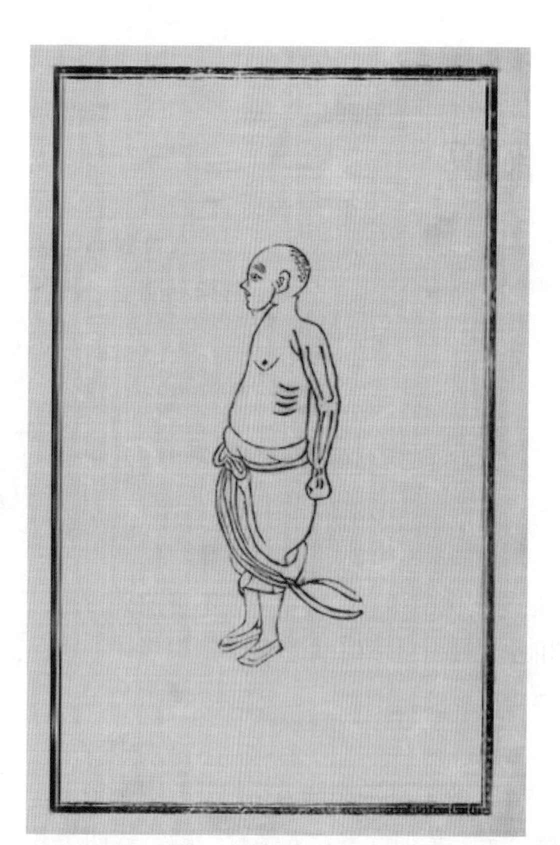

第三式

接前式，数四十九字毕，将大指叠在中指中节上为拳，趁势往下一拧，肘之微曲者，至此伸矣。虎口朝前，数四十九字，每数一字，拳加一紧，即四十九紧也。

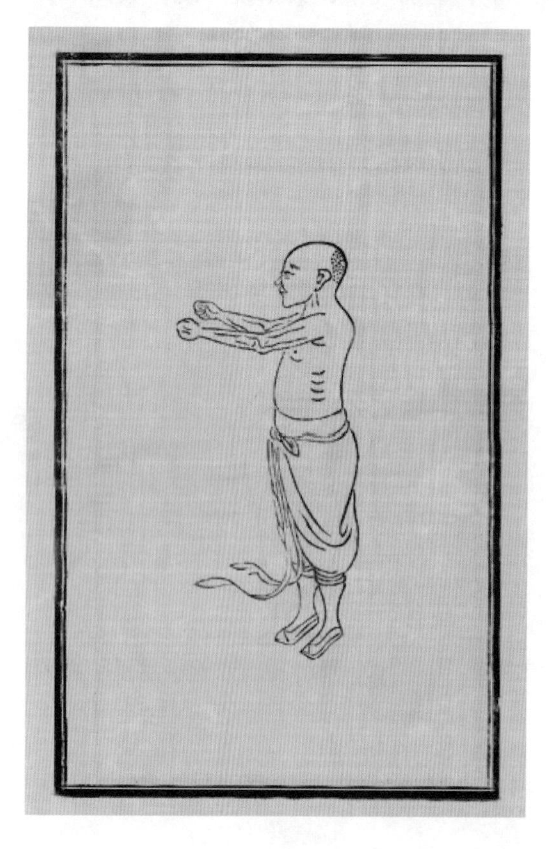

第四式

接前式，数四十九字毕，将两臂平抬起，伸向前，拳掌相离尺许，虎口朝上，拳与肩平，肘微曲，数四十九字，拳加四十九紧。

第五式

接前式，数四十九字毕，将两臂直竖起，两拳相对，虎口朝后，头微仰，两拳不可贴身，亦不可离远，数四十九字，每数一字，拳加一紧。

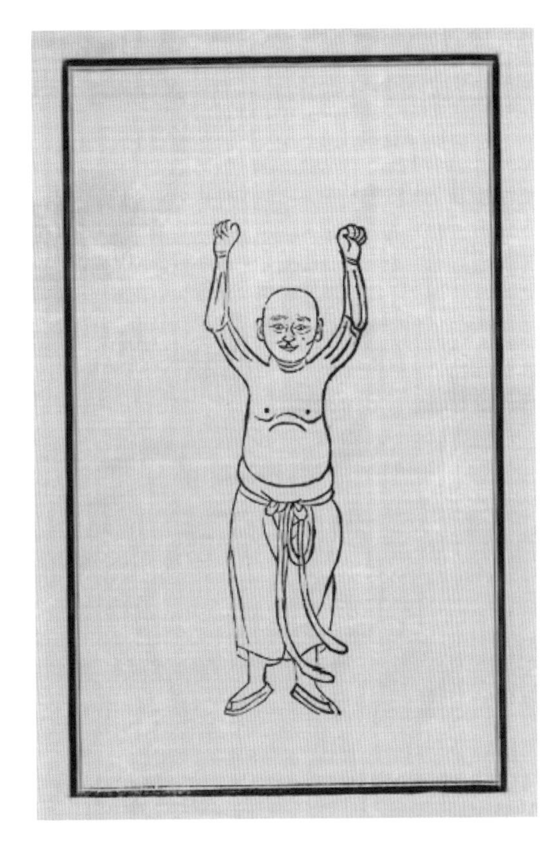

第六式

接前式，数四十九字毕，两拳下对两耳，离耳寸许，肘与肩平，虎口朝肩，拳掌朝前，数四十九字，每数一字，肘尖想往后用力，拳加一紧。

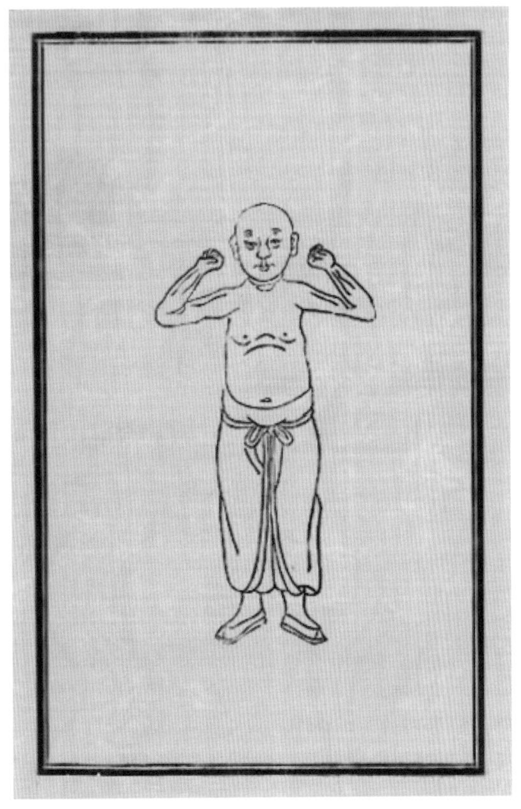

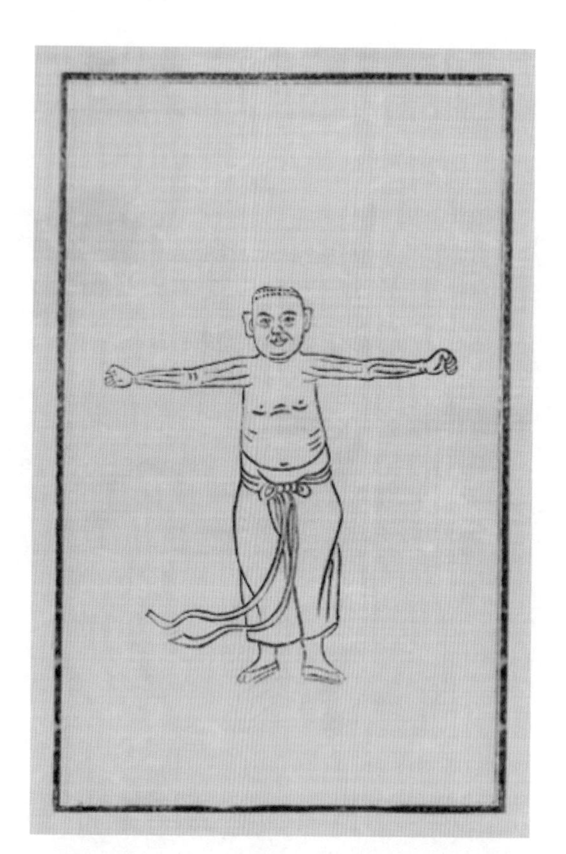

第七式

接前式，数四十九字毕，全身往后一仰，以脚尖离地之意，趁势一仰将两臂横伸，直与肩平，虎口朝上，数四十九字，每数一字，想两拳往上往后用力，胸向前合，拳加一紧。

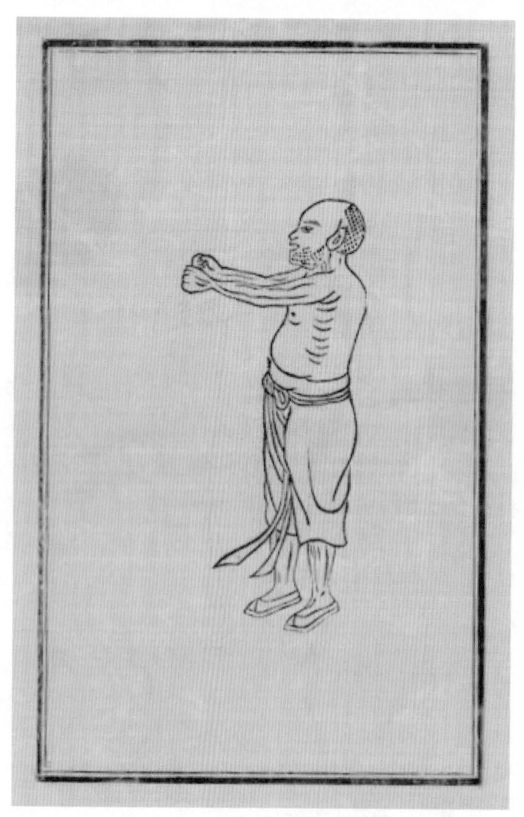

第八式

接前式，数四十九字毕，将两臂平转向前，与第四式同，但此两拳略近些，数四十九字，每数一字，拳加一紧。

第九式

接前式，数四十九字毕，将两拳掌收回，向胸前两乳之上些一抬，即翻拳掌向前，上起对鼻尖，拳背食指节尖，勿离鼻尖一二分，头微仰，数四十九字，每数一字，拳加一紧。

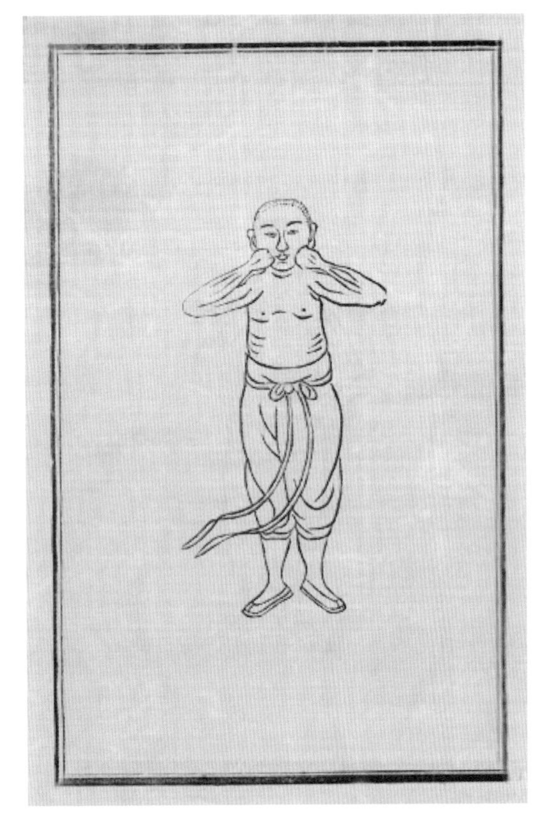

第十式

接前式，数四十九字毕，将两拳离开，肘与肩平，两小臂直竖起，拳掌向前，虎口遥对两耳，数四十九字，每数一字，拳加一紧，想往上举肘尖，想往后用力。

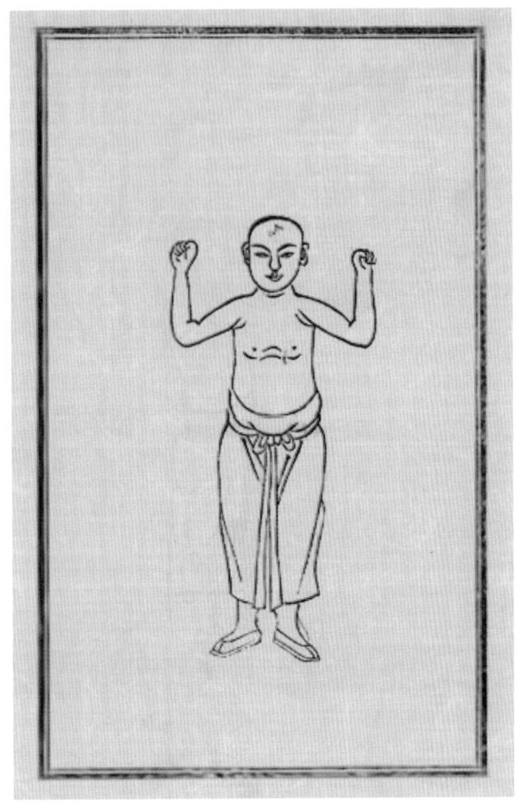

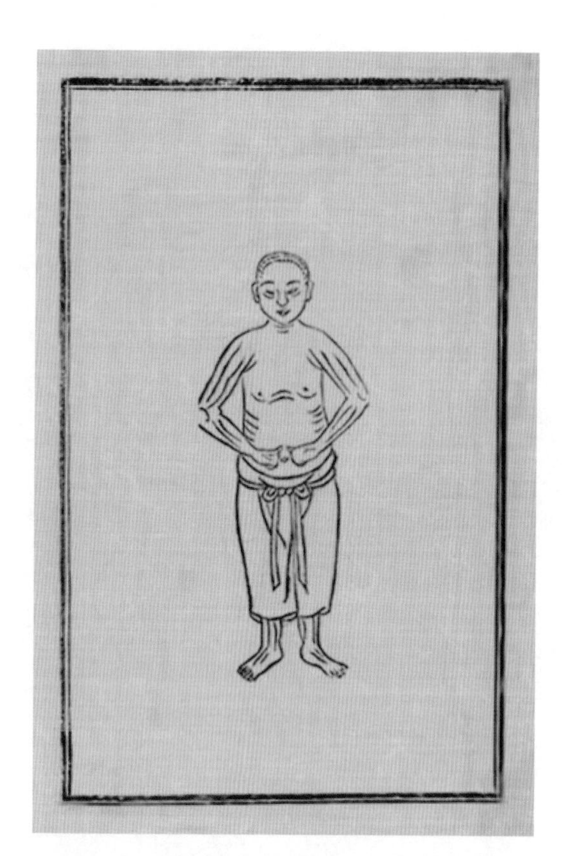

第十一尾一式

接前式，数四十九字毕，将两拳翻转向下至脐，将两食指之大节与脐相离一二分，数四十九字，每数一字，拳加一紧，数毕吞气一口，随津以意送至丹田，如此吞送气三口。

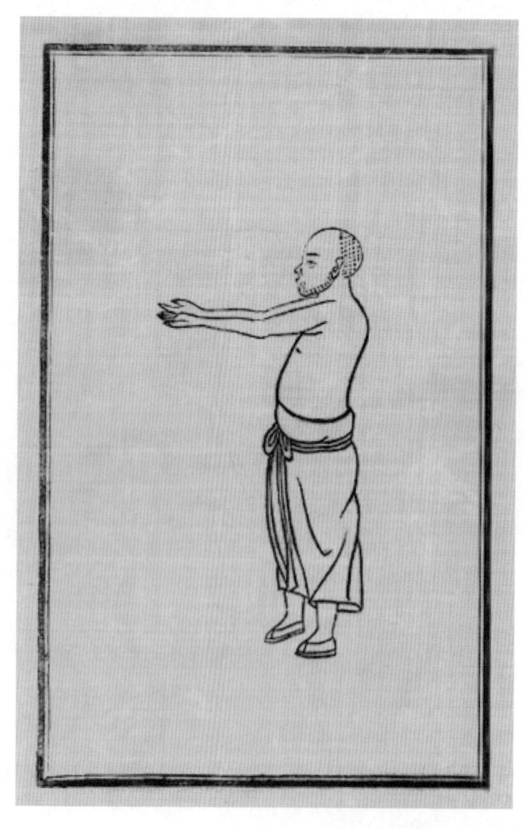

第十二尾式

吞气三口毕，不用数字，将两拳松开，两手垂下，直与身齐，手心向前往上，端与肩平，脚跟微起，以助手上端之力，如此三端，俱与平端重物之用力相同，再将两手叠作拳，举起过头，同用力摔下，三举三摔，再将左右足一蹬，先左后右，各三蹬毕，仍东向静坐片时以养气。如接行第二套者，于吞气后接下式，不须平端、摔手、蹬足也。如欲接行第二套，即不用行此前套第十二尾二式，宜从前套第十一尾一式吞气三口，送丹田之后，接行第二套第一式便合。

第二套

第一式

接头套，吞气三口毕，将两拳伸开，手心翻向上，端至乳上寸许，十指尖相离二三寸，数四十九字，每数一字，想手心翻平，想气贯十指尖。若行此第二套第一式，须接前套第十一尾一式，吞气三口，即接行之，不用行前套第十二尾二式也。

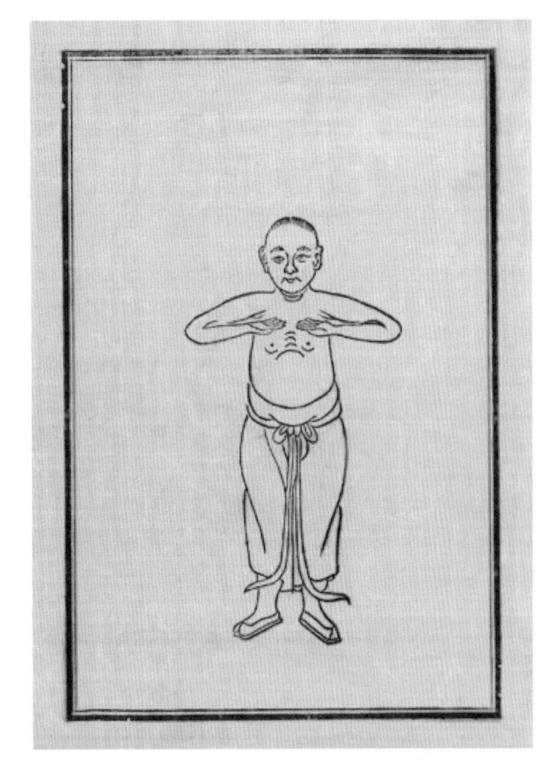

第二式

接前式，数四十九字毕，将两手平分开，横如一字，与肩平，手掌朝上，胸微向前，数四十九字，每数一字，手掌手指想往上往后用力。

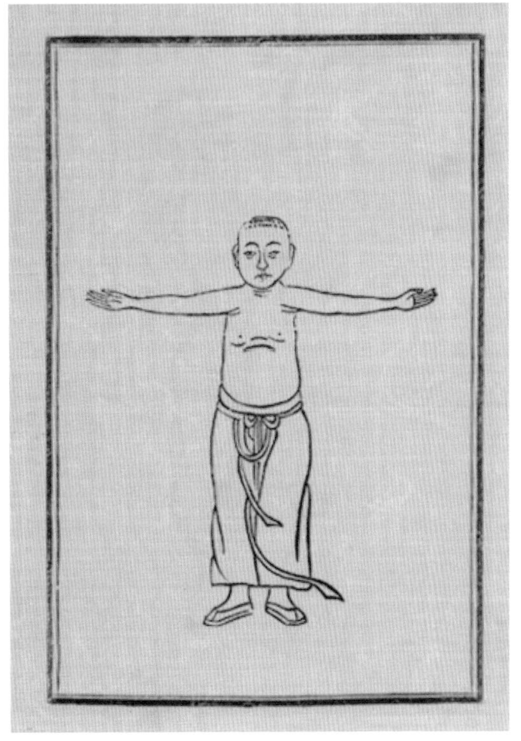

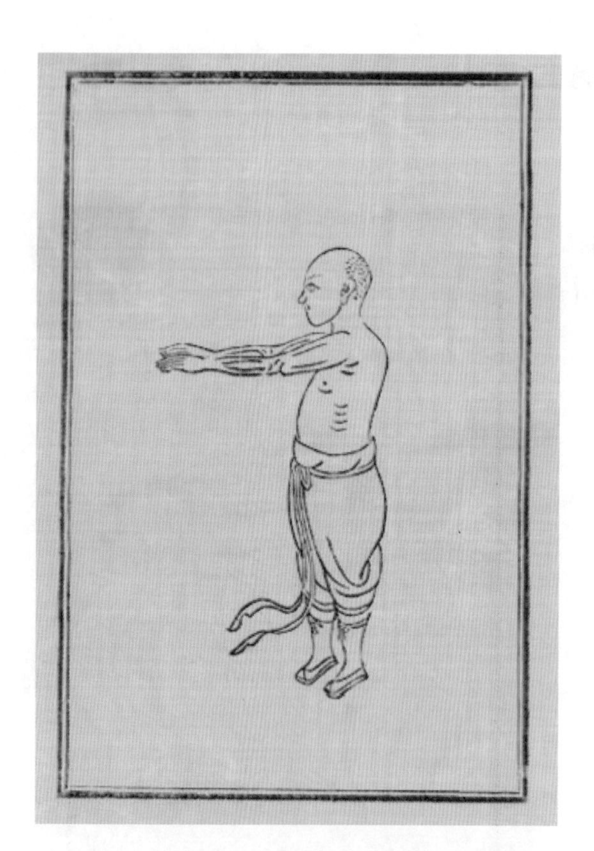

第三式

接前式，数四十九字毕，两臂平转向前，数四十九字，每数一字，想气往十指尖上贯，手掌朝上微端。

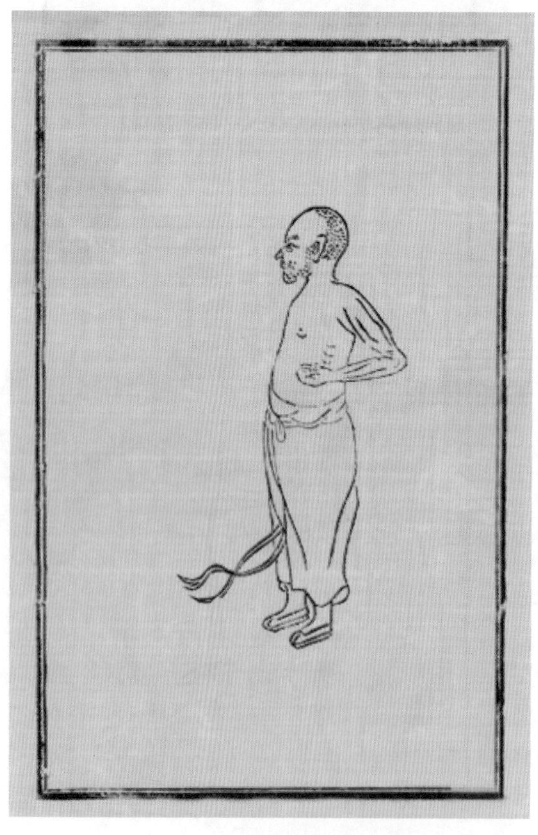

第四式

接前式，数四十九字毕，将两手为拳撤回，拳掌朝上，拳背朝下，两肘尖过身后，数四十九字，每数一字，拳加一紧，两臂[1]不可贴身，亦不可离远。

〔1〕臂：原作“肩”，据《调气炼外丹图》改。

第五式

接前式，数四十九字毕，将拳伸开，指尖朝上，掌往前如推物之状，以臂伸将直为度，每数一字，掌想往前推，指尖想往后用力，数四十九字毕，如前尾式数字吞气等法行之，此第二套五式行毕。若不歇息，连欲接行第二套，则于此套数字毕，照前套十一尾一式吞气三口，送入丹田之后，即接行第三套，仍减行前套第十二尾二式可也。功行至此，第二套五式，意欲歇息养神，必须将前套第十一式吞气之法，及第十二式诸法全数补行，于此第二套五式之后，方能歇息也。

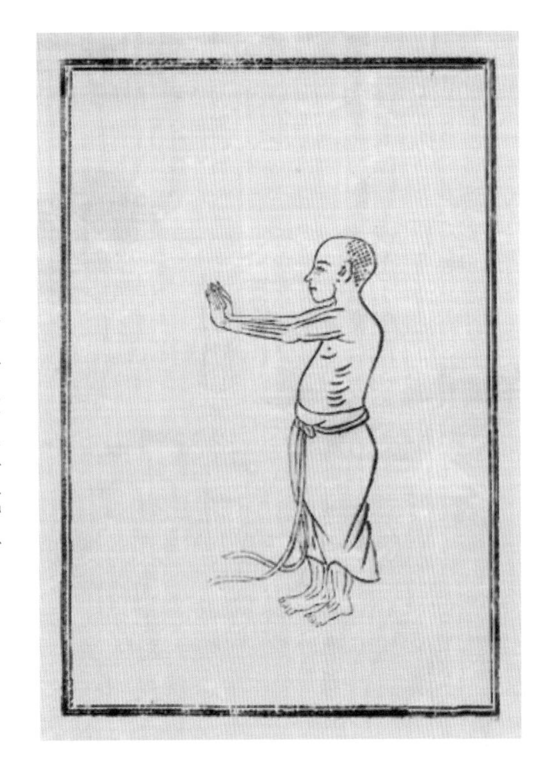

第三套

第一式

接前吞气后，将两手心朝下，手背朝上，两手起至胸前乳上，趁势往下一蹲，脚尖略分开些，脚跟离地二五分，两手尖离二三寸，数四十九字，每数一字，两臂尖想往后用力，想气贯至十指尖上。

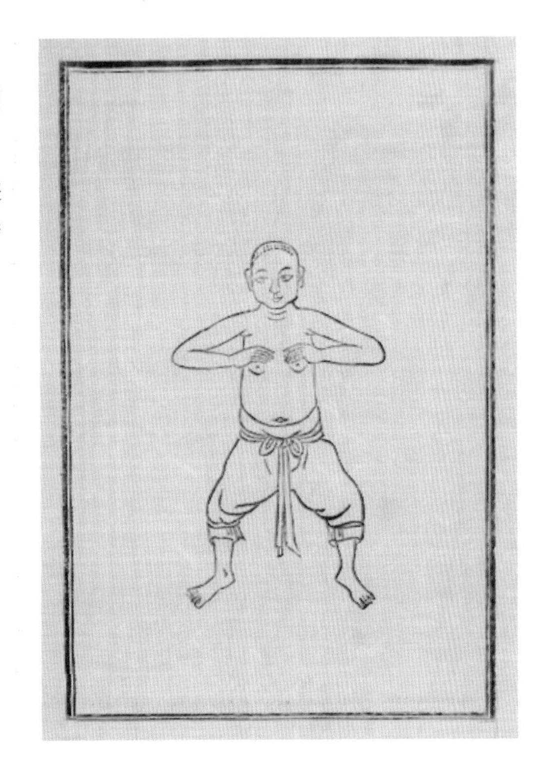

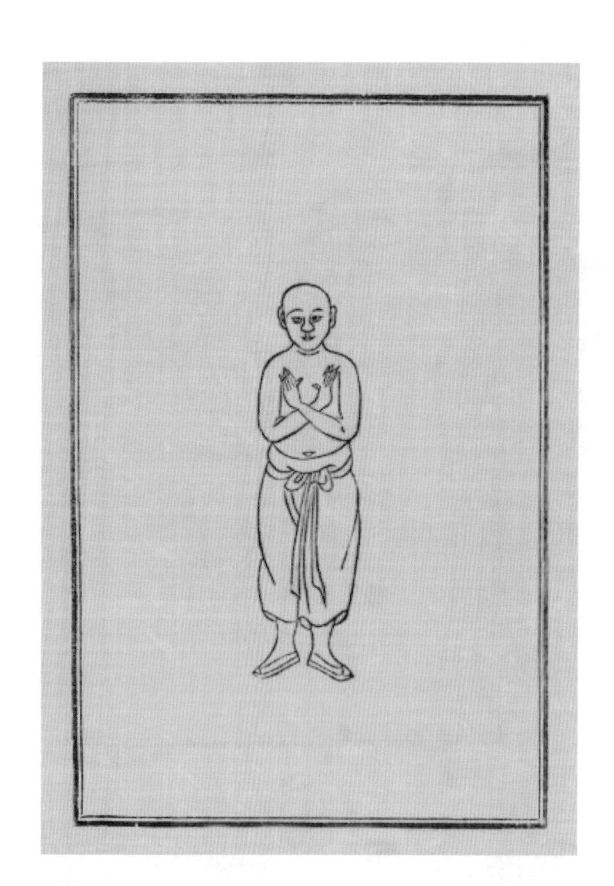

第二式

接前式，数字毕，将身一起，趁势右手在内，左手在外，右手掌向左推，左手掌向右推，数四十九字，每数一字，右手掌向左用力，指尖往右用力，左手掌向右用力，指尖往左用力。

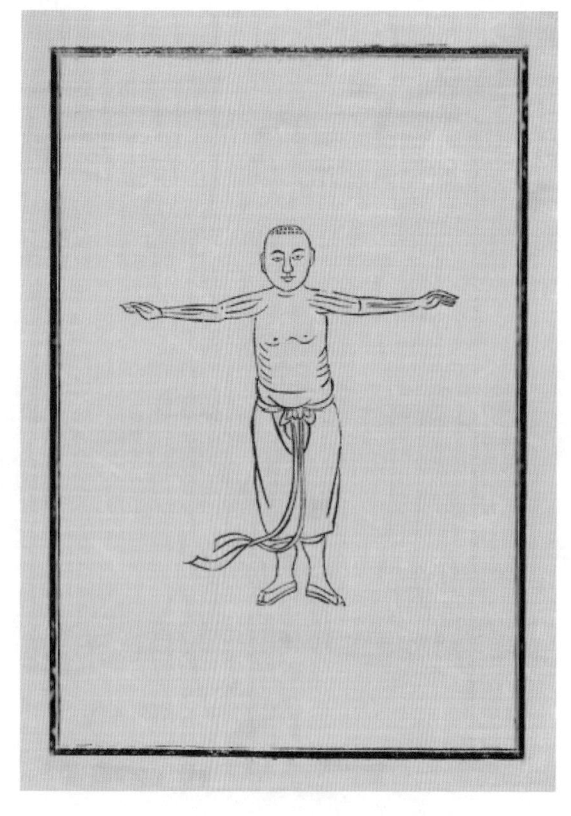

第三式

接前式，数四十九字毕，将两手分开如一字，两臂与肩平，手心朝下，胸微往前，数四十九字，每数一字，两手想往上往后用力。

第四式

接前式，数四十九字毕，左手及臂在上，右手及臂在下，左手臂（背）朝下（右），右手臂（背）朝左，两臂皆曲向，数四十九字，每数一字，想气贯十指尖为度，两臂不可贴身。

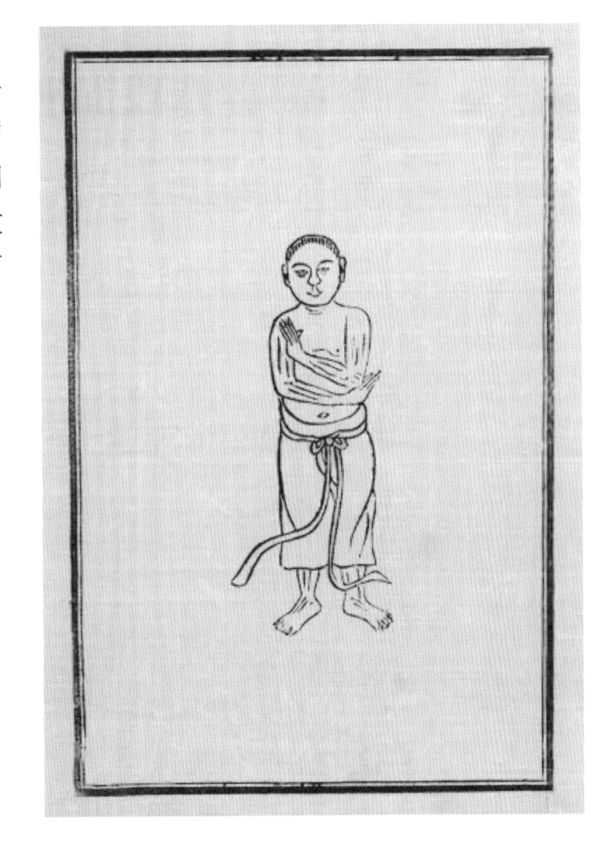

第五式

接前式，数四十九字毕，将两臂垂下，手心翻转向后，肘曲，十指尖亦曲，每数一字，想气贯十指尖为度，俱照前式，数四十九字毕，每照前尾式，照字吞气平端，捽手蹬足毕，向东静坐片时，不可说话用力。如要上顶为者，于五十日后行到第三套一蹲之式，眼往上瞪[1]，牙咬紧，将（头）前左右各三扭，以意贯气至顶上，则为贯顶上矣。六十日后，以意贯气至下部，则为达下部矣。

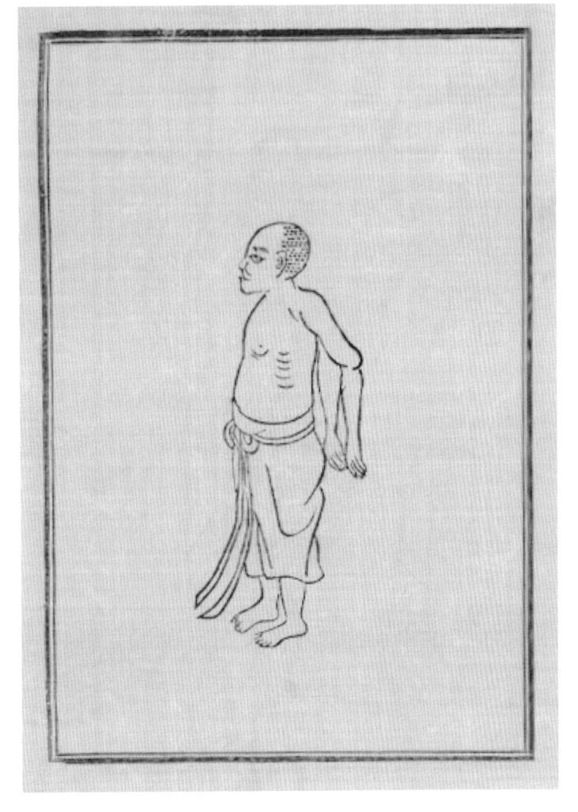

〔1〕瞪：原作“蹬”，据《调气炼外丹图》改。

八段锦坐功图

青莱真人　著
后学郑官应　敬刊

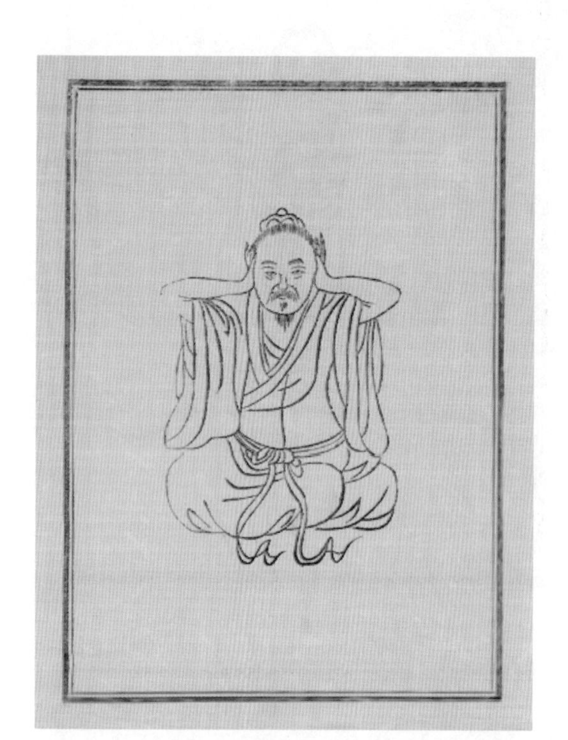

第一叩齿集神图势

叩齿集神三十六，两手抱昆仑，双手击天鼓二十四。

上法，先须闭目，冥心盘坐，握固静思，然后叩齿集神，次叉两手，向项后数九息，勿令耳闻，乃私手各掩耳，以第二指压中指，击弹脑后，左右各二十四次。

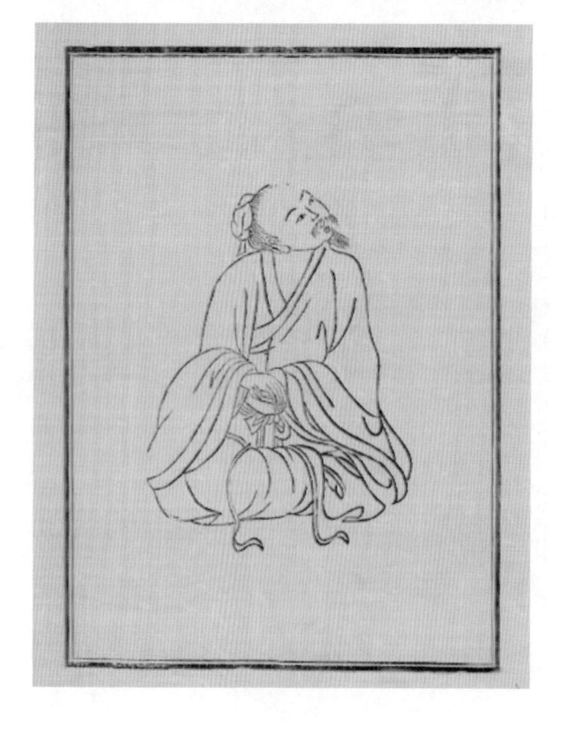

第二摇天柱图势

左右手摇天柱各二十四。

上法，先须握固，乃摇头左右顾，肩膊随动二十四。

第三舌搅漱咽图势

左右舌搅上腭三十六，漱三十六，分作三口，如硬物咽之，然后方得行火。

上法，以舌搅口齿并左右颊，待津液生方漱之，至满口方咽之。

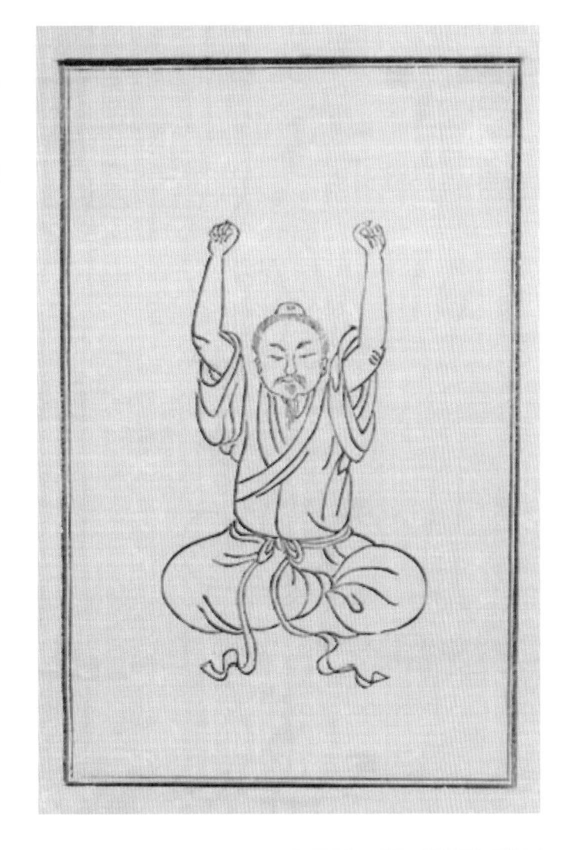

第四摩肾堂图势

两手摩肾堂三十六，以数多更妙。

上法，闭气搓手，令热后，摩肾堂如数毕，仍收手握固，再闭气，想用心火下烧丹田，觉热极，即用后法。

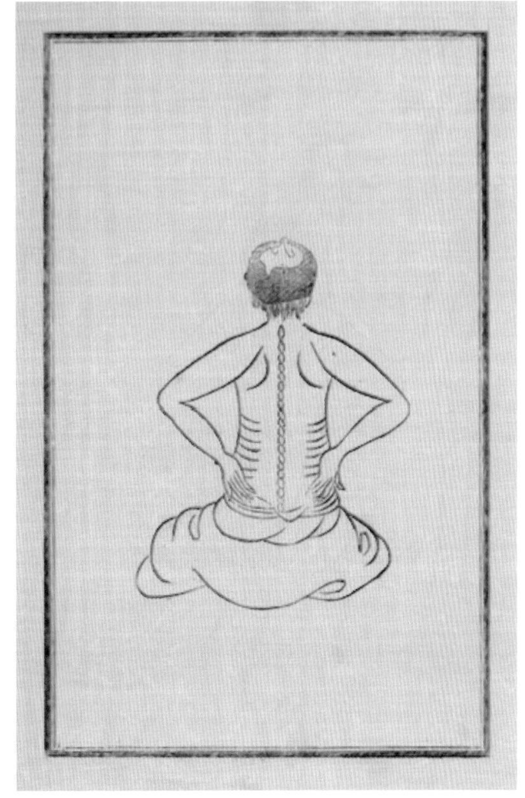

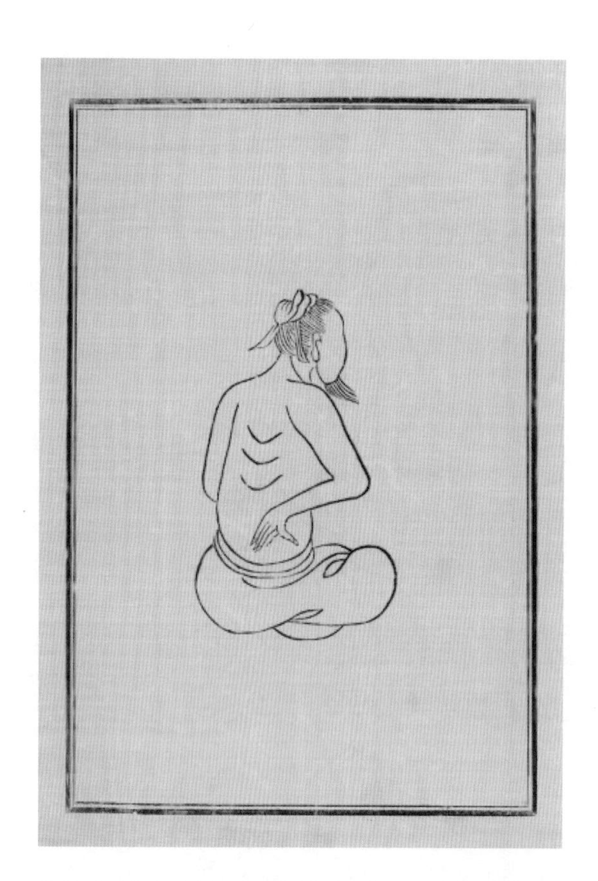

第五单关辘轳图势

左右单关辘轳各三十六。

上法，须俯首摆撼左肩三十六次，右肩亦三十六次。

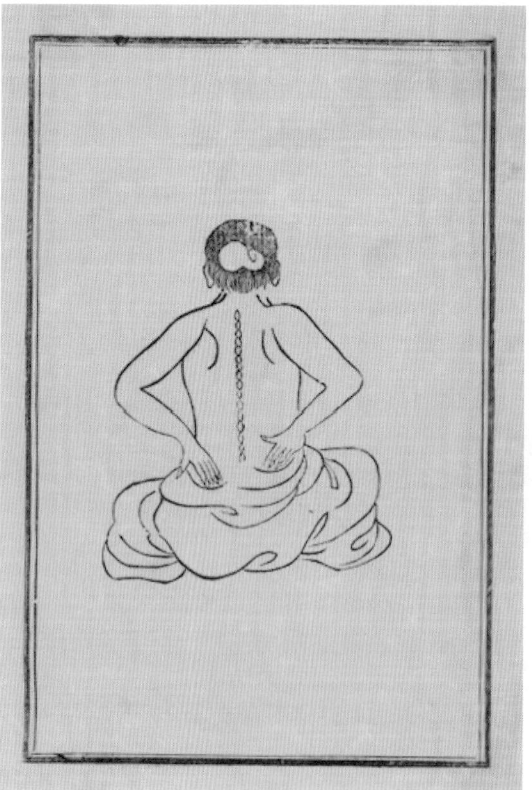

第六左右辘轳图势

双关辘轳三十六。

上法，两肩并摆撼至三十六数，想入自丹田，透双关入脑户，鼻引清气，后伸两脚。

第七左右按顶图势

两手相搓，当呵[1]五呵，后叉手托天按顶各九次。

上法，两手相叉，向上托空三次或九次。

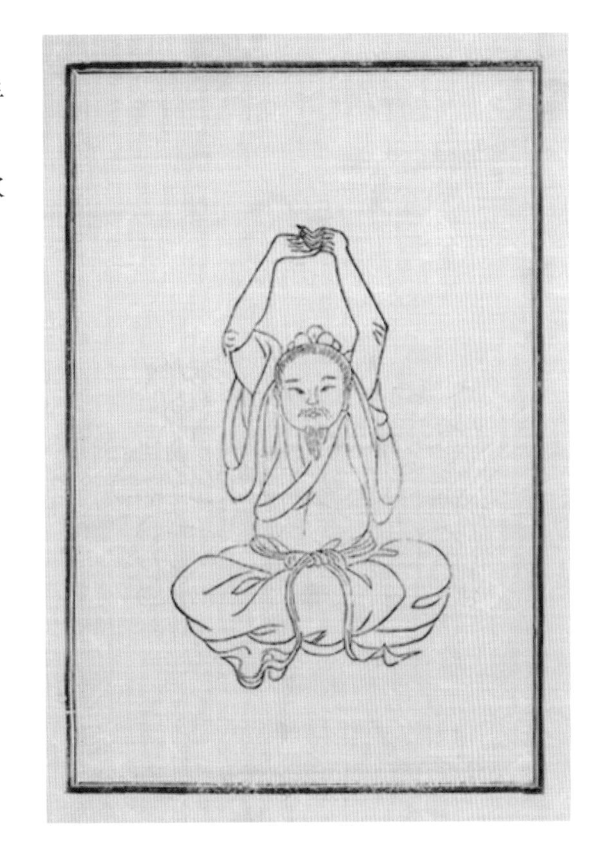

第八钩攀图势

以两手如钩，向前攀双脚心十二次，再收足端坐。

上法，以两手向前，攀脚心十二次，乃收足端坐，候口中津液生，再漱再吞，一如前数。摆肩并身二十四，及再辘轳二十四次，想丹田火自下而上遍烧身体，想时口鼻皆须闭气少顷。

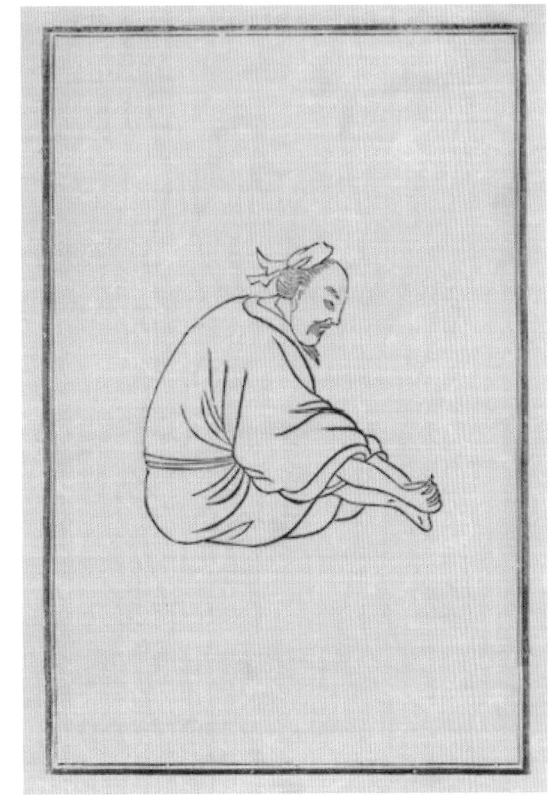

〔1〕呵：原作“河”，据文义改。

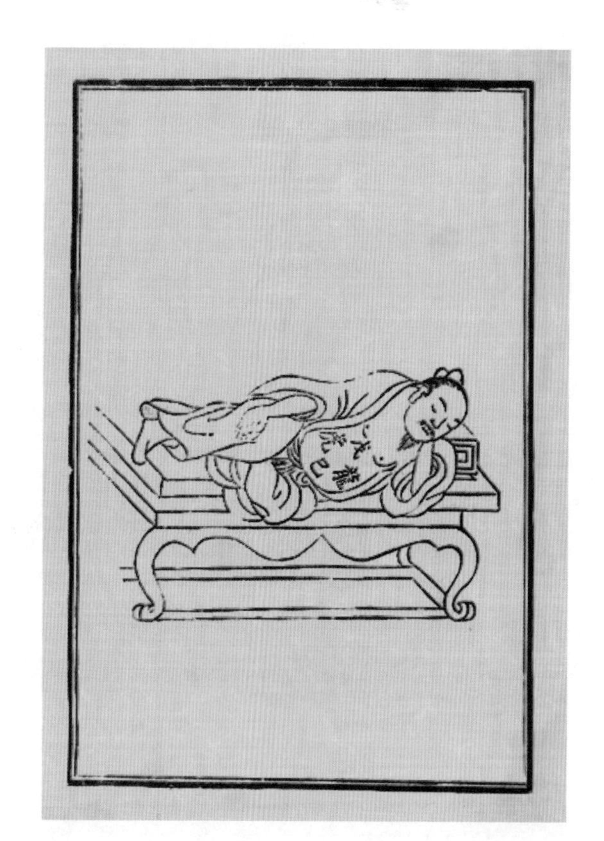

第九陈希夷左睡功图[1]

调和真气五朝元，心息相依念不偏，二物长居于戊己，虎龙蟠结大丹圆。

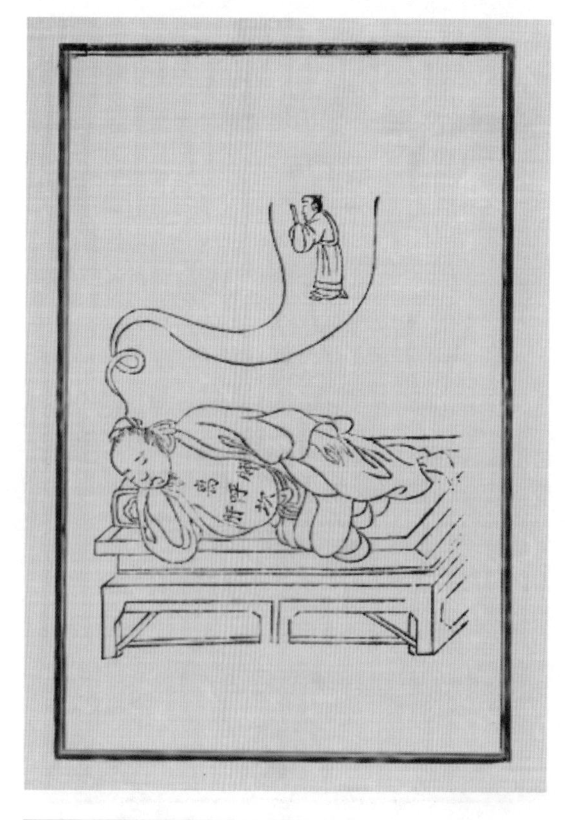

第十右睡功图[2]

肺气长居于坎位，肝气却向到离宫，脾气呼来中位合，五气朝元入太空。

---

〔1〕第九陈希夷左睡功图：此图并非“八段锦坐功图”内容，乃误解。后图同，不另注。

〔2〕右睡功图：原书将此图误在“张三丰真人咏蛰龙法”之后，据《万育仙书》移。